ALLGEMEINE DIAGNOSTIK UND THERAPIE DER HAUTKRANKHEITEN

ALS EINFÜHRUNG IN DIE DERMATOLOGIE FÜR STUDIERENDE UND PRAKTIKER

VON

DR. HERMANN WERNER SIEMENS

o. ö. PROF. FÜR HAUT- UND GESCHLECHTSKRANKHEITEN
AN DER REICHSUNIVERSITÄT LEIDEN

MIT 375 ABBILDUNGEN

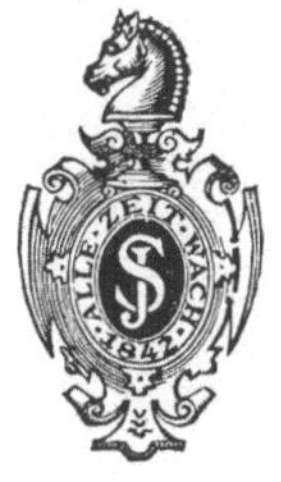

SPRINGER-VERLAG
BERLIN · GÖTTINGEN · HEIDELBERG
1952

ISBN-13: 978-3-642-48466-7 e-ISBN-13: 978-3-642-85545-0
DOI: 10.1007/978-3-642-85545-0

SOFTCOVER REPRINT OF THE HARDCOVER 1ST EDITION 1952

Vorwort.

Angesichts der vielen dermatologischen Lehrbücher, die schon bestehen, ist meines Erachtens ein Wort der Entschuldigung am Platze, wenn man ihre Anzahl weiter vermehrt. Die Entschuldigung kann nur darin liegen, daß das neue Lehrbuch sich von den bisherigen wesentlich unterscheidet, in erster Linie durch eine besondere *didaktische Idee*, die ihm zugrunde liegt.

Ich habe es nun seit dem Beginn meiner Lehrtätigkeit immer als einen Mangel empfunden, daß dem Studenten kein Lehrbuch der Hautkrankheiten zur Verfügung steht, das ihn mit den *Grundlagen unseres Faches* gut vertraut macht. Allerdings kann man in den meisten Lehrbüchern ein einleitendes Kapitel hierüber finden. Dieses ist aber meistens sehr gedrängt und außerdem nur ganz ungenügend oder gar nicht mit Bildern versehen. Gute Bilder sind aber die unerläßliche Vorbedingung, besonders für den Anfänger, wenn er von dermatologischen Erscheinungen eine richtige Anschauung gewinnen will.

Ich habe darum seit mehr als 20 Jahren Hautkrankheiten in *der* Weise photographieren lassen, daß sie speziell für den Unterricht in der *allgemeinen* Dermatologie geeignet sind. An Hand dieser Photos habe ich nun versucht, eine Einführung in die Dermatologie zu schreiben, mit deren Hilfe sich der Leser gewissermaßen in unser Fach hineinleben kann.

Bei der Benennung und Abgrenzung der Efflorescenzen mußte ich mehrfach eigene Wege wandeln, weil notwendige Termini fehlten oder die gebräuchlichen Definitionen zu ungenau waren. Noch größere Selbständigkeit war bei der Bearbeitung der allgemeinen Therapie nötig; das Kapitel über „Die Anwendung der Mittel" beruht ganz auf eigenen klinisch-experimentellen Studien.

Ich übergebe das Buch den Studenten und den Ärzten, die sich für das Fach interessieren, in der Hoffnung, daß es mir gelungen sei, zur Bildung klarer und solider Grundbegriffe beizutragen, auf denen sich das weitere Studium der Dermatologie leicht aufbauen läßt.

Die Abbildungen wurden in jahrzehntelanger Arbeit mit großem Eifer und mit vollem Verständnis für ihren speziellen Zweck von J. J. VAN DER WALLE, dem Photographen meiner Klinik, angefertigt.

Von meinem Buch erschien 1949 eine holländische Ausgabe bei Scheltema en Holkema in Amsterdam.

Leiden, Frühjahr 1952. **SIEMENS.**

Inhaltsverzeichnis.

Allgemeine Therapie.

Anatomische Einleitung.

Die Gesamthaut besteht aus 3 Schichten:

Epidermis oder „Oberhaut“,

Cutis (Corium) oder Lederhaut,

Subcutis oder „Unterhaut“ (Unterhautzellgewebe). Dabei ergibt sich didaktisch die Schwierigkeit, daß sowohl die Gesamthaut als auch deren mittlerer Teil „Cutis“ genannt wird. Bei manchen Gelegenheiten wird denn auch für die Mittelhaut der Ausdruck „Corium“ (chorion = Haut, Leder) bevorzugt; doch ist „Cutis“ bzw. „cutan“ weitaus gebräuchlicher. Außer diesen 3 Schichten besitzt die Haut noch die sog. *Anhangsorgane:* Talgdrüsen, Schweißdrüsen, Haare und Nägel.

Die **Epidermis** (Oberhaut) ist ektodermaler Herkunft. Sie ist ein Deckepithel, bei dem mosaikartig Zelle an Zelle liegt. Sie enthält keine Blutgefäße, sondern nur Gewebssaft; es befinden sich in ihr die Endorgane der cerebrospinalen Nerven.

Die **Cutis** oder das Corium (Mittelhaut, Lederhaut) ist mesodermaler Herkunft. Im Gegensatz zur Epidermis besteht sie im wesentlichen nicht aus Zellen, sondern aus Zell*fasern*, zwischen denen nur spärliche Bindegewebszellen eingestreut sind. Sie enthält Gefäße und Nerven, sowie kleine glattfaserige Muskeln.

Die **Subcutis** (Unterhaut), die ebenfalls Gefäße und Nerven enthält, besteht aus feinen, netzartigen Bindegewebsmaschen, in welche Fettzellen eingelagert sind.

Die **Epidermis** kann als das flächenhaft ausgebreitete Parenchym (Grundgewebe) der Haut aufgefaßt werden. Sie ist im ganzen und in ihren einzelnen Schichten an verschiedenen Teilen der Körperoberfläche verschieden dick. An den meisten Körperstellen beträgt sie jedoch noch keinen Millimeter. Ihre tiefste Schicht ist das Stratum basale, darauf folgen nach oben zu das Stratum spinosum, das Stratum granulosum, das Stratum lucidum und schließlich das Stratum corneum, welches den Abschluß gegenüber der Außenwelt bildet. Während die Zellen am Grunde, die cylindrisch geformten Basalzellen, *senkrecht* zur Hautoberfläche stehen, ordnen sie sich, nachdem sie bei ihrem Nachobenrücken erst vieleckig und dann spindelförmig geworden sind, *parallel* zur Hautoberfläche an, um schließlich — nach Verlust ihres Zellkerns — als flache Plättchen abgestoßen zu werden.

Das **Stratum basale** (Stratum germinativum) ist diejenige Schicht, in der sich die Haut durch Bildung junger Zellen fortwährend erneuert. In ihr sind deshalb immer vereinzelte *Zellteilungen* anzutreffen, die in gereiztem Zustand zahlreicher werden. Ihre *cylinderförmigen Zellen* sind auch die Bildungsstätte des eigentlichen *Hautpigments*, des eisenfreien *Melanins*, sind also Melaninbildner. Der gebildete Farbstoff ordnet sich in Form kleiner Körnchen hauptsächlich im oberen Teil des Cylinders an, so daß dieser gewissermaßen eine Pigmentkappe bekommt. Das Hautpigment liegt also hauptsächlich in der tiefsten Lage der Epidermis, dort jedoch an dem höchsten Pol jeder einzelnen Zelle. Von hier aus wird es nach oben bis in die Hornschicht, aber auch nach unten in die Cutis abgeführt. Außer den cylinderförmigen Zellen finden sich in der

Basalschicht auch noch verästelte *Dendritenzellen*, die meist ebenfalls pigmenthaltig sind und sich noch bis in die nächsthöhere Schicht, das Stratum spinosum, verfolgen lassen.

Im **Stratum spinosum** sind die langsam aufrückenden Zellen vieleckig, *polyedrisch* geworden, so daß sie wie die Steinchen eines Mosaiks nebeneinander liegen. Von Zelle zu Zelle reichen über die Intercellularräume hinweg *Protoplasmabrücken*, die dem flüchtigen Beobachter den Eindruck von Stacheln machen können; das ist der Grund, warum man die Zellen dieser Schicht „Stachelzellen" und die ganze Epidermisschicht Stratum „spinosum" oder Stratum „acanthoticum" genannt hat (spina = akantha = Stachel).

Das Stratum basale und das Stratum spinosum bilden zusammen den eigentlich lebens- und reaktionsfähigen Teil der Oberhaut. Man hat deshalb oft ein Wort nötig, das beide Schichten gemeinsam bezeichnet. Hierfür ist der Ausdruck *Rete Malpighi* in Gebrauch. Dies ist also das Rete spino-basale; meist sagt man nur einfach kurz „Rete". Alle Retezellen sind durch *Epithelfasern* (Tonofibrillen) miteinander verknüpft.

Das **Stratum granulosum,** das auf das Rete nach oben zu folgt, besteht meist nur aus 1—2 Reihen flacher, *spindelförmiger Zellen*, die der Hautoberfläche parallel gelagert sind und ziemlich große Körnchen von *Keratohyalin* enthalten. Dies ist ein lipoidartiges Zellprodukt, das keine direkte Vorstufe der Hornsubstanz ist, aus dem sich aber fettartige Substanzen bilden, die das Horn durchtränken. Ist die Keratohyalinschicht stark verdickt, so kann sie trübweiß, mit einem bläulichen Ton, durch die Hornschicht hindurchschimmern. Darauf beruhen die später zu beschreibenden „WICKHAMschen Streifen" beim Lichen ruber.

Zwischen der Granularschicht und der Hornschicht liegt als schmaler heller Streifen das **Stratum lucidum**, welches *Eleidin* enthält, einen Eiweißabkömmling fettartiger Konsistenz, der ebenso wie das Keratohyalin zur Durchtränkung der Hornsubstanz dient.

Die äußerste Schicht der Epidermis ist das **Stratum corneum.** Es besteht aus parallel aneinandergepreßten, homogenen Lamellen, die keinen färbbaren Kern mehr haben. Nur in der untersten Lage der Hornschicht kann man noch feine, staubförmige „Keratingranula" sehen. Die Verhornung beginnt aber nicht erst hier, sondern schon im Stratum spinosum, wo verhornende Protoplasmafasern ein die Zellbrücken allmählich durchsetzendes Flechtwerk (Faserkörbe) bilden. Ist der ganze Prozeß beendet, so werden die völlig verhornten, ganz platt gewordenen Zellen in kleinen Verbänden als Schüppchen abgestoßen, was so gut wie unbemerkt, also als eine „*Desquamatio insensibilis*" erfolgt. Die Glätte, der matte Glanz und die schwere Durchdringlichkeit der Hornlage sind keine Eigenschaften der Hornsubstanz selbst, sondern beruhen auf ihrer Durchtränkung mit den fettartigen Stoffen aus dem Keratohyalin und dem Eleidin.

Zwischen der Epidermis und der Cutis befindet sich eine *Grenzschicht* aus filzig ineinander verflochtenen Fasern, in der Epithellymphe fließt, und die mit der Epidermis durch Füßchen der Basalzellen, mit der Cutis durch feine Bindegewebsfasern, kollagene und elastische, verbunden ist.

Die **Cutis** (Corium, Lederhaut) besteht aus einem Geflecht *kollagener* (leimgebender, kollagen heißt eigentlich „aus Leim entstanden"; dies ist also eine ganz falsche Wortbildung) *und* spiralig gedrehter, *elastischer Fasern*, so daß die Haut gleichzeitig fest ist und doch dehnbar, etwa nach Art eines gummidurchwirkten Hosenträgers. In dem Fasernetz finden sich hie und da längliche *Bindegewebszellen*, an pigmentierten Hautstellen auch ziemlich große, mehr sternförmige Zellen, die grobe Pigmentkörnchen enthalten. Das Pigment haben diese Zellen aber nicht selbst gebildet, sondern sie haben es in der Basalschicht der Epidermis in sich aufgenommen und transportieren es von dort in die Cutis; sie sind also bloße Farbstoff*träger*, *Melanophoren* (Chromatophoren). An der Grenze zwischen Epidermis und Cutis, und selbst noch innerhalb der Basalschicht, findet man ähnliche Zellen, die aber viel feinere, verzweigte Ausläufer haben und nur sehr kleine Pigmentkörnchen enthalten. Man nimmt von ihnen an, daß sie das Melanin selbst gebildet haben, und nennt sie darum *Melanoblasten* (auch Dendritmelanoblasten oder EHRMANNsche Zellen).

Das Bindegewebsgeflecht der Cutis schickt fingerförmige Auswüchse, die *Papillen*, in die darüberliegende Epidermis hinein, wobei sich, da ja das Rete der Epidermis den Raum zwischen diesen Zapfen ausfüllt, ein regelrechtes System von *Reteleisten* entwickelt. Im senkrechten Durchschnitt erscheint deshalb die Grenze zwischen Epidermis und Cutis als Wellenlinie; man muß sich dabei aber immer klar machen, daß nur die nach oben verlaufenden Bogen wirkliche, selbständige Erhebungen darstellen, während die dazwischen sichtbaren Einsenkungen Durchschnitte durch ein zusammenhängendes Leistennetz sind. Alle Papillen — also die Cutiserhebungen — in ihrer Gesamtheit, bilden den wichtigen obersten Teil der Cutis. Sie werden als „der Papillarkörper", als *Stratum papillare* bezeichnet. Was darunter liegt, führt den Namen *Stratum reticulare.* Doch sehen wir uns in der Pathologie häufig veranlaßt, den obersten Teil dieses Stratum reticulare, d. h. die Bindegewebsschicht, die sich direkt unter den Papillen befindet und deren gemeinsamen Boden bildet, besonders zu bezeichnen; hierfür ist der Ausdruck *Stratum subpapillare* im Gebrauch.

Wie die Epidermis, so ist auch die Cutis an verschiedenen Stellen der Körperoberfläche sehr *verschieden dick*; auch ist ihr Gewebe an verschiedenen Stellen sehr *verschieden locker,* bzw. verschieden fest. Sehr locker ist es besonders an den Augenlidern, an den Handrücken und am Genitale, weshalb sich an diesen Stellen leicht monströse Flüssigkeitsansammlungen (Ödeme) bilden. Überall aber enthält die Cutis, im Gegensatz zur Epidermis, Blut- und Lymphgefäße.

Die *Blutgefäße* der Cutis bilden unterhalb der Papillen ein oberflächliches (subpapilläres) und an der Grenze von Cutis und Subcutis ein tiefes (tiefreticuläres) Gefäßnetz. Beide Gefäßnetze verlaufen parallel zur Hautoberfläche und sind nach oben und unten durch Anastomosen verbunden, die auch die Anhangsgebilde der Haut (Haarbälge, Talgdrüsen, Schweißdrüsen) versorgen. Das obere Gefäßnetz sendet seine Capillarschlingen senkrecht in die Papillen hinein.

Außer den Blutgefäßen enthält die Cutis ein *Lymphgefäßsystem.* Schon in der Epidermis findet sich Lymphe zwischen den Retezellen und füllt die *Intercellularspalten* aus. Auch in der Grenzschicht zwischen Epidermis und Cutis sammelt sie sich an. In der Cutis selbst und in der Subcutis bildet sie dann eigene *Capillaren und Gefäße,* die vielfach zusammen mit den Venen verlaufen.

Die Haut wird sowohl vom sympathischen wie vom cerebrospinalen *Nervensystem* versorgt. Die sympathischen, *vegetativen Nerven,* die marklos sind, verlaufen in der Cutis und versorgen dort die Blutgefäße, die glatte Muskulatur, die Drüsen und die Haare. Die *cerebrospinalen* Nerven steigen bis in die Epidermis, ja bis zur Hornschicht hinauf; sie sind markhaltig, verlieren allerdings ihr Mark vor Eintritt in das Epithel. Sie endigen teils frei, teils bilden sie komplizierte *Endapparate,* die sensible Empfangsorgane darstellen: in der Epidermis die MERKELschen Tastscheiben, in der Cutis — für Aufnahme der verschiedenen Empfindungsqualitäten — eine ganze Reihe verschiedener Nervenkörperchen, die alle nach ihren Entdeckern benannt werden (MEISSNER, KRAUSE, RUFFINI, VATER-PACCINI, GOLGI-MAZZONI).

Außerdem finden sich in der Cutis die *Musculi arrectores pilorum*, die aus glatten Muskelfasern bestehen und wie die Anhangsgebilde der Haut vom Sympathicus versorgt werden. Sie ziehen von den obersten Cutislagen aus in schräger Richtung zu den Haarbälgen herab und sind imstande, durch ihre Kontraktion das Haar aufzurichten. Dies wird an der Oberfläche der Haut durch vorübergehende, Knötchen vortäuschende Vorwölbungen der Follikel sichtbar: *Cutis anserina* (Gänsehaut). Gleichzeitig wird durch diese Kontraktion die Talgentleerung befördert. Außer diesen Haarbalgmuskeln trifft man aber an bestimmten Stellen der Cutis (z. B. Hals, Scrotum, Mamillen) glatte Muskelfasern an, die mehr zusammenhängende *Muskelplatten* bilden (z. B. das Platysma am Halse).

Die **Subcutis** (Unterhaut, Unterhautzellgewebe) besteht aus zarten, gefäß- und nervenführenden Bindegewebsmaschen, die träubchenartig aneinander sitzen und von Fettzellen ausgefüllt sind. Auch diese Hautschicht zeigt in verschiedenen Körpergegenden sehr verschiedene Dicke; dabei ist ihr Umfang in hohem Maße von der Ernährung abhängig. Sie hat eine vielfältige Funktion: als Polster, als Wärmeschutz, als Nährstoff- und Wasserspeicher; von ihrer Entwicklung hängt auch die Rundung der Formen und dadurch z. B. die Schönheit des weiblichen Körpers ab. Die Stärke des Fettansatzes unter bestimmten Ernährungsverhältnissen wird an jeder Stelle des Körpers durch die Haut *örtlich* bestimmt. Das beweist z. B. die „Fettbauchbildung“ bei Gewichtszunahme nach Überpflanzung von Bauchhaut auf Handrücken oder Handfläche, die auch dann eintritt, wenn vorher von dem transplantierten Hautstückchen alles Fett entfernt worden war.

Unter der Bezeichnung **Anhangsorgane** (Adnexe) der Haut werden Talgdrüsen, Schweißdrüsen, Haare und Nägel zusammengefaßt. Sie sind alle ektodermaler Herkunft.

Die **Talgdrüsen** (Glandulae sebaceae) liegen im oberen Teil der Cutis und münden meist in einen Follikel, so daß sie gewissermaßen einen seitlichen *Anhang des Haarbalges* bilden. Dabei ist ihr Umfang im allgemeinen um so größer, je kleiner das Haar bzw. sein Balg ist, und umgekehrt. An bestimmten Körperstellen gibt es aber auch *freie* Talgdrüsen, die also mit keinem Follikel in Verbindung stehen, besonders am Lippenrot, am inneren Vorhautblatt und an den kleinen Schamlippen. Die Talgdrüsen sind *acinös* (traubenförmig), sackförmig gelappt und bestehen aus großen Zellen von wabiger Struktur, die fettig degenerieren und sich dabei direkt in Talg umwandeln; sie sind also holokrin, d. h. nekrobiotisch sezernierend. Diese Drüsen sitzen besonders reichlich im Gesicht (Nasen- und Ohrgegend), sowie am Körper in der vorderen und hinteren „Schweißrinne“, d. h. vorn und hinten in der Gegend der Medianlinie. Sie fehlen an Hand- und Fußflächen.

Die **Schweißdrüsen** (Glandulae sudoriferae) liegen meist tief in der Cutis, zum Teil sogar in der Subcutis. Sie bilden einen Schlauch aus einer doppelten Zellschicht, der zu einem Knäuel aufgewickelt ist. Ihr langer Ausführungsgang läuft mehr oder weniger senkrecht nach oben, dreht sich korkzieherartig durch Epidermis und Hornschicht hindurch und endet an der Hautoberfläche mit einer feinen Mündung, dem *Porus*. Die Schweißdrüsen sind *tubulär* (schlauchförmig) und sondern wäßriges, stark saures Sekret ab, das von ihren Zellen ausgeschieden wird. Alle Schweißdrüsen sind *merokrin*, d. h. sie stoßen nur Sekret, keine Zellteile aus, und ihre Zellen gehen bei der Sekretbildung nicht zugrunde. Die gewöhnlichen kleineren sind sogar *ekkrin*, d. h. es wird bei ihnen kein Zellprotoplasma mit dem Sekret abgestoßen. Außer ihnen gibt es an Achseln, Geschlechtsteilen und Brustwarzen auch noch größere *apokrine* Knäueldrüsen, die wie die Talgdrüsen in die Haarbälge münden. Ihr Sekret, dem auch

Plasmateile der größeren Drüsenzellen beigemischt sind, ist schwach sauer bis leicht alkalisch und enthält sexuell erregende Duftstoffe (Caprylgerüche). Auch die *Milchdrüse* steht in Bau und Funktion den Schweißdrüsen nahe.

Die **Haare** sitzen mit ihren Follikeln schräg in der Cutis und sind auf der Körperoberfläche in Strömen und Wirbeln angeordnet. Denjenigen Teil des Haares, der aus der Haut frei herausragt, nennt man *Haarschaft („Außenhaar")*. Er ist ein cylinderförmiges Gebilde aus langspindeligen Hornfasern, die, je nach der Rasse, mehr oder weniger Melanin enthalten. Der Haarschaft besteht aus der Haar*rinde*, die außen von der dachziegelartigen *Cuticula* bedeckt ist und bei stärkeren Haaren im Innern *Mark* enthält. Der in der Cutis steckende Teil des Haares, das „*Innenhaar*", führt den irreführenden Namen Haar*wurzel*. Allerdings ist es im Gegensatz zum „Außenhaar" von Haarscheiden umgeben, die an der Hautoberfläche in die Epidermis und Cutis übergehen. Das Innenhaar endet am Grunde mit einer Verdickung, der Haar*zwiebel (Bulbus)*. Es reicht bei größeren Haaren bis tief in die Cutis oder selbst bis in die Subcutis hinab. Der Haarbulbus, der das Muttergewebe des Haares darstellt und zahlreiche Mitosen enthält, sitzt der bindegewebigen Haar*papille* auf. Diese vermittelt durch ihre Blutgefäße das *Wachstum* des Haares im Bulbus. Die Haare wachsen durchschnittlich fast 1,5 cm im Monat, also etwa 15 cm im Jahr. Nach einer bestimmten Zeit, die für die langen Haare etwa 3 Jahre beträgt, lösen sie sich vom Bulbus mit einer kolbigen Verdickung los (Kolbenhaar) und werden dann durch das neue, schon in Bildung begriffene Haar ausgestoßen. So erfolgt über den ganzen Körper hin ein dauernder, sukzessiver *Haarwechsel*.

Das Innenhaar (Haarwurzel) umschließt der *Follikel* (Haarbalg), der aus verschiedenen Schichten besteht. Die innerste Schicht ist die *innere Wurzelscheide*, eine dünne epidermidale Lage, im wesentlichen eine Art Scheidencuticula, die mit der Haarcuticula fest verzahnt ist. Dann folgt die *äußere Wurzelscheide*, die eine Fortsetzung der Epidermis bzw. des Rete in den Haartrichter hinein darstellt. Nach außen zu wird diese Epidermisschicht durch die hyaline *Glashaut* begrenzt. Rundherum liegt ein verdicktes Cutisgewebe, der *bindegewebige Haarbalg*, in den der Haarbalgmuskel verankert ist.

Bei den Haaren unterscheidet man *Langhaare* (an Kopf, Bartbereich, Achseln, Genitalien), *Borstenhaare* (Brauen, Wimpern, Vibrissen an Nasen- und Ohreingang) und *Wollhaare* (Lanugo), die fast den ganzen Körper (außer Hand- und Fußflächen, Fingerendglieder, Praeputium) bedecken. Sie bilden beim Fetus einen dichten Pelz von Flaumhaaren (primitives Haarkleid, *Fetalhaarkleid*), das aber einige Zeit vor und kurz nach der Geburt auszufallen beginnt. Während der Geburt ist auch bereits die Entwicklung des sekundären Haarkleides (Dauerhaarkleid, *Kinderhaarkleid*) im Gange; sie besteht in dem allmählichen Ersatz der Wollhaare durch Terminalhaare. Im Kinderhaarkleid bestehen also beide Haartypen nebeneinander. Mit der Pubertät ist dann die Entwicklung des Terminalhaarkleides vollendet. Es besteht aus der *allgemeinen Körperbehaarung*, die an die Stelle der Lanugo getreten ist, und aus der *Geschlechtsbehaarung*, die unter dem Einfluß der Geschlechtshormone nur in bestimmten Körpergegenden auftritt (Gesicht, Achseln, Schamberg).

Die **Nägel** bestehen aus der in die Endglieder von Fingern und Zehen eingefalzten Nagel*platte*, einer mehr oder weniger gewölbten, glatten, durchscheinenden Hornscheibe, die mit der darunterliegenden Epidermis nebst Cutis, dem Nagel*bett* (Hyponychium), fest verbunden ist. An der Bildung der Nagelplatte ist aber das Nagelbett nicht beteiligt. Am freien Rande löst sich die Nagelplatte vom Nagelbett. Derjenige Teil des Nagelbettes, der unter dem hintersten (proximalen) Teil der Nagelplatte (der sog. Nagelwurzel) liegt, heißt *Matrix*. Die Matrix ist der eigentliche fruchtbare Teil des Nagelbettes, von dem das Wachstum des Nagels ausgeht. Sie reicht vom Beginn des Nagels bis zum distalen Rand der *Lunula*, einer heller gefärbten, milchigtrüben, halbmondförmigen Zone an der Nagelwurzel, in deren Bereich die Nagelplatte noch sichtbar mit der Matrix verbunden ist. Hinten und seitlich werden die Ränder der Nagelplatte, die in einer Rinne, dem Nagel*falz*, stecken, durch den Nagel*wall* überdeckt. Vom Nagelwall aus schiebt sich dessen Stratum corneum in Form des Nagel*häutchens* (Eponychium) auf die Nagelplatte hinauf und löst sich bei deren Vorschieben erst allmählich los.

Von der Matrix, der Stelle des *Nagelwachstums* aus, wandert die Nagelplatte regelmäßig distalwärts. Ihre Wachstumsgeschwindigkeit beträgt dabei in der Woche fast 1 mm, im Monat also 3—4 mm.

* *
*

Pathologische Prozesse in der Haut können sich natürlich in verschiedenen Schichten abspielen. Die meisten sind epidermido-cutan, d. h. sie machen ihre Veränderungen gleichzeitig in Epidermis und Cutis.

Epidermis.

Auch in der Epidermis können die verschiedenen Schichten einzeln oder gemeinschaftlich erkranken.

Das Stratum corneum kann verdünnt oder verdickt sein. Im letzteren Fall kann die Verdickung aus normaler Hornsubstanz bestehen *(Hyperkeratose)*, oder es kann eine abnorme Hornbildung stattgefunden haben, wobei die Zellkerne erhalten und färbbar bleiben *(Parakeratose)*. Dann pflegt auch das Stratum granulosum, das bei der Hyperkeratose verdickt ist, zu fehlen, und ebenso das Stratum lucidum. Hyperkeratose und Parakeratose können auch in demselben Präparat abwechselnd nebeneinander vorkommen. Eine andere Form abnormer Verhornung, bei der sich doppeltkonturierte, wie aufgeblasene Zellen, „Ballonzellen" (corps ronds, „Thylacocyten") und Ballonzellenkörner (grains, Kornzellen, „Chondrocyten") bilden, wird als *Dyskeratose* bezeichnet. Die 3 Arten pathologischer Hornbildung sind auf S. 79 näher beschrieben.

Die Hornschicht kann verdickt und gelockert (Schuppung) oder serös durchtränkt sein. Sie kann Pigmentkörnchen enthalten (bei überstarker Pigmentierung) oder Ansammlungen von durchwandernden Leukocyten bzw. ihrer pyknotischen Kernreste (sog. *Mikroabscesse*, besonders bei der Psoriasis).

Ist das Stratum granulosum verdickt (wie gewöhnlich bei der Hyperkeratose), dann spricht man von *Granulose*. Beim Lichen ruber ist die Granulose oft so stark und die Hornschicht so durchscheinend, daß man die vermehrten Granularzellen als bläulich-weiße Streifchen und Ringe mit bloßem Auge sehen kann (WICKHAMsche Streifen).

Analog den Ausdrücken Hyperkeratose und Granulose nennt man die Verbreiterung des Rete Malpighi, wenn sie nicht nur auf einer ödematösen Quellung, sondern auf einer Vermehrung seiner Zellen besteht, *Acanthose* (von Stratum spinosum s. acanthoticum). Die Anzahl der Zellagen ist dann vermehrt, die Reteleisten können verlängert sein. Acanthose wird bei den verschiedensten Hautkrankheiten gefunden, vor allem auch bei entzündlichen. Umgekehrt kann das Rete verdünnt, die gesamte Epidermis auf ganz wenige Zellagen reduziert sein. Dann pflegen auch die Reteleisten zu fehlen. Dies sieht man besonders bei Narben (s. S. 70 und Abb. 155).

Durch intercelluläres Ödem in der Epidermis können die Epithelzellen verformt und auseinandergedrängt werden, bis ihre Verbindungsbrücken zerreißen und kleine Hohlräume, mikroskopische Bläschen, entstehen, die dem Rete ein schwammähnliches Aussehen geben *(Spongiose)*. Die mikroskopischen Bläschen können zusammenfließen und dann makroskopische Bläschen, Vesiculae, geben. Solche Vesiculae können aber auch durch *intra*celluläres Ödem verursacht werden, wobei im Anfang gewissermaßen einzellige Bläschen entstehen, die nachher miteinander verschmelzen *(altération cavitaire)* oder durch nekrobiotische Prozesse *(ballonierende* oder *reticulierende Degeneration)*. Diese verschiedenen Formen der Vesikelbildung sind ebenfalls weiter unten in ihrer Bedeutung besprochen (S. 34).

Natürlich können die Retezellen sich auch in *Tumorzellen* umwandeln und dann in die Cutis „abtropfen" (Naevi), bzw. Geschwulstmassen in die Tiefe senden (Epitheliom). In anderen Fällen kann die ganze Epidermis, oder auch nur eine obere Schicht von ihr, fehlen (bei Blasen, Excoriationen, Wunden, Ulcerationen).

Im Stratum basale können vermehrte Mitosen auffallen, oder das Pigment kann in dieser Schicht vermehrt bzw. vermindert sein. Bei einer ganzen Reihe von entzündlichen Hautkrankheiten findet man eine vacuolisierende Auflockerung der Basalschicht mit Abtransport des Pigmentes (großenteils durch Melanophoren, das sind pigmentführende Wanderzellen) in die Cutis *(Incontinentia pigmenti)*. Am auffälligsten ist das bei der SIEMENS-BLOCHschen Pigmentdermatose.

Cutis.

Die *Papillen* der Cutis können erweiterte Gefäße zeigen oder durch Ödem pilzartig aufgetrieben sein (z. B. bei Lichen ruber). In anderen Fällen sind sie verdünnt und fingerförmig verlängert, so daß die sie umschließenden schmalen Reteleisten weit in die Tiefe hinabreichen (z. B. bei Psoriasis).

Sehr häufig findet man in der Cutis ein *Zellinfiltrat*. Dieses kann in typischer Weise nur das Stratum reticulare (Papillen und subpapilläre Zone) betreffen und an dessen unterer Grenze plötzlich aufhören (z. B. bei Lichen ruber). Oder es kann sich weit in die Tiefe erstrecken, wobei es sich mit Vorliebe den Gefäßen anschließt *(perivasculäres Infiltrat)*.

Die Art der *Zellen*, die das Infiltrat formen, kann sehr verschieden sein und bildet ein Studium für sich. Bei banalen Entzündungen findet sich ein *polymorphzelliges* Infiltrat. Häufig sind die *Lymphocyten* auffallend vermehrt (z. B. bei Tuberkulose) oder es finden sich den Epithelzellen ähnliche Bindegewebszellen *(epitheloide Zellen)* mit einem Lymphocytenmantel und im Zentrum mehrkernigen LANGHANSschen *Riesenzellen*, eventuell auch Verkäsung. Diese sog. *tuberkuloide Struktur* wird aber nicht nur bei Tuberkulose der Haut, sondern auch bei den verschiedensten anderen Krankheitsprozessen, zumal im Granulationsgewebe angetroffen. Andererseits können die *Eosinophilen* vermehrt sein, oder es können *Fibroblasten* und *Histiocyten* im Vordergrund stehen. Auch kommen außer den LANGHANSschen noch andere Arten von Riesenzellen vor (STERNBERG-Zellen bei der HODGKINschen Krankheit, CLUMPING-Zellen bei der BOWENschen Krankheit).

Außer den soeben erwähnten epitheloiden Zellen, die von Endothel- oder Bindegewebszellen abstammen, gibt es noch eine zweite Art epitheloider Zellen, die als *Naevuszellen* bekannt sind. Hier stellen sie die Tumorzelle dar, von der noch umstritten ist, ob sie von Epithel- oder Endothelzellen abstammt. Besonders bei tiefergehenden chronischen Entzündungen sieht man häufig eine Vermehrung der *Plasmazellen*, einer nicht granulierten Leukocytenart mit exzentrischem, oft radspeichenartigem Kern. Bei den meisten entzündlichen Prozessen und in der Umgebung von Tumoren sind die sog. *Mastzellen* vermehrt, am auffallendsten bei der sog. Urticaria pigmentosa, die also eigentlich ein mit Pigmentvermehrung einhergehendes „Grunaloma urticans" ist. Sie sind an ihren groben basophilen Granula zu erkennen. Aus dem Pigmentvorrat der Basalschicht können sich gewisse Zellen, die sog. *Melanophoren* (oder Chromatophoren), mit Pigmentkörnchen beladen, um sich alsdann in Haufen in der Cutis abzulagern, so daß man sie blau durch die Haut hindurchschimmern sieht (beim Mongolenfleck, bei Naevus coeruleus, Melanosen, SIEMENS-BLOCHscher Pigmentdermatose). Auch können sich *degenerierte Zellen* und durch Pyknose bzw. Karrhyorrhexis *veränderte Zellkerne* vorfinden oder *Einlagerungen* von Blut, Blutfarbstoff (Hämosiderin), Cholesterin (sog. Xanthomzellen), Kalk, Amyloid, Schleim, Fremdkörper usw. Oder die Cutis kann mit *Geschwulstzellen* verschiedenster Art und Herkunft gefüllt sein.

Auch das Bindegewebe selbst kann Veränderungen erleiden. Vor allem kann die *Elastica* in ihrer Struktur verändert sein, bzw. vermindert, bzw. völlig fehlen (bei Narben). Die kollagenen Fasern können verschiedene chemische Umwandlungen erfahren, die sich durch färberische Reaktionen nachweisen lassen *(Kollazin-, Kollastin- und Elazindegeneration)*. Sie machen das Bindegewebe schlaff und unelastisch und bilden daher die histologische Grundlage der Runzeln alter Leute.

Subcutis.

Pathologische Veränderungen in der Subcutis spielen nur bei wenigen Hautkrankheiten eine Rolle. In Frage kommen vor allem *sklerotische Prozesse*, die *Wucheratrophie* des Fettgewebes und die *Fettgewebsnekrose*.

An den *Gefäßen* lassen sich Veränderungen der Gefäßwände und Infarkte (besonders Lymphocyteninfarkte) feststellen.

Allgemeine Diagnostik.

Einleitung.

Die Besonderheit der dermatologischen Diagnostik liegt darin, daß hier das *Sehen* ganz im Vordergrunde steht und daß dabei trotz der oft großen Ausdehnung der Veränderungen das *feine* Sehen, d. h. die Beobachtung der kleinsten, gerade noch sichtbaren Einzelheiten das Wichtigste ist. Wird doch die klinische Diagnose in erster Linie aus der „*Efflorescenz*" gestellt, d. h. aus der oft winzigen Hautveränderung, die das Grundelement auch der umfangreichsten Hautausschläge bildet. Dieses feine Sehen erfordert wie alles bewußte Sehen, Anspannung und Übung:

„Was ist das Schwerste von allem? Was dir das Leichteste dünket:
Mit den Augen zu *sehn*, was vor den Augen dir liegt." (GOETHE.)

Vor allem braucht der Dermatologe darum auch gutes *Licht*. Die Untersuchung soll an einem großen hellen Fenster, des Nachts unter einer besonders hellen Lampe erfolgen. Zur Feststellung hellerer Flecke ist oft eine gewisse Abschattung, zur Erkennung von Glanz und feinen Niveauunterschieden seitliche (tangentiale) Beleuchtung nötig. Eine Lupe ist oft unentbehrlich. Die Betrachtung muß eine *Nahbetrachtung* sein; eine Diagnose aus einem größeren Abstand als 20 cm ist für den Dermatologen bereits eine unsolide „Ferndiagnose".

Auf die entscheidende Bedeutung der *Efflorescenzen* für die Diagnose der Hautkrankheiten kann auch ein Blick auf die *Geschichte der Dermatologie* Licht werfen. Die Geburtsstunde der wissenschaftlichen Dermatologie kann man nämlich in das Jahr ansetzen, in dem JOS. JAK. PLENCK in Wien auf die Idee kam, die Hautkrankheiten *nach ihren Efflorescenzen einzuteilen* (1776).

Sammeln ist der Anfang der Wissenschaft. Demgemäß bestehen die beiden ersten dermatologischen Lehrbücher aus der Zusammenstellung der Tatsachen und Meinungen, die sich bei GALEN und allen möglichen anderen alten Autoren über die Hautkrankheiten vorfanden (MERCURIALIS 1571, HAFENREFFER 1630). Der erste, welcher auch eigene Beobachtungen in größerer Zahl für ein dermatologisches Lehrbuch zusammentrug, war LORRY in Paris (1777). Ein geeigneter Gesichtspunkt für die Systematisierung seiner Erfahrungen fehlte ihm aber noch. Die sinnvolle Ordnung unserer Erfahrungen ist aber notwendig, wenn wir sie an andere weitergeben, wenn wir sie „lehren" wollen. Sine systémate chaos! Bei LORRY ist, mit unseren Augen betrachtet, alles noch ein hoffnungsloses Durcheinander. Dem entsprechen auch seine Beschreibungen der Krankheitsbilder. Man hat z. B. die größte Mühe, aus der Schilderung zu erkennen, ob er Acne oder Sommersprossen meint. Durch PLENCKs Idee, ein System der Hautkrankheiten auf den Efflorescenzen aufzubauen und erst einmal diese genau zu beschreiben und zuverlässig zu definieren, wurde das mit einem Schlage anders. Von jetzt ab genügt *ein* Wort, um die beiden genannten Krankheitsbilder ausreichend zu charakterisieren: wir sagen einfach „Pusteln" bzw. „Pigmentflecke", und jedes Mißverständnis ist ausgeschlossen.

Vor und nach PLENCK haben andere Dermatologen andere Systeme erdacht. War es doch im Anschluß an LINNÉ (1735) geradezu Mode geworden, die Krankheiten wie die Tiere und Pflanzen in Arten, Gattungen und Untergattungen einzuteilen, was denn auch manches wunderliche Ergebnis gezeitigt hat. Das PLENCKsche System war aber nicht einfach ein System von vielen, es war für die Dermatologie die entscheidende Tat. Waren doch von nun an die Ärzte gezwungen, in gewissenhaftester Weise die *Einzelheiten* eines Hautausschlags aufzusuchen, wenn sie ihn in dieses System einschalten wollten. So wurde PLENCK der große Erzieher der Ärzte zum dermatologischen *Sehen*, zu einer subtilen, ins einzelne gehenden Beachtung der Kleinheiten und Feinheiten. Als ob plötzlich die Lupe erfunden wäre, so sieht nun auf einmal jeder Details, die er vorher nicht sah. Und er sucht sie wissentlich auf. Er *muß* das tun —, weil es das System verlangt. Von nun ab gilt nämlich der Satz: *Keine Diagnose einer Hautkrankheit ohne vorherige Diagnose der Efflorescenz!*

PLENCK veröffentlichte sein System nur als Übersicht. Der Engländer WILLAN und nach dessen frühzeitigem Tod sein geistesverwandter Schüler BATESON schrieben auf der Grundlage dieses Systems *das erste Lehrbuch der Dermatologie* (1798 und 1813). Bezeichnenderweise enthalten diese beiden Lehrbücher nur eine einzige Bildtafel, nämlich eine Darstellung der Efflorescenzen. Dadurch kommt die beherrschende Stellung der Efflorescenzen als Grundlage des dermatologischen Unterrichts zum erstenmal zu demonstrativem Ausdruck. Demgegenüber bedeuten unsere modernen Lehrbücher, soweit sie wie üblich ganze Körpergegenden der Kranken abbilden, eigentlich eine Irreführung des Lernenden, weil dieser glauben muß, daß der Dermatologe seine Diagnose nach Art dieser Bilder, nämlich durch Betrachtung aus der Ferne stellt. Beschaut man es genauer, dann ist deshalb das vorliegende Buch mit seinen hunderten von Efflorescenzenbildern eigentlich nur eine Wiederaufnahme und Weiterführung des PLENCKschen Gedankens mit modernen Mitteln, freilich in 100facher Vergrößerung bzw. Vervielfältigung. Der Gedanke PLENCKs von der Vormacht der Efflorescenzen bei der Diagnose der Hautkrankheiten ist eben immer noch lebendig und fruchtbar. Damit dokumentiert sich über die Jahrhunderte hinweg seine Genialität.

Das Lehrbuch von BATEMAN hat verschiedene Auflagen erlebt und war jahrzehntelang das meistgebrauchte dermatologische Lehrbuch der Welt. Erst später (1828) trat das von CAZENAVE und SCHEDEL (nach dem Kolleg von BIETT in Paris) allmählich an seine Stelle; auch dieses Buch ist auf dem Efflorescenzenprinzip von PLENCK aufgebaut und enthält ebenfalls nur *eine* Bildtafel, auf der, als einzigen Unterschied gegenüber WILLAN-BATEMAN, die Efflorescenzen sämtlich in ein Körperschema eingezeichnet sind.

Wohl versuchte noch einmal ein bedeutender dermatologischer Lehrer, ALIBERT in Paris, sich von dem PLENCKschen System freizumachen (1806 und 1825). Seine Einteilung der Hautkrankheiten ist aber so verwirrt und praktisch so unbrauchbar, daß sie keinen Nachfolger fand und bald wieder vergessen wurde. Als Beispiel sei angeführt, daß bei ihm so wesensverschiedene Leiden wie Ichthyosis, Dermatolysis, Verrucae, Onychosen und Naevi in derselben Gruppe der Dermatoses hereromorphae stehen, bzw. der Favus und die Pediculosis (Plica polonica) in derselben Gruppe der Dermatoses tineosae. Ein großer Fehler bei der Einteilung der Hautkrankheiten *vor* PLENCK war auch die Überschätzung der *Lokalisation* als leitender Gesichtspunkt für die Diagnose, was unvermeidlich eine Erziehung zur Oberflächlichkeit bedingt, da ja die Feststellung der Lokalisation ohne die geringste Beobachtung der Einzelheiten möglich ist. So unterschied denn auch ALIBERT noch die teignes (am behaarten Kopf) von den dartres (am übrigen Körper) als grundverschiedene Dinge, so daß dieselbe Krankheit unter verschiedenen Diagnosen auftreten konnte je nach dem Ort, an dem sie lokalisiert war.

Um die Mitte des 19. Jahrhunderts schlug freilich die Systematisierung der Hautkrankheiten andere Wege ein. Es war der zweite große Schritt der wissenschaftlichen Dermatologie, daß FERDINAND HEBRA in Wien die *pathologische Anatomie*, die gerade unter ROKITANSKY aufblühte, zur Grundlage der dermatologischen Betrachtung und damit auch einer neuen Einteilung der Hautkrankheiten machte. Der Gegensatz zu PLENCK ist aber nur ein scheinbarer. Wird doch der pathologisch-anatomische Prozeß klinisch *an den Efflorescenzen* erkannt, so daß diese auch bei HEBRA der Ausgangspunkt der gesamten klinischen Diagnostik bleiben.

Um die Jahrhundertwende endlich trat die *ätiologische* Betrachtung immer mehr in den Vordergrund, so daß es DARIER in Paris unternahm, zum erstenmal in einem dermatologischen Lehrbuch die Krankheiten *nach ihren Ursachen* einzuteilen (1908). Das war jedoch nur für die Hälfte der Krankheitsbilder möglich. Und so sah er sich genötigt, neben der „Nosologie der Dermatosen" auch eine ebenso umfangreiche „Morphologie der Dermatosen" zu schreiben, also gewissermaßen 2 Lehrbücher, von denen jedes das halbe Gebiet umfaßt, aneinanderzuleimen. Der „morphologische" Teil ist nun aber wiederum rein auf dem Efflorescenzenschema aufgebaut. Und begreiflicherweise geht er dem nosologischen voraus; lassen sich doch auch die ätiologisch definierten Hautkrankheiten klinisch nur an der Morphologie, also an den Efflorescenzen erkennen. Für den Studierenden ergibt sich deshalb als „Moral" aus dieser ganzen Entwicklung der folgende Satz: Wer nach den Hautkrankheiten schaut und nicht zuerst nach der Efflorescenz, der lernt niemals Dermatologie.

So *bleiben* also die Efflorescenzen die Grundlage der dermatologischen Untersuchung und der dermatologischen Diagnostik auch in den allermodernsten Lehrbüchern. Sie sind das Alphabet, ohne dessen Kenntnis niemand auf der Haut lesen kann (DARIER). Auch pathologische Anatomie und Ätiologie können *morphologisch* eben nur aus den Efflorescenzen erkannt werden, bis uns Histologie, Bakteriologie und Anamnese, wo nötig, die volle Bestätigung unserer Diagnose geben.

Diese grundlegende Bedeutung der Efflorescenz darf uns freilich nicht übersehen lassen, daß für die dermatologische Diagnose auch noch einige andere Umstände von Belang sein können. Am besten ist es für den Anfänger — in schwierigen Fällen aber genau so für den Geübten — gewissermaßen einen vollständigen „*Status praesens*" aufzustellen, wie es in der internen Medizin üblich ist. Dies ist das einzige Mittel, um sicher nichts Verwertbares zu übersehen. Freilich handelt es sich dabei hier um einen Status en miniature.

Was man in erster Linie zu beachten hat, ist die *Farbe* der Hautveränderung: Der erste Eindruck ist der Farbeindruck. In zweiter Linie hat man die Oberfläche zu betrachten und festzustellen, in welchem *Niveau* die veränderte Haut zur normalen Umgebung liegt. Hiermit in Zusammenhang steht die Feststellung der *Efflorescenz*, aus der sich der betreffende Ausschlag zusammensetzt, bzw. der *Auflagerung*, welche die eigentliche Efflorescenz verdeckt, jedoch sie erraten läßt (z. B. eine Kruste über einer Erosion oder einem Ulcus). Sodann hat man die *Konsistenz* (Härte bzw. Weichheit) des Prozesses zu untersuchen, wobei wir auch ein Urteil über seine Tiefenausdehnung bekommen, d. h. über die Vorgänge in jenen Hautschichten, die dem Auge nicht mehr zugänglich sind.

Dies sind gewissermaßen die Symptome erster Ordnung, d. h. die Merkmale, auf die sich eine solide Diagnose vornehmlich stützen muß. Daneben sind aber in gewissen Fällen auch noch eine Reihe anderer Kennzeichen von Bedeutung, die nicht auf Detailbeobachtung beruhen, in erster Linie die *Ausbreitung* des Ausschlags: die Anordnung seiner Efflorescenzen, die Art seiner Begrenzung, seine Lokalisation. Sodann sind die *Anhangsgebilde* (Haare, Nägel, Schleimhaut) zu untersuchen und ist auf *allgemeine Symptome* (Fieber, Blässe, Abmagerung) und Symptome von seiten anderer Organe (Komplikationen, Drüsenschwellungen) zu achten. Und schließlich werden wir unseren Befund auch durch die *Befragung* des Kranken zu vervollständigen suchen, vor allem hinsichtlich der Dauer der Erkrankung wie hinsichtlich der subjektiven Symptome (Jucken, Brennen, Schmerzen).

In kurzer Übersicht setzt sich der klinische *Status dermatologicus* also aus folgenden Beobachtungen zusammen:

1. *Farbe.*
2. *Efflorescenz* (Niveau, Auflagerung).
3. *Ausbreitung* (Form und Lokalisation).
4. *Konsistenz* und Tiefenausdehnung (festzustellen durch Palpation).
5. *Haare, Nägel, Schleimhaut.*
6. *Allgemeine Symptome* bzw. Symptome von seiten anderer Organe.
7. *Subjektive Symptome* und Anamnese.

Um die Ausbreitung des Ausschlags kennenzulernen, ist es notwendig, den Kranken *völlig zu entkleiden.* Die Totaluntersuchung ist aber auch nötig zur sicheren Diagnose der *Efflorescenz.* Oft erleiden nämlich die Efflorescenzen, sobald sie einige Zeit bestehen, bedeutende Veränderungen und Umwandlungen, wodurch sie weniger charakteristisch werden und für die Diagnose an Wert verlieren. Man muß deshalb stets die *Primärefflorescenz* aufsuchen, d. h. die Efflorescenz in ihrem ersten Beginn. Diese kann aber gerade an Stellen sitzen, die durch die Kleidung verdeckt sind und die der Patient für unwichtig hält. Außerdem lehrt die Erfahrung immer wieder, daß man den Versicherungen der Kranken, sie hätten am übrigen Körper gar nichts, auf keinen Fall glauben darf. Aegrotus semper mendax. Dazu kommt, daß eine vollständige dermatologische Untersuchung auch gewisse Körpergegenden in Augenschein nehmen muß, die nicht gern gezeigt werden. Bei jedem Hautkranken müssen nämlich nicht nur der behaarte Kopf, die Mundschleimhaut, die Palmae und die Nägel gut angeschaut werden, sondern auch das Genitale und der Anus. (Nur die Untersuchung der Füße darf als Routineuntersuchung unterbleiben, weil dies in der Sprechstunde meist zu viel Zeit kosten würde. Ultra posse nemo obligatur: Niemand kann zu dem Unmöglichen verpflichtet werden.) An all den genannten Stellen können Erscheinungen sitzen, die die Diagnose unvermutet aufhellen oder ergänzen, oder dermatologische Nebenbefunde, deren Übersehen später einmal dem Untersucher zum Vorwurf gemacht werden könnte. Von der Forderung einer vollständigen Entkleidung des Patienten bei seinem ersten Besuch darf also der Dermatologe niemals abgehen, wenn er darauf Anspruch erheben will, als gewissenhafter Untersucher betrachtet zu werden.

1. Farbe.

Der erste Eindruck ist der Farbeindruck. Aus der Farbe der Hautausschläge läßt sich für die Diagnose vieles entnehmen. Die Farbe der Haut setzt sich zusammen aus *Farbstoffen,* die in der Haut abgelagert sind, und aus der Farbe des *Blutes,* das die Hautgefäße füllt. Die Farbe von *Zellansammlungen, Zellprodukten* und *Auflagerungen* spielen gelegentlich auch noch eine Rolle. Demnach haben wir zu besprechen:

Farbstoffe: a) Körpereigene (Hautpigment, Blutpigment, Carotin, Gallenfarbstoff). b) Körperfremde (Tatauierung, Medikamente).

Blut in den Gefäßen.

Zellen: a) Körpereigene Zellen, Zellfasern und sonstige Zellprodukte. b) Körperfremde Zellen (Pilze).

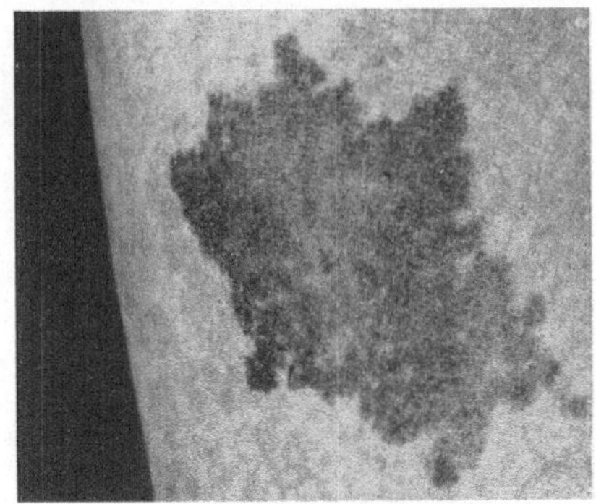

Abb. 1. Hyperpigmentierung (Naevus pigmentosus spilus).

Unter den *körpereigenen Farbstoffen* ist der wichtigste das autochthone Hautpigment, das *Melanin.* Es besteht aus eisenfreien gelbbraunen bis schwarzen Körnchen, die sich in den Zellen der tiefsten Epidermisschicht kappenförmig anhäufen, von dort aus aber durch Melanophoren auch bis in die Cutis getragen werden. Sie geben der Haut ihre brünette bis schwarze (Neger, Morbus Addison), in anderen Fällen gelbe (Mongolen) Farbe. In circumscripter (örtlich begrenzter) Form ist die Pigmentvermehrung von den Sommersprossen, dem Chloasma gravidarum und gewissen Muttermälern (Abb. 1) her jedem bekannt. Bei entzündlichen Prozessen kann eine Überpigmentierung schon im Eruptionsstadium auftreten (Syphilis II, Lepra maculosa); als Restbefund nach abgelaufenen Entzündungen wird sie besonders bei brünetten Personen sehr häufig gefunden (z. B. nach Impetigo, Ekzem, Toxidermie, Psoriasis, Lichen ruber; Abb. 2—4); nach oberflächlichen Verwundungen (Excoriationen, Verbrennungen), die ohne Narbenbildung heilen, tritt sie gewissermaßen als Narbenäquivalent auf. Diese *sekundären,* d. h. im Anschluß an eine Hautveränderung in loco auftretenden Pigmentflecke nenne ich *Melanoderm,* als Gegenstück zu dem Leukoderm[1]. Befördert wird die Pigmentbildung, besonders bei Brünetten, durch Gebrauch von Arsen.

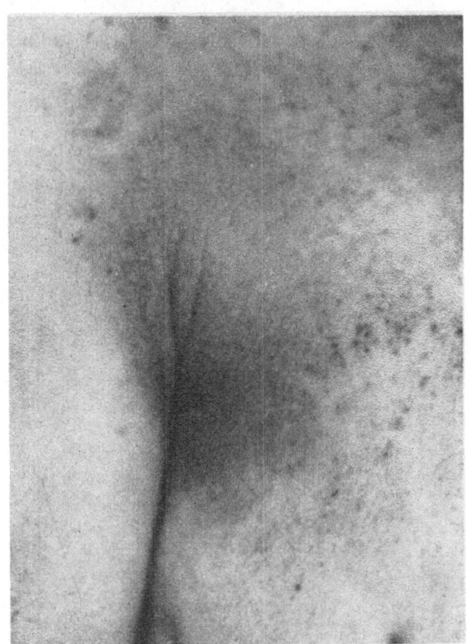

Abb. 2. Melanoderm = sekundäre Pigmentierung (nach papulösem Ekzem).

Die braune Eigenfarbe des Melanins wird auf der Haut nur sichtbar, wenn es oberflächlich — in der Epidermis — liegt. Bei Aufhäufung von *Pigment in der Cutis* — in Form von Melanophoren — wirkt es als ein dunkler Hintergrund, der durch das trübe Medium der Haut *blau* durchschimmert; dies ist dasselbe optische Phänomen, dem die pigmentarme Iris des Auges und dem der Himmel ihre blaue Farbe verdanken. Solche blauen Flecke infolge von Pigmentanhäufung in den tieferen Hautschichten werden in der Kreuzbeingegend bei Neugeborenen — besonders der gelben Rasse — als sog. „Mongolenflecke" angetroffen, außerdem bei gewissen Muttermälern (Naevi coerulei) und bei der Siemens-Blochschen Pigmentdermatose.

[1] In der Literatur versteht man unter *Melanodermie* nur solche Pigmentierungen, die sich über große Teile der Körperoberfläche erstrecken.

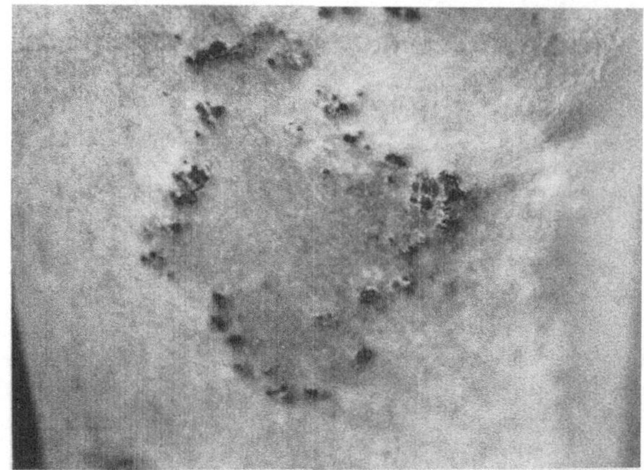

Abb. 3. Zentrales Melanoderm (vesiculöser Pemphigus multiformis Dühring).

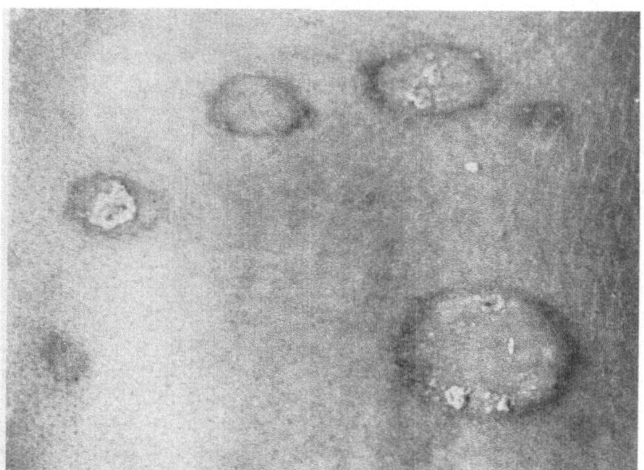

Abb. 4. Annuläres Melanoderm (Psoriasis).

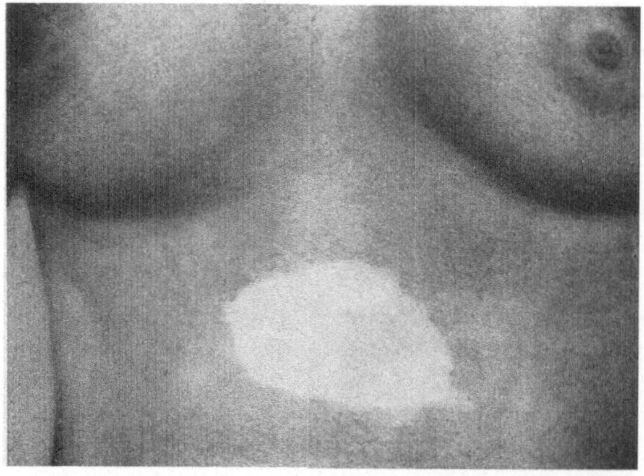

Abb. 5. Pigmentfreier Fleck, primäre Depigmentierung (Vitiligo).

Abnorme Färbung der Haut kann natürlich auch durch *Pigmentverminderung* zustande kommen. Ein angeborenes Fehlen des Pigmentes in universeller Ausbreitung finden wir beim Albinismus, örtlich umschriebenen Pigmentmangel bei der Scheckung, der Vitiligo (Abb. 5), den Naevi depigmentosi. Wie Überpigmentierung, so kann auch Pigmentmangel nach oberflächlichen Verletzungen der Haut als „Narbenäquivalent" auftreten oder als vorübergehende Depigmentierung nach allen möglichen entzündlichen Hautkrankheiten wie Syphilis, Psoriasis, Eczema lichenificatum usw. Diese *sekundären* Depigmentierungen nennt man *Leukoderme* (Abb. 6). Hierbei fehlt meist das Pigment nicht völlig (wie meist bei den primären Depigmentierungen), sondern ist nur vermindert (Abb. 7). Die Leukoderme dürfen nicht verwechselt werden mit Stellen normaler Haut, die bei universeller Ausbreitung eines Ausschlags über die ganze Körperoberfläche ausgespart geblieben sind (Abb. 8), und umgekehrt darf man bei allgemeiner Depigmentierung die Reste der normal gefärbten Haut nicht für Überpigmentierung halten (Abb. 9). Oft findet man auch überpigmentierte und depigmentierte Bezirke nebeneinander (in Narben, bei Albinismus circumscriptus, Abb. 10), kleine weiße Flecken in überpigmentierter Haut (Sonnenverbrennung, Arsenmelanose, Abb. 11) oder braune Ränder um depigmentierte Flecke

(Vitiligo, verschiedene Leukodermien), so daß man von Leuko-Melanodermie und von „Pigmentverschiebung" spricht. Man darf sich aber durch das Wort nicht zu der Meinung verleiten lassen, daß eine wirkliche seitliche „Verschiebung" des Pigmentes stattfände.

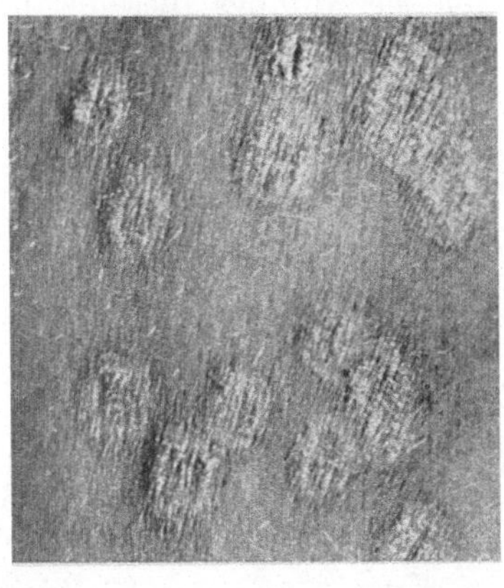

a

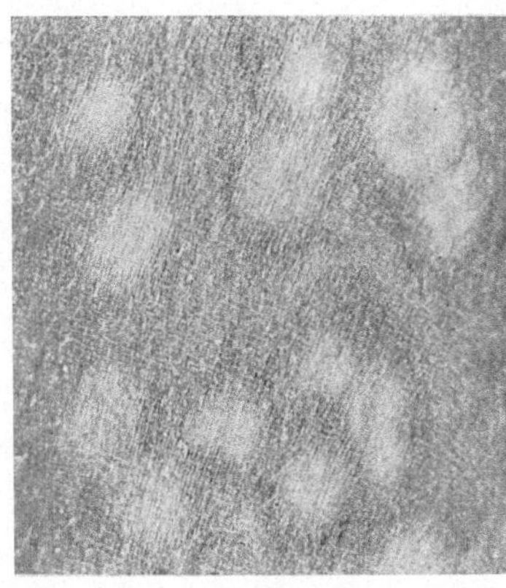

b

Abb. 6a u. b. Psoriasis (a) und Leukoderm (= sekundäre Depigmentierung) nach Heilung der Psoriasis (b).

Tritt Blut aus den Gefäßen aus, z. B. bei Quetschung, dann kommt es zur Ablagerung von Blutpigment, *Hämosiderin*, ins Gewebe der Haut. Hämosiderin ist eisenhaltig, wodurch es sich im histologischen Präparat mittels geeigneter chemischer Reaktionen vom Melanin unterscheiden läßt. Die Blutaustritte gehen naturgemäß stets von der gefäßführenden Cutis aus und liegen fast immer allein in dieser. Die Flecke, die dadurch entstehen, nennen wir *Purpuraflecke*; sie werden langsam resorbiert, so daß sie — je nach ihrer Ausdehnung — nach Tagen oder Wochen wieder verschwinden. Purpuraflecke können punktförmig bzw. kleinfleckig sein (Petechien, Abb. 12), münzengroß (Sugillationen), oder sehr ausgedehnt (Ekchymosen, Suffosionen). Alle Blutaustritte

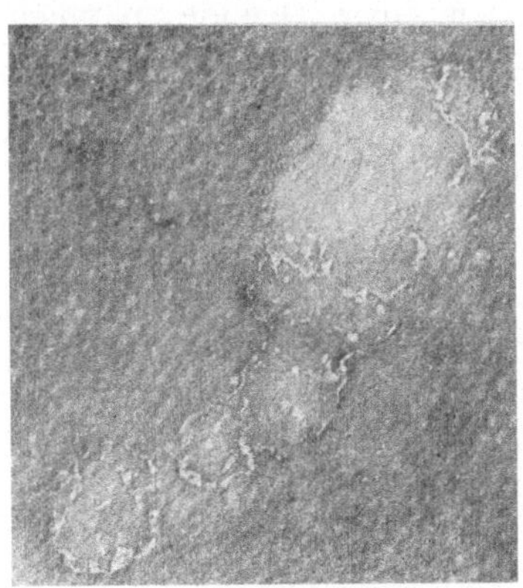

Abb. 7. Zentrales Leukoderm (bei squamösem Ekzem).

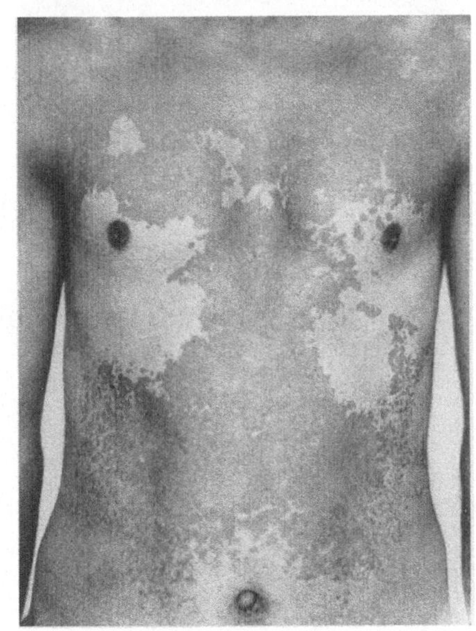

Abb. 8. Ausgesparte normale Haut (hell) bei Pityriasis versicolor.

zeigen, wenn sie oberflächlich sind, anfangs natürlich die Farbe des Blutes, d. h. sie bilden dunkelrote Flecke, die aber durch Zersetzung und Resorption des Hämosiderins allmählich in bräunlich und gelblich übergehen. Liegen sie tief, so zeigen sie anfangs dieselbe blaue Farbe, die wir von tiefliegenden

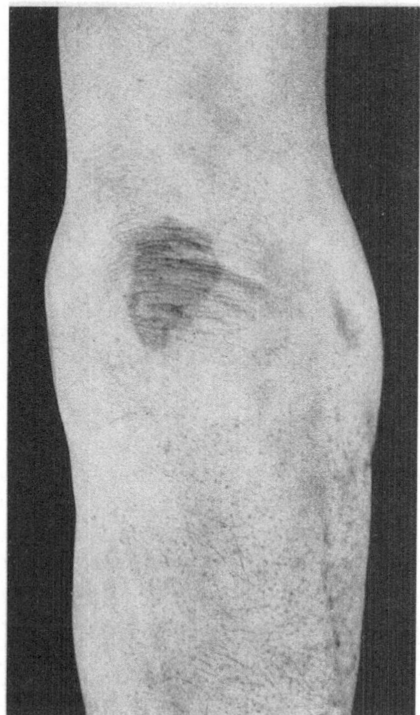

Abb. 9. Ausgesparte normale Haut (dunkel) bei Vitiligo.

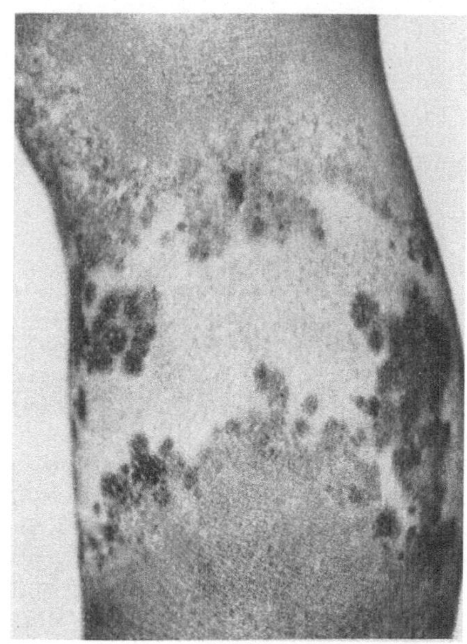

Abb. 10. Depigmentierung und Hyperpigmentierung nebeneinander (Albinismus circumscriptus).

Pigmentanhäufungen kennen, und auch aus demselben Grunde: nämlich weil das Blut als dunkler Hintergrund durch das trübe Medium der Haut blau

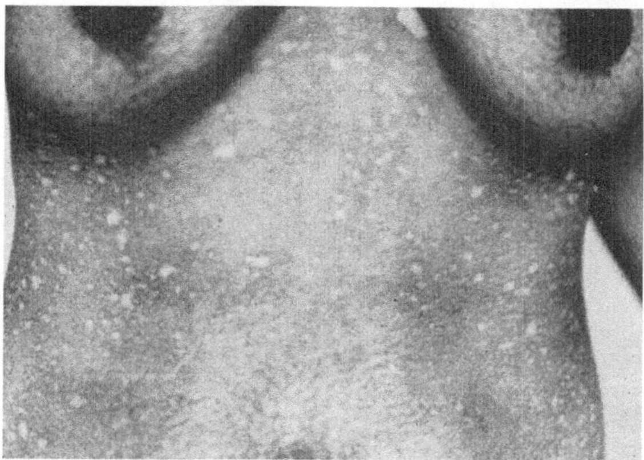

Abb. 11. Leuko-Melanoderm (nach Arsenkur bei Lichen ruber).

durchschimmert. Durch Umwandlung und Resorption des Farbstoffs nimmt aber die Dunkelheit der Blutablagerung langsam ab, so daß der anfangs blaue Fleck unter einem charakteristischen Farbenspiel über grün und gelb verschwindet.

Purpuraflecke werden nicht nur als Efflorescenzen einer selbständigen Krankheit (Purpura) oder als Symptom verschiedener innerer Krankheiten auf sonst normaler Haut wahrgenommen, sondern oft auch als harmlose Nebenerscheinung bei anderen Hautkrankheiten. Besonders an den Unterschenkeln alter Leute pflegen alle möglichen entzündlichen Hautkrankheiten (Ekzeme, Psoriasis, Geschwüre, Furunkel) mit Blutaustritten in die Haut gepaart zu gehen. Purpuraflecke können sich zu fühlbaren Knötchen entwickeln oder in ihrem Zentrum selbst ein Bläschen bilden (Purpura papulosa bzw. vesiculosa).

Unter verschiedenen pathologischen Verhältnissen gelangt eine größere Menge *Gallenfarbstoff* ins Blut und von dort in die Haut und die Schleimhäute (Conjunctiva). Dadurch entsteht eine charakteristische Gelbfärbung (Ikterus).

Auch das normale *Fettpigment* (Carotin oder Xanthophyll) kann in der Haut als gelbe Färbung sichtbar werden. Das ist in flächenhafter Ausdehnung bei der Xanthose kleiner Kinder der Fall, die im Übermaß mit Karotten oder Spinat gefüttert wurden, oder örtlich bei solchen Prozessen, die Anhäufungen von Fett oder fettähnlichen Massen durch die Haut durchschimmern lassen (oberflächliche Follikularcysten, vergrößerte Talgdrüsen, Xanthome).

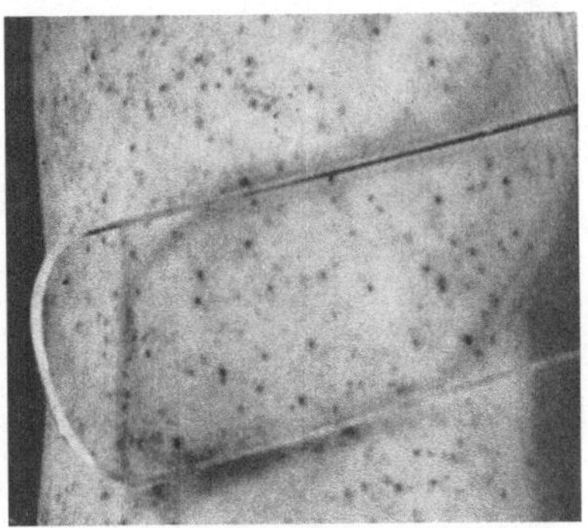

Abb. 12. Purpuraflecke (Petechien).

Aber auch *körperfremde Farbstoffe* können die Farbe der Haut verändern. Am bekanntesten sind die blauen Muster, die durch Einbringen von schwarzer chinesischer Tusche in die Cutis beim *Tatauieren* entstehen. Die blaue Farbe kommt hier durch dasselbe optische Phänomen zustande, das tiefliegendes Hautpigment und tiefliegende Blutextravasate blau erscheinen läßt. Aus demselben Grunde entstehen grüne Muster durch Einbringen blauer Farbstoffpartikelchen. Durch Zinnober und durch Carmin kann man auch rote Tatauierungen bewirken. Unbeabsichtigte Tatauierungen entstehen traumatisch durch Schüsse, die nahe der Haut abgefeuert werden und Pulverteilchen in die Cutis einsprengen, durch Schürfwunden auf Kohlenplätzen, oder als Berufstatauierungen bei Schleifern, Steinhauern, Bergleuten usw. durch Eindringen von Stahl-, Quarz- und Kohlenpartikel. Auch durch *Medikamente* können Farbstoffe in die Haut gelangen, so ein blaugrauer Niederschlag von metallischem Wismut am Zahnfleischrand nach Wismutinjektionen, oder die diffuse stahlgraue Verfärbung durch Silberpartikelchen nach Behandlung mit Argentum nitricum (Argyrie) und die Gelbfärbung durch Atebrin. Die Pediculi pubis pflegen durch ihren Stich linsengroße graublaue Flecke zu erzeugen, die für die Diagnose wichtig sind (Maculae caeruleae). Natürlich kann durch Medikamente die Haut auch *äußerlich* verfärbt werden; für viele stark wirkende dermatologische Heilmittel ist dies sogar sehr charakteristisch (Teere, Chrysarobin, Argentum nitricum).

Die Farbstoffe sind *eine* Hautkomponente der Hautfarbe; die andere ist das *Blut in den Gefäßen.* Auf diese Weise bekommt die normale Haut einerseits gelbe bis braune (bis schwarze), andererseits rosa bis blaurote Tönung. Die Färbung durch das Blut tritt stärker hervor, wenn Hornschicht und Keratohyalinschicht dünn sind oder gar fehlen. Aus diesem Grunde sind Hautabschürfungen und Blasengründe, aber auch Schleimhäute und Lippen röter als die übrige Haut. Den bedeutungsvollsten Faktor für das Zustandekommen von Hautrötung bildet aber die *Erweiterung der Blutgefäße* (Hyperämie). Den wesentlichsten

Anteil daran haben die Capillaren der obersten Cutisschichten, vor allem das Netz der kleinen oberflächlichen Venen.

Im Gegensatz zu der Färbung durch Pigmente läßt sich die Färbung durch das Blut *wegdrücken.* Das ist diagnostisch wichtig. Zur Sichtbarmachung der Aufhellung durch Druck benutzt man ein Plättchen oder einen Spatel aus dickem Glas. Dieses Untersuchungsverfahren heißt *Diaskopie.* Oft ist ein kräftiger und länger andauernder Druck nötig, um die Gefäße zu komprimieren; andernfalls bleiben einzelne Gefäßreiserchen sichtbar (Abb. 13). Zweckmäßig sucht man deshalb eine Stelle aus, wo man das Glas auf eine knöcherne Unterlage aufsetzen kann. Gelegentlich bleiben freilich auch dann noch rote Pünktchen und Stippchen zurück, nämlich wenn cystisch erweiterte oder knäuelförmig geschlängelte Gefäße vorhanden sind, bei denen durch den Druck auch die Abflußwege gedrosselt werden (besonders bei papulösen Teleangiektasien).

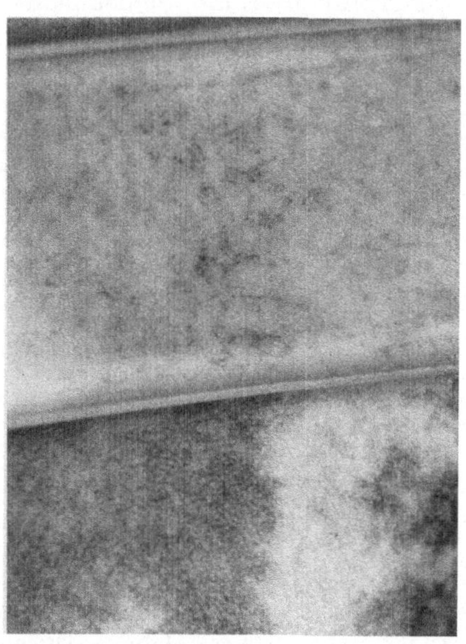

Abb. 13. Glasdruck (Diaskopie) eines Naevus vasculosus bei ungenügendem Druck: Einzelne Gefäßreiserchen bleiben sichtbar.

Die Hyperämie kann *entzündlich* oder *vasomotorisch* bedingt sein; in beiden Fällen ist sie vorübergehender Natur. Eine solche Rotheit nennen wir *Erythem* (Abb. 14). Bei weitem am häufigsten sehen wir das Erythem als ein Kardinalsymptom jeder *Entzündung,* deren Kennzeichen ja schon die Alten in den Worten „*rubor,* kalor, dolor, tumor“ zusammengefaßt haben. In akuten Fällen ist die entzündliche Hyperämie frischrot, in chronischen nimmt sie eine mehr livide Farbe und durch Pigmentvermehrung oder Anhäufung bestimmter Zellen oft auch braune Töne an, so daß sie — wie bei Syphilis II und III und bei Lupus — schinkenrot oder schmutzigrot wird. Die örtliche Temperatur ist an entzündeten Hautstellen erhöht. Oft ist das Erythem das letzte Symptom, das von einer abgelaufenen Hautentzündung übriggeblieben ist und das erst nach Wochen oder Monaten verschwindet: „Resterythem“ (Abb. 15).

Die vasomotorisch bedingten Erytheme können auf *aktiver* oder auf *passiver Hyperämie* beruhen (Wallungshyperämie und Stauungshyperämie). Zu den ersteren gehören das Affekterythem (Erythema pudoris) und die Röte — auch die hektische Röte — der Fieberkranken (Erythema febrilis). Die *passiven Hyperämien* kommen durch Stauung in den kleinen Venen oder Capillaren der Haut zustande. Für sie ist die dunkelrote, violettrote bis graublaue Farbe charakteristisch. Manche Autoren scheuen sich darum, hierbei von Erythem zu sprechen und reden lieber von *Cyanose* oder Livedo. Logisch wäre es, dem hyperämischen *Erythem* (erythraios = rötlich) das *Cyanem* (cyanos = blau) gegenüberzustellen. Allerdings können durch Stauung auch hellrote Flecke entstehen, wie wir sie von den sog. Zinnoberflecken auf den Handrücken bei der Akroasphyxie her kennen.

Im Gegensatz zu der Wärme der aktiven Hyperämie fühlt sich die cyanotische Haut kühl an. Allerdings gibt es Ausnahmen, auch abgesehen von der künstlich durch Abschnürung zustande kommenden „warmen Stauung“. Charakteristisch ist oft, daß in der cyanotischen Haut durch Fingerdruck erzeugte anämische

Flecke ihre weiße Farbe nur sehr langsam wieder verlieren. Es ist wohl begreiflich, daß die Acra, die „gipfelnden“ und „abhängigen“ Körperteile (Nase, Ohren, Hände, Füße) zu Stauung und damit zu Cyanose besonders disponiert sind.

Eine eigenartige Form der Stauungshyperämie ist die netzförmige livide Verfärbung, die *Cutis marmorata* (auch Livedo annularis) genannt wird (Abb. 16).

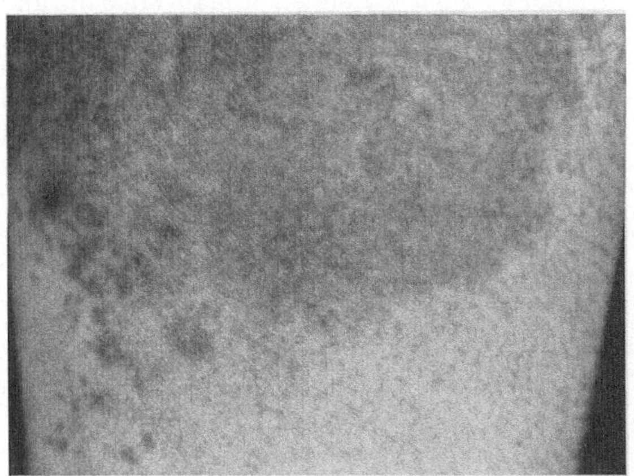

Abb. 14. Erythem (Eczema erythematosum).

Bei ihr gibt uns die Anordnung des Netzes ein Bild von der Gefäßversorgung der Haut. Denn die normal verfärbten Zentra entsprechen hier den Bezirken direkter Blutzufuhr durch eine Arteriole, während das livide Netzwerk selber die Zonen darstellt, in denen die Gefäßanastomosen liegen und in denen das

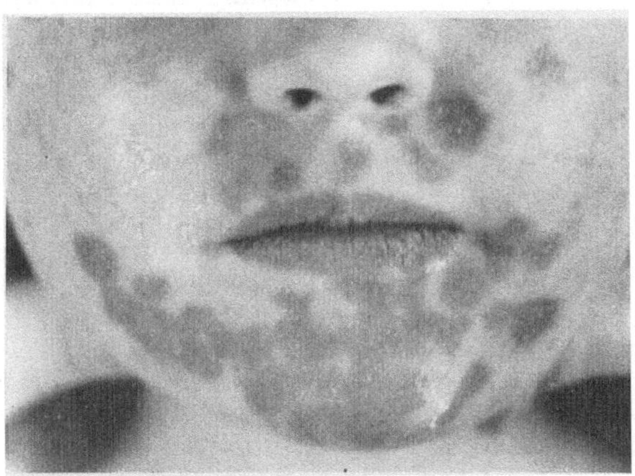

Abb. 15. Resterythem (nach Impetigo).

Blut schon normalerweise weniger aktiv kreist. Die Cutis marmorata tritt in verschiedenen Formen auf. Die häufigste ist die Cutis marmorata *vascularis* (meist annularis bzw. reticularis genannt). Sie ist beim Auskleiden vieler Patienten als Cutis marmorata vascularis e frigore zu sehen, doch gibt es davon auch eine Dauerform: Cutis marmorata vascularis perstans. Es gibt jedoch Fälle, in denen den lividen Maschen Entzündungserscheinungen zugrunde liegen: Cutis marmorata *inflammatoria* (meist racemosa genannt von racemus = Traube, was hier freilich in keiner Beziehung paßt). Ihre Erscheinungen sind natürlich stets mehr konstant, es sind außer den Ringen oft auch Verzweigungen zu sehen und die lividen Maschen können leichte Verdickungen zeigen, die sich sogar zu Lichenifikationen entwickeln können. Sie kommt bei Zirkulationsstörungen und Infektionskrankheiten (Syphilis, Tuberkulose) vor, aber auch ohne erkennbare Ursache, selbst angeboren. Dasselbe Bild mit tiefliegenden kleinen Knötchen phlebitischer oder unbekannter Natur finden wir als Cutis marmorata *nodosa*, besonders bei der Periarteriitis nodosa. Hierbei können deshalb auch die übrigen Symptome dieses Leidens (Schwäche mit Anämie, Polyneuritis mit Myositis, Magen-Darmstörungen) vorhanden sein. Zuweilen häuft sich in den cyanotischen Maschen der Cutis marmorata Pigment an, so daß, wenn die Cyanose verschwindet, ein netzförmiges Melanoderm zurückbleibt: Cutis marmorata *pigmentosa* (auch Pigmentatio reticularis genannt). Gleichzeitig kann es zu Blutaustritten kommen, so daß nicht nur Melanin, sondern auch Hämosiderin abgelagert wird. Solche marmorierten Melanoderme sieht man am häufigsten nach längerdauernden örtlichen Wärmeeinwirkungen als Cutis marmorata pigmentosa e calore (nach heißen Kompressen z. B. auf dem Bauch, nach Sitzen dicht am Ofen an den Unterschenkeln). Sie kommen aber auch angeboren vor.

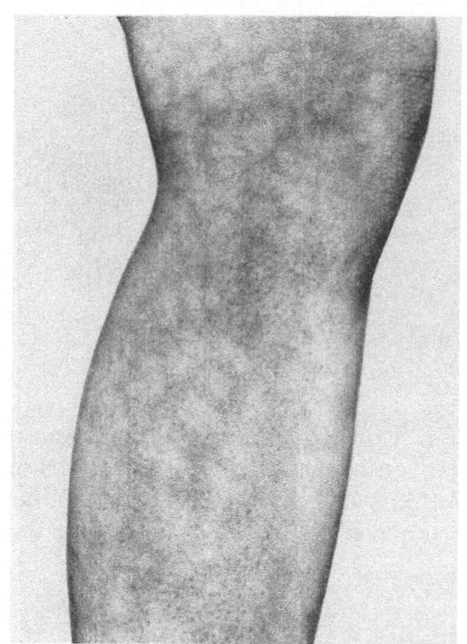

Abb. 16. Netzförmiges passives Erythem (Cutis marmorata congenita).

Kommt die Rötung der Haut nicht dadurch zustande, daß sonst normale Gefäße übermäßig gefüllt sind, sondern beruht sie auf einer permanenten Vergrößerung des Lumens, auf einer Verlängerung und Schlängelung und auf einer Vermehrung der Hautgefäße, dann sprechen wir nicht von Erythem, sondern von *Teleangiektasien*. Solche Hautrötungen können gleichmäßig fleckenhaft sein (*maculöse* Teleangiektasien Abb. 17) oder sie können bei näherem Hinschauen sich als zusammengesetzt aus feinen strichförmigen Gefäßästchen erweisen (*ramöse* Teleangiektasien, Abb. 18). Beide Formen findet man oft als sog. Wangenröte. Tieferliegende Gefäßerweiterungen werden als livide bis rotblaue Reiserchen sichtbar; sie werden häufig in büschelförmiger Anordnung als „Gefäßkranz am Rippenbogen“ und als Gefäßbüschel an den Ober- und Unterschenkeln angetroffen. Schlingen sich die erweiterten Hautgefäße zu kleinen Knäueln zusammen, so entstehen dunkelrote „rubinfarbene Punkte“ und Knötchen (*papulöse* Teleangiektasien, sog. Angiomata senilia, Abb. 19). Beim sog. Spinnennaevus (Naevus araneus, besser Teleangiektasia arenea) strahlen von einem erhabenen, knötchenhaften Zentrum radiäre Gefäßreiserchen aus; hier handelt es sich also um eine *papulo-ramöse* Teleangiektasie (Abb. 20). Alle 3 Formen von Teleangiektasien, die maculösen, ramösen und papulösen, können sich bei den Gefäßmälern (Naevi vasculosi, Feuermäler) kombinieren. Sind bei ihnen auch tiefere Gefäße beteiligt, so nehmen sie eine dunkle blaurote Farbe an. Natürlich schimmern auch die in der Subcutis verlaufenden größeren Venen blau durch die Haut durch. Das ist schon bei der normalen Haut der Fall (Schläfen, Ellbeugen usw.), wird aber besonders deutlich, wenn die Haut verdünnt (atrophisch) ist (also bei allen Atrophien) oder wenn die Venen stark erweitert sind (Varicen).

Wie die Haut durch Blutgefäßerweiterung dunkler und rot wird, so wird sie durch *Verengerung der Gefäße* oder Verminderung ihrer Zahl (Anämie) heller und blaß. Das ist von der vasomotorisch bedingten Blässe durch Schreck und Angst her (Affektblässe, Anaemia pavoris) jedem bekannt. Durch umschriebene Anämie entstehen helle Flecke, die von depigmentierten Flecken meist nur mit Hilfe der Diaskopie zu unterscheiden sind (Abb. 21 und 22). Daß sie eine erniedrigte Temperatur haben müssen, läßt sich bei ihrem geringen Umfang meist nicht feststellen. Durch Kombination von Anämie und Depigmentierung erklärt sich die Helligkeit der meisten älteren Narben. *Ohne* sonstige Hautveränderungen finden wir blutarme helle Flecke beim Naevus anaemicus. Um manche Hauteffl orescenzen finden sich auch anämische Höfe als helle Ringe.

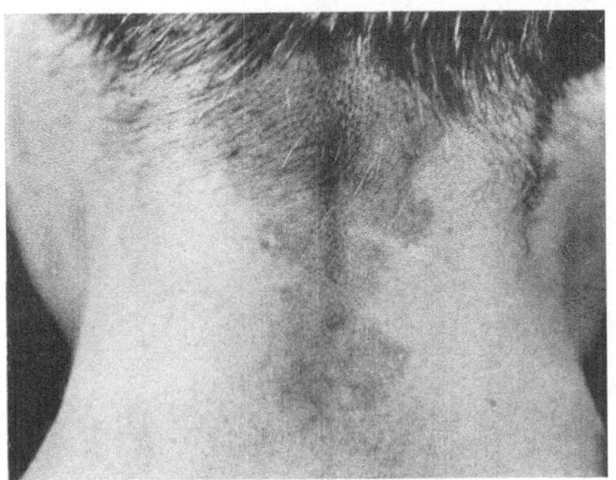

Abb. 17. Maculöse Teleangiektasien (Teleangiektasiae occipitales).

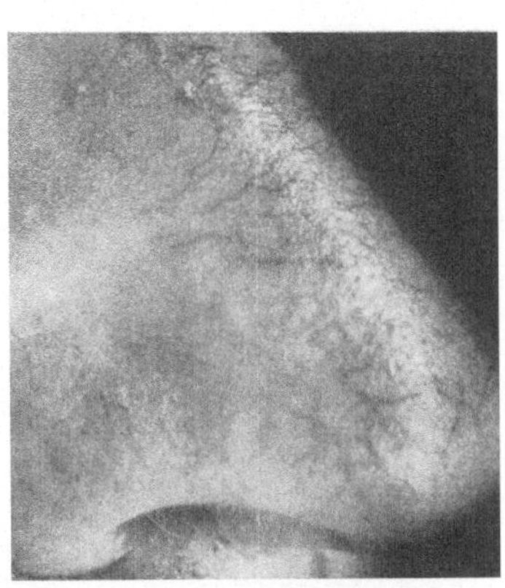

Abb. 18. Ramöse Teleangiektasien (beginnende Acne rosacea der Nase).

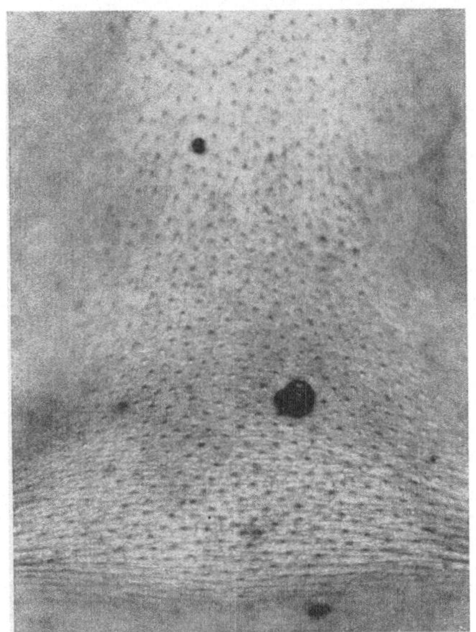

Abb. 19. Papulöse Teleangiektasien (sog. Angiomata senilia).

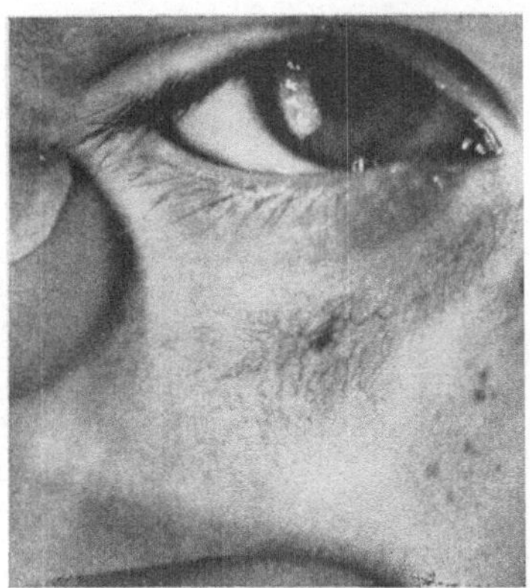

Abb. 20. Papulo-ramöse Teleangiektasien (sog. Naevus araneus).

Wie die Farbe des Blutes, so kann auch die Farbe des *Serums* mit seinem gelblichen Ton sichtbar werden, wenn es aus den Gefäßen austritt. Das kommt bei Ekzemen vor, die mit Ödem einhergehen. Läßt man hier durch mäßigen Druck mit dem Glasspatel die Rötung der entzündlich erweiterten Gefäße

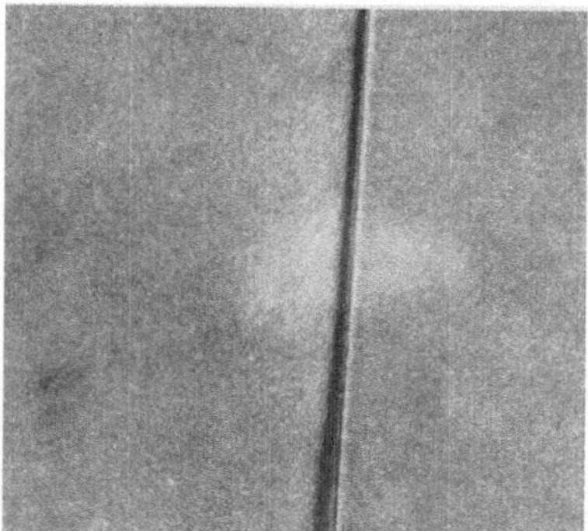

Abb. 21. Depigmentierter Fleck (Naevus depigmentosus).

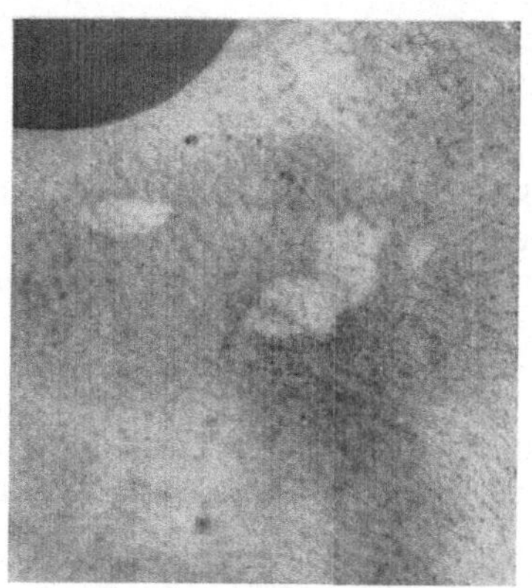

a

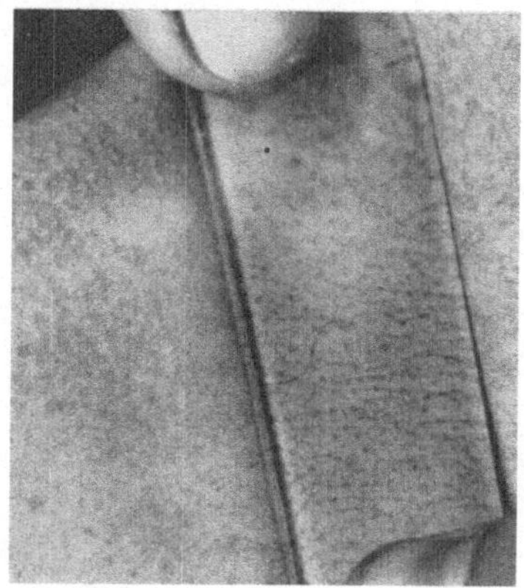

b

Abb. 22a u. b. Anämischer Fleck, a ohne und b mit Glasdruck (Naevus anaemicus).

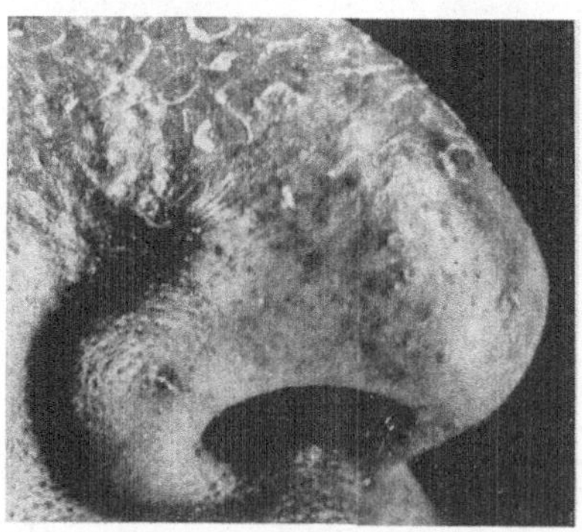

a

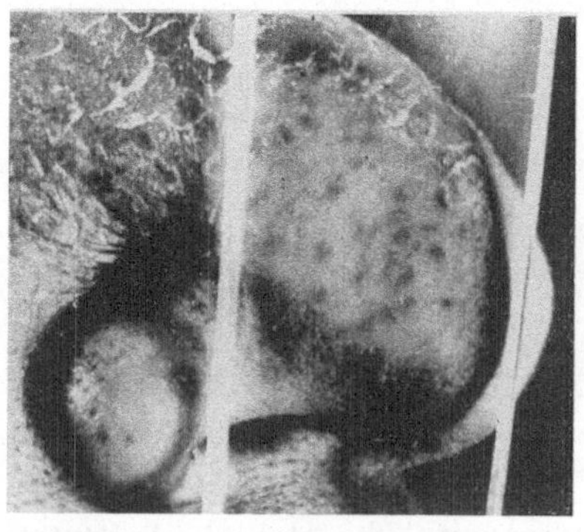

b

Abb. 23a u. b. Lupusknötchen, a ohne und b mit Glasdruck.

verschwinden, dann kann die bräunlich gelbe Farbe des Serums unter den Glase wahrnehmbar werden.

Außer Farbstoffen und Blut können auch *Zellen* und *Zellprodukte* die Farbe von Hautprozessen bestimmen. So imponieren die aus Riesen-, Epitheloid- und Lymphzellen bestehenden Zellkonglomerate der Hauttuberkulose unter Glasdruck als wachsbraune oder lividbraune, etwas durchscheinende Flecke, was für die Erkennung des Lupus vulgaris von großer Bedeutung ist (Abb. 23). Dagegen verschwinden die roten Flecke des Lupus erythematodes, die Ekzemknötchen

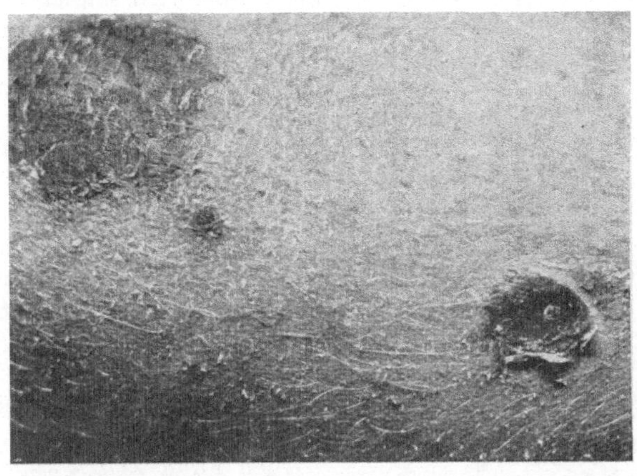

a

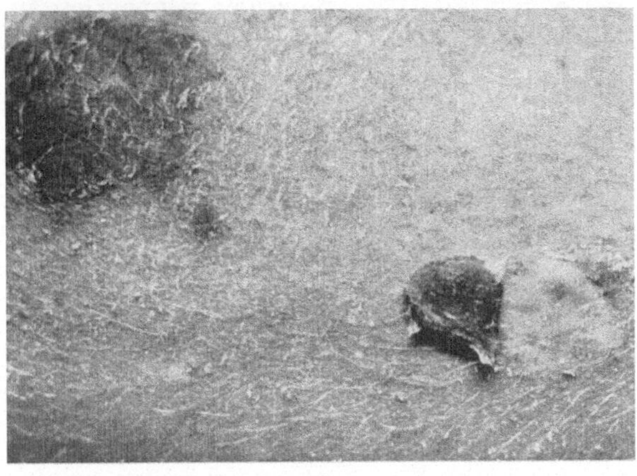

b

Abb. 24a u. b. Phäoderm. a Graubraune Färbung der eingetrockneten Blasendecke (Morbus Stevens-Johnson). b Heller Blasengrund neben abgehobener und umgeklappter Blasendecke.

und die Quaddeln unter Glasdruck vollkommen. *Hornzellen* zeigen die bräunlichgelbe Eigenfarbe der Hornsubstanz (Callus, Clavus, Verruca, Lichen ruber), die auch an eingetrockneten Blasendecken sichtbar wird (Abb. 24), und die bei längerem Bestande durch Reduktion eine grünlich-schwarze Farbe annehmen kann (z. B. bei follikulären Keratosen, Darierscher Krankheit, Ichthyosis, Abb. 25). Ich nenne diese graubraune bis schwarze Farbe der Hornschicht, diese „Pseudopigmentierung", die nicht auf Hautpigment (Melanin), sondern auf der Eigenfarbe der Zellen nach Austrocknung und Reduktion beruht, *Phäoderm* (phaios = grau, bräunlich, schattenhaft). Das Phäoderm ist also neben dem Leukoderm ein weiteres Gegenstück zum Melanoderm und bei genügender Aufmerksamkeit klinisch leicht von diesem zu unterscheiden.

Natürlich kann in anderen Fällen das Schwarzwerden von Hornmassen auch durch eingedrungenen Schmutz verursacht sein, z. B. bei rissigen Hand- und Fußschwielen. Die Reduktion von Hornsubstanz (mit Talg) an der Luft verleiht auch der Spitze des Comedo seine schwarze Farbe. Sind Hornlagen sehr brüchig, so daß leicht Luft eindringt, so erscheinen sie durch Lichtreflexe silberartig (Pityriasis simplex, Psoriasis). Dringt in die Hornschicht Feuchtigkeit ein, so bekommt sie durch die Quellung grobe Falten und wird schließlich milchig trübe („Waschfrauenhand", macerierte Haut). Auf der Schleimhaut, auf der normalerweise keine Hornschicht vorhanden ist, kann Maceration der oberen Epidermisschichten dieselbe milchige Trübung hervorrufen (Plaques opalines bei der Syphilis), während festhaftende, länger verbleibende Hornschichtmassen daselbst gern eine gelbliche Färbung annehmen (sog. Leukoplakie, eigentlich: Keratosis mucosae). Ebenfalls einen weißlich-milchigen Anblick, jedoch mit mehr bläulichen Tönen, bietet die Vermehrung der keratohyalinhaltigen Granularschicht dar (WICKHAMsche Streifen bei Lichen ruber, und Lichen ruber der Schleimhaut).

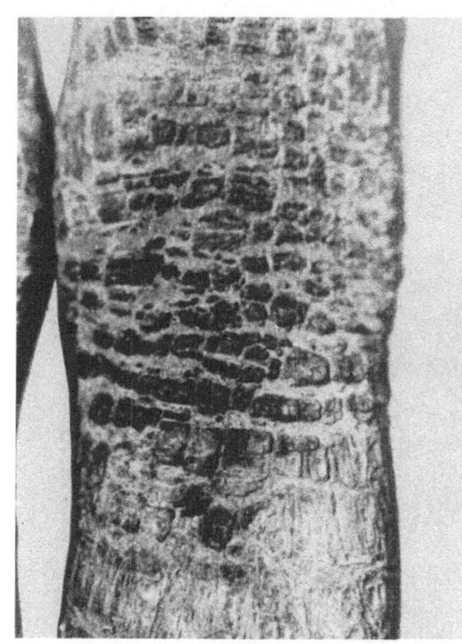

Abb. 25. Phäoderm(schwarze Hornschuppen bei Ichthyosis congenita).

Aber auch *Zellzwischensubstanz* kann in Hautefflorescenzen sichtbar werden. So zeigen pigmentlose und blutgefäßarme Narben die weiße Farbe des Bindegewebes der Cutis. Ist dagegen das elastische Gewebe der Cutis in einer bestimmten Weise degeneriert, dann kann es mit ausgesprochen gelber Farbe sichtbar werden (Pseudoxanthom, Bindegewebsdegeneration in manchen Narben). Ist die Haut stark verdünnt (senile Atrophie, Akrodermatitis), dann können neben den blauen Venen die Sehnen als gelbliche Streifen durch die Haut durchschimmern.

Schließlich kann die Farbe der Hauterscheinungen noch durch *körperfremde Zellen* beeinflußt werden, die der Haut aufgelagert sind. Das ist bei oberflächlichen Pilzkrankheiten der Fall: bei den mehligweißen Belägen der Mikrosporie, bei den citronengelben, als Scutula (Scutulum = Schildchen) bekannten Kulturen des Favus und — im Zusammenhang mit der Farbe der ausgetrockneten Hornschicht — bei den Pilzgeflechten der Pityriasis versicolor, die den befallenen Hautstellen einen so braunen Ton verleihen können, daß sie Pigmentflecke vortäuschen.

2. Efflorescenz.

Der zweite und für die Diagnose bei weitem wichtigste Punkt in unserem dermatologischen Status (S. 12) ist die *Efflorescenz.* In der üblichen Einteilung der Efflorescenzen in primäre und sekundäre sehe ich didaktisch keinen Nutzen. Dagegen scheint es mir wichtig, die Untersuchung stets mit der Feststellung der *Niveaudifferenzen* zu beginnen, welche die vorhandenen Efflorescenzen darbieten. Demzufolge erscheint es zweckmäßig, die Efflorescenzen einzuteilen in solche die *im normalen Hautniveau* liegen, solche die *erhaben* und solche die *vertieft* sind. Hieran sind die Schuppen und Krusten anzuschließen, die man gewöhnlich zu den „sekundären Efflorescenzen" rechnet, die aber besser als „*Auflagerungen*" abseits gestellt werden, da sie tote Gebilde sind, die sich von der Haut ablösen lassen.

Zum Zwecke einer systematischen Besprechung der Efflorescenzen gebe ich zuvor folgende Übersicht:

Niveaugerecht: **Macula** (Fleck).
Übergang: **Erythem** (Rötung), **Teleangiektasie.**
Erhaben: **Urtica** (Quaddel, Nessel).
Vesicula (Bläschen),
Bulla (Blase); **Cyste.**
Pustula (Eiterbläschen); **Absceß.**
Papula (Knötchen),
Tuber, Nodus (Knoten),
Tumor (Geschwulst),
Vegetatio (Wucherung).
Übergang: **Cicatrix** hypertrophica, Cicatrix atrophica.
Vertieft: **Atrophia** (Hautverdünnung), **Anetodermia.**
Erosio, Excoriatio (Hautabschürfung), **Vulnus** (Wunde).
Ulcus (Geschwür).
Aufgelagert: **Squama** (Schuppe),
Crusta (Kruste).
Körperfremde Zellen und Zellprodukte.
Verunreinigungen.

Beginnen wir nun der Reihe nach mit der Besprechung dieser Efflorescenzen, so müssen wir erst der Hautkrankheiten gedenken, die *ohne solche objektiven Erscheinungen* — „sine materia" — verlaufen. Dies sind die verschiedenen Formen von *Jucken*, wie sie z. B. als Pruritus senilis oder im Gefolge von Ikterus, Nephritis, Carcinom, Prostatahypertrophie oder von lokaler Stauung (Varicen, Hämorrhoiden) auftreten. Auch können gewisse Epizoën (Oxyuren, Pediculi pubis) Jucken verursachen, ohne daß sichtbare Hautveränderungen entstehen. Die meisten Formen von Pruritus führen freilich früher oder später zu erythematösen Striemen, Erosionen und Excoriationen (Kratzeffekten) oder selbst zu Hautentzündungen (Ekzem) und durch Infektion der Kratzwunden zu Pyodermien.

Als **Macula** (Fleck) bezeichnen wir eine (umschriebene) Abweichung in der Hautfärbung ohne sonstige Veränderungen, also vor allem auch ohne Änderung der Oberflächenstruktur (Glanz, Mattheit, Reliefverstärkung), des Niveaus und der Konsistenz der Haut. Durch das optische Phänomen, daß bläuliche Flecke unserem Auge zuweilen vertieft erscheinen, darf man sich dabei nicht täuschen lassen (Maculae coeruleae). Maculae können jeden Umfang haben, von der Größe eines Punktes oder eines kleinen Spritzerchens bis zu flächenhafter Ausdehnung. Ihr Rand kann scharf oder verwaschen, ihre Form äußerst verschieden sein; sie kann — wie auch bei anderen Efflorescenzen — Schlüsse auf die Entstehung der Hautveränderung zulassen. Runde und ovale Form spricht für einen peripherwärts wachsenden Prozeß, eine Begrenzung durch aneinandergereihte konvexe Bögen (polycyclisch, gyriert) außerdem für Entstehung durch Konfluenz mehrerer Einzelherde. Landkartenartige Flecke mit zackigen Rändern sehen wir fast nur bei stabilen Hautveränderungen (Muttermäler). Rechteckige Ränder und überhaupt alle absonderlich geformten Krankheitsherde weisen auf künstliche Entstehung (Artefakte) hin. Doch kommen streifenförmige Hautveränderungen ausnahmsweise auch bei entzündlichen Hauterkrankungen und bei kongenitalen Hautmißbildungen vor (systematisierte Ekzeme, systematisierte Naevi).

Das anatomische Substrat der Maculae kann in all den Veränderungen liegen, die wir bei Besprechung der Hautfärbung erörtert haben. Demgemäß kann die *Farbe* der Flecke außerordentlich verschieden sein. Dazu kommen die

Unterschiede in der Transparenz, die noch weitere Verschiedenheiten schaffen und zu vergleichenden Bezeichnungen wie apfelgeleeartig (Lupusknötchen), honigartig (Impetigokruste) usw. veranlassen. Am häufigsten findet sich Rot (Erytheme und Teleangiektasien). Braun kommt in allen denkbaren Schattierungen und Tönungen vor. Daneben finden sich besonders Blau, Gelb, Weiß und Schwarz. In der Mehrzahl der Fälle liegen Mischfarben vor, weshalb wir denn auch von bläulichweiß, lividrot, schinkenrot, gelbbraun, bläulichbraun usw. sprechen. In Übereinstimmung hiermit setzt sich die Farbe der meisten Maculae, wie auch der sonstigen Efflorescenzen, ja auch anatomisch aus verschiedenen Komponenten zusammen: die Farbe mancher Arzneiexantheme, der älteren Lues und der Lepra maculosa z. B. aus Hyperämie und Überpigmentierung, die Farbe der Pityriasis versicolor aus Hyperämie, der Farbe der austrocknenden Horn-

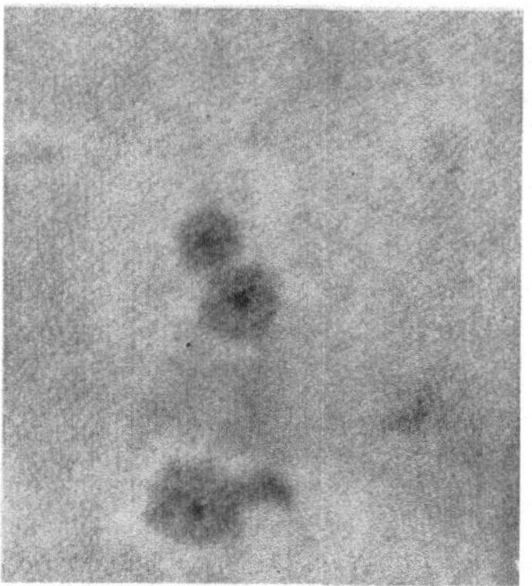

Abb. 26. Erythem mit zentraler Purpura (Flohstich).

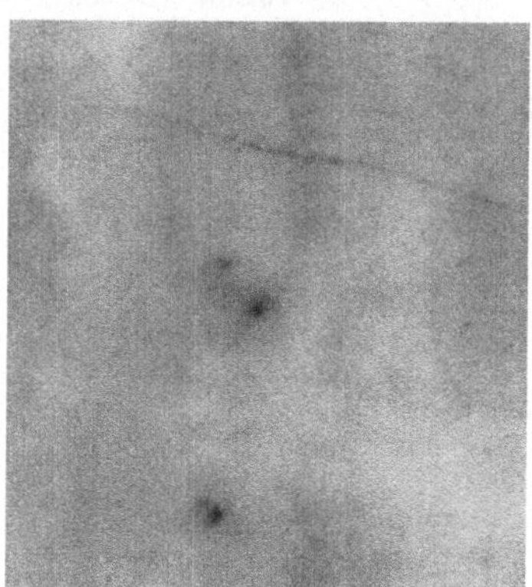

Abb. 27. Dasselbe unter Glasdruck.

schicht und der Farbe der Pilzrasen. Nicht selten wird die Eigenfarbe der Maculae durch eine begleitende Hyperämie verdeckt, wie das natürlich auch bei allen anderen Efflorescenzen, besonders entzündlichen, häufig der Fall ist. Sie wird dann erst sichtbar, nachdem man die erweiterten Gefäße mit dem Glasspatel leergedrückt hat. Die Diaskopie ist aber auch unentbehrlich zur sicheren Unterscheidung von Flecken, die durch *Blut in den Gefäßen* und solchen, die durch Blut *außerhalb derselben* entstehen, also von Erythem bzw. Teleangiektasien einerseits, Purpura andererseits. Das läßt sich besonders gut bei der Untersuchung frischer Flohstiche demonstrieren. Diese bestehen aus einem hellroten ovalen Fleck mit einem dunkelroten Punkt im Zentrum (Abb. 26). Betrachtet man sie unter dem Glasspatel, so ist der eigentliche Fleck verschwunden, nur das dunkle Zentrum bleibt unverändert bestehen (Abb. 27). Es handelt sich also um ein lenticuläres (linsengroßes) Erythem mit einer zentralen punktförmigen Purpura.

Ebenso nötig wie zur Unterscheidung von Hyperämie und Hautblutung brauchen wir die Diaskopie bei hellen Flecken zur Unterscheidung von *Anämie* und *Depigmentierung.* Alle diese Unterschiede werden besonders deutlich, wenn man den Druckversuch an der Grenze zwischen dem verfärbten und dem normalen Hautbezirk anstellt. Ist die Verfärbung durch Unterschiede in der Gefäßfüllung bedingt, so verschwindet unter dem Glas die Grenzlinie (Abb. 28); liegt Überpigmentierung oder Depigmentierung vor, so bleibt sie unverändert sichtbar (Abb. 29).

Die wichtigsten Ursachen für *die verschiedenen Farben* bei Hautflecken, aber auch allen sonstigen Efflorescenzen, möchte ich nunmehr in einer kurzen Übersicht zusammenfassen:

Rot: Hyperämie (entzündlich oder vasomotorisch), Teleangiektasien, frische oberflächliche Hautblutung (Purpura).

Braun: Hautpigment (Hyperpigmentation, Melanoderm), zersetztes Blutpigment (Purpura in restitutione), chronisch-entzündliche Zellinfiltrate (Lupus, Syphilis), Hornzellen (Calli, Clavi), Pilzrasen (Pityriasis versicolor), eingetrocknetes Serum (Impetigokrusten).

Blau: Tiefliegendes Hautpigment (Mongolenfleck, Naevus coeruleus), tiefliegendes Blutpigment (Purpura), tiefliegende schwarze Farbstoffe (Tatauierung), tiefliegende erweiterte Gefäße (Hämangiom), Bißflecke der Schamläuse (Maculae coeruleae).

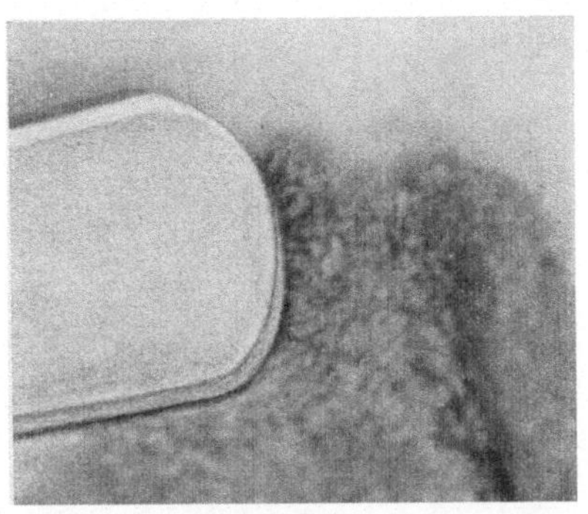

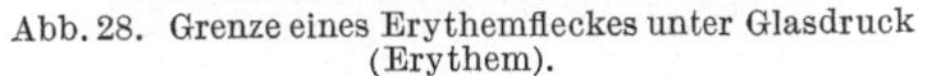

Abb. 28. Grenze eines Erythemfleckes unter Glasdruck (Erythem).

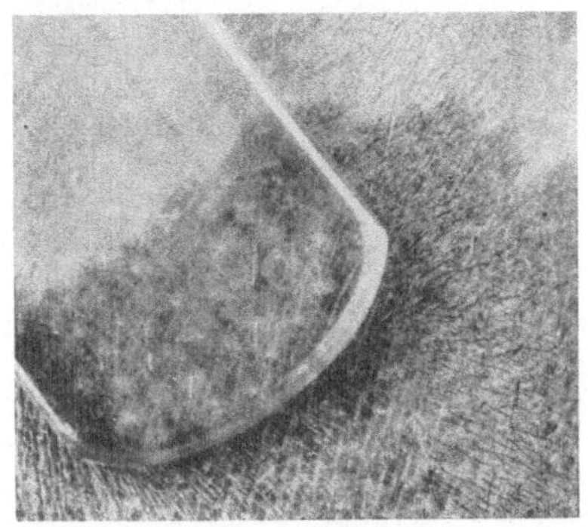

Abb. 29. Grenze eines Pigmentfleckes unter Glasdruck (Naevus pigmentosus).

Grün: Tiefliegendes zersetztes Blutpigment (Purpura profunda in restitutione), Eiter (gelbgrün).

Gelb: Hautpigment (mongolische Rasse), Blutpigment (Purpura in letzter Phase), Gallenfarbstoff (Ikterus), Fettpigment (Xanthom, Talgcysten), Hornzellen (Callus, Clavus, Cornu cutaneum), degeneriertes Bindegewebe (Pseudoxanthom), Eiter (Pustulae, Krusten), Pilzrasen (Favus).

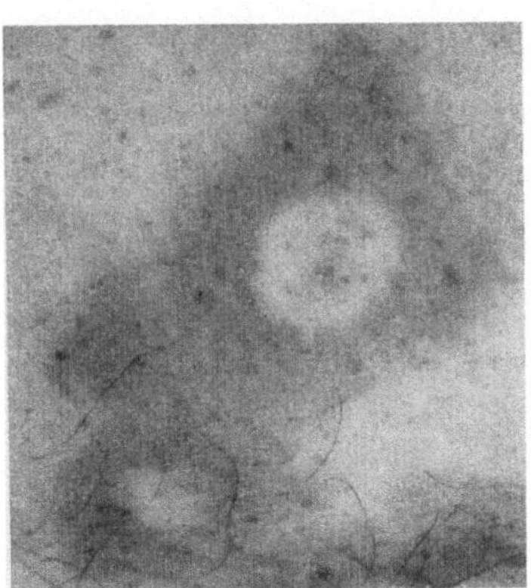

Abb. 30. Pigmentierter Hof (Macula anaesthetica bei Lepra).

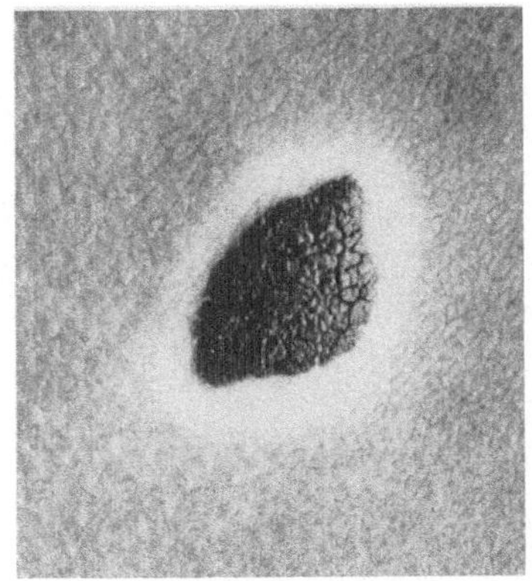

Abb. 31. Depigmentierter Hof (Vitiligo peri-naevica).

Weiß: Fehlen von Hautpigment (Albinismus, Vitiligo, Leukoderm), Fehlen von Blut (Anämie), Verdickung der Keratohyalinschicht (Wickhamsche Streifen beim Lichen ruber), mit Feuchtigkeit durchsetzte (mazerierte) Epidermis-, besonders Hornzellen (Plaques opalines, Leukoplakie), mit Luft durchsetzte Hornzellen (lockere Squamae, besonders Psoriasis), fibrinöse Beläge auf Schleimhäuten und Geschwürsböden, Pilzrasen (Mikrosporie).

Schwarz: Überreichliches Hautpigment (Neger, Morbus Addison, Arsenmelanose), reduzierte Hornsubstanz („Phäoderm") bei Ichthyosis und Comedoköpfchen), nekrotisches Bindegewebe (Gangrän).

Flecke, die *gleichzeitig* durch Hyperämie und Überpigmentierung zustande kommen, werden bei Diaskopie zwar heller, verschwinden aber nicht völlig;

sie lassen sogar nun erst ihre Eigenfarbe zum Vorschein kommen, so wie z. B. die Farbe des tuberkulösen Zellinfiltrats bei Lupus oder das Pigment bei einem Naevus vasculo-pigmentosus. Oft sieht man die Macula an der Peripherie einer anderen Efflorescenz in Form eines *Hofes* (Halo). So kennen wir pigmentierte (Abb. 30) und depigmentierte (Abb. 31), hämorrhagische, erythematöse (Abb. 32)

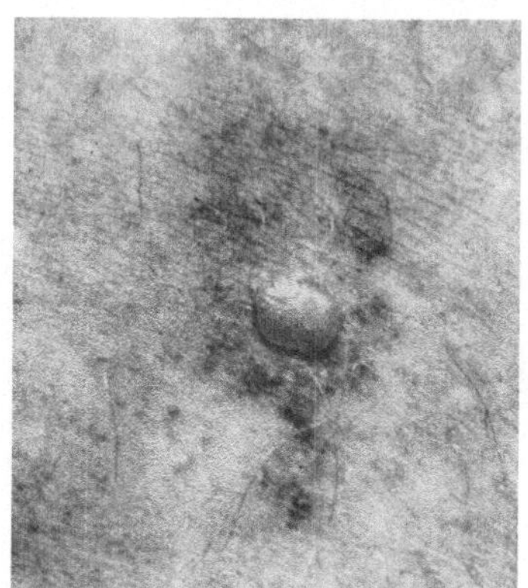

Abb. 32. Hyperämischer (= erythematöser) Hof (bullöser Mückenstich).

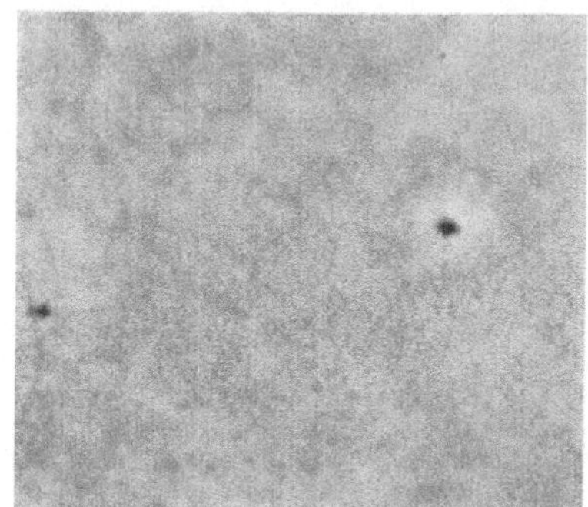

Abb. 33. Anämischer Hof (sog. Angioma senile).

und anämische (Abb. 33 und 34) Höfe. Gelegentlich steht die Verfärbung im Zusammenhang mit den Haarbälgen, so daß diese dunkler pigmentiert sind als die umgebende Haut (Abb. 35) oder umgekehrt heller (Abb. 36). Livide erythematöse Höfe um die Follikel herum sieht man an Armen und Beinen regelmäßig bei Follikularkeratosen (sog. Lichen pilaris) und bei Frostschäden (Perniosis).

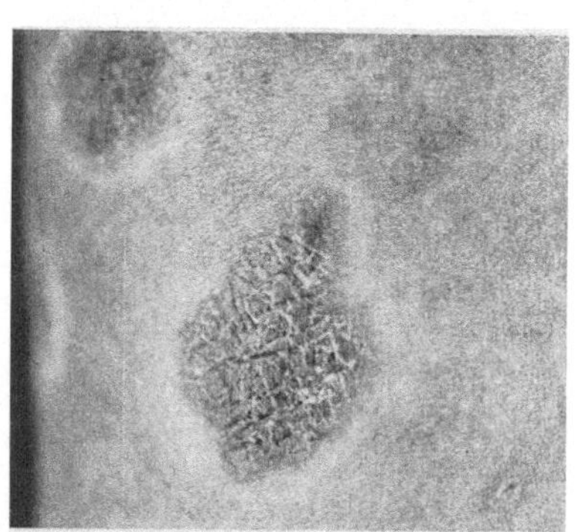

Abb. 34. Gleichzeitig anämischer und depigmentierter Hof (Psoriasis).

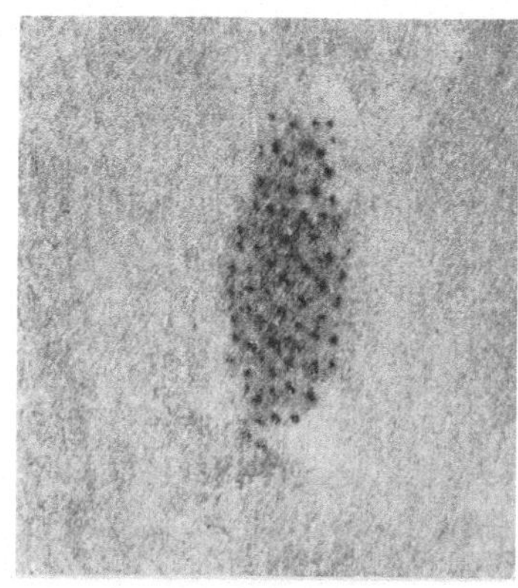

Abb. 35. Hyperpigmentierte Follikel (Naevus pigmentosus).

Das **Erythem**, dessen anatomische Grundlage eine vermehrte Blutfüllung (Hyperämie) ist, bildet einen Übergang zwischen den Efflorescenzen, die im Niveau der Haut liegen, und denen, die erhaben (eleviert) sind. Es ist also bald mehr eine *Macula*, bald mehr eine *Urtica* (Quaddel), d. h. eine erhabene Efflorescenz, die durch Austritt von Flüssigkeit aus den Gefäßen (Ödem) bedingt ist (s. unten). Ein rein maculöses Erythem ist z. B. die Affektröte (Erythema pudoris). Bei manchen circumscripten Erythemen (z. B. bei Arzneiexanthemen und Erythema exsudativum multiforme) nimmt man aber eine leichte Elevation wahr (Abb. 37). In solchen Fällen kann es Geschmacksache sein, ob man noch von einem (urticariellen) Erythem oder bereits von einer (erythematösen) Urtica sprechen will. Hat das Erythem einen entzündlichen Charakter, so kann pathologisch-anatomisch schon ein Zellinfiltrat bestehen, während es sich klinisch doch noch um eine reine Macula handelt (syphilitische Roseola, Erythema exsudativum multiforme). Nimmt das Zellinfiltrat zu, so wird die Macula allmählich zum Knötchen (z. B. sekundärsyphilitische Papeln), d. h. zu einer erhabenen Efflorescenz, die durch Zellvermehrung zustande kommt (s. unten). So bestehen fließende Übergänge nicht nur vom Erythem zur Urtica, sondern auch vom Erythem zur Papula, da die Unterschiede nur quantitative sind.

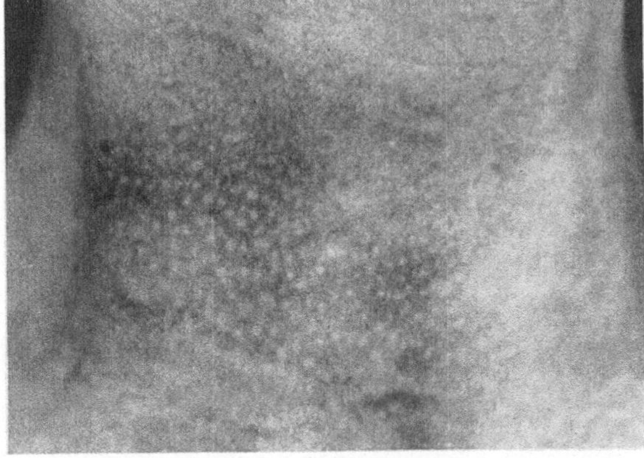

Abb. 36. Hyperpigmentierung mit ausgesparten Follikeln (am Hals vorn).

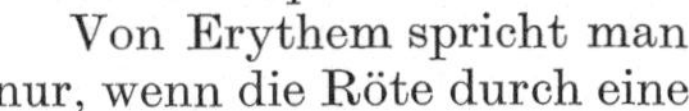

Von Erythem spricht man nur, wenn die Röte durch eine reversible Gefäßerweiterung bedingt ist. Kommt die Rötung durch bleibende Erweiterung, Verlängerung und Vermehrung der Gefäße zustande, dann sprechen wir von *Teleangiektasien*. Auch solche teleangiektatischen Rötungen können Übergänge von der Macula zu erhabenen Bildungen zeigen. Denn mit der Dicke und Anzahl der beteiligten Gefäße erhebt sich die veränderte Hautstelle natürlich über das Niveau ihrer Umgebung und kann dadurch klinisch einen papulösen, bei größerer Ausdehnung einen geschwulstmäßigen Charakter annehmen.

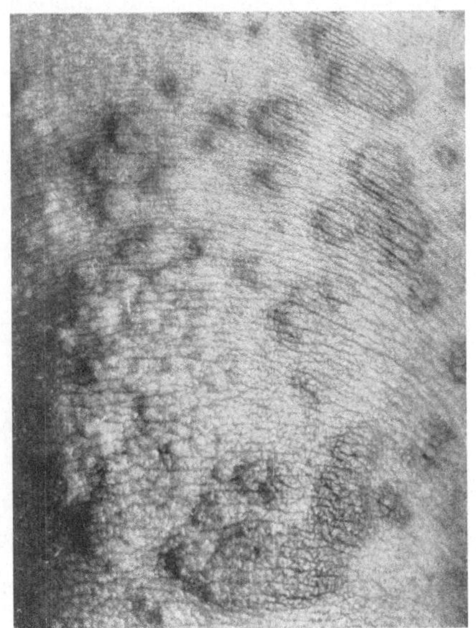

Abb. 37. Leicht erhabenes Erythem (Erythema exsudativum multiforme).

Erytheme können, so wie Maculae überhaupt, jeden *Umfang* haben, von roten Pünktchen an bis zu großflächenhafter, den ganzen Körper überziehender Ausbreitung (Scharlach). Nicht selten sind erythematöse Ausschläge, die aus zahlreichen, linsen- bis münzengroßen rundlichen Flecken bestehen; solche kleinfleckig disseminierten (ausgesäten) Erytheme nennt man *Roseolae* (sekundäre Syphilis, Typhus). Ihre einzelnen Flecke sitzen an denjenigen Stellen, an denen jeweils eine Arteriole der Haut das Blut zuführt (Abb. 38). Die Roseola ist also gewissermaßen das Negativ der Cutis marmorata (S. 19), oder diese das Negativ der Roseola.

Das Erythem ist die am häufigsten vorkommende Efflorescenz. Es ist ein niemals fehlendes Symptom jeder Entzündung und daher Vorläufer und Begleiter sehr vieler anderer Efflorescenzen (als erythematöser Boden oder erythematöser Hof).

Erhabene (elevierte) Efflorescenzen können durch Ansammlung von Flüssigkeit in der Haut (Ödem) oder durch Vermehrung (und Vergrößerung) von Zellen (Zellinfiltrat) bzw. Zellprodukten (z. B. Bindegewebsfasern) entstehen. Die ödematöse Erhabenheit nennen wir *Urtica* (Quaddel), die solide, aus Zellen oder Zellfasern bestehende *Papula* (Knötchen). Die **Urtica** (Quaddel, Nessel) ist also ein circumscriptes Ödem der Haut, das durch Austritt von Blutserum aus den Gefäßen entsteht; sie läßt sich auch durch intradermale Injektion von Flüssigkeit imitieren. Infolgedessen sind histologisch bei der Urtica die Papillen aufgequollen, die Lymphspalten der Cutis erweitert; auch die Epidermis ist durch Flüssigkeitsdurchtränkung geschwollen. Entsprechend dieser Genese entsteht die Urtica rasch und pflegt nach Stunden meist ebenso rasch wieder zu verschwinden. Ihr Umfang kann stark wechseln. Nur ausnahmsweise ist sie so klein, daß sie mit einer Papel verwechselt werden kann (papuloide Urtica, Abb. 39). Meist fließt sie rasch zu einer münzengroßen Scheibe aus und kann bis Handgröße und darüber erreichen. Oft wächst sie nach der Peripherie zu; ihre Ränder sind deshalb auf der Höhe der Entwicklung meist deutlich abgesetzt und bilden runde bzw. polycyclische Figuren (Abb. 40). Die größeren Urticae sind flachbeetartig, d. h. sie sind im Zentrum nicht höher als in der Peripherie, öfters sogar — infolge zentraler Heilung — eingesunken. Wird jedoch auch die Unterhaut mit durchtränkt, so entstehen bis über eigroße mehr rundliche Schwellungen, deren Ränder unscharf sind (*„Urtica profunda“*).

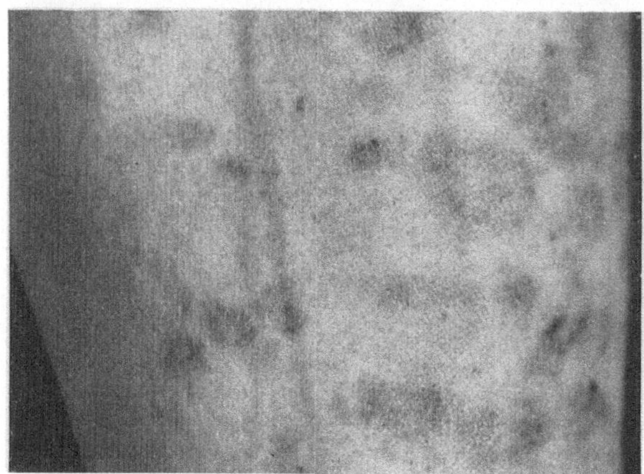

Abb. 38. Maculöses Erythem (Roseola) am Unterarm (bei Syphilis II).

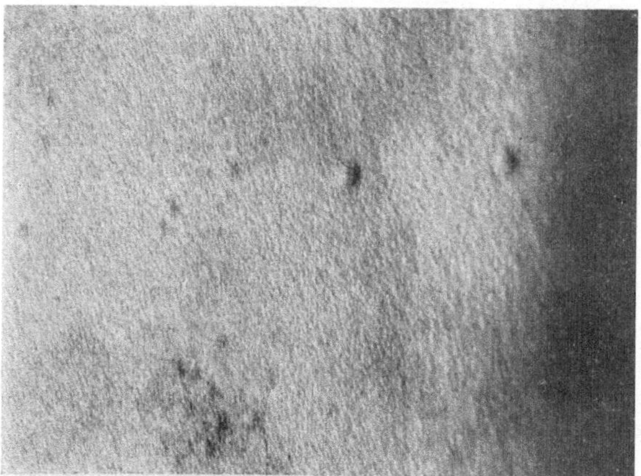

Abb. 39. Papelähnliche Urtica (Urtica papuloides) am Arm (Urticaria).

Die Urtica fühlt sich ziemlich derb an, sie ist prall und nicht eindrückbar. Bilden sich analoge cutan-subcutane Hautödeme aber an Stellen mit sehr lockerer Cutis, wie an Augenlidern, Lippen oder Genitalien, dann entstehen kugelig vorspringende, etwas durchscheinende, oft monströse Schwellungen (Abb. 41), die ganz weich sind und auf Fingerdruck eine nur langsam verstreichende Delle geben, und die dann auch nicht mehr Urticae, sondern einfach *circumscripte Ödeme* genannt werden. Naturgemäß trifft man sie häufig gemeinsam mit Urticae an; repräsentieren doch beide den gleichen Krankheitsprozeß. Vom dermatologischen Gesichtspunkt aus wäre deshalb ein solches circumscriptes Hautödem als *Urtica mollis* zu bezeichnen.

Urticae können die Farbe der normalen Haut haben, oder sie können rot bzw. blaß aussehen, je nachdem die oberflächlichen Blutgefäße dabei erweitert oder durch den Druck der im Gewebe angesammelten Flüssigkeit komprimiert sind. Dementsprechend unterscheidet man eine *Urticaria hyperaemica sive erythematosa* (altertümlich: Urticaria rubra) und eine *Urticaria anaemica* (altertümlich: Urticaria porcellanea). An der Peripherie der Urtica kann sich, wie bei anderen Efflorescenzen, ein hyperämischer (erythematöser) oder anämischer Hof bilden.

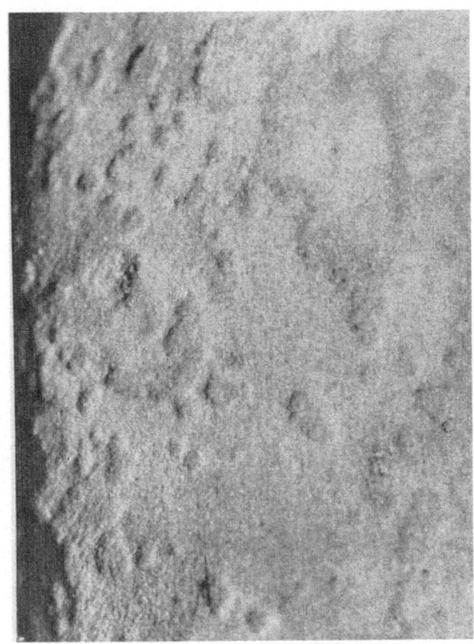

Abb. 40. Urtica (Urticaria).

Die Urtica ist die typische Efflorescenz der *Urticaria*. Bei dieser Krankheit entstehen die Quaddeln spontan. Gleichzeitig können sie bei einer Minderzahl der Urticariapatienten durch Druck und Reiben künstlich hervorgerufen werden. Man faßt das als eine „Reizprovokation", d. h. als eine Provokation von Efflorescenzen der vorhandenen Krankheit auf und trennt es grundsätzlich von den *Urticae mechanicae*, die sich bei manchen sonst gesunden Menschen hervorrufen lassen und die nicht jucken.

Streicht man mit einer stumpfen Sonde, dem Fingernagel oder einer stumpfen Nadel kräftig über die normale Haut, so entsteht nach einer kurzen anämischen Phase, eventuell mit kurzdauernder Cutis anserina (pilomotorischer Reflex) ein erythematöser Streifen „*Erythema mechanicum*". Dies nennt man vasomotorisches Reizphänomen oder einfachen *(erythematösen) Dermographismus.* Auf einer Haut, die bereits erythematös ist, kann die anämische Phase sehr lange dauern. Auch kann bei stärkerer Einwirkung oder stärkerer Reaktionsfähigkeit um den hyperämischen Bezirk ein anämischer entstehen (Dermographismus albus, *anämischer Dermographismus*). Bei manchen Menschen erhebt sich nun aber nach etwa 2 min in der Mitte des Streifens ein ödematöser Wulst, der nach $^1/_4$ Std oder nach längerer Zeit wieder verschwindet. Dies ist die „*Urtica mechanica*" oder der *urticarielle Dermographismus.* Die so entstandene Reibungsquaddel, die oft blaß ist, hat einen erythematösen Hof, zuweilen auch Erythemflecke

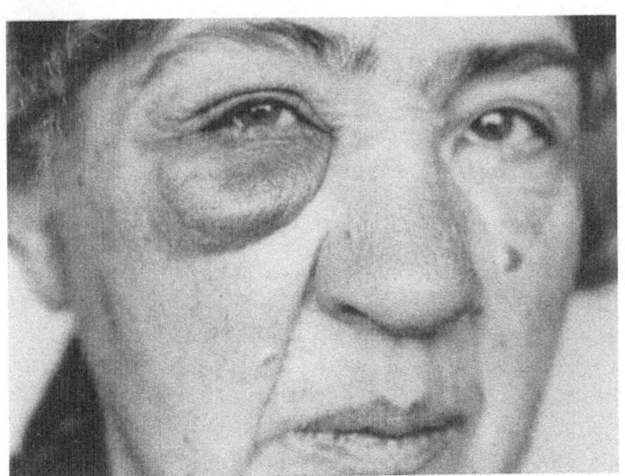

Abb. 41. Ödem der Haut, „Urtica mollis".

in der Umgebung. Sie ist nur die Steigerung einer allgemein vorhandenen Hautreaktion. Ihre Bedeutung ist ungewiß. Im Mittelalter wurde sie als Teufelszeichen aufgefaßt und wurden die Träger dieser cutanen Ödembereitschaft lebendig verbrannt. In der neueren Zeit wurden sie mit dem Makel nervöser und psychischer Defekte belastet. Auf alle Fälle ist die Reibungsquaddel vorläufig ohne praktische Bedeutung außer bei Meningitis (TROUSSEAUsches Phänomen). Das „vasomotorische Reizphänomen" dagegen ist bei „Vasomotorikern" und Basedowkranken verstärkt, bei Myxödem und auf der Greisenhaut abgeschwächt.

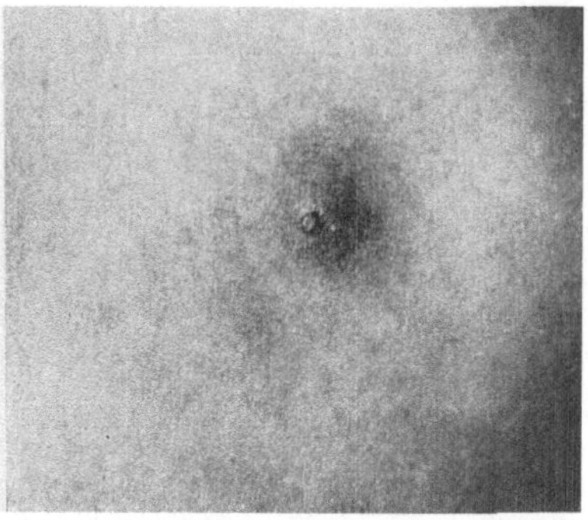

Abb. 42. Urtica mit zentralem Bläschen = Strophulusefflorescenz.

Die Flüssigkeit in den Gewebsspalten und Zellen der Urtica hat im allgemeinen keine Neigung, in einem hierfür zu bildenden Hohlraum zusammenzufließen und so eine „Blase" zu bilden. In einigen speziellen Fällen wird aber dieser theoretisch so gut denkbare Entwicklungsgang doch verwirklicht. So ist es z. B. bekannt, daß aus der Quaddel des Mückenstichs ausnahmsweise einmal eine murmelgroße Blase entsteht (Culicosis bullosa). Beim Strophulus bildet sich häufig im Zentrum einer mandelförmigen erythematösen Urtica ein kleines Bläschen (oder Knötchen), das infolge des lebhaften Juckreizes bald aufgekratzt wird (Strophulusefflorescenz, Abb. 42). Analog läßt sich gelegentlich auch beim *Erythem* ein Übergang zur Blasenbildung beobachten. Beim Erythema exsudativum (= vesiculosum) multiforme gehen die Erytheme häufig in elevierte urticarielle Scheiben über, in deren Zentrum sich die Flüssigkeit in einem Hohlraum sammelt. Wir haben dann im Zentrum eine Blase, rund herum eine Urtica, außen einen erythematösen Hof (Abb. 252, S. 106).

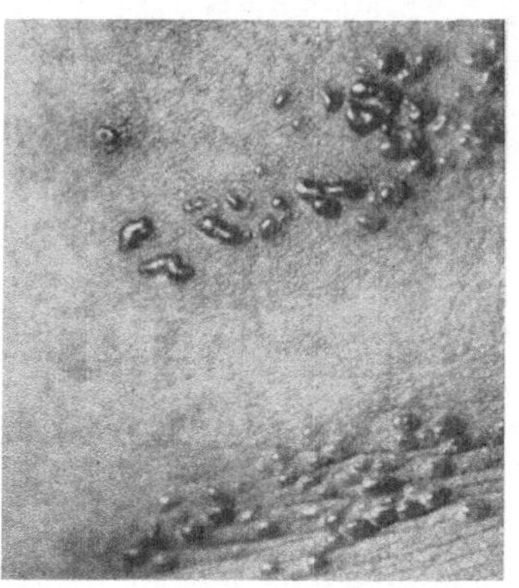

Abb. 43. Vesiculae (Herpes zoster).

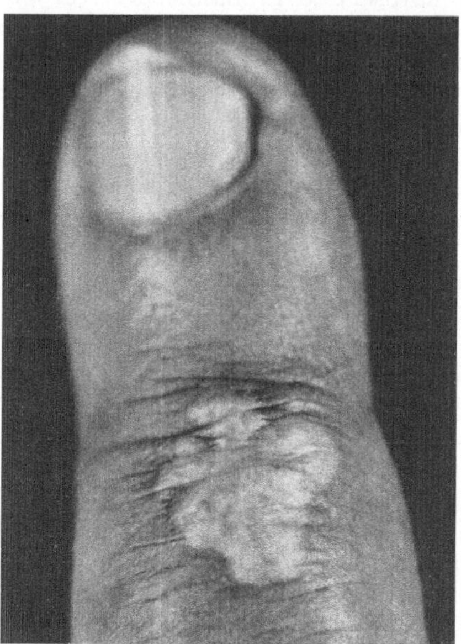

Abb. 44. Konfluierte Vesiculae mit polycyclischen Rändern (Herpes simplex).

Als **Vesiculae** (Bläschen) bezeichnet man Efflorescenzen, die einen mit klarer Flüssigkeit gefüllten, mit freiem Auge wahrnehmbaren Hohlraum besitzen

(Abb. 43). Da sich die Flüssigkeit in einem Hohlraum nach allen Seiten gleichmäßig auszudehnen sucht, sind die Vesiculae kugelig geformt. Durch Konfluenz mehrerer kleiner Bläschen können größere Bläschen oder Blasen entstehen. Diese haben, wenn sie isoliert stehen, meist polycyclische (aus vielen Kreissegmenten bestehende) Grenzen (Abb. 44). In anderen Fällen läßt sich ihre Entstehung aus verschiedenen Elementen noch nachträglich aus der Verschiedenheit der Färbung erkennen (Abb. 45). Zuweilen ist die Decke des Bläschens in der Mitte eingesunken (Abb. 46). Geht diese Einsenkung mit einer zentralen Nekrose einher (Variola, Vaccine) dann spricht man von *Pocke* (Abb. 47) und nennt die Delle im Zentrum den Pockennabel.

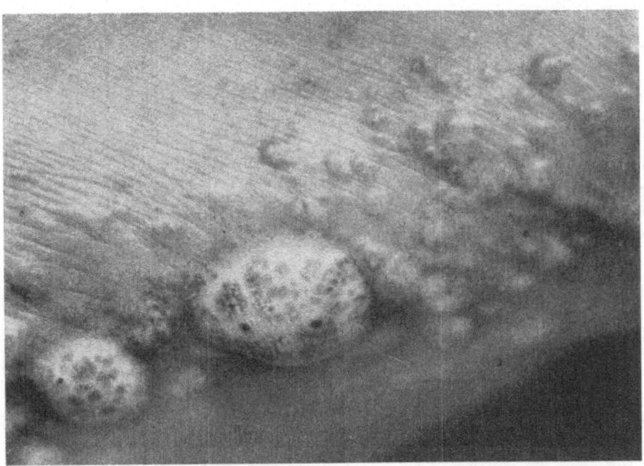
Abb. 45. Konfluierende Vesiculae (Eczema vesiculosum).

Gewöhnlich sind die Vesiculae *prall* gefüllt; darum erheben sie sich meist mit gespannter glänzender Oberfläche über das Hautniveau und fühlen sich hart an. Sind sie klein und in eine dicke derbe Haut eingebettet, wie z. B. an den Handflächen, dann können sie weder erhaben noch fühlbar sein; sie verraten sich dann aber durch ihre kreisrunde Form und die glänzenden Reflexe ihres transparenten Inhalts („sagokornähnlich", Abb. 48) oder durch die kleinen ringförmigen Schuppenkrausen (Collerettes, wofür man lateinisch Coronella, Krönchen, sagen könnte), die nach ihrem Auslaufen übrigbleiben. Zweifelt man, ob man es mit einem Bläschen zu tun hat, dann muß man die Efflorescenz mit einer Nadel anstechen und nachsehen, ob Flüssigkeit herauskommt.

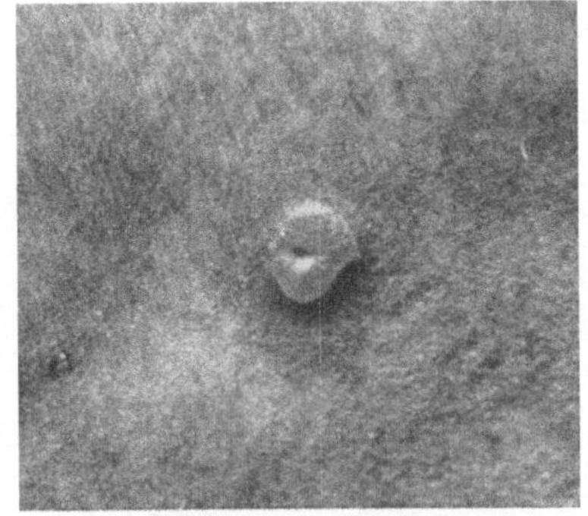
Abb. 46. Vesicula mit zentraler Einsenkung (Pemphigus multiformis Dühring).

Die Bläschen haben Decke, Inhalt und Boden. Der *Inhalt* besteht aus Serum, Fibrin und einigen Zellen, kann aber auch Blut enthalten, also hämorrhagisch sein. Trocknet der Inhalt ein, so entsteht vom Zentrum aus ein rundes, gelbbraunes bis dunkelrotes oder braunes Krüstchen (Abb. 49). Durch Bersten oder Wegkratzen der Bläschendecke tritt der *Bläschengrund* als kleine kreisrunde Erosion zutage, bedeckt sich aber, sobald die austretende Flüssigkeit eintrocknet, mit einer kleinen runden, bald mehr serösen, bald mehr blutigen Kruste, die jedoch an der Oberfläche nicht so glatt und auch nicht so vollkommen rund ist wie die Kruste der eingetrockneten Bläschen. Für manche Krankheiten ist es charakteristisch, daß die Bläschendecke sehr frühzeitig springt (Impetigo) oder regelmäßig weggekratzt wird (Strophulus), während die Bläschen bei anderen Hautaffektionen stabiler sind, ohne Verletzung eintrocknen und nach Abheilung des Grundes in Form einer Lamelle abblättern oder in toto als Kruste abgestoßen werden (Herpes). Bei den Pocken kommt es am Grunde zu einer Nekrose des cutanen

Bindegewebes, wodurch eine so tiefgehende Zerstörung entsteht, daß sich scharfrandig deprimierte („varioliforme") Narben bilden (Variola, Varicellen, Acne necroticans, Hydroa aestivalis). Vesiculae auf der Schleimhaut verlieren ihre Decke regelmäßig bald nach dem Entstehen, so daß sie meist von vornherein als kleine kreisrunde Erosionen in Erscheinung treten, deren Boden sich mit etwas Eiter oder mit fibrinösen („diphtheroiden") Belägen bedeckt. Diese Vesiculae mucosae bzw. aus Vesikeln entstandenen Erosiones mucosae werden als *Aphthen* bezeichnet.

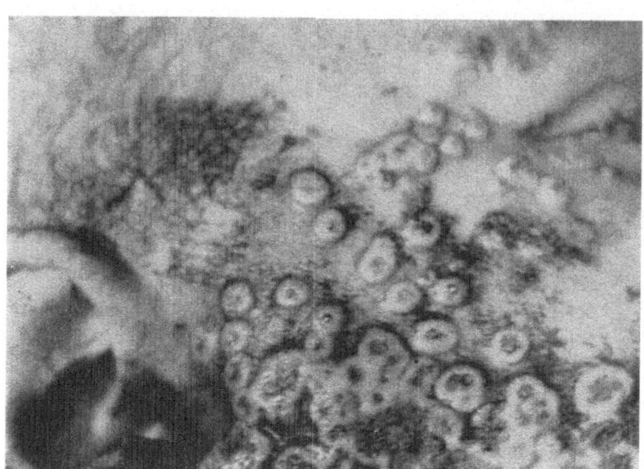

Abb. 47. Pocken = Vesiculae mit zentraler Nekrose (Vaccinia).

Der Sitz der Bläschen in der Haut ist ein sehr oberflächlicher. Fast immer sind sie ausschließlich in der Epidermis gelegen, meist sogar dicht unter der Hornschicht. Ihre Entstehung kann verschieden sein. Danach können wir eine *interstitielle*, eine *intracelluläre* und eine *nekrobiotische Vesikelbildung* unterscheiden. Meist ist es ein in den Zellzwischenräumen sich aufstauendes (intercelluläres) Ödem, das die Retezellen auseinanderdrängt, so daß sich ein wabenartiges, schwammartiges Netzwerk bildet, dessen Maschen schließlich zerreißen.

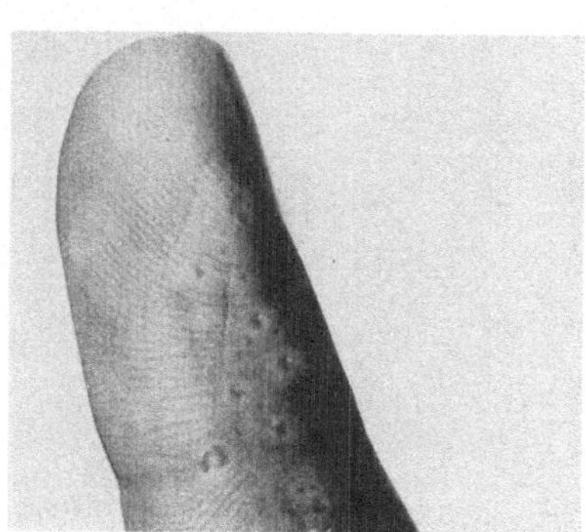

Abb. 48. Vesiculae im Hautniveau (Eczema vesiculosum).

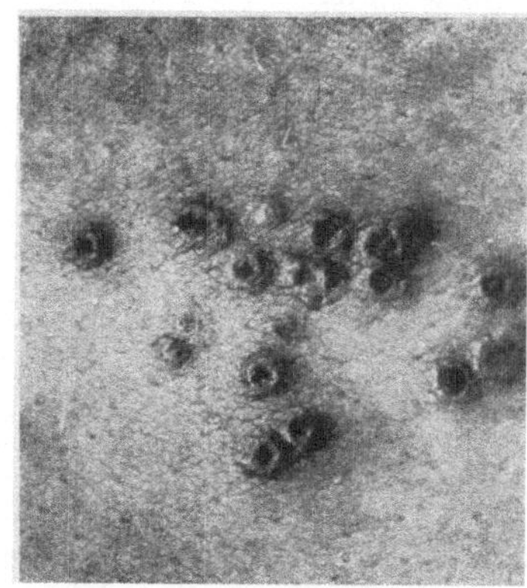

Abb. 49. Eintrocknende Vesiculae (Herpes zoster).

Diesen Vorgang nennt man *Spongiose*; er ist besonders typisch für die Bläschen des Ekzems. In anderen Fällen liegt das Ödem in den Zellen selbst (intracellulär), so daß gewissermaßen einzellige Bläschen entstehen, deren Zusammenfließen die Vesicula ergibt (sog. altération cavitaire, bei der Variola). In wieder anderen Fällen sammelt sich zwar das Ödem *zwischen* den Zellen an, die Zellen selber erleiden aber einen nekrobiotischen Zerfall, der je nach den dabei entstehenden Zellformen als *ballonierende oder reticulierende Degeneration* bezeichnet wird (Varicellen, Herpes). Doch können Bläschen auch einfach durch *Spaltung von Epidermisschichten* zustande kommen.

Vesiculae können eben sichtbar oder stecknadelkopfgroß und noch größer sein. Wird aber ein flüssigkeitsgefüllter Hohlraum so groß wie eine Erbse und größer, dann sprechen wir nicht mehr von Vesicula, sondern von **Bulla** (Blase). Blasen können Eigröße und darüber erreichen. Sie unterscheiden sich aber von den Bläschen nicht nur durch ihren Umfang, sondern häufig auch durch ihren tieferen Sitz und durch eine durchschnittlich andere Art der Entstehung. Freilich können auch ganz große Blasen direkt unter der Hornschicht liegen, oft aber spalten sie die Epidermis in tieferen Lagen oder sitzen sogar zwischen Epidermis und Cutis, so daß an der betreffenden Stelle die Epidermis in toto von der Unterlage abgehoben wird. Danach können wir subcorneale (keratolytische), intraepidermidale (acantholytische) und subepidermidale (epidermolytische) Blasen unterscheiden (Abb. 50). Außerdem ist die einfache Spaltung der Hautschichten, die bei Vesikeln nur selten gefunden wird, bei den Bullae der häufigste Entstehungsmodus. Darum sind sie — im Gegensatz zu den Bläschen — auch meistens einkammerig. Doch gibt es auch Bullae, selbst solche von großem Umfang, die entzündlicher Natur sind und wie die meisten Bläschen durch Spongiose entstehen (bullöse Ekzeme) und solche, die durch intracelluläres (altération cavitaire) und interstitielles Ödem mit Zellzerfall zustande kommen (Verbrennung, Erfrierung)[1].

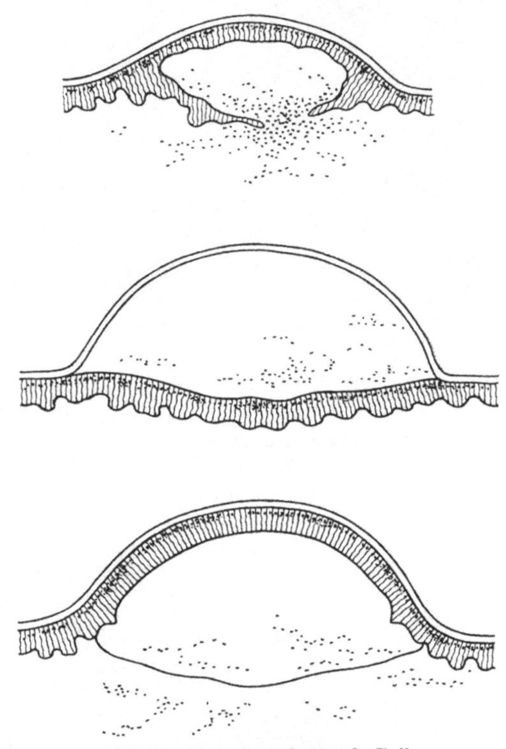

Abb. 50. Vesicula, subcorneale Bulla, subepidermidale Bulla.

Die *Größe* der Blasen kann sehr verschieden sein; es ist üblich, als

[1] Einige Autoren unterscheiden die Vesiculae von den Bullae nicht einfach auf Grund gut erkennbarer *morphologischer* (Größe), sondern auf Grund *pathogenetischer* Eigenschaften (Entstehungsmodus: einerseits durch Zellzerfall, andererseits durch Flüssigkeitsanhäufung in einer Hautspalte). Die klinische Diagnostik hat aber meines Erachtens stets die morphologische Betrachtung zur Grundlage zu nehmen. Die Entstehungsart ist nämlich in vielen Fällen klinisch nicht sicher oder gar nicht festzustellen, wodurch dann auch die Diagnose unsicher bleibt, so daß der Diagnostizierende zum Gebrauch ungenügend gesicherter Begriffe — und damit zur Unsolidität — erzogen wird. — Dasselbe gilt für gewisse Definitionen der Papel und der Pustel. So wollte man den Begriff *Papula* davon abhängig machen, ob sie sich später spontan zurückbilden wird. Dabei wird wunderlicherweise die Prognose zur Vorbedingung der Diagnose gemacht, anstatt daß sie, wie das normal ist, aus der Diagnose *folgt*. Außerdem bleiben dann alle diejenigen soliden Erhabenheiten von kleinem Umfang ohne konventionelle Bezeichnung, die sich *nicht* spontan zurückbilden; für sie hätte man also einen neuen Terminus nötig. — Schließlich hat man auch den Begriff der *Pustel* (s. unten) pathogenetisch einschränken wollen, und zwar in der Weise, daß nur *von vornherein eitrige* Flüssigkeitsansammlungen Pusteln heißen sollten, während alle sekundär eitrig gewordenen Bläschen und Blasen einen neuen Namen bekommen müßten. Auch hierdurch wird voreiligen Diagnosen von Efflorescenzen Vorschub geleistet. Ich bin deshalb der Meinung, daß wir bei unseren Definitionen der Efflorescenzen den festen Boden der klinischen Morphologie nicht verlassen dürfen.

Minimum die Größe einer Erbse zu verlangen. Manche Blasen haben ein sehr auffallendes Wachstum (Abb. 51). Will man es verhindern, dann muß man sie zeitig öffnen, um die Spannung wegzunehmen, am besten mit einem ganz feinen Scherenschnitt, weil ein Nadelstich sich leicht wieder schließt.

Ähnlich wie Urticae kann man auch Bullae mechanisch erzeugen, und zwar durch länger fortgesetztes Reiben (Reibungsblasen beim Rudern an den Händen

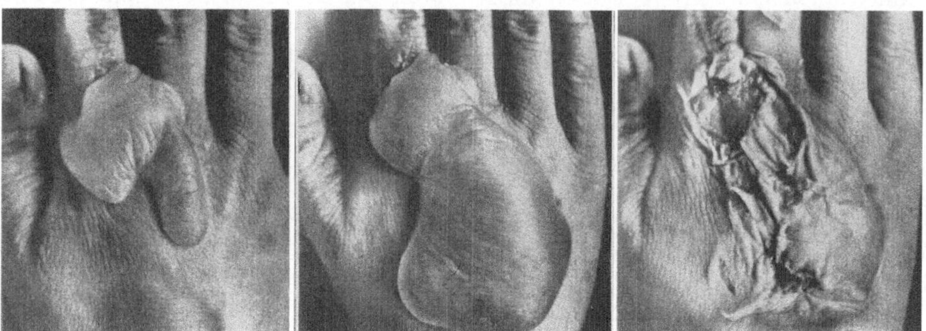

Abb. 51. Wachsende Bulla (Epidermolysis bullosa dystrophica).

oder nach ungewohnten Märschen an den Füßen). Bei Patienten mit Epidermolysis bullosa genügt eine sehr unbedeutende Reibung oder ein kleiner Stoß, um solche Blasen hervorzurufen. Man kann deshalb hier durch die Leichtigkeit der mechanischen Blasenerzeugung die Diagnose sichern. Zu diesem Zweck reibt man, indem man den Fingernagel wie zum Kratzen aufsetzt, aber in dorsaler

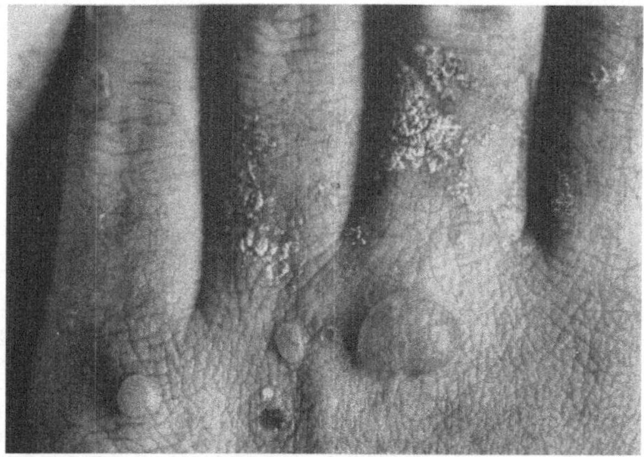

Abb. 52. Bulla mechanica, durch Kratzreiben erzeugt (bei Epidermolysis bullosa dystrophica).

Richtung bewegt (sog. *Kratzreiben*; bei richtigem Kratzen würde man die Epidermis beschädigen) an Knochenvorsprüngen z. B. an den Fingergrundgelenken. Bei Epidermolytikern kann man nach wenigen Kratzstrichen die Lösung der Haut von ihrer Unterlage durch die Anwesenheit einer verschieblichen kleinen Epidermisfalte fühlen. Der entstandene Hohlraum füllt sich in einigen Minuten zur Blase, die in den nächsten Tagen wächst (Abb. 52). Beim Pemphigus ist das manchmal ebenso. Typischer ist aber hierbei das Symptom, daß man durch kräftigen Druck mit dem Daumen die oberste Schicht der Epidermis wegschieben kann, so daß eine leicht erosive Fläche bloßliegt (sog. NIKOLKY*sches Symptom*)

Natürlich können Blasen auch chemisch (durch Canthariden), actinisch (Brandblasen, Blasen durch Erfrierung, Sonnenverbrennung, Röntgenverbrennung) und

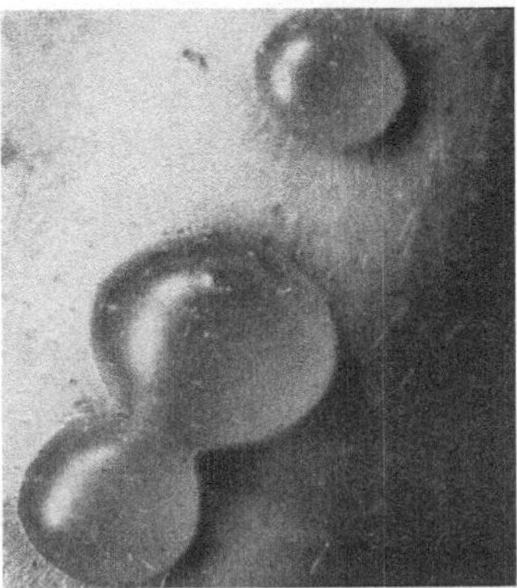

Abb. 53. Bullae (bullöser Mückenstich).

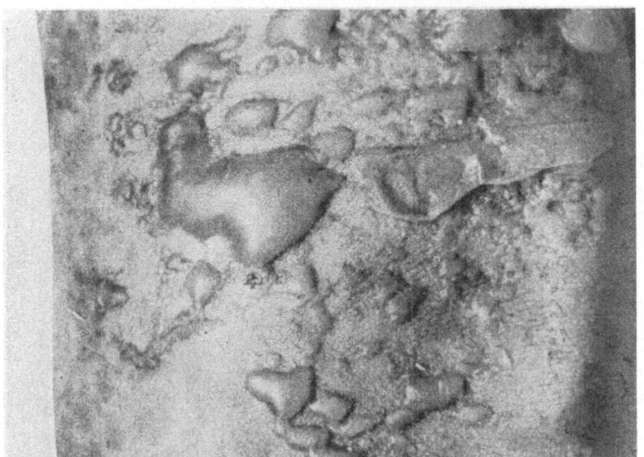

Abb. 54. Konfluierende Bullae (Verätzung durch Liquor ammonii caustici).

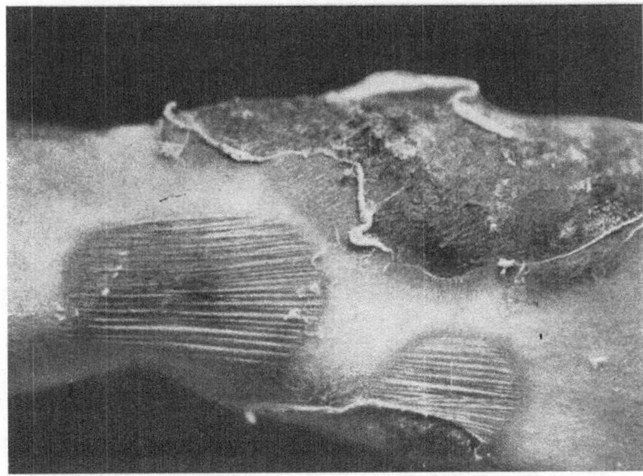

Abb. 55. Gefältelte ältere Bullae (Impetigo bullosa).

spontan, d. h. ohne jede äußere Ursache entstehen. Man unterscheidet deshalb zweckmäßig außer den durch chemische Stoffe, toxische Noxen und Infektionen

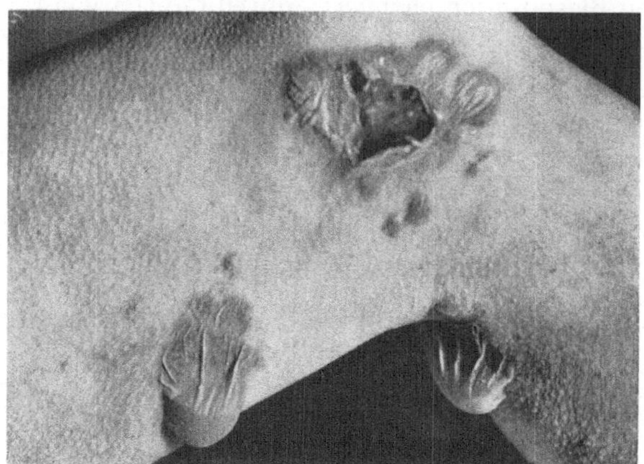

Abb. 56. Schlappe Bulla pendulans (Pemphigus vulgaris).

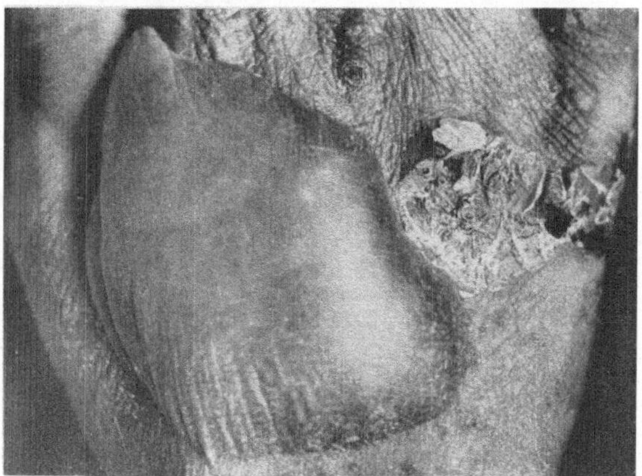

a

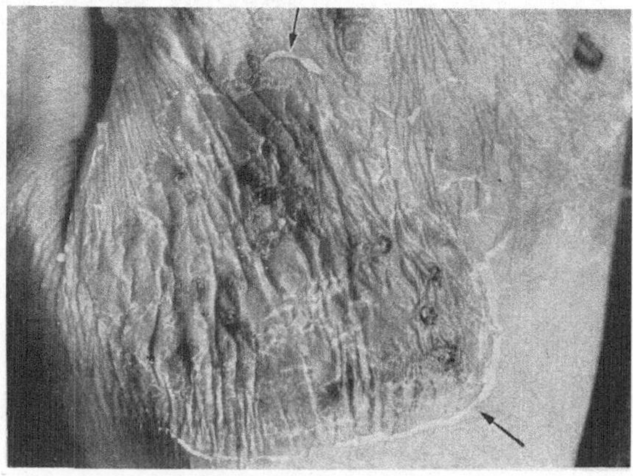

b

Abb. 57a u. b. Decke (a) und epithelialisierter Grund (b) einer Bulla mit noch sichtbarem Blasenrand (Epidermolysis bullosa dystrophica).

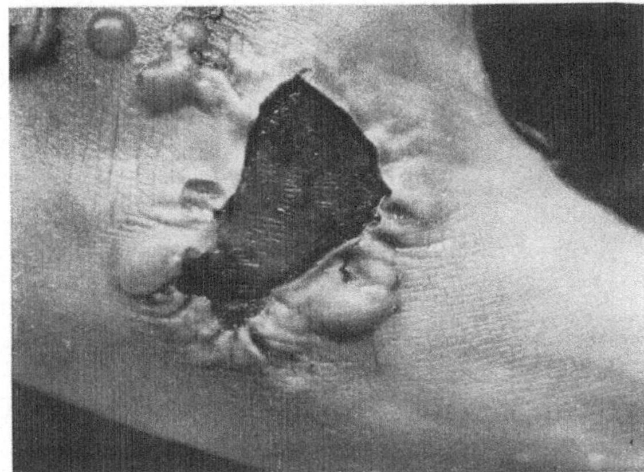

Abb. 58. Erosien am Boden einer frisch gesprungenen Bulla (Epidermolysis bullosa dystrophica).

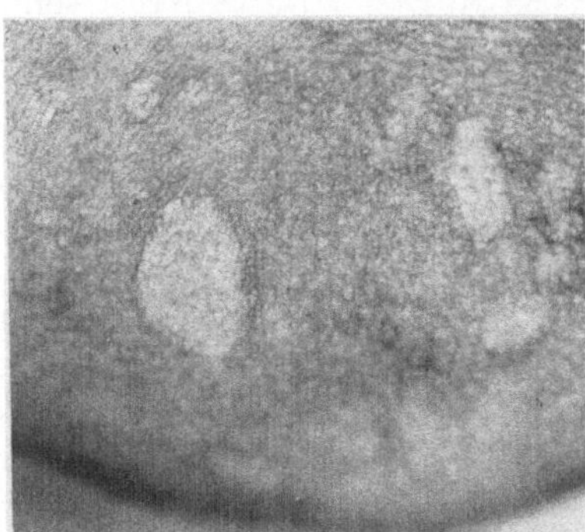

Abb. 59. Leukoderm nach Heilung einer Bulla (Epidermolysis bullosa dystrophica).

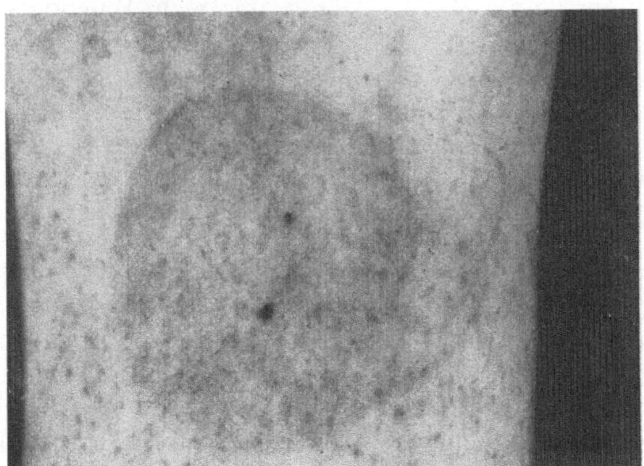

Abb. 60. Melanoderm nach Heilung einer Bulla (bullöser Mückenstich).

entstehenden entzündlichen Blasen (Bulla inflammatoria) die

Bulla mechanica = Epidermolysisblase,
Bulla actinica = Hydroablase,
Bulla spontanea = Pemphigusblase.

Wie die Bläschen, so haben auch die Blasen meist eine runde, zum mindesten ovale *Form* (Abb. 53). Entstehen sie durch Zusammenfließen mehrerer Blasen, dann sind die Ränder stets mehr oder weniger polycyclisch (Abb. 54). Sehr unregelmäßige, eckige und streifenförmige Formen weisen auf künstliche Entstehung hin (Reibung, Heftpflaster, Canthariden, Wiesenpflanzen). Frische Blasen sind prall, werden aber allmählich schlapp und faltig (Abb. 55). Werden sie sehr schlapp, so kann die Flüssigkeit wie in einem Sack sich unten ansammeln (Abb. 56); auf dem Boden des Säckchens kann sich eine trübe Leukocytenanhäufung (Hypopyon) bilden. Schließlich trocknen die Blasen mehr und mehr ein, so daß die lose aufliegende Decke, wenn sie am Ende abreißt, schon einen leicht verhornten Blasengrund freilegt (Abb. 57). Reißt die Decke in einem früheren Stadium ein, dann bildet der Blasengrund natürlich eine glänzend rote, nässende Erosion (Abb. 58). Die peripheren Reste der Blasendecke bleiben — wie auch bei den Vesikeln — in der Regel noch einige Zeit als ringförmiger Hautfetzen bestehen; an dieser groben Schuppenkrause (Collerette) läßt sich die Entstehung der Erosion aus einer Bulla noch nachträglich erkennen (Abb. 57 b). Heilt die Erosion schließlich ab, so läßt sie oft ein Resterythem zurück, das noch leichte Schuppung zeigen kann (Abb. 57b), zuweilen auch ein Leukoderm (Abb. 59), oder umgekehrt ein Melanoderm (Abb. 60). Diese Residuen fallen meist durch ihre runde Form auf und verschwinden erst langsam nach Wochen oder Monaten.

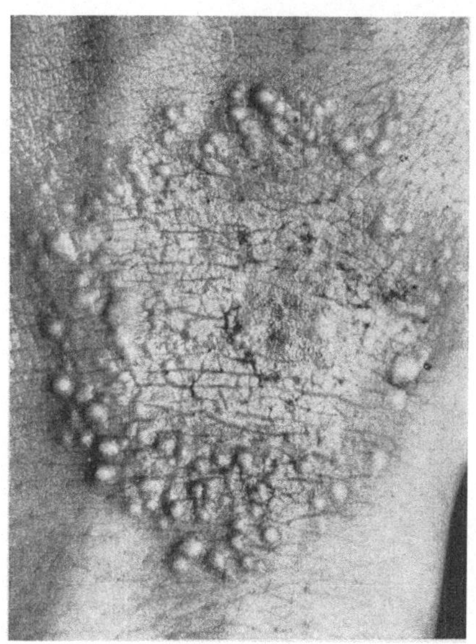

Abb. 61. Pustulae (Trichophytia pustulosa am Handrücken).

Der Inhalt der Blasen ist, wie der der Bläschen, anfangs wasserhell und durchscheinend, auch gelblich bzw. bläulich, oder durch Blutbeimengung rötlich bis schwarzrot, pflegt sich aber infolge sekundärer Eiterkokkeninfektion bald durch Leukocytenansammlung zu trüben. So wird aus der Vesicula und der Bulla die **Pustula** (Eiterbläschen oder Eiterblase). Will man ihren Ursprung aus einer Bulla oder überhaupt ihren größeren Umfang kennzeichnen, so spricht man zweckmäßig von einer bullösen Pustel bzw. von einer purulenten Bulla. Allerdings gibt es auch Efflorescenzen, die von vornherein als Pustel entstehen; und dies ist nicht nur dann der Fall, wenn die primäre Ursache der Efflorescenz eine Infektion ist (Impetigo, staphylogene Follikulitis, pustulöse Trichophytie), sondern auch bei manchen sterilen eitrigen Entzündungen (z. B. Quecksilberdermatitis). Ob aber primär oder sekundär entstanden, in jedem Falle ist die Pustel eine Efflorescenz, die einen, dem bloßen Auge erkennbaren, mit Eiter gefüllten Hohlraum enthält. Diese Eiterhöhle liegt meist in der Epidermis; liegt sie so tief, daß der Eiter der Sichtbarkeit entzogen ist, so haben wir es nicht mit einer Pustel, sondern mit einem Absceß zu tun (s. unten).

Der *Inhalt der Pustel* ist eine durch Leukocytenansammlung mehr oder weniger getrübte gelbliche Flüssigkeit (Blutserum und Fibrin) oder rahmartiger dicker Eiter (Abb. 61). Entsprechend der Farbe des Eiters (pus) sehen die Pusteln gelbweiß oder gelb oder grüngelb aus. Steht eine Nekrose im Vordergrund, so pflegt man nicht von Pustel zu sprechen, sondern von nekrotischen Krusten, die bei kleinerem Umfang allerdings pustelähnlich aussehen (*pustuloide Krusten* bei Acne necroticans und papulonekrotischen Tuberkuliden, Abb. 62 und 63). Bricht die Pustel nicht durch und wird ihre Decke nicht verletzt, so trocknet der Eiter — ähnlich dem Serum der Vesikel — zu einer bräunlichen Kruste ein, unter

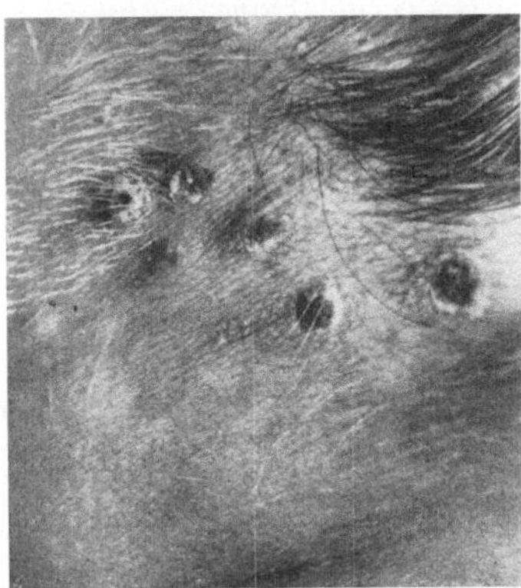

Abb. 62. Pustulae necroticae (Acne necroticans an der Schläfe).

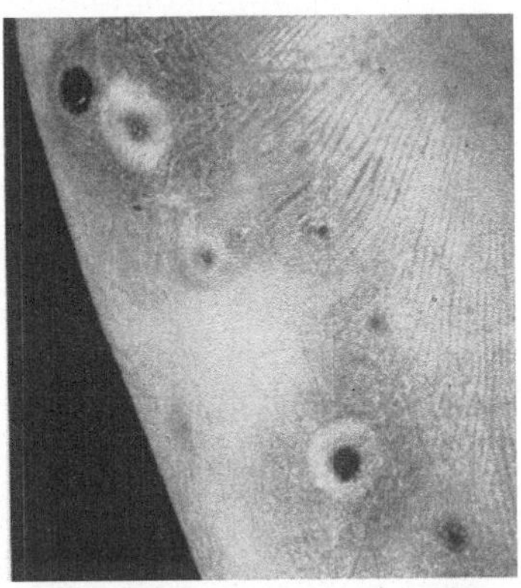

Abb. 63. Pustulae necroticae (papulonekrotisches Tuberkulid am Palmarrand).

der sich aber nicht nur eine Erosion wie bei den Bläschen oder Blasen, sondern statt dessen oft eine Ulceration (Geschwürsbildung) befindet. Ist das der Fall, dann läßt die Pustel nach Abheilung eine Narbe zurück. Fehlt jedoch eine tiefere Zerstörung am Grunde, dann erneuert sich die Epidermis unter der Efflorescenz wie bei den Bläschen von der Peripherie nach dem Zentrum zu, und mit der

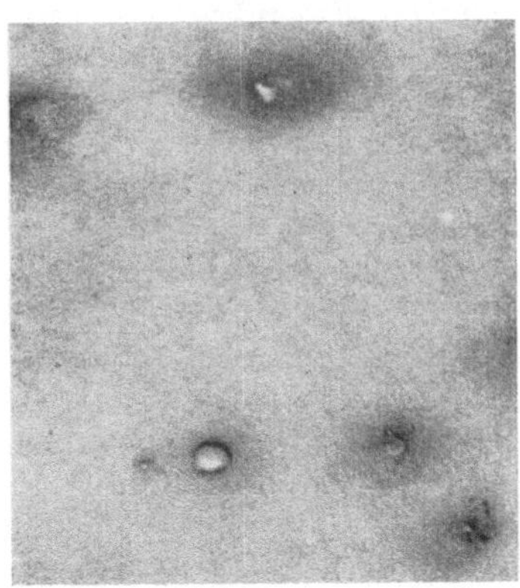

Abb. 64. Nicht-follikuläre (streptogene) Pustel mit erythematösem Hof (Pyodermie).

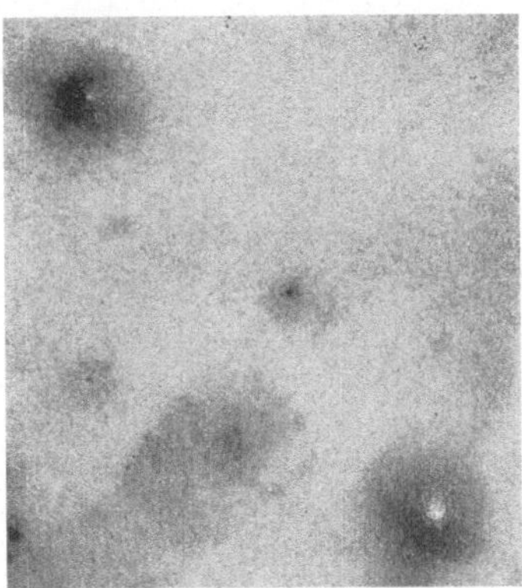

Abb. 65. Follikuläre (staphylogene) Pustel mit kegelförmigem Infiltrat (Furunkulose).

Kruste wird die gesamte ursprüngliche Efflorescenz abgestoßen. Da bei Eiterung in der Regel ein heftigerer Grad von Entzündung besteht, zeigen frische Pusteln fast immer einen erythematösen Hof, der bei Bläschen und Blasen nicht selten fehlt und — wenn vorhanden — viel weniger deutlich ist.

Pusteln sind bei Erwachsenen gern an die Follikel gebunden, bei kleinen Kindern gern an den Porus der Schweißdrüsen. Ist das nicht der Fall, so liegen sie der Haut als kleinlinsenförmige, rotumränderte gelbe Scheiben auf (Abb. 64). Spielt sich jedoch der eiternde Prozeß, wie gewöhnlich, an einem Haarsack ab, so hebt sich die Pustel und das sie umgebende Infiltrat spitz und kegelförmig in die Höhe (Abb. 65, vgl. dazu die kegelförmige Bildung follikulärer Papeln, Abb. 78). Dadurch lassen sich *follikuläre und nichtfollikuläre Pusteln* meist leicht unterscheiden; außerdem kann man im Zentrum der follikulären Pustel natürlich oftmals auch noch das Haar sehen.

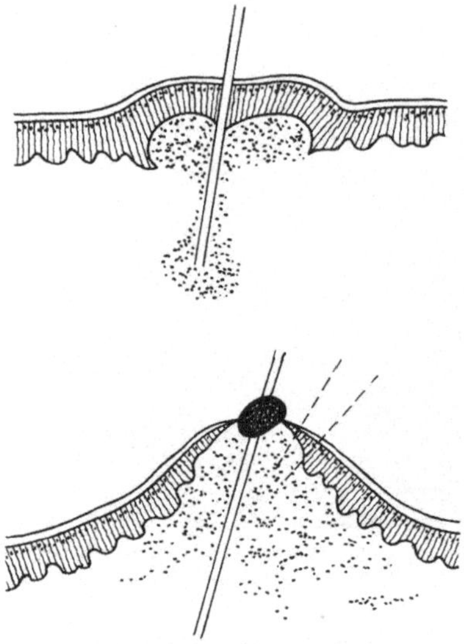

Eine besondere Form follikulärer Pustelbildung liegt beim sog. *Acneknötchen* vor. Bei diesem ist der Haarsack durch einen Hornpfropf verschlossen, die Eiterung beginnt in der Tiefe und geht mit starker Zellvermehrung und entzündlicher Infiltration einher (Abb. 66). Daher steht im Beginn klinisch die Knötchenbildung im Vordergrund; erst später kommt der Eiter, der im perifollikulären Cutisgewebe histologisch als kleiner Absceß entstand, als Pustel an die Oberfläche und schließlich zum Durchbruch, und zwar häufig nicht im Zentrum, dem Follikelausgang, der ja verstopft ist, sondern irgendwo seitlich. Das Acneknötchen ist also histologisch ein kleiner perifollikulärer Absceß, klinisch eine Kombination von Knötchen und Eiterbläschen, eine *Papulopustel*.

Abb. 66. Follikulitis und Acneknötchen.

Dringen heftige Entzündungsprozesse in einem Follikel mehr in die Tiefe und führen sie neben der gewöhnlichen Eiterung auch zur Nekrose mit Ausstoßung eines Bindegewebssequesters, so sprechen wir von *Furunkel*. Der Furunkel ist demnach eine tiefe nekrotisierende Follikulitis. Vereinigen sich mehrere benachbarte Furunkel zu einem gemeinsamen Entzündungsherd, so spricht man von *Karbunkel* (Abb. 67).

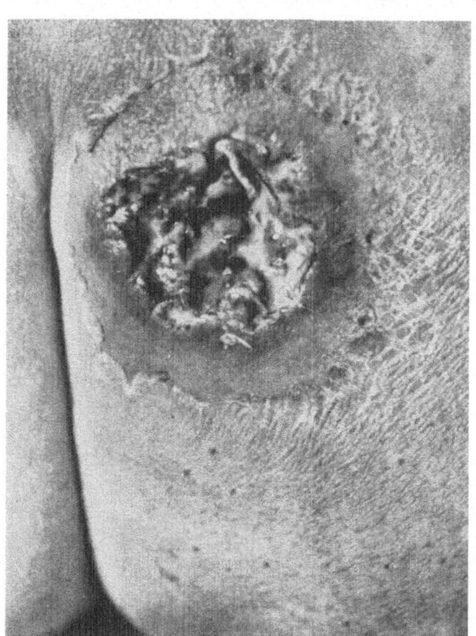

Abb. 67. Karbunkel (am Gesäß).

Unter *Absceß* verstehen wir eine umfangreichere Eiteransammlung im Gewebe, hinsichtlich der Haut also in Cutis und Subcutis, wobei eine scharfe Abgrenzung der Eiterhöhle von dem umgebenden Gewebe fehlt. Die Eiteransammlung muß dabei so tief liegen, daß der Eiter an der Oberfläche der Haut nicht sichtbar wird. Infolge seiner tiefen Lage überragt der Absceß das Hautniveau meist nur wenig und sind seine Grenzen besser abzutasten als zu sehen (Abb. 68). An der Oberfläche kann, wie bei jeder Entzündung, die Hornschicht abblättern. Die meisten Abscesse entstehen aus einem entzündlichen Infiltrat durch Zerfall der Zellen und des Bindegewebes infolge Colliquationsnekrose. Die Wand des Abscesses besteht dann aus dem noch nicht vereiterten pathologischen Gewebe. Die Verflüssigung, d. h. die Umbildung des Knotens in einen Absceß, zeigt sich dadurch an, daß die anfangs derbe Schwellung im

Zentrum weich wird und zu fluktuieren beginnt. Die Fluktuation kann jedoch bei sehr kleinen Abscessen und solchen, die zu prall gefüllt sind, schwer oder gar nicht feststellbar sein. Bei zunehmender Erweiterung der Absceßhöhle

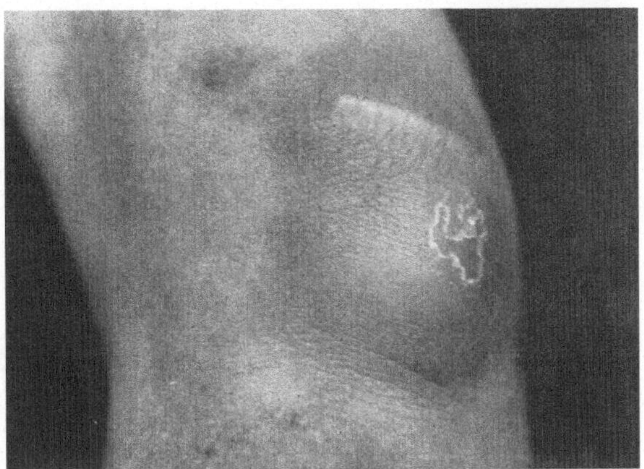

Abb. 68. Absceß (Sporotrichose).

kommt es schließlich zum Durchbruch mit Entleerung des Eiters; dadurch entsteht bei mehr oberflächlichen Abscessen ein Geschwür, bei tiefen eine Fistel (s. unten). Ein Absceß, der aus einem tertiärsyphilitischen Infiltrat entsteht, wird als *Gumma* bezeichnet; in Frankreich verwendet man dieses entbehrliche Wort auch für tuberkulöse und sonstige infektiöse Hautabscesse.

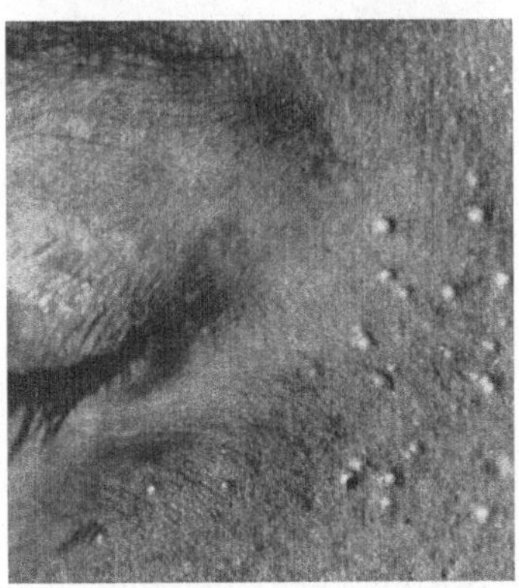

Abb. 69. Kleine Horncysten (Miliosis).

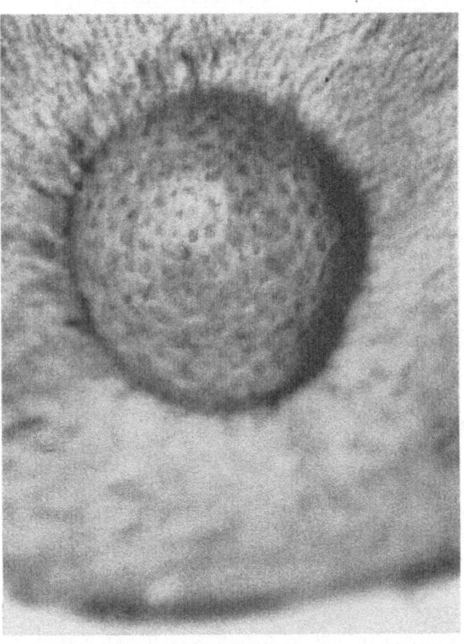

Abb. 70. Talgcyste mit auseinandergezogenen Follikelmündungen (Atheroma verum am behaarten Kopf).

Liegen Eiteransammlungen nicht einfach im Gewebe, sondern in einer vorgebildeten Höhle (z. B. in der Bartholinischen Drüse), so werden sie *Pseudoabscesse* genannt. Statt dieses Verlegenheitsausdrucks könnte man vielleicht besser von *Höhlenabscessen*, in vielen Fällen auch von *cystischen Abscessen* sprechen.

Als *Cyste* (Balg) bezeichnet man nämlich einen von einer Kapsel umschlossenen Hohlraum, der mit Flüssigkeit, Zellen und Zellprodukten gefüllt ist. Die Cyste ist niemals entzündlicher Natur, wenn sie sich freilich nachträglich auch einmal entzünden kann. Ihre Kapsel ist eine bindegewebige Membran, welche meist mit Epithel oder Endothel ausgekleidet ist; wird sie doch in der Regel aus erweiterten und abgeschnürten Teilen von Drüsen bzw. Drüsengängen, von Blut- und Lymphgefäßen oder von Epidermislagen gebildet. Der Inhalt der Cyste

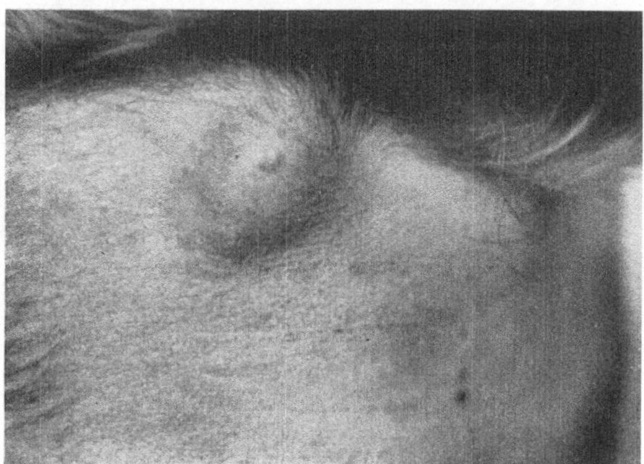

Abb. 71. Talgcyste mit sichtbarem (verstopftem) Ausführungsgang (Atheroma folliculare an der Stirn).

besteht aus Produkten der Kapsel: Serum, Lymphe, Schweiß, Fett, Talg, Epithelien, Hornplättchen, Haaren. Je nach der Art dieses Inhalts und der Prallheit der Füllung können sich die Cysten hart anfühlen, plastisch sein oder selbst fluktuieren. Im Gegensatz zum Absceß fehlen aber stets die Symptome der

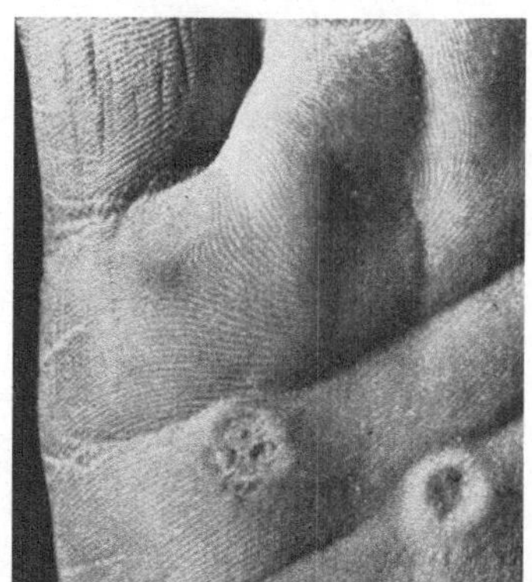

Abb. 72. Flache Papel (Verruca palmaris).

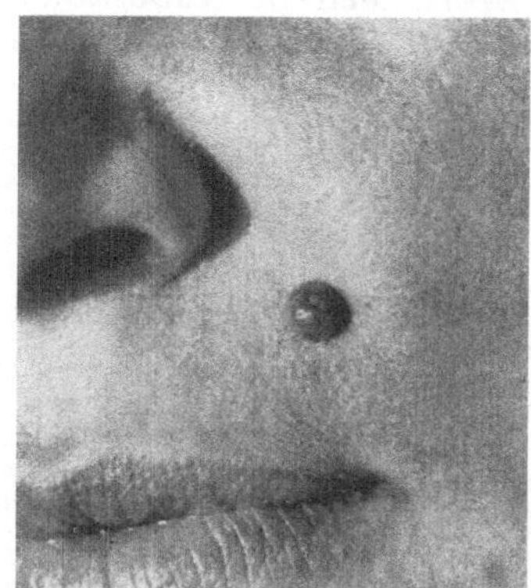

Abb. 73. Eingeschnürte Papel (Lentigo).

Entzündung, vor allem auch die entzündliche Rötung der Umgebung und die Druckschmerzhaftigkeit. Infolge der Neigung des meist flüssigen bis breiigen Inhalts, sich nach allen Seiten gleichmäßig auszudehnen, oder infolge seiner gleichmäßigen Anbildung, haben auch die Cysten eine kugel- oder eiförmige Gestalt. Sie können klein sein wie ein Senfkorn (Milium, mit Hornperle als Inhalt, Abb. 69), oder wie eine Erbse (Hidrocystom, mit Schweiß als Inhalt), aber auch Gänseeigröße und darüber erreichen (Atherom, mit Epithelien und Talg als Inhalt). Ist die Haut darüber stark gedehnt, dann werden die Follikelmündungen zu flachen Grübchen auseinandergezogen (Abb. 70). Handelt es sich nicht um echte Atherome, welche auf Versprengung von Epidermiskeimen in die Subcutis beruhen, sondern bloß um verstopfte Haarfollikel, in denen sich der Talg staut (Atheroma folliculare, falsches Atherom, Talgcyste), dann bleibt der verstopfte Follikelausgang häufig als Punkt oder als kleine Erhabenheit sichtbar (Abb. 71). Selbst aber wenn er nicht zu sehen ist, läßt er sich oft noch dadurch erkennen, daß bei Druck der breiige Inhalt als feiner Faden aus ihm heraustritt. Manche Cysten liegen so oberflächlich und haben eine so dünne Kapsel, daß sie klinisch als Vesiculae in Erscheinung treten (Miliaria cristallina, Hidrocystom, Lymphangiom).

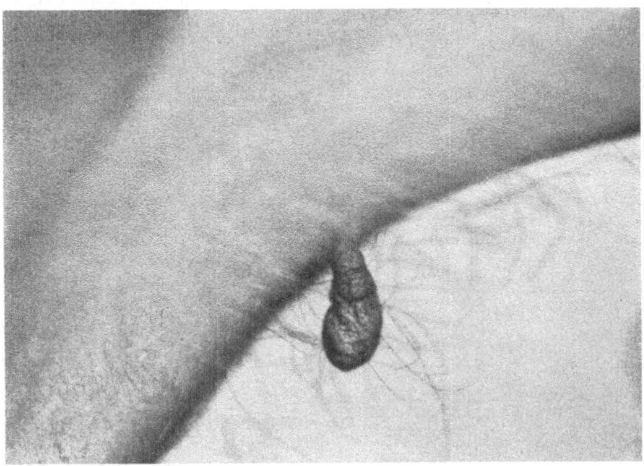

Abb. 74. Pendelnde Papel (Cutis pendulans an der vorderen Achselfalte).

Die *Papula* (Knötchen) ist eine Erhabenheit über die Haut, die nicht durch Flüssigkeitsansammlung, sondern durch Vermehrung und Vergrößerung von Zellen und Zellprodukten zustande kommt, also einen kompakten soliden Kern hat. Ausnahmsweise können kleine Papeln so in die Haut eingebettet sein, daß sie wenig oder gar nicht hervorragen, sondern höchstens fühlbar sind. Auch größere Papeln können sehr flach sein, z. B. wenn sie an den Hand- und Fußflächen durch Druck abgeplattet sind (Abb. 72). Umgekehrt kann ihr Rand scharf abgesetzt (Abb. 73) oder eingeschnürt sein, oder sie können selbst einem Stiel aufsitzen und, wenn dieser lang ist, pendeln (Abb. 74). Sie können auch fadenförmig verlängert sein (filiforme Papel, Abb. 75), mit oder ohne Verhornung an der Spitze. Liegen sie im Hautniveau, so können sie auf den ersten Blick als Fleck erscheinen, sich aber bei näherer Betrachtung doch als Papel erweisen, wie das beim „Lupusfleck“ der Fall ist, der sich bei Diaskopie transparent, bei Sondendruck weniger konsistent als die umgebende Haut erweist, und der folglich auch dann, wenn er *nicht* eleviert ist, besser nicht als Fleck (Macula), sondern als maculaähnliches (maculoides) Knötchen bezeichnet wird.

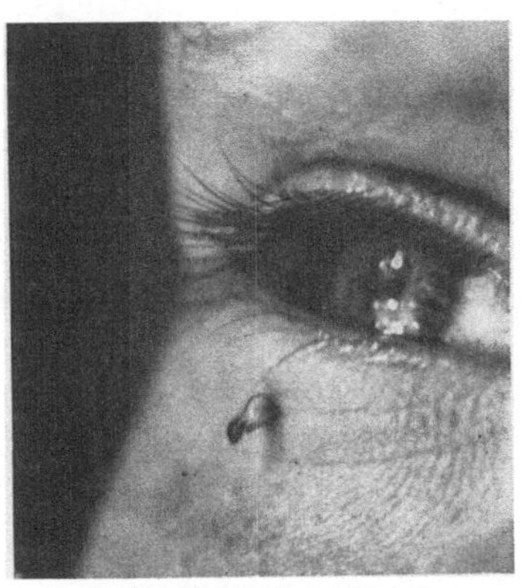

Abb. 75. Filiforme Papel (Verruca filiformis).

Umgekehrt können *andere* Efflorescenzen bei flüchtiger Betrachtung den Eindruck einer Papel machen. Das ist in seltenen Fällen bei der Urtica der Fall, wenn sie atypischerweise sehr klein bleibt und nicht „ausläuft“ (Abb. 39, S. 30), kann aber auch bei Erythemen vorkommen, wenn sie klein und etwas eleviert sind („papuloide“ Erytheme, z. B. beim Erythema exsudativum multiforme).

Papeln können so *klein* sein, daß sie nur eben wahrnehmbar sind. Im Höchstfall können sie den Umfang einer Linse (lenticula) erreichen, also „lenticulär“ sein; größere Zell- und Gewebsvermehrungen werden nicht mehr als Papeln bezeichnet (s. unten). Die *Farbe* der Papeln kann rot (entzündlich) sein oder blaß (anämisch), hyperpigmentiert oder depigmentiert, oder auch einfach die der normalen Haut. Manche Zellinfiltrate haben auch eine Eigenfarbe, die dann freilich meist erst nach Wegdrücken einer begleitenden Hyperämie sichtbar wird (Lupus, Syphilis).

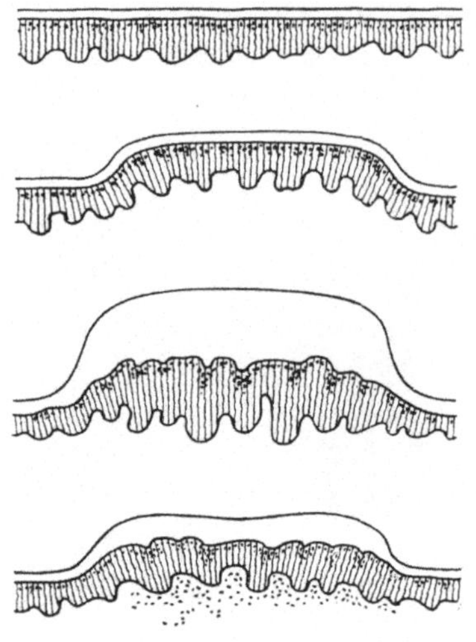

Abb. 76. Normale Haut, Urtica, epidermidale Papel (Verruca), epidermido-cutane Papel (Lichen ruber).

Die Knötchen sind äußerst vielgestaltig. In erster Linie hängt ihre *Form* davon ab, ob die Zellvermehrung, die ihnen zugrunde liegt, oberflächlich oder tief sitzt. Infolgedessen läßt sich umgekehrt aus dem Aussehen eines Knötchens der Sitz der Zellvermehrung bestimmen. Diesbezüglich unterscheiden wir *epidermidale und cutane Papeln*. Oberflächliche Knötchen sind plateauartig flach mit scharfen Rändern; tiefsitzende sind kalotten- (halbkugel-)förmig und unscharf von der Umgebung abgesetzt. Diese Unterschiede sind gut aus dem histologischen Bild zu verstehen. Sitzt die Zellvermehrung z. B. wie bei der Verruca hauptsächlich in der Hornschicht, der Keratohyalinschicht und dem Rete der Epidermis, dann bietet sich die Grenze des pathologischen Prozesses unmittelbar unserem Auge dar und erscheint daher scharf (Abb. 76). Liegt die Zellanhäufung dagegen in der Cutis, wie bei der sekundärsyphilitischen Papel, dann wird dadurch die Epidermis gewissermaßen in toto in die Höhe gehoben, wodurch das Zentrum mehr hervorgewölbt wird als die Peripherie und die Ränder undeutlich werden (Abb. 77).

Ein solches cutanes Zellinfiltrat ordnet sich naturgemäß horizontal unter der Epidermis an, so daß die dadurch entstehende Erhabenheit eine flache Kalotte (Kugelabschnitt) bildet. Lokalisiert sich das Infiltrat aber an einem Follikel, so folgt es diesem in die Tiefe, stellt sich darum senkrecht zur Hautoberfläche und drängt folglich sehr viel steiler nach oben hinaus. *Follikuläre Papeln* sind deshalb (ebenso wie follikuläre Pusteln) meist kegelförmig und spitz (Abb. 78). Außerdem ist der follikuläre Sitz eines Krankheitsherdes daran zu erkennen, daß man im Zentrum der Efflorescenz oft die punktförmige Follikelöffnung bzw. das Haar sieht (Abb. 79). Statt des Haares kann im Zentrum auch ein dunkler Pfropf oder eine helle spitze, selbst fadenförmige Schuppe sitzen

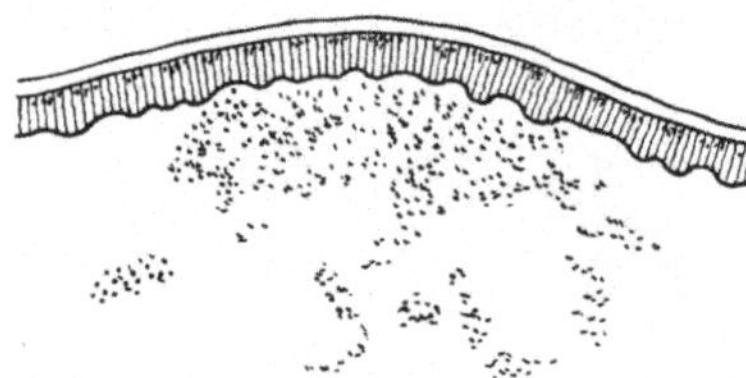

Abb. 77. Cutane Papel (Syphilis II).

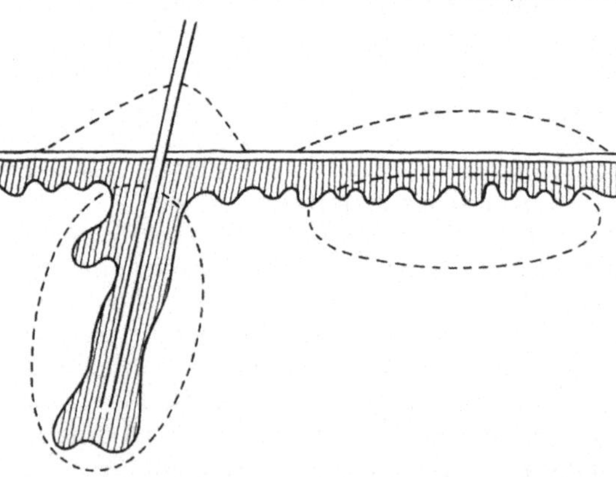

Abb. 78. Follikuläre und nichtfollikuläre Papel.

(Keratosis follicularis acneiformis, Keratosis follicularis spinulosa, Lichen ruber acuminatus). Sind in einem Hautbezirk sämtliche Follikel papulös, so verrät sich der follikuläre Charakter auch durch die auffallend regelmäßige Anordnung der Efflorescenzen infolge der Gleichheit des Abstandes, den sie voneinander zeigen (Abb. 80). Das Bild gleicht der bekannten „Gänsehaut" (Cutis anserina, Abb. 81), bei der die Follikel durch Kontraktion ihrer glatten Muskulatur

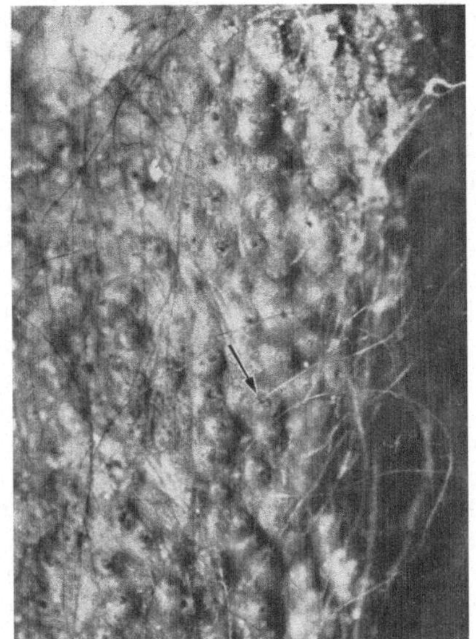

Abb. 79. Follikuläre Papeln mit Follikelöffnungen bzw. Haaren im Zentrum (Teeracne).

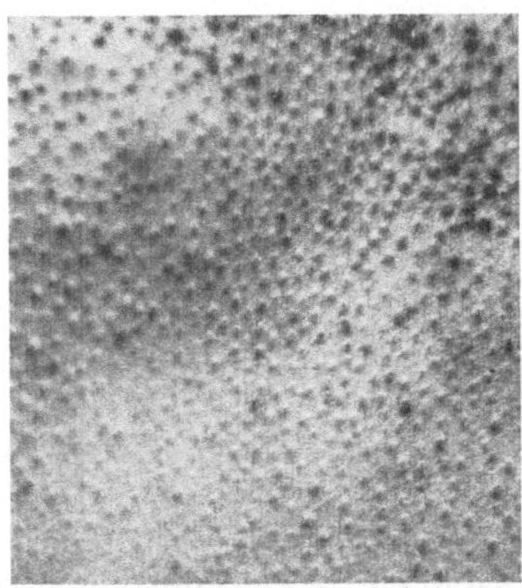

Abb. 80. Regelmäßige Anordnung follikulärer Efflorescenzen.

zu „Pseudopapeln" hervorgewölbt werden. Wie anders das Bild bei nichtfollikulärer Anordnung ist, zeigt die ganz unregelmäßige Stellung der squamösen

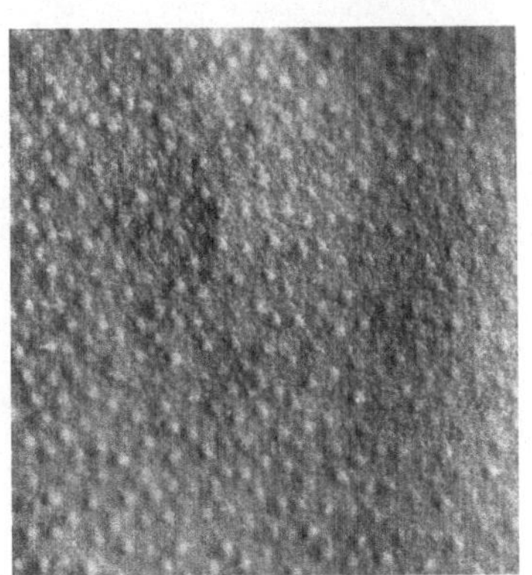

Abb. 81. Cutis anserina (= Vorwölbung aller Follikel).

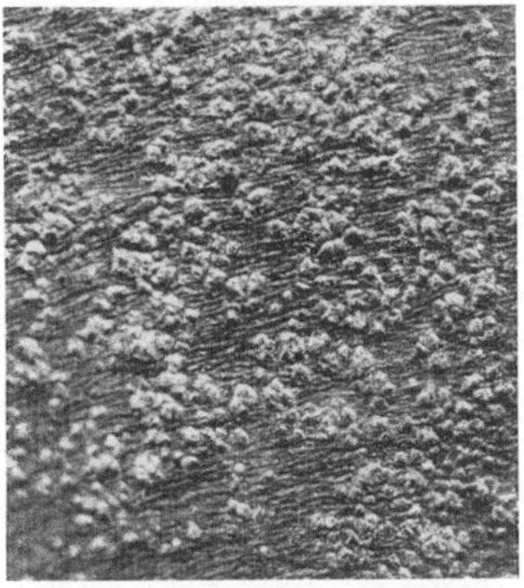

Abb. 82. Nichtfollikuläre Anordnung (schuppende Knötchen bei Ekzem).

Ekzempapeln in Abb. 82. Trotz all dieser Kennzeichen kann aber die Entscheidung, ob ein Ausschlag follikulär oder nichtfollikulär ist, im einzelnen Fall gelegentlich recht schwer sein und sich dann nur mit Hilfe ausgedehnter histologischer Untersuchungen treffen lassen.

Zwei Sorten von Papeln, die in der Diagnostik praktisch eine besonders große Rolle spielen, sind das Lichenknötchen und das Ekzemknötchen. Das *Lichenknötchen* ist die charakteristische Primärefflorescenz des Lichen ruber, findet sich aber in ähnlicher Form als „lichenoides“ Knötchen auch bei allen möglichen anderen papulösen Ausschlägen (lichenoide Ekzeme, lichenoide Tuberkulide, lichenoide Syphilide, lichenoide Trichophytide). Es ist eine oberflächliche epidermido-cutane Papel; die Zellvermehrung liegt bei ihr in der Hornschicht (Hyperkeratose), in der darunter befindlichen Keratohyalinschicht (Granulose), in der gesamten übrigen Epidermis (Acanthose) und den ihr benachbarten Schichten der Cutis (Abb. 83). Das cutane Zellinfiltrat füllt aber höchstens die Papillen und eine schmale subpapilläre Zone; danach hört es ziemlich plötzlich auf, so daß die tieferen Lagen der Cutis so gut wie frei davon sind. Die Cutisinfiltration geht mit Austritt von Flüssigkeit aus den Gefäßen einher. Dieses Cutisödem ist aber ebenfalls ganz oberflächlich; es ist besonders in den Papillen vorhanden, so daß diese pilzförmig aufquellen

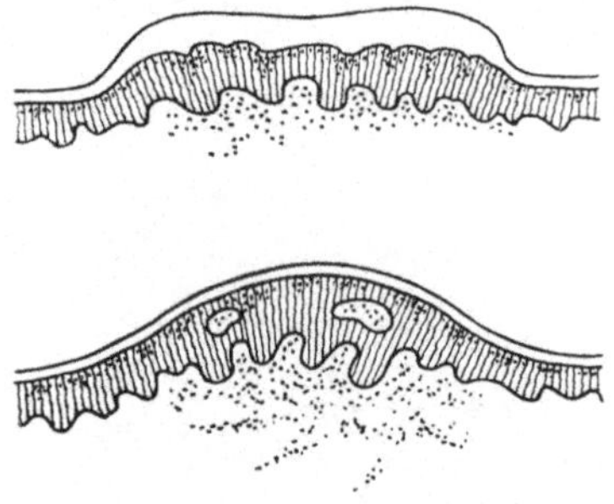
Abb. 83. Lichenpapel und Ekzempapel.

Infolge dieses histologischen Baues hat das Lichenknötchen die folgenden klinischen Kennzeichen: Seine *Oberfläche* ist glatt und wachsartig glänzend, da sie aus einer kompakten verdickten Hornschicht besteht; das ist auch der Grund, warum das Lichenknötchen trotz bestehenden Juckreizes im allgemeinen nicht aufgekratzt wird. Vergrößern sich die Knötchen, dann kann man die stellenweise verdickte Granularschicht in Form feinster spinnwebartiger oder stern- und spritzerförmiger Figuren als bläulichweiße milchigtrübe Linien durch

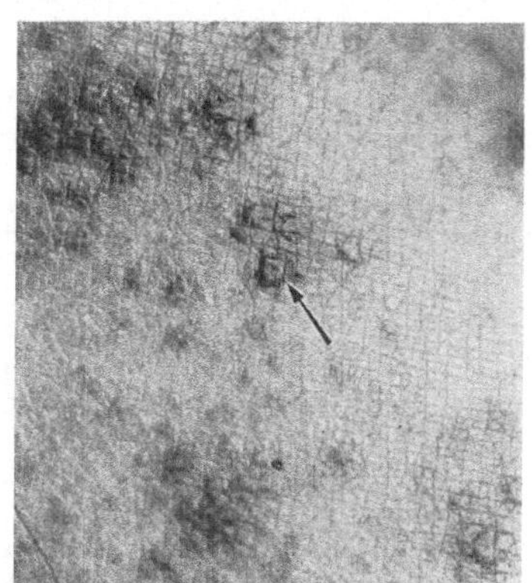
Abb. 84. Polygonale plateauförmige Lichenpapel (Lichen ruber).

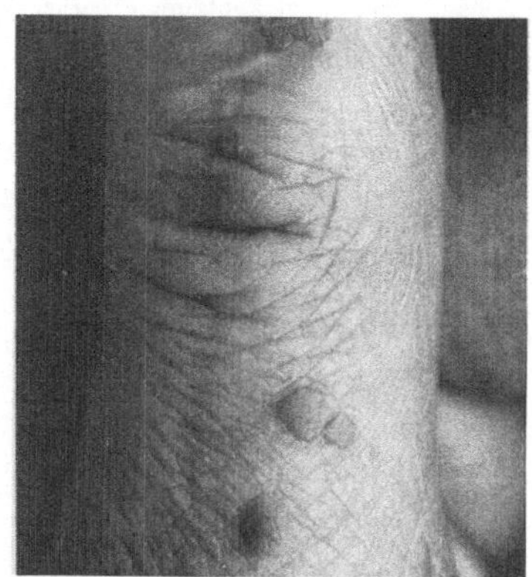
Abb. 85. Polygonale plateauförmige Lichenpapel (Verrucae planae).

die Hornschicht hindurchschimmern sehen (WICKHAMsche Streifen); das Symptom wird deutlicher, wenn man die Hornschicht durch Bestreichen mit Cedernöl aufhellt. Die *Form* des Lichenknötchens ist entsprechend seinem oberflächlichen Sitz plateauartig (daher die Bezeichnung Lichen ruber „planus“, Abb. 84). Von oben besehen ist es nicht rund, sondern polygonal, mosaikartig (Abb. 85), weil seine Grenzen sich nach dem Oberflächenrelief der Haut richten. Nicht selten hat das Lichenknötchen auch kleine Ausläufer, wodurch es sternförmig werden kann. Die charakteristische platte und polygonale Form ist an den allerkleinsten Knötchen am besten zu sehen, zumal wenn man durch seitliche Beleuchtung die glatte Oberfläche aufglänzen läßt (Abb. 86); man muß also diese „Primärefflorescenzen“ aufsuchen, um die Diagnose sicher zu haben. Im

Gegensatz zum Ekzemknötchen zeigt das Lichenknötchen keine Neigung, sich zu höheren Efflorescenzentypen (Bläschen, Pusteln, Erosionen) weiterzuentwickeln.

Das *Ekzemknötchen*, das ist die Primärefflorescenz der banalen oberflächlichen Hautentzündung, sitzt ebenfalls epidermido-cutan, aber doch tiefer wie das Lichenknötchen. Die Hornschicht ist meist nicht verdickt, die Keratohyalinschicht fehlt sogar in der Regel (Parakeratose); die Zellvermehrung sitzt also in den *tieferen* Lagen der Epidermis (Acanthose) und außerdem in der Cutis, deren Zellinfiltrat unterhalb der Papillen nicht plötzlich aufhört, sondern sich in Form perivasculärer Infiltrate noch nach der Tiefe zu fortsetzt (Abb. 83). Die ödematöse Durchtränkung des Gewebes ist hier viel ausgedehnter; sie beschränkt sich nicht auf die Papillen, sondern bringt auch die Epidermis und oft die gesamte Cutis in einen succulenten (saftreichen) Zustand. In der Epidermis führt die starke Flüssigkeitsdurchtränkung zu einem Auseinanderdrängen der Zellen, so daß sich kleine, flüssigkeitsgefüllte Hohlräume bilden (Spongiose, Abb. 83), die gern zu einem größeren Hohlraum konfluieren, wodurch aus der Papula eine Vesicula wird. Infolge der Succulenz und Auflockerung der Epidermis und infolge der Abschuppung und Dünnheit der Hornschicht wird das Ekzemknötchen im Gegensatz zu dem Lichenknötchen sehr leicht aufgekratzt, wobei es im Zentrum punktförmig erodiert oder durch den Nagel fast in toto herausgehoben und dann durch eine stecknadelkopfgroße kreisrunde Erosion mit oder ohne Kruste ersetzt wird (Abb. 87). Durch den abweichenden histologischen Bau werden also die *klinischen* Unterschiede des Ekzemknötchens vom Lichenknötchen gut verständlich.

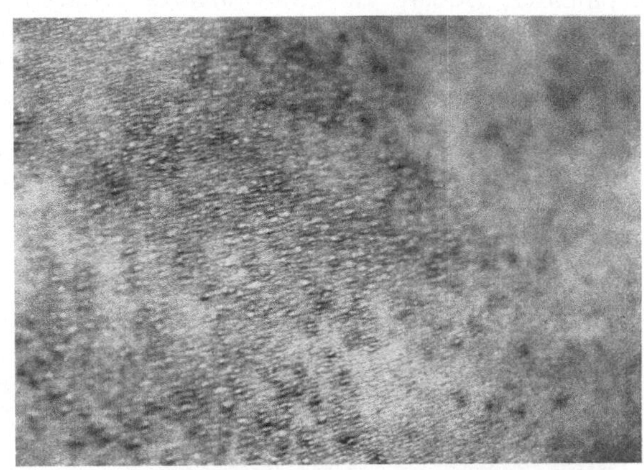

Abb. 86. Winzige glänzende Lichenpapeln (Parapsoriasis lichenoides atrophicans).

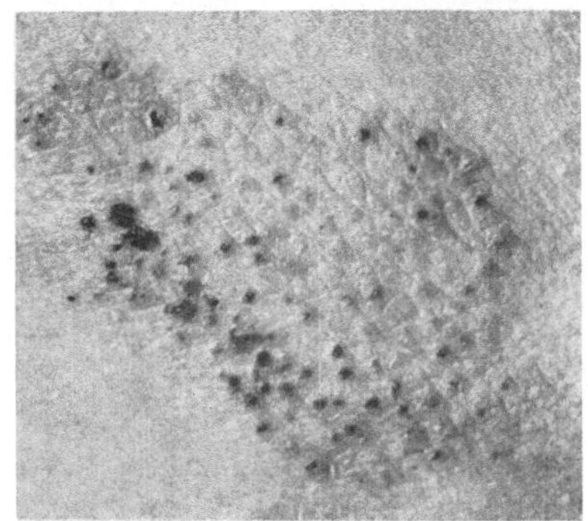

Abb. 87. Aufgekratzte Ekzempapeln (Eczema papulo-erosivum).

Das Ekzemknötchen ist rund, *kalottenförmig*. Nur ausnahmsweise — bei follikulärem Sitz — kann es auch kegelförmig spitz sein. Meist hat es einen unscharfen Rand, so daß die Grenze des Knötchens nicht genau bestimmbar ist (Abb. 88). Das ganze Gebilde hat überhaupt im Gegensatz zum Lichenknötchen etwas undeutliches. Seine Oberfläche hat meist auch keinen Glanz. Sein klinischer Verlauf wird durch den Umstand bestimmt, daß es die Neigung hat, sich infolge der Spongiose zu einem Bläschen und bei Hinzukommen sekundärer Infektionen zu einer Pustel zu entwickeln. Die Ekzempapel bekommt dadurch, im Gegensatz zu der Stabilität des Lichenknötchens, einen typischen Ablauf mit den Stadien: Erythem → Papel → Vesikel → (Pustel) → Erosion → Kruste → Schuppe. Bei den meisten Ekzemen sieht man deshalb mehrere dieser

Stadien nebeneinander, zuweilen kann man selbst die gesamte Entwicklung der Efflorescenz vom Erythem bis zur Schuppe auf der Haut verzeichnet finden.

Bei Papeln von etwas größerem Umfang, die dann auch mehr in die Tiefe reichen, kommt die Kalottenform oft besonders deutlich zum Ausdruck (papulöse Syphilis II, größere Verrucae vulgares, Xanthome). Manche Papeln sind in der Mitte eingesunken (Abb. 89) oder haben im Zentrum eine kleine matte Stelle bzw. ein größeres Feld mit unregelmäßigen Vertiefungen (Molluscum contagiosum).

Knötchen können so dicht nebeneinander stehen, daß sie nicht mehr voneinander getrennte Erhabenheiten, sondern ein gemeinsames Plateau bilden. Dann ist die Haut also flächenhaft infiltriert. Das kommt besonders bei Lichenknötchen vor; darum nennt man diesen Zustand der Haut **Lichenifikation** (oder Lichenisation, Adj. lichenisiert). Oftmals sind dabei an der Peripherie noch alleinstehende Knötchen vorhanden (Abb. 90), oder es stehen Gruppen gesonderter Knötchen in der Nähe (Abb. 91), woraus man das Zustandekommen der Hautveränderung durch Aufeinanderrücken von Knötchen ableiten kann. Ist aber die Lichenifikation durch Zusammenrücken von Knötchen entstanden, dann muß sie auch, ebenso wie das Lichenknötchen selber, aus Zellvermehrung (mit oder ohne Exsudat) bestehen. Die Verdickung ist leicht dadurch festzustellen, daß man eine Falte aufhebt: dann ist die Hautfalte an der lichenifizierten Stelle dicker als eine entsprechende Falte an der symmetrischen oder einer sonst analogen Hautstelle. Die flächenhafte Infiltration der Haut ist aber auch zu *sehen*, und zwar an einer sehr typischen Veränderung des Oberflächenreliefs. Die feinsten Furchen der Hautoberfläche werden nämlich durch das in der Haut befindliche Infiltrat und Exsudat verstrichen, wodurch sich die wenigen übrigbleibenden um so tiefer einkerben; mit einem Worte: das Oberflächenrelief wird *vergröbert*, so daß es an Chagrinleder erinnert (Abb. 90). Ist der Rand der lichenifizierten Hautstelle scharf, dann ist deutlich zu sehen, wie das Niveau der veränderten Haut höher liegt als die normale Umgebung (Abb. 92). Ist der Übergang zum Normalen ein allmählicher, dann ist die Niveaudifferenz natürlich nicht deutlich wahrzunehmen, sondern man sieht nur das vergröberte Hautrelief allmählich in die feinen, kaum sichtbaren Furchen der normalen

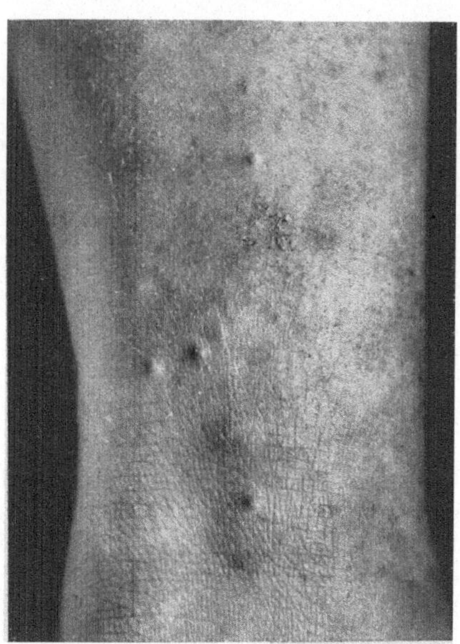

Abb. 88. Runde halbkugelförmige Ekzempapel (Eczema papulosum am Unterarm durch Hausallergen).

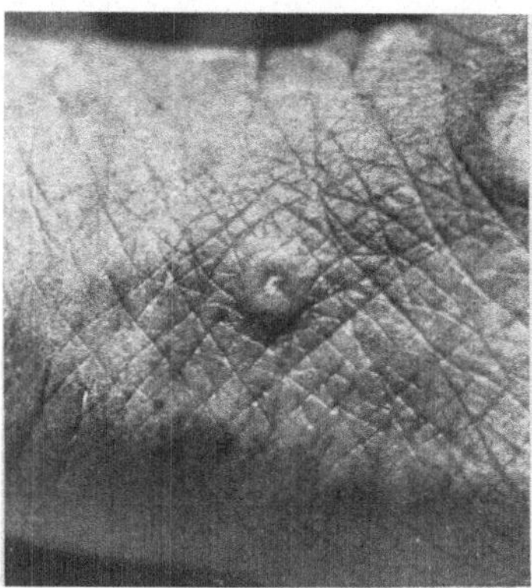

Abb. 89. Papel mit zentraler Einsenkung (Granuloma annulare am Daumen).

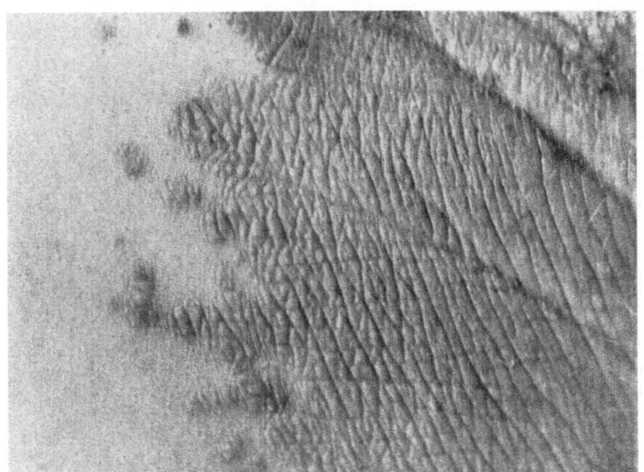

Abb. 90. Lichenifikation (Eczema lichenificatum).

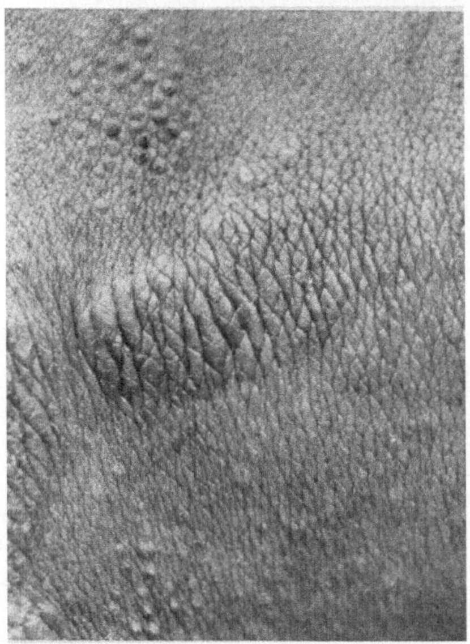

Abb. 91. Lichenifikation mit Papelgruppen in der Umgebung (Eczema lichenificatum).

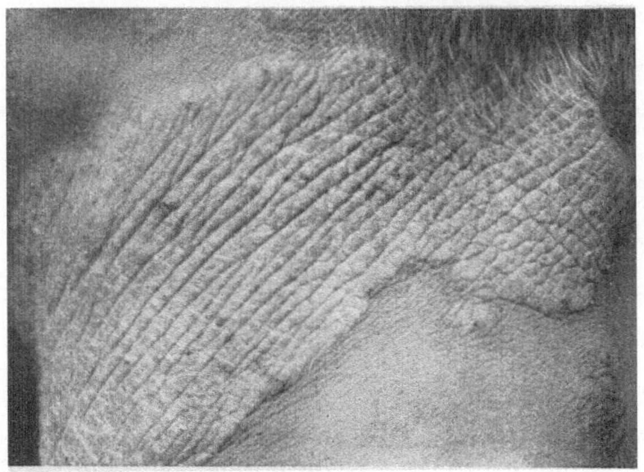

Abb. 92. Lichenifikation mit scharfem Rand (Eczema lichenificatum).

Hautoberfläche übergehen (Abb. 93). Ist die *gesamte* Haut lichenifiziert, so daß keine Grenzen zu finden sind, dann muß man sie mit der Haut einer normalen Person gleichen Alters an derselben Körperstelle vergleichen (Abb. 94a und b).

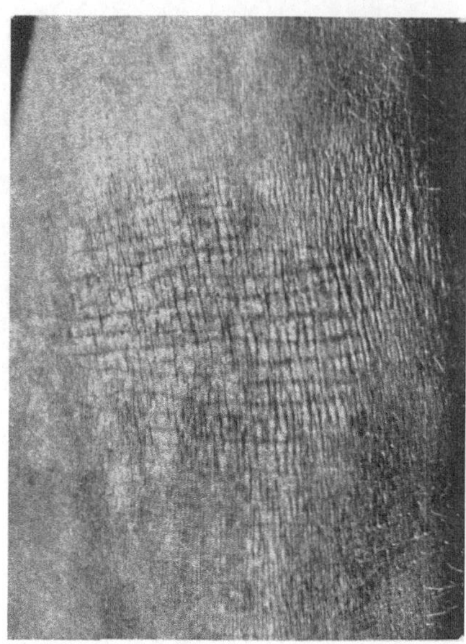

Abb. 93. Lichenifikation mit unscharfem Rand (Eczema lichenificatum).

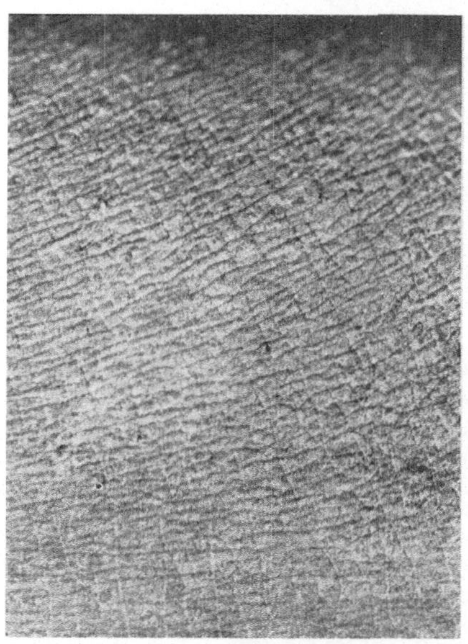

Abb. 94a. Universelle Lichenifikation bei einem jungen Mädchen (Eczema pruriginosum).

Abb. 94b. Normale Haut derselben Körperstelle von einem jungen Mädchen.

Die Lichenifikation kann sehr fein sein (Abb. 95) oder grob (wie in Abb. 90). Die Papeln können so groß und ihre Ränder so abgerundet werden, daß sie an Gehirnwindungen erinnern (hypertrophische Lichenifikation, Abb. 96). Führt die Hautverdickung im Gesicht zu tiefen Einschnitten, zwischen denen die Haut sich vorwölbt, dann spricht man von Leontiasis (Löwenhaut, Abb. 97).

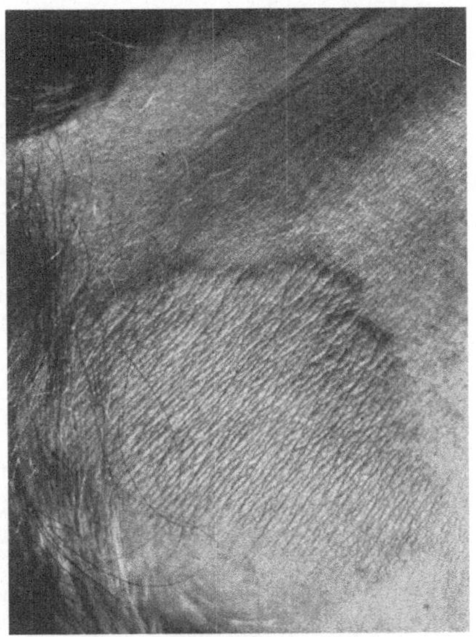

Abb. 95. Feine Lichenifikation (Eczema lichenificatum im Nacken).

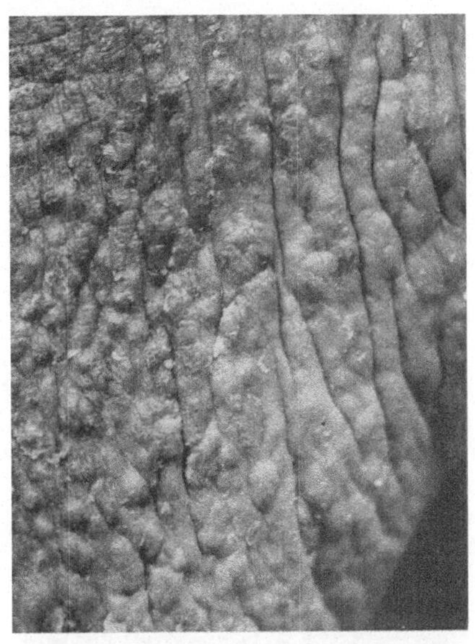

Abb. 96. Hypertrophische Lichenifikation (Eczema lichenificatum an der Innenseite des Oberschenkels).

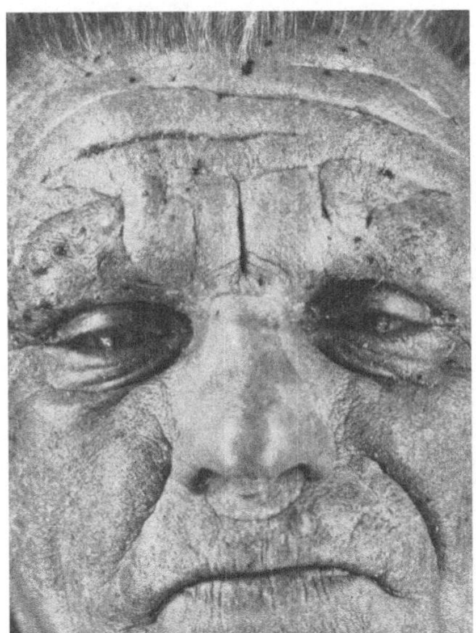

Abb. 97. Leontiasis durch Lichenifikation (Eczema lichenificatum).

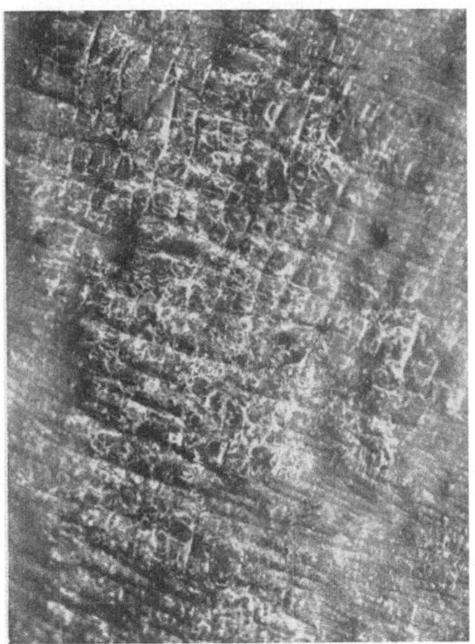

Abb. 98. Squamöse Lichenifikation (Eczema lichenificatum am Oberschenkel).

Die lichenifizierte Haut zeigt infolge des Verschwindens der feineren Furchen auch eine vermehrte *Glätte* und dadurch einen erhöhten *Glanz* (Abb. 93), besonders wenn durch das bestehende Jucken viel daran gerieben wird. In anderen Fällen ist sie umgekehrt matt und wie bestaubt, weil sie mit feinen Schuppen bedeckt ist (Abb. 98); zuweilen sind ihr auch größere Schuppen oder selbst festere Hornmassen aufgelagert, die an Warzen erinnern (Abb. 99). Oft sieht man innerhalb der veränderten Hautfläche punkt- bis stecknadelkopfgroße

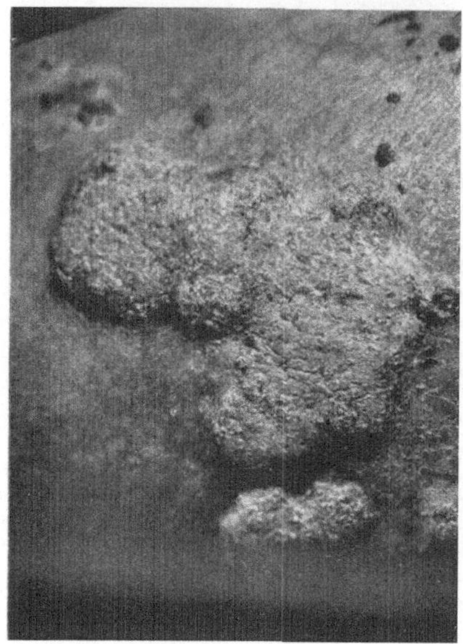

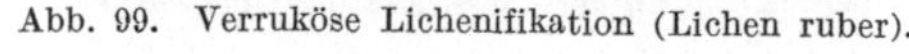

Abb. 99. Verruköse Lichenifikation (Lichen ruber).

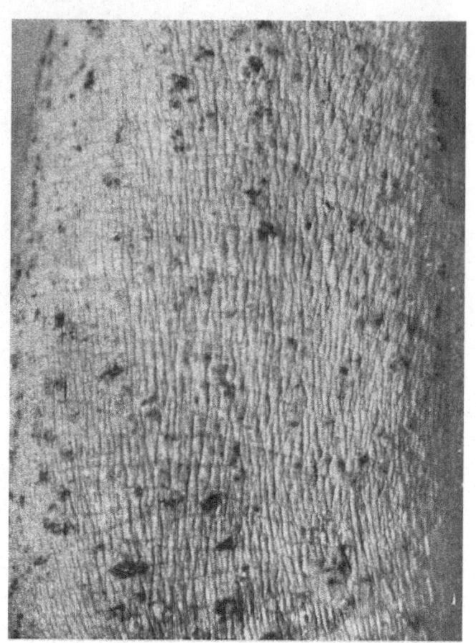

Abb. 100. Lichenifikation mit aufgekratzten Knötchen (Eczema pruriginosum am Oberarm).

Erosionen, welche anzeigen, daß hier einzelne eingesprengte Knötchen (oder Bläschen) aufgekratzt worden sind (Abb. 100). Die *Farbe* der lichenifizierten Hautstelle kann rot sein infolge der entzündlichen Hyperämie; oft aber ist sie

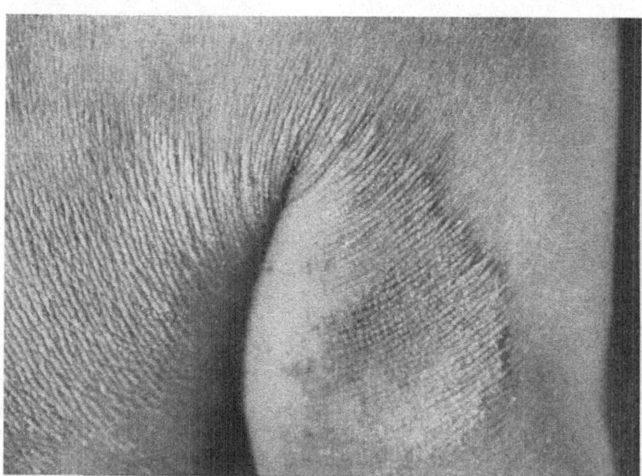

Abb. 101. Verstärktes Hautrelief durch Hyperkeratose (Erythrokeratodermia variabilis an der Achselfalte).

blaß und hat ein fahlgraues Aussehen. Nach längerem Bestande stellt sich meist Hyperpigmentierung ein, in selteneren Fällen Depigmentierung. Auch die umgebende Haut kann hyperpigmentiert sein.

Eine stärkere Akzentuierung und Vergröberung des Oberflächenreliefs kann außer durch Acanthose und Cutisinfiltration auch durch *andere* Prozesse zustande kommen, besonders durch Verdickung der Hornschicht (Ichthyosis, Abb. 101).

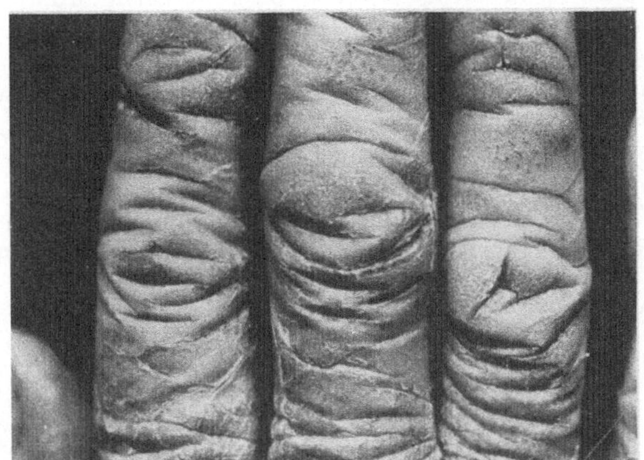

Abb. 102. Lichenifikation an den Fingern (Eczema lichenificato-squamosum).

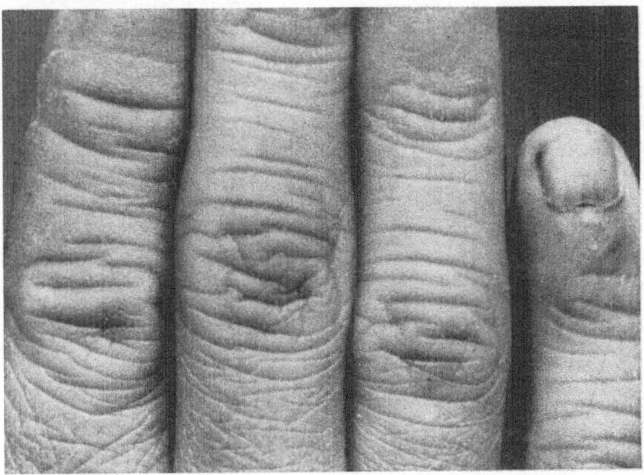

Abb. 103. Verstärktes Hautrelief an den Fingern durch Hyperkeratose (Ichthyosis congenita partim sanata).

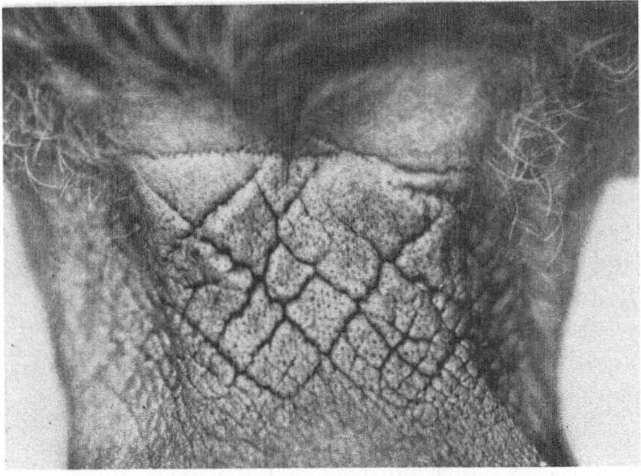

Abb. 104. Gigantisches Hautrelief bei Cutis rhomboidea.

Zumal an den Fingern kann dann die Ichthyosis der Lichenifikation sehr ähnlich sehen und mit ihr verwechselt werden (Abb. 102 und 103). Auch bei Muttermälern, bei Cutis elastica (Gummihaut) und im Greisenalter entsteht durch die Runzeln eine deutliche Hautfelderung, besonders im Gesicht. Der höchste Grad von Vergröberung des Hautreliefs wird bei der Cutis rhomboidea nuchae angetroffen (Abb. 104) und kommt hier durch eine fibröse Verdickung des degenerierten Bindegewebes der Cutis zustande.

Eine Ekzempapel in dem hier besprochenen Sinne ist auch die Papel der Prurigo. Auch die *Prurigopapel* ist eine mehr oder weniger gewölbte, rundliche,

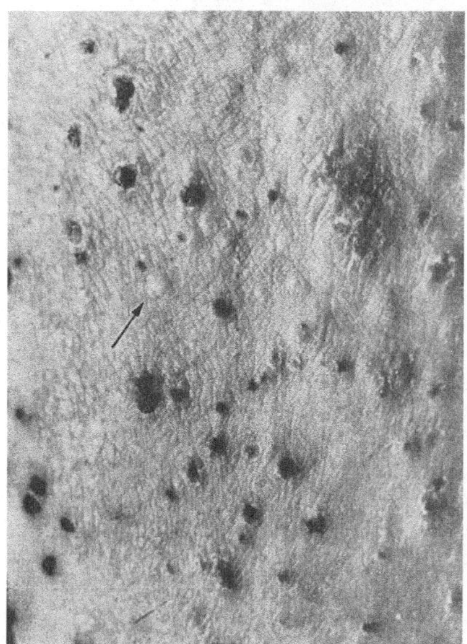

Abb. 105. Prurigopapel, zum Teil aufgekratzt (chronisch-papulöses Ekzem).

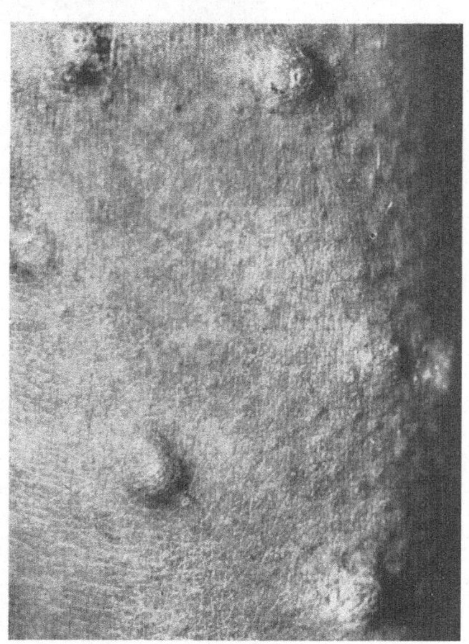

Abb. 106. Stumpfe (obtuse) Papel (Lichen obtusus s. nodularis).

seltener spitze (follikuläre) Erhabenheit mit unscharfen Grenzen, so daß sie sich undeutlich abzeichnet und oft nicht leicht zu erkennen ist, zumal auch ihre Farbe, die freilich rötlich oder bräunlich sein kann, meist der normalen Haut entspricht. Trotzdem ist ihr Vorhandensein in der Regel leicht festzustellen, und zwar an den punktförmigen bis über stecknadelkopfgroßen rundlichen Erosionen oder Blutkrüstchen, die an der Stelle weggekratzter Knötchen stehen (Abb. 105). Besteht ein disseminierter Ausschlag aus aufgekratzten Knötchen, die Prurigoknötchen ähneln, so nennt man ihn „*pruriginös*". Pruriginös bedeutet folglich „papulo-erosiv"[1], und zwar wird der Ausdruck gewöhnlich nur für disseminierte Ausschläge dieser Art angewandt (die also hinsichtlich ihrer Lokalisation der Prurigo Hebrae entsprechen) und nicht für circumscripte (die dem Lichen Vidal, der „Prurigo vulgaris", entsprechen würden). Ist die Prurigopapel nicht aufgekratzt, so ist ihre Oberfläche wie die jeder chronischen Ekzempapel bald glatt, beinahe glänzend, häufiger aber fein schuppend und matt. Diese klinischen Kennzeichen bieten bereits deutliche Hinweise darauf, daß auch der histologische Bau der Prurigopapel mit dem der Ekzempapel übereinstimmt, nur daß bei ihr die Acanthose noch mehr im Vordergrunde steht und die starke Neigung zur Weiterentwicklung in ein Bläschen fehlt.

---

[1] Es bedeutet also nicht etwa juckend (pruriens), trotzdem Jucken (Pruritus) dazugehört. Vgl. S. 194.

Ekzem- bzw. Prurigopapeln können sich, offenbar durch Apposition einer Gruppe dicht aneinander gedrängter Infiltrationsherde, zu größeren Papeln auswachsen, die dann bis über erbsengroße, halbkugelförmige Erhabenheiten bilden mit einer Oberfläche, die, falls sie nicht exkoriiert ist, glatt sein kann, eventuell mit vergröbertem Relief, häufiger aber durch Schuppenbildung matt oder wie

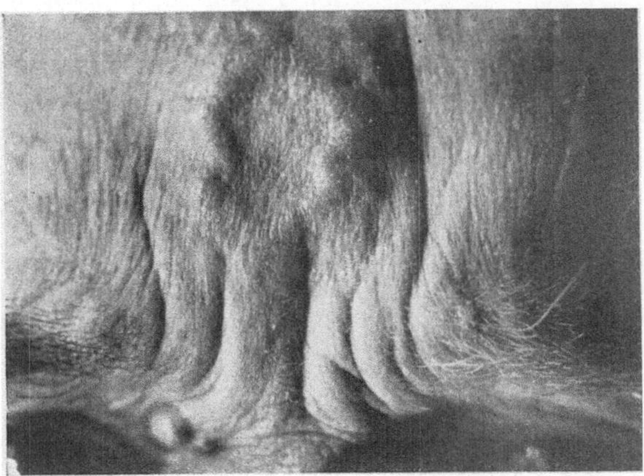

Abb. 107. Scheibentuber (mit eingesunkenem Zentrum, bei Syphilis III).

gepunzt aussieht, oder selbst verrukös ist. Diese großen, bald in Gruppen, bald in weiten Abständen voneinander einzeln stehenden Papelhaufen werden noduläre oder *obtuse Papeln* (stumpfe Papeln, Riesenpapeln) genannt (Abb. 106). Sie können als umschriebene, großpapulöse Lichenifikationsherde aufgefaßt

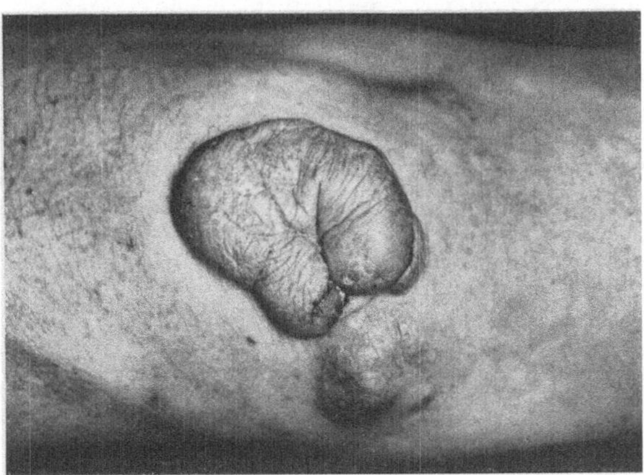

Abb. 108. Kugeltuber (Xanthoma tuberosum am Ellbogen).

werden. Sie sind meist blaß, hautfarben, öfters aber anch pigmentiert und zuweilen verhornt. Sie haben die unangenehme Eigenschaft, daß sie sehr therapieresistent sind, merkwürdigerweise viel resistenter wie Lichenifikationen von größerem Umfang.

Für diejenigen soliden Erhabenheiten auf der Haut, die so groß sind, daß man sie nicht mehr als Papeln bezeichnet (größer als eine Linse, Erbse oder Mandel), ist die Terminologie nicht mehr so eindeutig und so bestimmt wie bei den bisher besprochenen Efflorescenzen. Zell- und Substanzvermehrungen von größerem Umfang heißen durch Gewohnheitsrecht bei der einen Krankheit so, bei der anderen wieder anders. Für tiefliegende, von der Umgebung gut abgesetzte größere Papeln (Linsen- bis Mandelgröße) pflegt man in gewissen Fällen den Ausdruck *Nodulus* zu gebrauchen. Der Nodulus ist also einfach eine Sonderform der Papel, und zwar eine große subcutane oder cutan-subcutane Papel mit scharfer Abgrenzung. Für umfangreichere Knoten wird bei gewissen Krankheiten *Tuber*, bei anderen *Nodus* gesagt; in einem Falle, nämlich bei der knotigen Hypertrophie von Talgdrüsen und Bindegewebe der Nase, spricht man statt dessen von *Phyma* (Knollen). Am besten tut man wohl, den Ausdruck Tuber für mehr oberflächliche, den Ausdruck Nodus für tiefere Knoten von Haselnußgröße und darüber zu verwenden. Dann sind **Tubera** epidermido-cutane bis cutan-subcutane Knoten, die die Haut wenig (Scheibentumor, Abb. 107) oder mehr (Kugeltumor, Abbildung 108) überragen, womöglich sogar am Grunde eingeschnürt sind (Abb. 109), **Nodi** dagegen subcutane oder subcutanmuskuläre, subcutan-knöcherne usw. Verdichtungen, die sich infolge ihrer tiefen Lage nur ganz flachkugelig (Abb. 110) oder selbst gar nicht (Abb. 111) über das Hautniveau erheben. Die Tubera können flach sein, also gewissermaßen eine Papel darstellen, die sich nur nach der Fläche zu stark vergrößert hat, oder sie können halbkugelige bzw. knollige Hervorwölbungen bilden. Danach kann man *Scheibentuber* und *Kugeltuber* unterscheiden. Freilich muß das Scheibentuber auch nach der Tiefe zu etwas kompakter sein als ein gewöhnliches Knötchen, denn sonst entsteht nur eine Lichenifikation.

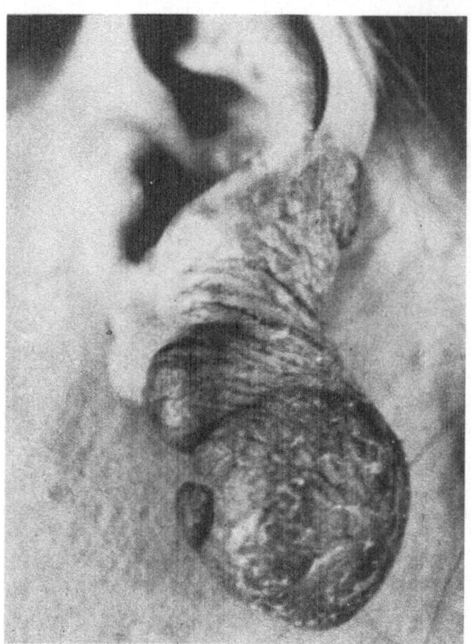

Abb. 109. Eingeschnürtes Tuber (Lupus tumidus).

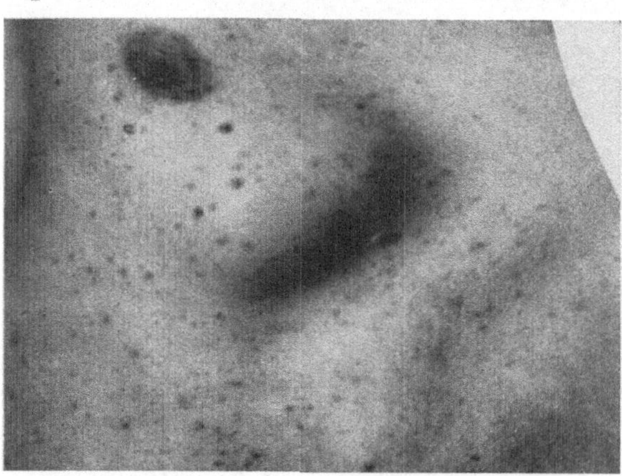

Abb. 110. Nodus, vorgewölbt (Morbus Recklinghausen).

Die anatomische Grundlage aller dieser Knotenbildungen können umfangreiche entzündliche Zellinfiltrationen (tuberöse Syphilis, Erythema nodosum), Zellneubildungen (Neoplasmen) oder Gewebshypertrophien sein. Häufig haben sie einen zerstörenden Charakter und führen zu eitrigem Zerfall. Dann bilden sich aus den Tubera tiefe, wie ausgestanzte Geschwüre mit bogenförmigen Rändern (tubero-ulceröse Syphilis), aus den Nodi analoge nodös-ulceröse Prozesse (z. B. Erythema Bazin) bzw. noch häufiger Abscesse und Fisteln. Für solche Knoten mit Neigung zu Ulceration und Absceßbildung ist auch der Ausdruck *Gumma* im Gebrauch, der in der französischen

Literatur auf alle Nodi abscedentes infektiösen Charakters, in der deutschen jedoch ausschließlich auf die syphilitischen angewendet wird (vgl. S. 43).

Im übrigen kann man in allen Fällen größerer Gewebsvermehrungen von *Infiltrat* sprechen, wenn es sich um entzündliche Zellansammlungen handelt, von *Tumor* (Geschwulst) auch bei allen *anderen* Zell- und Gewebsvermehrungen, sowie in denjenigen Fällen, bei denen man sich über die Grundlage der bestehenden Verdickung vorläufig noch nicht im klaren ist. „Tumor" ist also ein Begriff, der gewissermaßen über den anderen schwebt, weil er nichts Spezielles präjudiziert, sondern in gleicher Weise auf geschwulstmäßige Zellvermehrungen (Neoplasmen), auf Infiltrate (Tubera und Nodi), auf Gewebshypertrophien (Elephantiasis, Abb. 112; Rhinophyma) und selbst auf ödematöse Schwellungen angewandt werden kann, wenn sie nur einen größeren Umfang haben. Gebilde von *kleinem* Umfang werden nur dann als Tumor bezeichnet, wenn ihnen ein geschwulstmäßiges Wachstum zugrunde liegt; in diesem Falle ist dann der Ausdruck Tumor nicht einfach morphologisch als Bezeichnung für eine Efflorescenz zu verstehen, sondern stellt bereits eine Diagnose dar, nämlich die Diagnose einer bestimmten Krankheitsgruppe: Geschwulst, -om (Epitheliom, Sarkom usw.). Man muß deshalb bei dem Wort Tumor stets darauf achten, ob damit die Efflorescenz oder das Krankheitsbild (Geschwulst) gemeint ist.

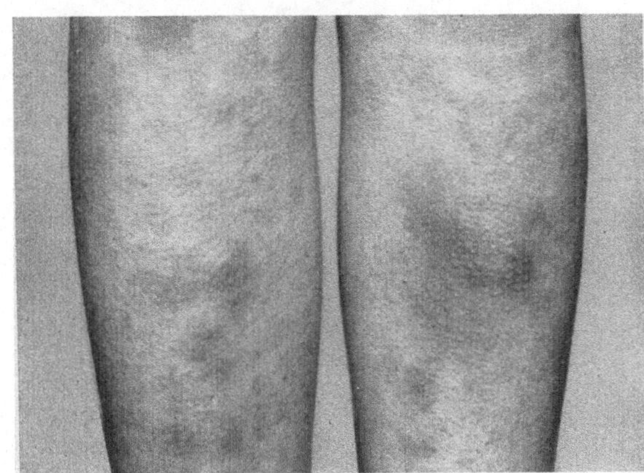

Abb. 111. Nodus, flach (Erythema nodosum).

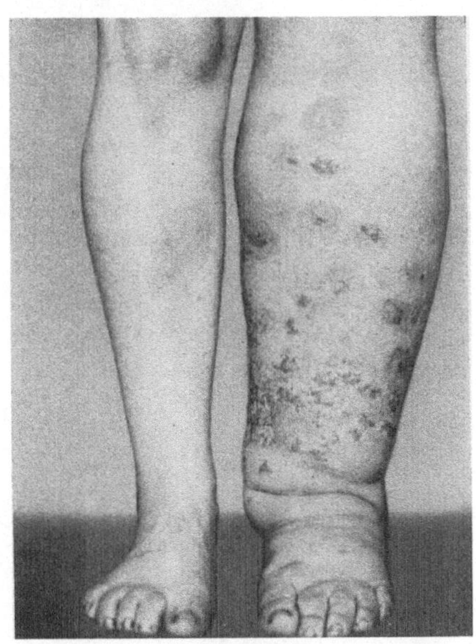

Abb. 112. Tumor (Elephantiasis e lupo).

Außer diesen kleineren und größeren Erhabenheiten — von der Papel bis zum Tumor — gibt es noch solche, die aus vielen kleinen, dicht gedrängten, bald rundlichen, bald spitzen bis fadenförmigen Vorsprüngen bestehen. Man bezeichnet sie als **Vegetationen**. Vegetationen können eine fein oder grob gekörnte Fläche bilden oder himbeerartig (frambösiform) bzw. blumenkohlartig gebuckelt oder rasenartig ausgebreitet sein. Sie können unter dem Hautniveau in Wunden und Geschwüren (Granulationen) bzw. einfach auf der Haut sitzen (bei Ichthyosis verrucosa, bei Jod- und Bromexanthemen, nach Blasenausschlägen, Pemphigus vegetans), oder auch auf der Oberfläche anderer Erhabenheiten wie Knötchen und Tumoren. Die Vegetationen in Geschwüren, *Granulationen* genannt, sehen frischrot, glänzend und körnig aus (Abb. 113). Sie sind ein gefäß- und zellreiches

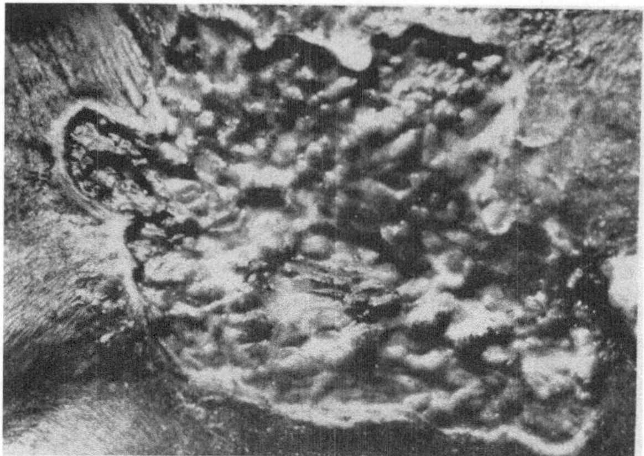

Abb. 113. Granulationen auf dem Geschwürsboden.

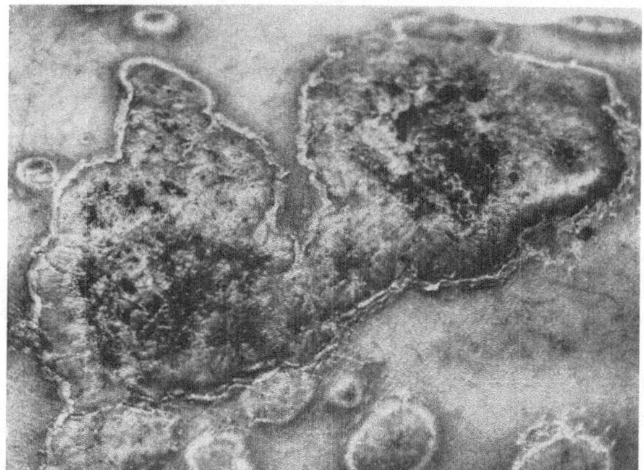

Abb. 114. Erosive Vegetationen mit gleichmäßig vorgewölbter Oberfläche und Collerette (bullöses Bromexanthem)

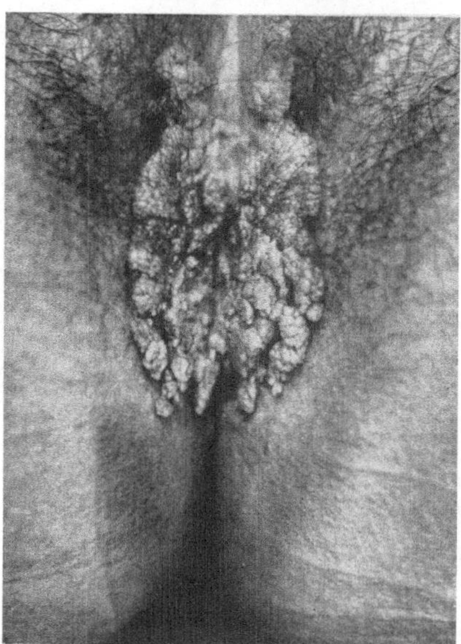

Abb. 115. Erosive Vegetationen mit spitzen Vorsprüngen (Condylomata acuminata).

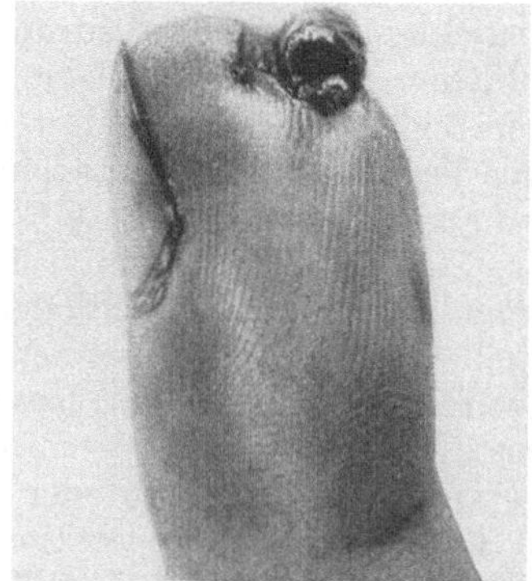

Abb. 116. Erosive Vegetation, hypertrophisch (Granuloma teleangiectaticum).

Narbenvorgewebe, das die Heilung per secundam besorgt, und aus dem sich schließlich das gefäß- und zellarme fertige Narbengewebe entwickelt. Erreicht die Wucherung bei ihnen höhere Grade, so spricht man von hypertrophischen

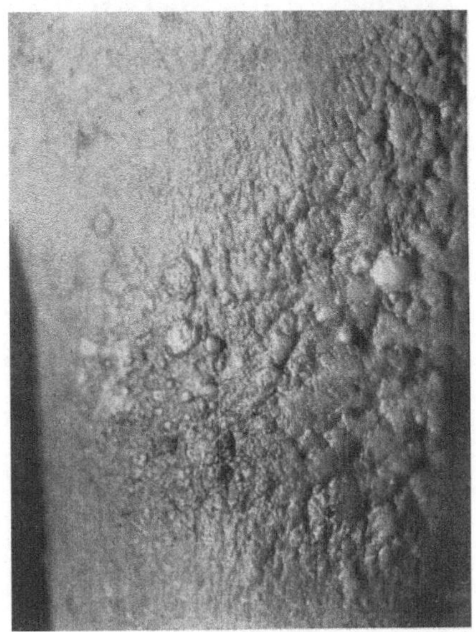

Abb. 117. Papulöse Vegetationen mit rundlichen Vorsprüngen (bei Elephantiasis am Unterschenkel).

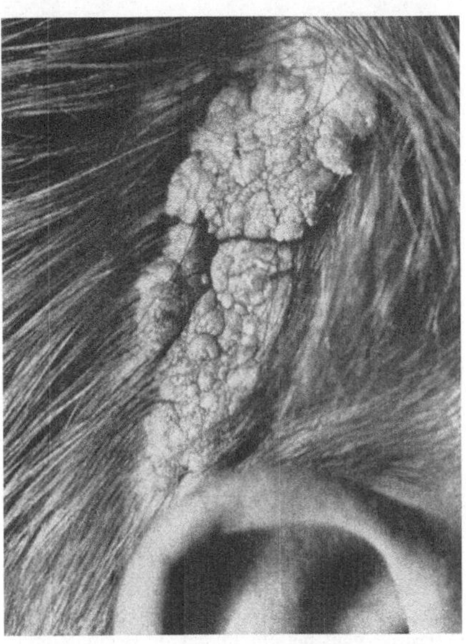

Abb. 118. Papulöse Vegetationen mit spitzen Vorsprüngen (Naevus papillomatosus).

Granulationen (Caro luxurians). Auch auf *nicht*ulcerierter Haut, selbst auf Papeln oder Tumoren (auch auf gestielten) sitzende Vegetationen sehen, wenn ihnen

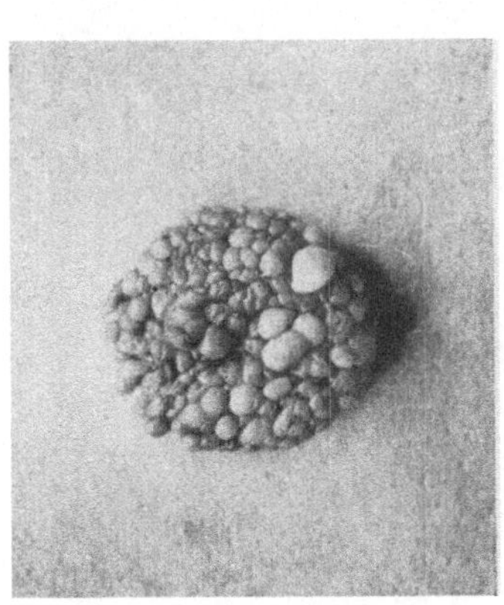

Abb. 119. Papulöse Vegetationen, frambösiform (Lentigo morula).

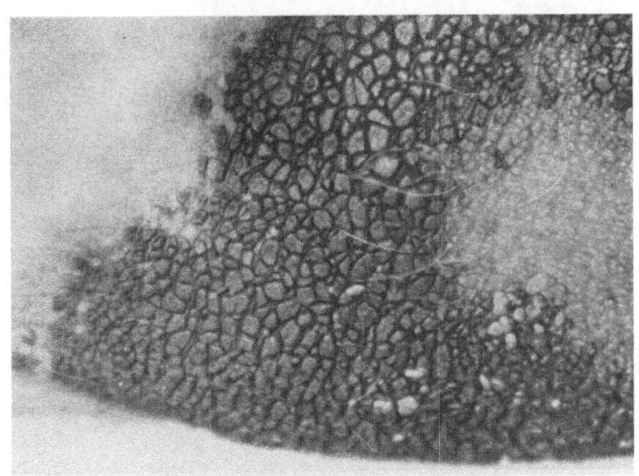

Abb. 120. Keratotische Vegetationen, grobkörnig (Naevus ichthyosiformis am Oberarm).

die Hornschicht fehlt, frischrot, glänzend und feucht aus; das sind die nackten oder *erosiven Vegetationen*. Sie können kissenförmig vorgewölbt und glatt sein (Abb. 114) oder aus runden bis spitzen Papeln bestehen (Abb. 115). Sind sie auf dem Boden einer Blase entstanden, dann sieht man am Rande meist noch den Rest der Blasendecke als grobe Schuppenkrause (Collerette, Abb. 114). Ihre Oberfläche kann ulceriert sein (Ulcus molle elevatum). Das gesamte Vegetationsbeet kann am Grunde eingeschnürt sein oder selbst auf einem Stiel sitzen, wodurch man an eine Himbeere oder an Blumenkohl erinnert wird,

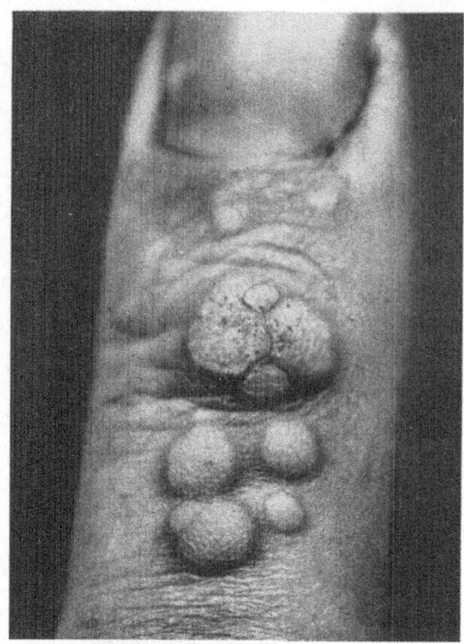

Abb. 121. Keratotische Vegetationen, gepunzt (Verrucae vulgares am Finger im Beginnstadium).

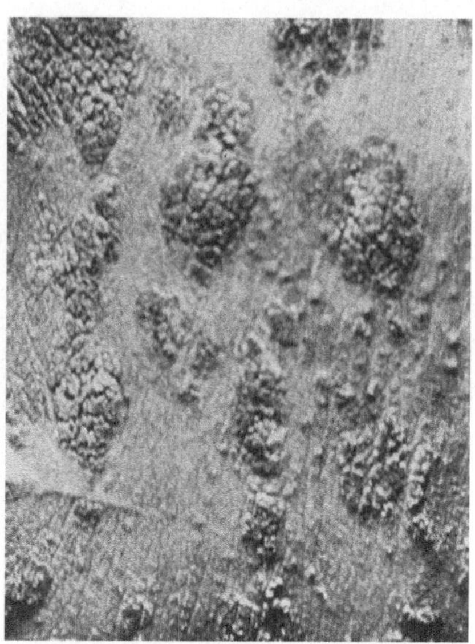

Abb. 122. Keratotische Vegetationen, körnig (Golddermatitis).

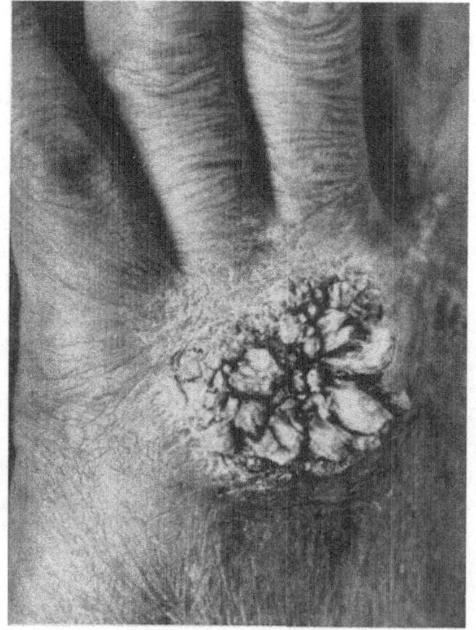

Abb. 123. Keratotische Vegetationen, stachelförmig (Verruca vulgaris hystriciformis).

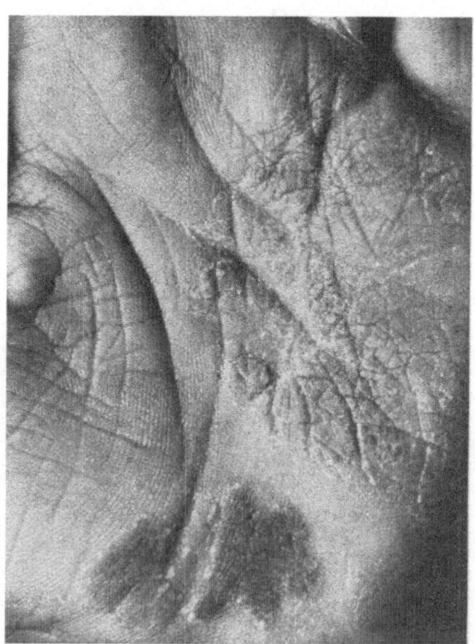

Abb. 124. Keratose nach papulösen Vegetationen (Epidermolysis bullosa dystrophica vegetans).

oder, wenn ihre Oberfläche glatt ist, an eine Erbse und eine Murmel (Granuloma teleangiectaticum, Abb. 116). Überzieht die Vegetationen ein unbeschädigtes Epithel, dann sind sie natürlich trocken und haben mehr oder weniger die Farbe der

Haut: papillomatöse oder *papulöse Vegetationen.* Auch die papulösen Vegetationen können plateauartig flach („lichenoid") und mehr rund (Abb. 117) oder mehr spitz (Abb. 118) sein; auch sie können auf einem Stiel sitzen und dadurch einer Himbeere (Morula, kleine Maulbeere) ähneln (Abb. 119). Ist die Hornschicht der Vegetationen verdickt, dann fühlen sie sich hart an und haben eine gelbe bis graue bis schwarze Farbe: verruköse oder *keratotische Vegetationen* (Verrukositäten, Abb. 120). In leichten Fällen sieht dann die Oberfläche so aus, als ob sie gepunzt ist (Abb. 121), bei stärkerer Keratose werden die Erhabenheiten körnig (Abb. 122) oder selbst spitz wie Stacheln und Fäden (Abb. 123). Gewöhnliche papulöse Vegetationen können sich noch nachträglich zu keratotischen umformen (Abb. 124).

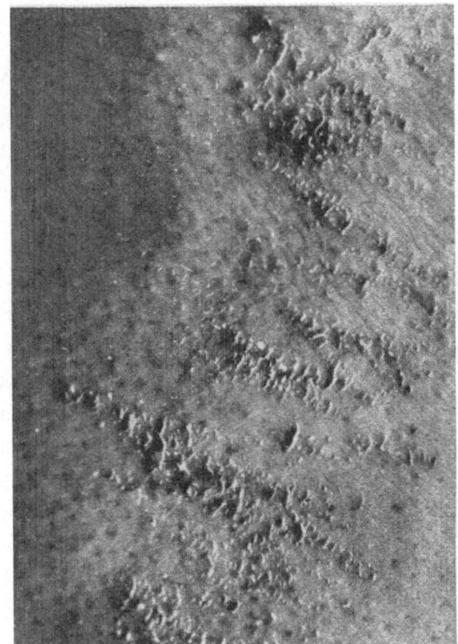
Abb. 125. Squamöse Kratzstriche auf normaler Haut.

Statt von vegetierenden wird auch oft von „papillären" Auswüchsen gesprochen. Dieser Ausdruck kann leicht zu der Meinung verleiten, daß solche Auswüchse ein sichtbares Bild der verlängerten Cutispapillen wären. In Wirklichkeit aber sind dabei die Papillen zwar verlängert, doch entspricht jede einzelne Vegetation *mehreren* Papillen, die auf der gleichen Bindegewebs- und Gefäßsprosse vereinigt sind. Das Wort „papilläre" Vegetationen ist deshalb besser zu vermeiden.

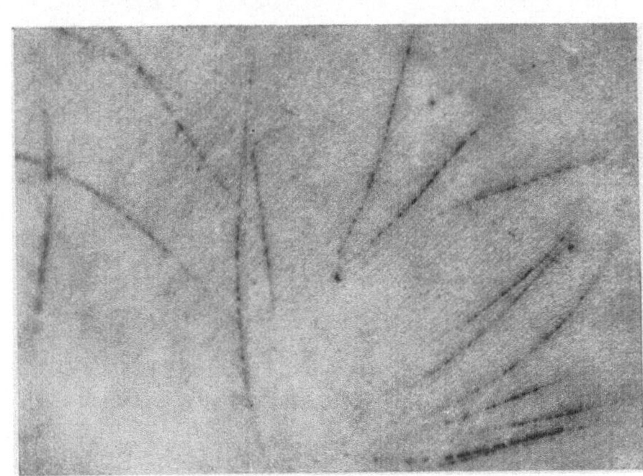
Abb. 126. Excoriative Kratzstriche auf normaler Haut.

Die bei Hautkrankheiten zu beobachtenden Efflorescenzen können auch eine *Vertiefung* des Hautniveaus mit sich bringen. Das ist in erster Linie bei allen *Oberflächendefekten* der Haut der Fall. Solche Substanzverluste können bis in verschiedene Tiefen vordringen. Kratzt man nur mäßig stark über die Hautoberfläche hin, so wird man nur Hornschicht, also nur Schuppen herabholen. Es entsteht ein von Hornschichttrümmern umsäumter Strich; der Grund ist dann trocken (Abb. 125). Dringt der kratzende Nagel tiefer ein, so kommt er bis in die lebende Epidermis, bis in das Stratum acanthoticum (Stratum Malpighi, Abb. 126); in diesem Fall ist der Boden feucht, es sickert heller Gewebssaft aus ihm hervor. Dies bezeichnet man als *Erosion* (Abb. 127). Reicht die Verletzung noch etwas tiefer hinab, so werden

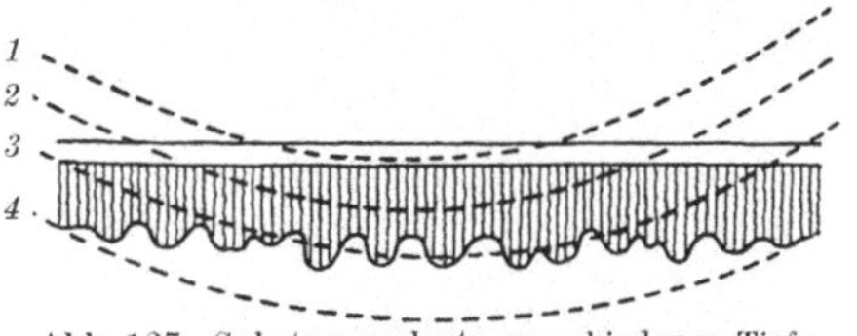

Abb. 127. Substanzverluste verschiedener Tiefe. *1* Schuppung; *2* Erosion; *3* Exkoriation; *4* Vulnus.

die Papillen getroffen und abgekappt, es entsteht eine punktförmige, bei flächenhafter Aufschürfung siebartige Blutung; dies nennt man *Excoriation* (Abb. 127). Dringt die Verletzung bis in das eigentliche Bindegewebe vor, so wird die Blutung gleichmäßig und reichlicher; dann sprechen wir von *Vulnus* (Wunde).

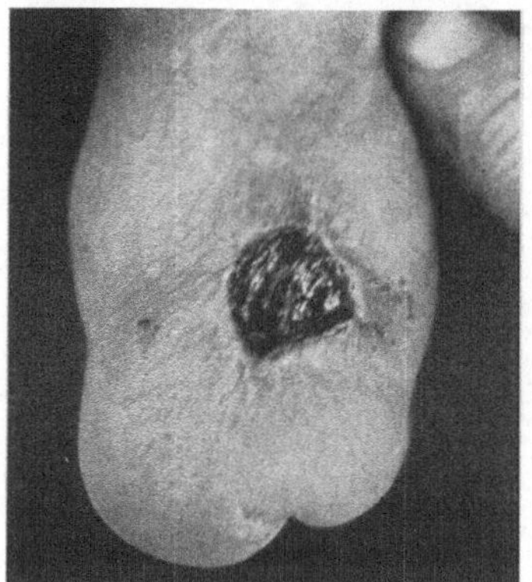

Abb. 128. Erosion (syphilitischer Primäraffekt).

Erosionen kommen nicht nur durch Traumen, sondern auch durch Ablösung der oberen Epidermislagen infolge macerierender Vorgänge (Ekzeme zwischen den Zehen und unter den Mammae, Balanitis erosiva) und infolge entzündlicher Prozesse (syphilitischer Primäraffekt, Abb. 128) zustande. Besonders häufig aber entstehen sie dadurch, daß eine in der Epidermis oder zwischen Epidermis und Cutis gebildete Vesikel oder Bulla ihre Decke verliert (Abb. 58, S. 39). Die hierdurch zutage tretende Erosion ist meist durch ihre kreisrunde Form und durch den am Rande oft noch vorhandenen Rest der Blasendecke (Collerette, Coronella) als vesiculogen bzw. bullogen zu erkennen. Allerdings kann eine solche Epithelkrause um Erosionen herum auch ohne vorherige Blasenbildung vorhanden sein, wie z. B. bei der Balanitis erosiva oder bei der durch Soorinfektion verursachten Erosio interdigitalis; in diesen Fällen wird sie von Epidermisresten gebildet, die durch Maceration von der Unterlage losgelöst sind. Den vesiculogenen Erosionen der Schleimhaut (Aphthen) fehlt die Collerette, doch ist bei ihnen die runde oder ovale Form besonders deutlich.

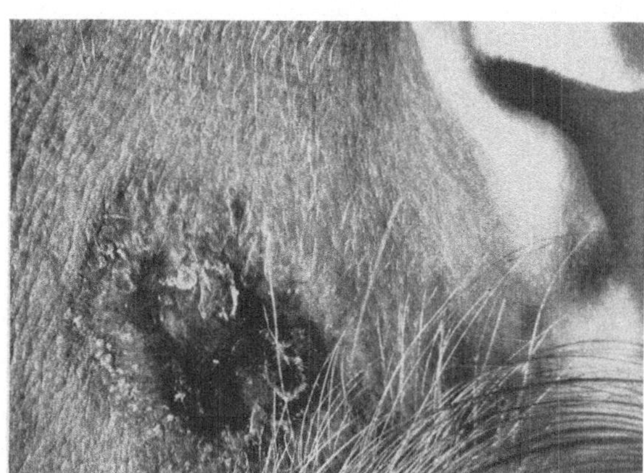

Abb. 129. Erosionsähnliche Abschuppung (Lupus erythematodes).

Für manche aus Blasen entstandenen Erosionen ist es charakteristisch, daß sich statt einer glatten Abheilung auf ihrem Boden Vegetationen bilden (Pemphigus vegetans, vegetierende Formen von bullöser Impetigo, bullöses Bromexanthem; Abb. 114, S. 60). In anderen Fällen bilden sich bei der Heilung der Blasengründe milienartige Epithelcysten (Epidermolysis bullosa dystrophica), wie man sie öfters auch in traumatischen Narben findet.

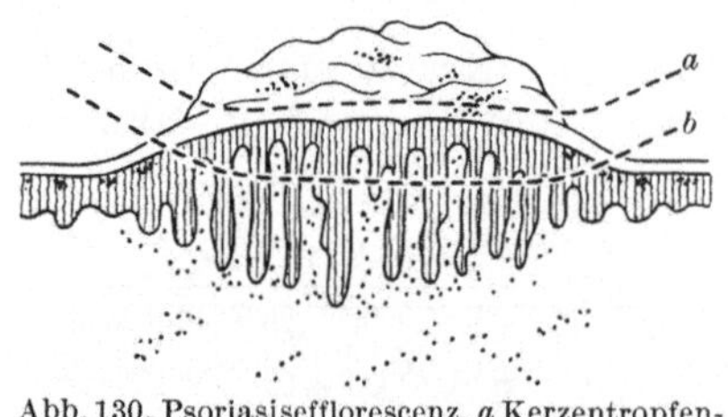

Abb. 130. Psoriasisefflorescenz. *a* Kerzentropfenphänomen; *b* punktförmige Blutung.

Mit den Erosionen darf man gewisse tiefgehende Abschuppungen nicht verwechseln, die bei entzündlichen Erkrankungen wie dem Lupus erythematodes ebenfalls tiefdunkelrot und glänzend aussehen können, die dabei aber trocken sind, wovon man sich durch Berühren überzeugen kann. Dies sind also erosionsähnliche, *pseudoerosive Abschuppungen* (Abb. 129).

Excoriationen können durch Kratzen oder als Riß- und Schürfwunden schon auf normaler Haut entstehen, kommen aber besonders leicht zustande, wenn die Papillen der Cutis stark verlängert sind, so daß ihre Spitzen leicht abgekappt werden können (Abb. 130). Das ist am ausgesprochensten bei der Psoriasis der Fall. Deshalb wird die punktförmige, siebartige Blutung nach stärkerem Kratzen als diagnostisches Symptom bei der Psoriasis gewertet und diese Art der Blutung auch als *psoriasiforme Blutung* bezeichnet.

Nach der Abheilung von Erosionen und Excoriationen bleiben häufig noch für einige Zeit Hyperpigmentationen oder Depigmentationen (Melanoderme oder Leukoderme) zurück (s. Abb. 59 und 60, S. 39).

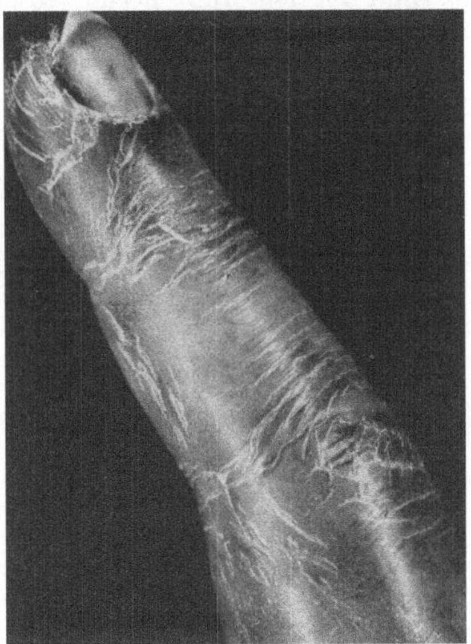

Abb. 131. Fissurae squamosae (Erysipeloid).

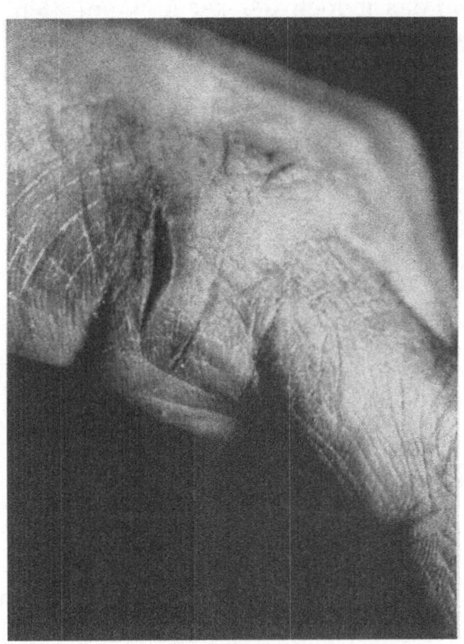

Abb. 132. Fissurae excoriativae (Eczema keratoticum).

Zu den Erosionen und Excoriationen rechnet man auch die *Fissuren* oder *Rhagaden* (Schrunden), strichförmige Einrisse in die Haut, die durch Zerrung und Dehnung zustande kommen. Darum sind sie natürlich besonders dort lokalisiert, wo an die Elastizität der Haut die größten Ansprüche gestellt werden, also an der Stelle natürlicher Bewegungsfalten über den Gelenken und an den Übergangsstellen von Haut und Schleimhaut (Mundwinkel, After). Infolgedessen verlaufen sie auch stets senkrecht zur Dehnungsrichtung der Haut. Sie können sehr oberflächlich sein, nur in der Hornschicht liegen, die — z. B. über einer Hautschwellung — gewissermaßen auseinanderplatzen kann (Abb. 131); ich nenne das Hornschichtfissuren, *Fissurae squamosae* (s. auch Abb. 196, S. 92). Andererseits können sie bis in die lebende Epidermis und selbst durch diese hindurch bis in die Cutis gehen, so daß sie nässen, bluten und schmerzen; das sind die Fissuren im engeren Sinn: *Fissurae excoriativae* (Abb. 132).

Entsprechend der geschilderten Entstehungsweise liegt bei den Fissuren nur eine Kontinuitätstrennung, eine Spaltung der Haut vor und meist kein Substanzverlust. Gewöhnlich sitzen sie sogar auf einem infiltrierten (Psoriasis, Ekzem, Abb. 132) oder papulös elevierten (syphilitische Papeln an den Mundwinkeln) Grunde, da ein entzündliches Infiltrat die häufigste Ursache des Elastizitätsverlustes ist, der an dem Einreißen der Haut die Schuld trägt. In anderen Fällen liegt der Grund für die mangelnde Elastizität in der Spannung der Hornschicht (z. B. auf akut-entzündlich geschwollener Haut oder auf geschrumpften Narben). Ist doch das Stratum corneum diejenige Hautschicht, welche am wenigsten dehnbar ist und die deshalb nur durch Verstreichen der Hautfelderungsfurchen ihre Oberfläche vergrößern kann. Fehlen aber diese Riefen, wie es auf Narben der Fall ist, dann muß die Hornschicht bei größerer Zerrung einreißen.

In der Tiefe der excoriativen Fissuren liegt die Epidermis oder der oberste Teil der Cutis bloß, so daß sie — wie alle anderen Erosionen und Excoriationen — nässen oder bluten. Nur selten werden die Risse so tief, daß nach der Abheilung eine Narbe in Form einer feinen Furche zurückbleibt; in typischer Weise findet man das jedoch bei der kongenitalen Syphilis rund um den Mund herum, so daß man an den radiärgestellten strichförmigen Närbchen daselbst die Diagnose

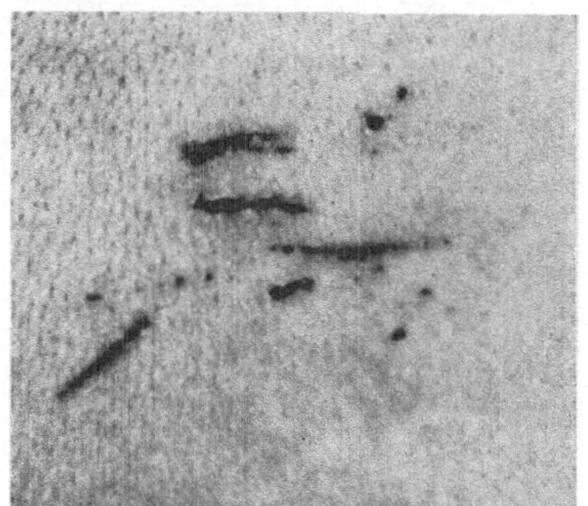

Abb. 133. Strichförmige Excoriationen durch Kratzen auf normaler Haut (bei Ekzem).

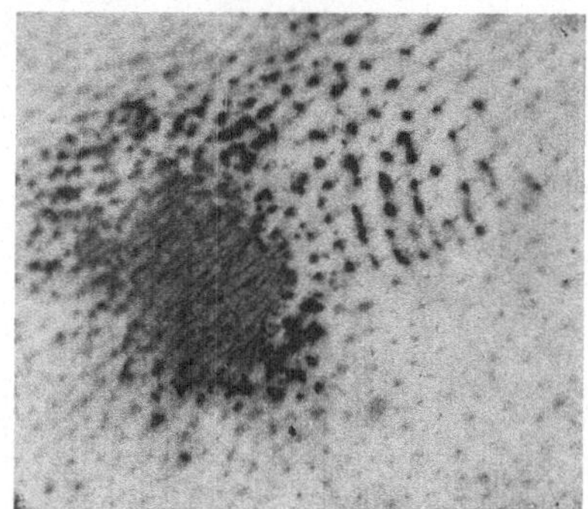

Abb. 134. Follikuläre Excoriationen durch Scheuern auf normaler Haut. Regelmäßige Anordnung!

noch nachträglich stellen kann (PARROTsche Furchen). Natürlich können Fissuren sich auch sekundär infizieren und dann geschwürig umbilden (ulceröse Fissuren). Von großer Bedeutung ist, daß chronische Fissuren auch die Eintrittspforte für ernstere Infektionen bilden und dadurch zur Ursache von Lymphangitiden und rezidivierenden Erysipelen werden können.

Am häufigsten und am massenhaftesten entstehen Erosionen und Excoriationen als *Kratzeffekte*. Allerdings führt nicht jedes Jucken zu Kratzeffekten. In dieser Hinsicht gibt es zwei ganz verschiedene Formen von Jucken; Jucken, das schon durch bloßes Reiben, Drücken und Kneten gestillt wird, und Jucken, das mit der Macht eines kategorischen Imperativs (HEBRA) zum Aufkratzen zwingt. „*Reibejucken*“ findet man besonders bei Urticaria und bei manchen Lichenifikationen, „*Kratzjucken*“ bei Scabies, Pediculosis vestimentorum, Strophulus und den meisten chronisch-papulösen Ekzemen.

Die *Form* der Kratzeffekte hängt von den juckenden Efflorescenzen ab und ist daher meist sehr typisch und für die Diagnose wichtig. Auf morphologisch normaler Haut entstehen Striche, die, wenn sie tiefer gehen, bluten und sich mit dunkelroten Krüstchen bedecken (Abb. 133). Häufig werden beim Scheuern auf der Haut hauptsächlich die Follikel excoriiert, so daß die entstehenden Blutkrüstchen klein und rund sind und, wie alle follikulären Efflorescenzen, auffallend gleiche Abstände voneinander zeigen (Abb. 134). Werden Knötchen und Bläschen aufgekratzt wie z. B. beim Strophulus und bei chronisch papulösen Ekzemen, dann findet man ebenfalls punktförmige und kleinkreisförmige Kratzeffekte, die aber nicht so regelmäßig liegen wie die follikulären (Abb. 135). Nach Aufkratzen von Urticae können die Kratzeffekte wetzsteinförmig sein, d. h. in der

Mitte, wo sie in das ödematös gequollene Gewebe gut eindringen konnten, tief, an den beiden Enden spitz zulaufend. Bei sehr heftigem Kratzen sieht man meist lange, parallel verlaufende oder auch sich kreuzende, büschelförmige Striemen, die teils nur schuppen, teils mit feinen Blutkrüstchen bedeckt sind und durch ihre parallele Anordnung das gleichzeitige Kratzen mit mehreren Fingern nachträglich erkennen lassen. Häufig lassen Kratzeffekte leukodermatische (Abb. 136), melanodermatische oder leuko-melanodermatische Flecke zurück, oder selbst unregelmäßig geformte kleine Närbchen.

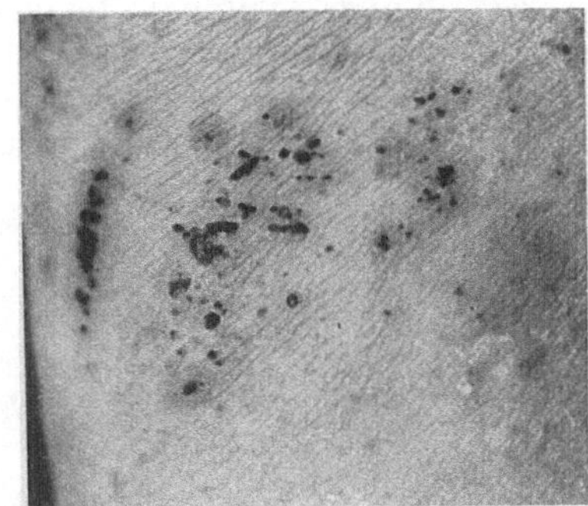

Abb. 135. Runde Excoriationen durch Aufkratzen von Knötchen und Bläschen (bei Eczema papulo-vesiculosum). Unregelmäßige Anordnung!

Überall wo durch Kratzeffekte oder durch lädierte Bläschen und Blasen *Öffnungen in der Oberhaut* entstehen, ist eine Eingangspforte für sekundäre Infektionen mit Eiterkokken gegeben. Alle juckenden Hautausschläge, die zu Kratzeffekten führen, kombinieren sich deshalb häufig mit pustulösen und krustösen Pyodermien. Diesen Vorgang sekundärer Vereiterung bezeichnet man mit dem umständlichen Wort *Impetiginisation*. Besser wäre *Pyonisation* (Vereiterung, von pyon, Eiter), weil es sich dabei ja nicht etwa nur um impetiginöse (= oberflächlich krustöse) Prozesse handelt, sondern um jede mögliche Form sekundärer Pyokokkeninfektion, einschließlich der tiefen (Ecthyma) und der follikulären (Furunkel). Durch den Eiterkokkenbefall bedecken sich die kleinen Wunden anstatt mit dünnen kleinen dunkelroten Blutkrüstchen mit dicken, succulenten, trüben, bräunlichen bis grünlichen Eiterkrusten, die sich mit einem entzündlichroten Hof umgeben und sich auch selbständig in die Fläche ausbreiten. Unter ihnen kann sich reichlicher Eiter ansammeln und kann die Haut geschwürig zerfallen. Daneben können Poritiden, Follikulitiden, Furunkel und Hautabscesse auftreten. Durch fortgesetztes Kratzen wird nun die Pyokokkeninfektion immer weiter verbreitet, so daß daneben noch primäre Impetigoblasen bzw. -krusten, Follikulitiden und Hautabscesse auftreten können. Entstehen dann gleichzeitig unter dem Einfluß der mechanischen Malträtierungen sowie reizender Sekrete und Salben noch die Erscheinungen eines papulo-vesiculösen Ekzems („Kratzekzem"), so daß zur Impetiginisation noch die *Ekzematisation* hinzutritt, dann ergibt sich ein sehr buntes Krankheitsbild, hinter dem die ursprüngliche Hautkrankheit (Pediculosis, Scabies, Ekzem) ganz zurücktreten kann. Handelt es sich dabei um ein länger dauerndes Leiden, bei dem die Haut immer wieder gerieben und von neuem aufgekreatzt wird, wie z. B. bei unbehandelter Pediculosis vestimentorum, dann summieren sich

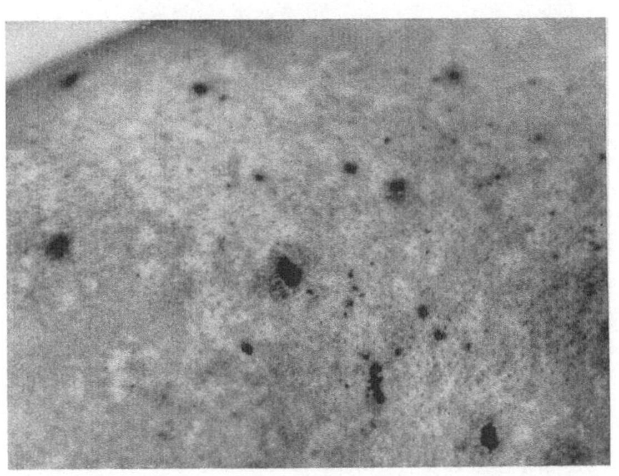

Abb. 136. Leukoderme nach Kratzen zwischen frischen Kratzexcoriationen (Eczema papulosum disseminatum an der Schulter).

diese Reize so sehr, daß es zu chronischer Infiltration, Hyperpigmentation und Hyperplasie von Epidermis und Cutis kommt. Die gesamte Haut wird dann an den betreffenden Stellen schmutzigbraun mit zahlreich eingestreuten hellen Närbchen, rauh und leicht schuppend und außerdem verdickt und schwerer faltbar (Cutis vagantium, Vagabundenkrankheit).

Eine *Wunde* (**Vulnus**), die nicht so klein ist wie ein Kratzeffekt, heilt meistens nicht per primam intentionem. Bei größeren Verletzungen schlägt sich gewöhnlich eine sekundäre Infektion mit Pyokokken dazu, die zur Vereiterung der Wundfläche führt, wonach unter Bildung von Granulationen der Substanzverlust langsam ausgefüllt wird und zuheilt. Eine solche „butternde" und granulierende Wunde wird von manchen bereits ein **Ulcus** (Geschwür) genannt, zumal wenn sie mit deutlichem Zerfall der Randpartien und des Grundes einhergeht. Das gleiche gilt für die Substanzdefekte, die nach Verbrennungsnekrosen zurückbleiben, sobald sie beginnen, unter Granulationsbildung und Eiterung zuzuheilen. Im engeren Sinne aber ist ein bis in die Cutis reichender, eiternder Substanzdefekt erst dann als Ulcus zu bezeichnen, wenn er durch Zerfall eines krankhaft veränderten Gewebes entstanden ist. Dann findet man im Geschwürsrande oder -boden Reste der pathologischen Veränderung, z. B. den Geschwulstwall beim Carcinom oder das entzündliche Infiltrat beim syphilitischen Gumma. Der Gewebszerfall, der zum Ulcus führt, kommt am häufigsten durch eitrige Einschmelzung (Colliquationsnekrose) eines entzündlichen Infiltrats oder eines Tumors zustande. Deshalb entsteht die Mehrzahl der Hautgeschwüre nicht von außen, sondern von innen her. Je tiefer die Einschmelzung begonnen war, desto tiefer ist das Geschwür, desto steiler sind seine Ränder. Liegt das Geschwür so tief, daß es dem Auge nicht sichtbar ist, weil es nur durch eine röhrenförmige Öffnung mit der Oberfläche in Verbindung steht, dann nennt man die röhrenförmige Öffnung *Fistel*. Eine Fistel ist also der Ausführungsgang eines in der Tiefe liegenden Geschwürs; sie kommt gewöhnlich dadurch zustande, daß ein Absceß nach außen durchbricht.

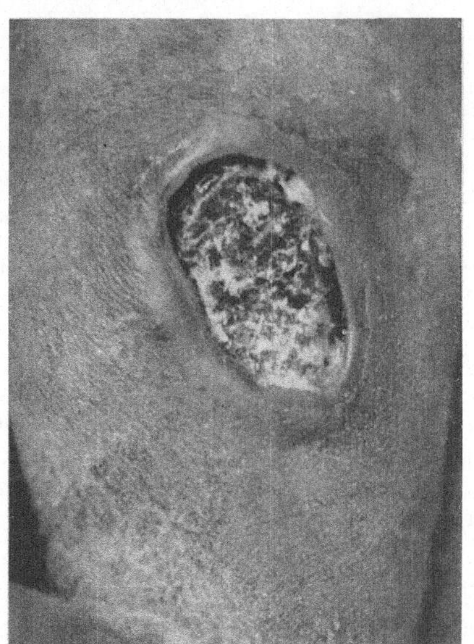

Abb. 137. Ulcus (Artefakt durch subcutane Injektion von Dagenan am Oberschenkel).

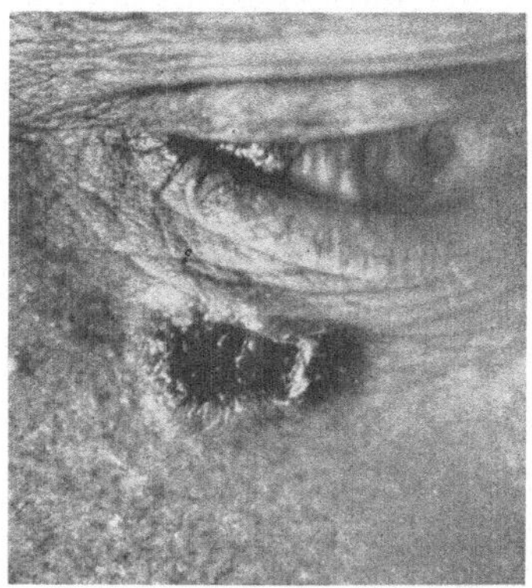

Abb. 138. Ulcus mit Randleiste (Epithelioma spinocellulare).

Geschwüre können sehr verschieden aussehen. Ihre *Farbe* kann je nach der Durchblutung und der Natur des zerfallenen Gewebes blutrot oder gelb bis braungrau und schwarz sein. Ihr Grund kann rein, d. h. mit wenig dünnem Eiter bedeckt sein, oder er kann schmierig aussehen durch reichlichen dicken Eiter, membranöse Beläge (Diphtherie), Detritus und gallertigen Massen, ja selbst nekrotische Gewebsfetzen einschließlich Muskel- und Knochensequester. Der Rand kann flach und glatt sein mit einem sanften Niveauübergang von der gesunden zur kranken Haut (zentral ulcerierter Primäraffekt), oder steil, wie ausgestanzt, oder überhängend und unterminiert (Tuberkulose, Artefakt durch subcutane Injektion, Abb. 137), oder scharf ausgeschnitten und gezackt (Ulcus molle). War das zerfallene Gewebe ein einheitlicher Erweichungsherd, so ist die *Form*

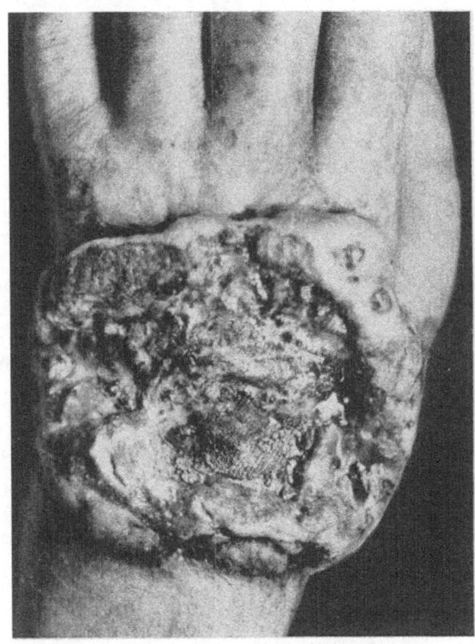

Abb. 139. Ulcus mit geschwulstförmigem Rande (Epithelioma spinocellulare).

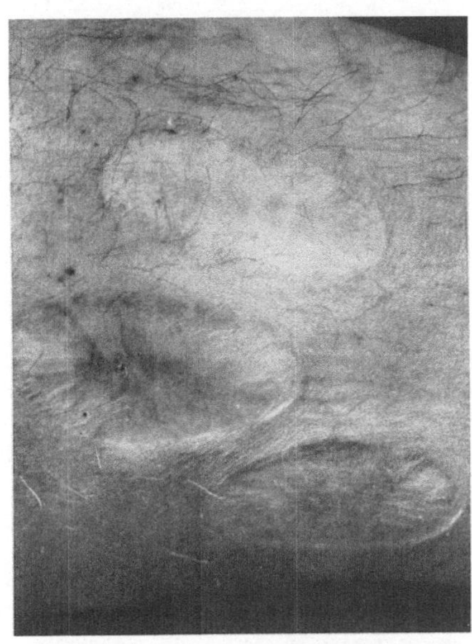

Abb. 140. Atrophische Narbe, glatt (nach Lupusbehandlung mit der diathermischen Schlinge am Unterschenkel).

des Geschwürs rundlich (Abb. 137); ist es dagegen aus mehreren konfluierten Einzelherden entstanden, so zeigt es buchtige, polycyclische Ränder und ungleichmäßige Tiefe. Hat der geschwürige Prozeß die Neigung, an einer Seite zu vernarben und nach der anderen peripher fortzuschreiten, dann entstehen serpiginöse und nierenförmige Ulcera (tertiäre Syphilis). Auch die *Größe* der Geschwüre ist sehr verschieden. Während manche Geschwürssorten niemals größere Ausmaße annehmen, haben andere die Neigung, unaufhaltsam in der Fläche oder in die Tiefe weiter zu fressen (*phagedänische Geschwüre*). Eine unaufhörliche Vergrößerung kann aber auch durch das Wachstum einer Geschwulst bedingt sein, die im Zentrum ulceriert ist, so daß das Ulcus einfach mit dem Tumor mitwächst.

Das Ulcus sitzt niemals in völlig normaler Haut. Zum mindesten ist die *Umgebung* entzündlich gerötet, geschwollen und infiltriert. Dieses Randinfiltrat kann eine schmale, erhabene Leiste sein (Epitheliom) oder ein breiter, derber Wall (Syphilis III, Epitheliom, Abb. 138), in dem auch Epithelperlen sitzen können (Epitheliom), oder es kann sich als umfangreiche Tumormasse emporwölben (Epithelioma spinocellulare, Abb. 139).

Auch die weitere Umgebung kann infiltriert oder brettartig sklerosiert[1] sein (Ulcus cruris), sie kann Überpigmentierung und Depigmentierung oder auch die

[1] scleros = hart.

Erscheinungen der Ekzematisation zeigen. Zuweilen sind Exsudat, Eiter, Blut und Gewebsfetzen zu einer festen Kruste eingetrocknet, die man erst ablösen muß, um sehen zu können, daß sie ein Ulcus bedeckt. Ausnahmsweise kann der Grund eines Geschwürs so stark wuchern, daß er sich über das Niveau der umgebenden Haut erhebt: *Ulcus elevatum.* Dann entsteht trotz des Fehlens der

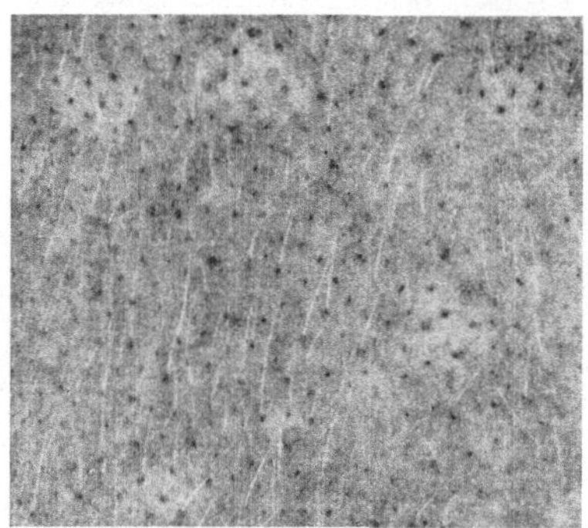

Abb. 141. Leukoderm, mit Follikelzeichnung (nach Kratzeffekten bei Strophulus).

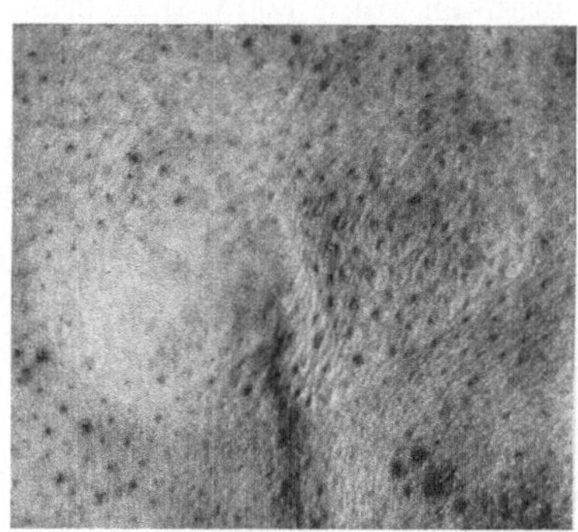

Abb. 142. Atrophische Narbe, teils glatt, teils mit erweiterten Follikelöffnungen (nach Trauma).

oberen Hautschichten der Eindruck, als ob hier gar kein Substanzdefekt, sondern bloß Substanzvermehrung vorhanden sei (Caro luxurians, Ulcus molle elevatum, Neoplasmen).

Geschwüre reichen bis unter die subpapilläre Lage der Cutis; infolgedessen heilen sie mit Narbenbildung. Die Narbe, **Cicatrix**, ist ein unvollkommen

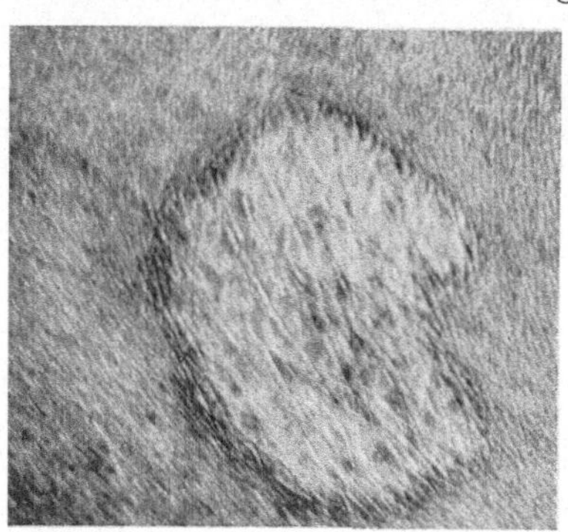

a

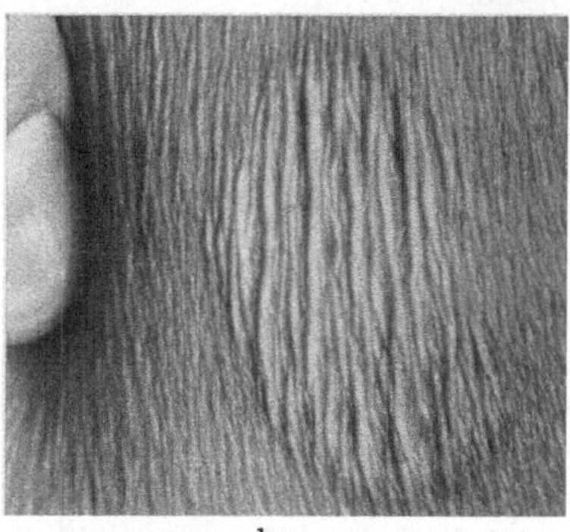

b

Abb. 143a u. b. Atrophische Fältelung beim Zusammenschieben der Haut (Narbe nach starker Tuberkulinreaktion bei PONNDORF-Impfung).

regeneriertes, nicht vollwertiges Gewebe. Die narbige Cutis ist kern- und gefäßarm; die Elastica fehlt ihr oder zeigt zum mindesten kein geordnetes Netzwerk, die übrigen Bindegewebsfasern sind filzartig verflochten oder verlaufen parallel zur Oberfläche. Die normale Verteilung der Blutgefäße stellt sich in diesem faserigen Gewebe nicht wieder ein, so daß die Cutispapillen nicht regeneriert werden; darum zieht die auf wenige Zellagen verdünnte Epidermis ohne Reteleisten über die narbige Fläche hinweg. Außerdem fehlen den Hautnarben großenteils oder völlig die Follikel mit ihren Haaren, Talgdrüsen und glatten Muskelfasern; zuweilen sind als Überbleibsel der toten Follikeltrichter flache verzogene Dellen zu sehen. Die Narbe besteht also aus einer verdünnten Epidermis und einer papillenlosen, gefäßarmen, zellarmen, elasticafreien Cutis ohne Follikel und Drüsen. Infolgedessen ist die Narbenhaut ohne Oberflächenrelief, weil dieses ja einerseits durch die Furchen, die in Beziehung zu den Papillen und Reteleisten stehen, andererseits durch die Follikelmündungen gebildet wird. Aus diesem Grunde sind Narben glatt und glänzend (Abb. 140).

Im Gegensatz zu Leukodermflecken, auf denen das Oberflächenrelief normal und die Follikelzeichnung noch zu sehen ist (Abb. 141), fehlen bei den Narben

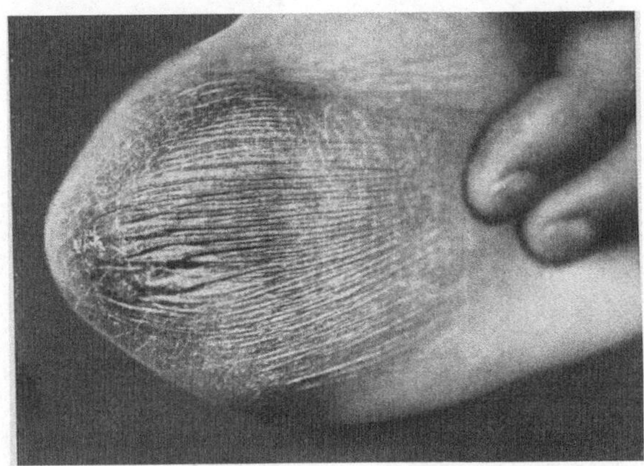

Abb. 144. Atrophische Fältelung, sehr fein (Akrodermatitis atrophicans).

die Follikelöffnungen völlig (Abb. 142) oder sie sind zu flachen, toten (haarlosen) Grübchen auseinandergezogen (Abb. 143a). Schiebt man die Haut der Narbe zwischen Daumen und Zeigefinger gegeneinander, so entstehen ganz feine, scharfe, glänzende Falten wie bei Zigarettenpapier, weil die Epidermis dünn

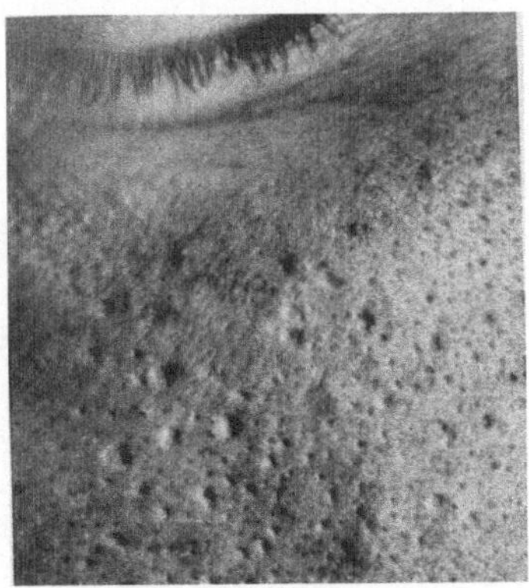

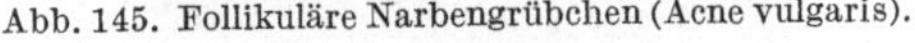

Abb. 145. Follikuläre Narbengrübchen (Acne vulgaris).

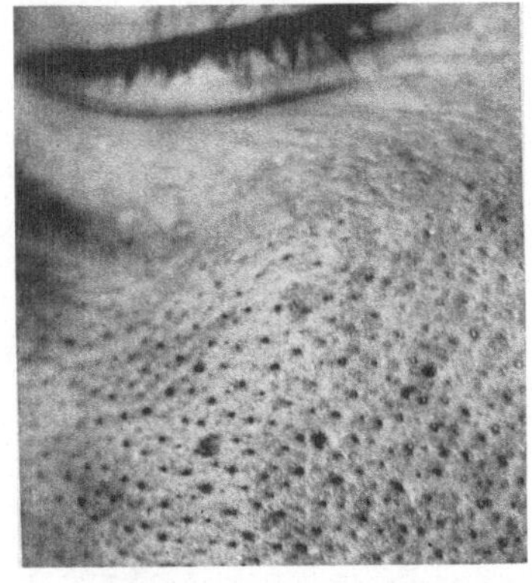

Abb. 146. Erweiterte Follikelmündungen.

und saftlos ist (Abb. 143b). Zuweilen sind diese besonders fein (Abb. 144). In manchen Fällen allerdings ist die Epidermis so fest mit dem darunterliegenden harten fibrösen Bindegewebe verwachsen, daß eine Fältelung nur schwer zu erreichen ist; dann also besteht das Narbenkennzeichen darin, daß sich die relieflose Epidermis über einer harten, mit der Unterlage verwachsenen Gewebeverdichtung überhaupt nicht mehr in Falten zusammenschieben läßt; es besteht dann also eine Kombination von Epidermisatrophie mit cutaner Fibrose, oder selbst Fibromatose: *sklerotische* (fibröse) *Narben.*

Ergreift der narbige Prozeß nur die Follikel, dann entstehen ebenfalls follikuläre Grübchen, die aber verschieden groß und zum Teil recht umfangreich und tief, und dadurch trichterförmig sind: *follikuläre Narben* (Abb. 145). Sie dürfen nicht mit erweiterten Follikelöffnungen verwechselt werden, die bei manchen Personen

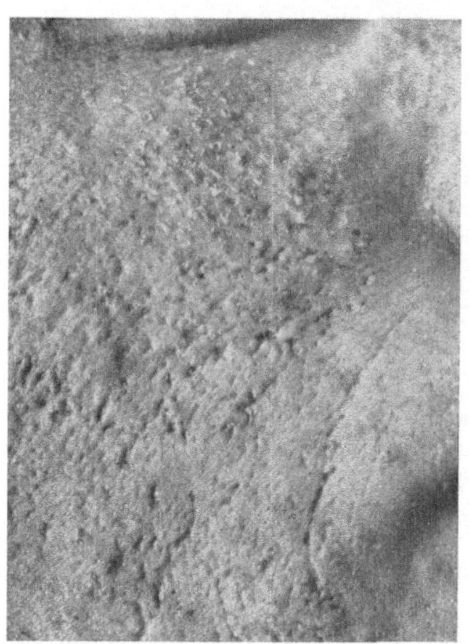

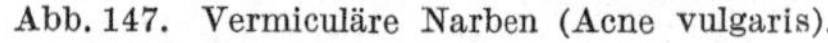

Abb. 147. Vermiculäre Narben (Acne vulgaris).

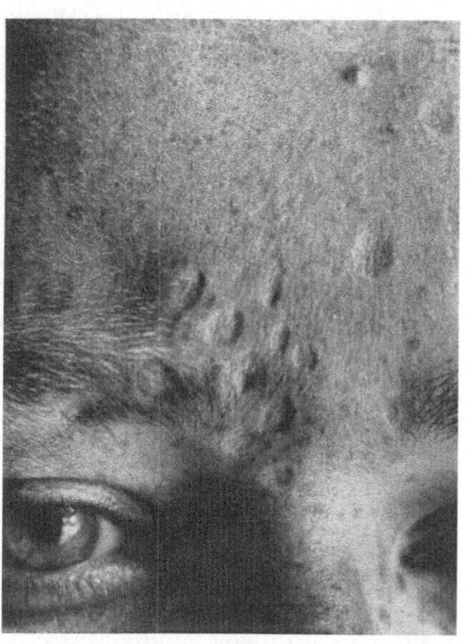

Abb. 148. Varioliforme Narben (Acne necroticans).

besonders an Nase, Wangen und Stirn vorkommen und viel gleichmäßiger aussehen (Abb. 146). Stehen die follikulären Narbengrübchen so dicht, daß sie ineinander übergehen, dann entsteht eine Haut, die wie wurmstichig (vermiculär)

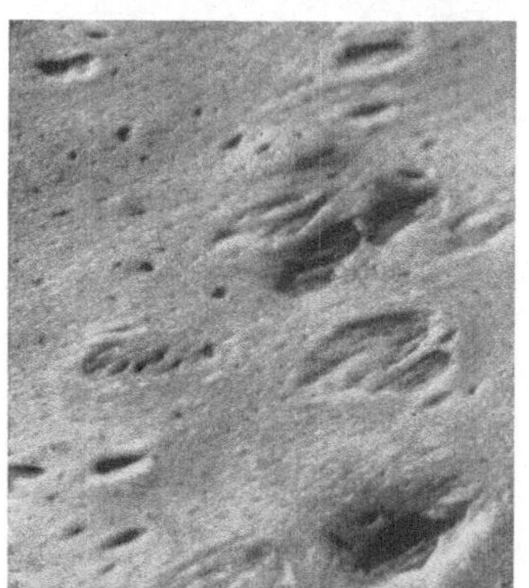

Abb. 149. Varioliforme Narben (Acne vulgaris des Rückens).

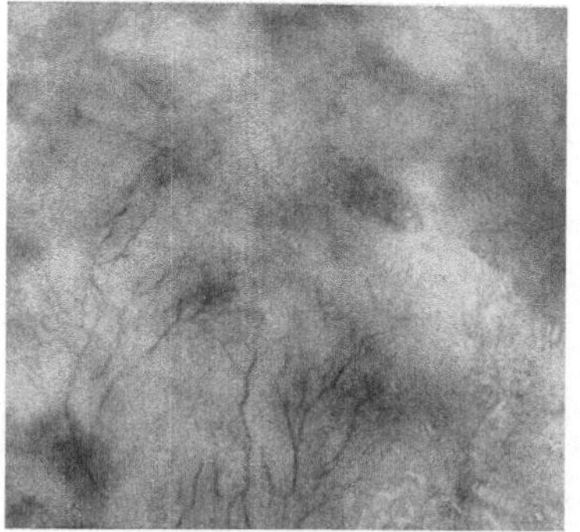

Abb. 150. Atrophische Narbe mit Teleangiektasien (Röntgenverbrennung).

aussieht (Abb. 147). Sehr große runde Grübchen mit scharf gezeichneten, steil abfallenden Rändern treten im Anschluß an Bläschen und Pusteln auf, die mit einer Nekrose des darunterliegenden Bindegewebes einhergehen (Variola, Varicellen, Acne necroticans, Abb. 148). Sie sind besonders charakteristisch für die Pockenkrankheit (Variola) und werden deshalb *varioliforme Narben* genannt. Sie haben mit den Follikeln im allgemeinen nichts zu tun, können aber auch nach follikulären Entzündungen auftreten (bei Acne vulgaris, Abb. 149). Reste zerstörter Follikel und Epithelverschiebungen können auch Anlaß sein zur Entstehung von Narbenkomedonen, auch Doppelkomedonen und Riesenkomedonen, oder von milienartigen Horncysten, wie sie öfters auch nach Bullae zurückbleiben. Oder die Haut kann nach der eitrigen Zerstörung so unregelmäßig zusammenwachsen, daß sich derbe Stränge oder zierliche Hautbrücken bilden.

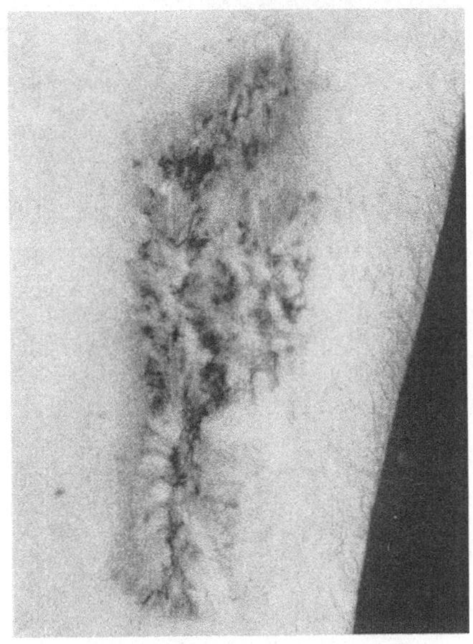

Abb. 151. Poikilodermatische Atrophie (Radiumverbrennung).

Die *Farbe* der Narben ist anfangs rot, blaßt aber im Laufe von Monaten immer mehr ab und kann schließlich alabasterweiß werden, weil das gefäßarm gewordene Bindegewebe durch die verdünnte Epidermis mit seiner hellen Eigenfarbe hindurchschimmert, falls es nicht durch Bindegewebsdegeneration einen gelben Farbton annimmt. Die weiße Farbe des anämischen Bindegewebes kann um so besser zu ihrem Recht kommen, als die verschmächtigte Epidermis im allgemeinen auch kein Pigment mehr bildet. Trotzdem findet man freilich in Narben und in deren unmittelbarer Umgebung nicht selten auch unregelmäßig verteilte überpigmentierte Stellen und überpigmentierte Höfe. Da außerdem nicht selten in der gefäßarmen Cutis auch vergrößerte und erweiterte Gefäße (Teleangiektasien) auftreten (Abb. 150), kann ein charakteristisches scheckiges Bild entstehen. Diese dreifaltige Buntheit („schwarz-weiß-rot“: Überpigmentierung — Depigmentierung und Anämie—Teleangiektasien), der stets eine Hautatrophie zugrunde liegt, und die folglich nicht bloß eine Farbveränderung ist, wird als *Poikilodermie* bezeichnet (lateinisch müßte sie „Atrophia variegata“ heißen). Sie kommt als selbständiges Krankheitsbild vor, ist aber außerdem besonders typisch für Röntgen- und Radiumnarben (Abb. 151), sowie für die damit verwandte atrophische Haut beim sog. Xeroderma pigmentosum, bei dem infolge seiner bestimmten, erblichen Empfindlichkeit bereits das gewöhnliche Licht diejenige Wirkung auf die Haut ausübt (scheckige Atrophie mit späterer Carcinombildung), die bei den übrigen Menschen nur Röntgen- und Radiumstrahlen hervorrufen. Das Xeroderma pigmentosum ist demnach eine Sonnenlichtatrophie als Gegenstück zur Röntgenatrophie, also gewissermaßen eine „Poikilodermia solare“.

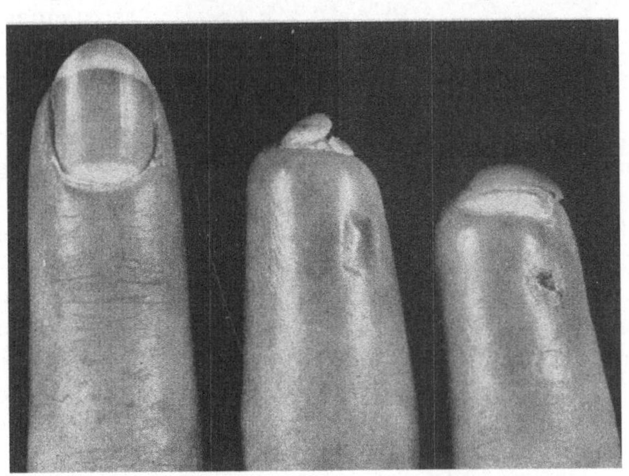

Abb. 152. Mutilation der Fingerspitzen (Morbus Raynaud).

Werden tiefere Teile mit zerstört, dann kommt es zu *Mutilationen* (Verstümmelungen), z. B. an den Fingerspitzen (RAYNAUDsche Krankheit, Abb. 152), oder es können alle Finger verschwinden bzw. ihre Reste zusammenwachsen, so daß ein abscheulicher Stumpf übrigbleibt (Bullosis spontanea congenita Siemens, Abb. 153). Für die lupöse Tuberkulose ist es charakteristisch, daß sie an der Nase nur Haut und Knorpel antastet, so daß die Nasenspitze verschwindet („abgegriffene" Nase); die kongenitale Syphilis dagegen lokalisiert sich mit Vorliebe in den knöchernen Teilen, wodurch der Nasenrücken einsinkt, die Nasenspitze aber erhalten bleibt (Sattelnase).

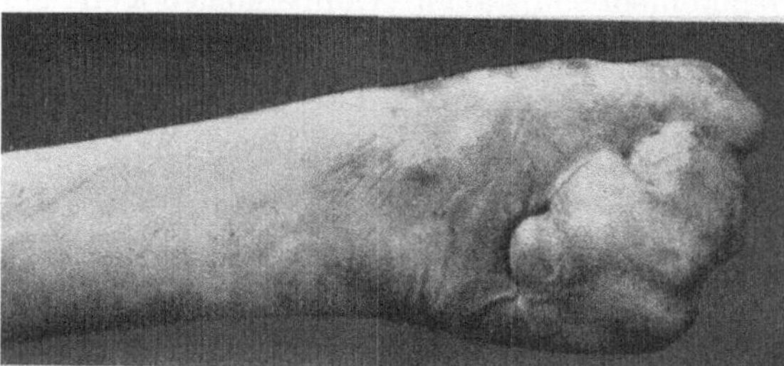

Abb. 153. Mutilation der ganzen Hand (Bullosis spontanea congenita Siemens).

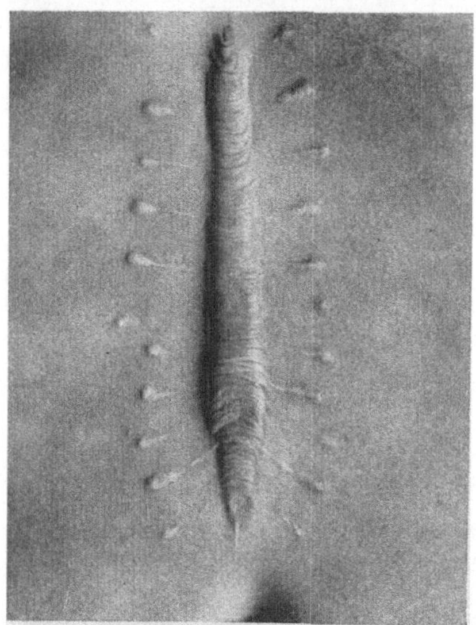

Abb. 154. Hypertrophische Narbe (nach operativem Hautschnitt mit Naht).

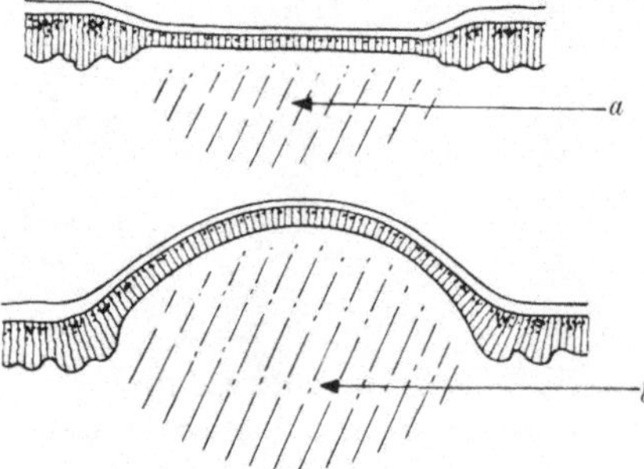

Abb. 155. Atrophische und hypertrophische Narbe. *a* Blutgefäße und elastische Fasern vermindert; *b* desgl., aber außerdem kollagene Fasern vermehrt.

Die Narben nehmen gewissermaßen eine Zwischenstellung zwischen den Efflorescenzen ein, die *über*, und denen, die *unter* dem Hautniveau liegen. Ist nämlich das Bindegewebe der Cutis ebenso verschmächtigt wie die Epidermis, dann wird man an der Stelle der Narbe eine — wenn auch oft nur minimale — Einsenkung wahrnehmen. Das ist die *atrophische Narbe* (Abb. 140, S. 69). Oft aber kommt es zu einer hypertrophischen Reaktion des Bindegewebes, so daß sich die Narbe geschwulstartig vorwölbt: *hypertrophische Narbe* (Abb. 154). Die hypertrophische Narbe ist folglich ein gefäß- und kernarmes, elasticafreies Fibrom (eigentlich Collagom, weil nur die kollagenen Fasern verdickt sind), das von einer verdünnten Epidermis ohne Reteleisten und ohne Anhangsorgane bedeckt ist (Abb. 155). Ist die Fibrose unbedeutend, dann erhebt sich die Narbe auch nur wenig über das Hautniveau. Ist sie jedoch stärker entwickelt, dann entstehen charakteristische wunderliche Streifen und längliche Wülste, die dazu geführt haben, diese Gebilde mit Krebsscheren zu vergleichen und deshalb *Narbenkeloide* (chele = Krebsschere) zu nennen. Entstehen dergleichen, mit atrophischer Epidermis bekleidete Fibrome ohne voraufgehende Verletzung, dann spricht man von *echten Keloiden.* Es ist jedoch meistens nicht auszumachen, ob nicht doch ein unbedeutendes Trauma, z. B. eine vereiternde Follikulitis voraufgegangen ist, so daß die Grenze zwischen

Narbenkeloid und echtem Keloid unsicher bleibt. Bei ausgedehnteren Narben können auch beide Zustände nebeneinander bestehen (Abb. 156). Oft ist eine Narbe anfangs hypertrophisch, flacht sich aber im Laufe von Monaten und Jahren ab und nimmt dann einen atrophischen Charakter an, was kosmetisch

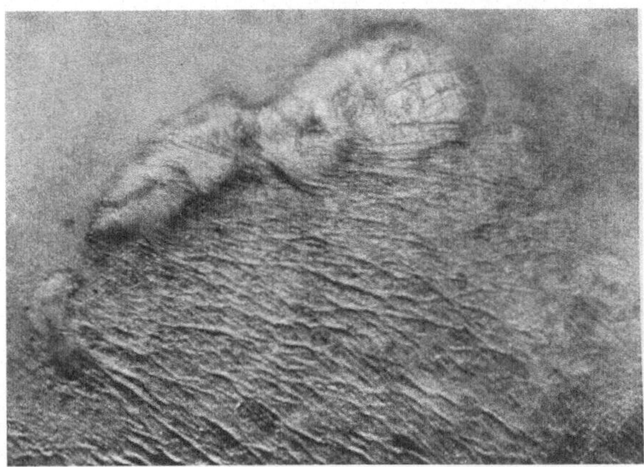

Abb. 156. Atrophische und hypertrophische Narbe nebeneinander (nach Lupusbehandlung mit der diathermischen Schlinge).

erwünscht ist und auch durch vorsichtige Radium-, Röntgen- und Bucky-bestrahlungen befördert werden kann.

Die Glätte und der Glanz der *Oberfläche* kann bei den Narben verschiedenerlei Änderungen erleiden. Vor allem können Reste der Hautfelderung erhalten bleiben,

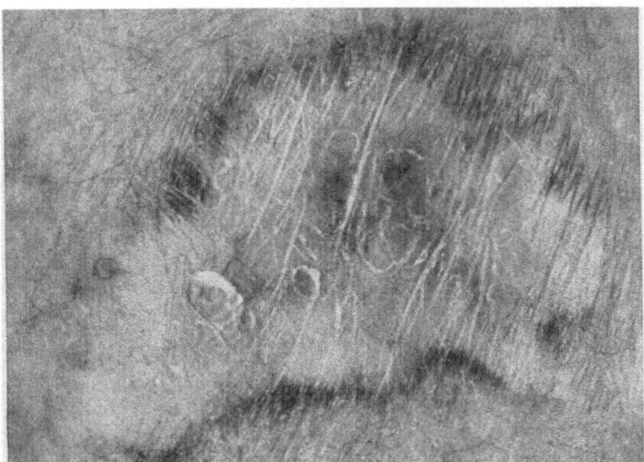

Abb. 157. Atrophische Narbe mit ichthyosiformen Schuppen und überpigmentiertem Hof.

und es können sich auf der Narbe an Ichthyosis erinnernde Schuppen bilden, die der Oberfläche dann ihrerseits wieder ein glänzendes Aussehen verleihen (Abb. 157). In anderen Fällen kann aber die Hornbildung so stark werden, daß sich trübe gelbliche Hornmassen auftürmen. Auf frischeren Narben kommt es nicht selten zum Auftreten von schlappen Blasen, die mit seröser, auch hämorrhagischer Flüssigkeit gefüllt sind; man sagt dann von solchen Narben: sie arbeiten noch. Andere reißen infolge der verminderten Elastizität ein und bilden schmerzende Fissuren. Auf wieder anderen kommt es — insonderheit durch Spannung über Knochenvorsprüngen — zu einer Ernährungsstörung, so daß das Gewebe an einzelnen Stellen der Nekrose verfällt und sich schwer heilende Narbengeschwüre bilden. Durch Schrumpfung der Narben kann es noch nachträglich zu Bewegungsbehinderungen und zu allerlei Entstellungen kommen (Ektropion, Pterygium oder Flughaut, Mikrostomie).

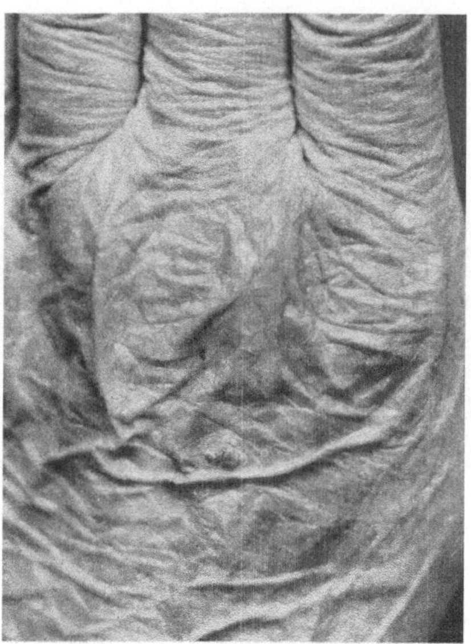

Abb. 158. Primäre Atrophie (Atrophia senilis).

Die begriffliche Unterscheidung zwischen Atrophie und atrophischer Narbe macht Schwierigkeiten. Um die Verhältnisse deutlich zu machen, ist es gut, primäre und sekundäre Atrophien zu unterscheiden.

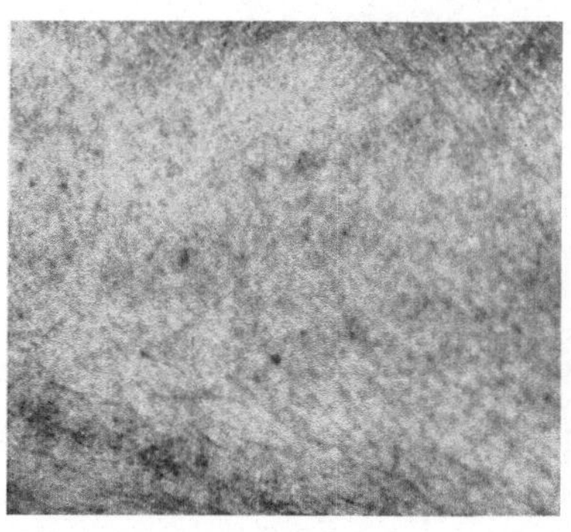

a

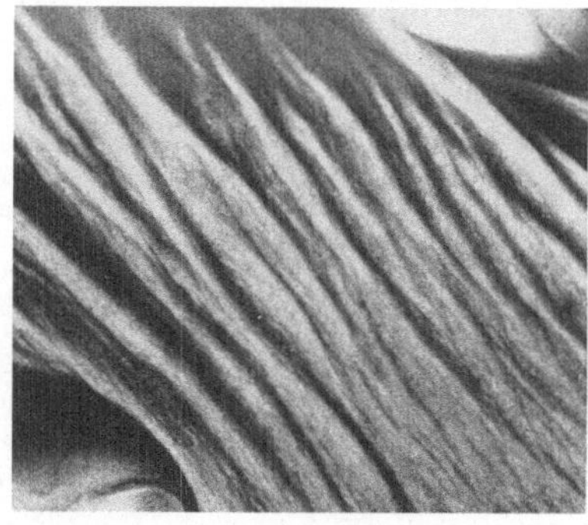

b

Abb. 159a u. b. Glatte atrophische Greisenhaut (a), Fältelung beim Zusammenschieben (b).

Die *primären Atrophien* sind die Atrophien sensu strictiori. Sie entstehen durch einen regressiven Prozeß, ohne daß sich zuvor Entzündungen oder andere pathologische Erscheinungen in loco abgespielt haben. Das bekannteste Beispiel ist die senile Hautatrophie (Abb. 158). Bei Greisen kann die gesamte Körperhaut atrophisch werden, also glatt, glänzend, dünn und überverschieblich, dadurch knitterig „wie zerknülltes Zigarettenpapier“ und großenteils haarlos.

Dabei sieht man, — wie stets, wenn größere Hautflächen verdünnt sind — die tieferen Venen blau und die Sehnen gelb durchschimmern. Anatomisch besteht zwischen den primären Atrophien und den Narbenatrophien kein Unterschied. Auch klinisch zeigen sie dieselbe Glattheit, denselben Glanz und dieselbe feine Fältelung (Abb. 159a, b).

Die *sekundären Atrophien* lassen sich unterteilen in die posttraumatischen und postulcerösen Atrophien (die eigentlichen Narbenatrophien) und in die übrigen sekundären Atrophien, die als Endstadium interstitieller pathologischer Prozesse auftreten ohne voraufgehenden Hautdefekt (Lupus erythematodes,

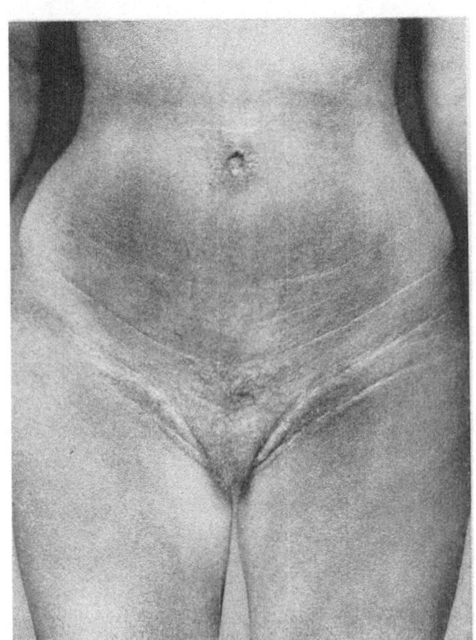

a

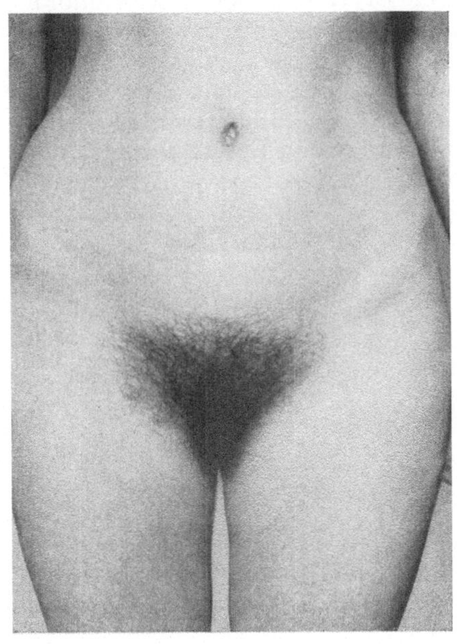

b

Abb. 160a u. b. Defluvium bei Ekzem (a), Wiederbehaarung nach Heilung (b).

Sklerodermie, Lichen ruber atrophicans, Alopecia atrophicans). Auch sie stimmen, wenn sie rein atrophisch sind, mit den Narbenatrophien und den primären Atrophien anatomisch überein und werden deshalb öfters auch Narben genannt, trotzdem dieser Ausdruck natürlich nicht ganz korrekt ist.

Dieselben interstitiellen Prozesse, die sekundäre Atrophien verursachen, können gelegentlich auch zu einer fibrösen Verdichtung und Verhärtung, zu einer *Sklerose* (Fibrose) der Haut führen. Dann ist die Haut — wie bei den sklerotischen Narben — schwer faltbar, unverschieblich, bretthart und mit der Unterlage verwachsen. Natürlich können Atrophie und Sklerose, deren Gegensätzlichkeit ja nur eine scheinbare ist, auch nebeneinander oder an derselben Stelle nacheinander auftreten.

Diagnostisch wichtiger als die *genetische* Einteilung in primäre und sekundäre Atrophien ist eine einwandfreie Trennung und Benennung der verschiedenen *morphologischen* Typen. In dieser Hinsicht scheint es mir das einfachste, zu unterscheiden zwischen

Atrophia *simplex* (gewöhnliche Atrophie und Narbenatrophie), Atrophia *variegata* (Poikilodermie), Atrophia *fibrosa* (sive sclerosa), Atrophia *fibromatosa* (hypertrophische Narbe und Keloid), Atrophia *anetodermatica* (anelastie, s. unten).

Für eine ganze Reihe von Krankheiten ist charakteristisch, daß sie regelmäßig oder jedenfalls häufig durch Ulceration, Eiterung und Nekrose zu Narben führen, wie z. B. die tertiäre Syphilis, die lupöse Tuberkulose, manche Pyodermien (Ecthyma, Furunkulose), Variola und Acne. Einige wenige Hautkrankheiten sind dagegen gerade dadurch gekennzeichnet, daß bei ihnen Narbenbildung *ohne* vorhergehende sichtbare Gewebszerstörung auftritt. Das gilt besonders für den Lupus erythematodes, die Sklerodermie, den Favus des behaarten Kopfes und die Alopecia atrophicans. Der Lupus erythematodes ist also eigentlich ein schuppendes „Erythema luposum", d. h. ein Erythem, das zu Narbenbildung führt (lupus = Wolf, d. h. ein Prozeß, der frißt, zerstört). Umgekehrt gibt es Hautleiden, bei denen praktisch niemals Narben gefunden werden; das ist vor allem bei den Ekzemen und bei der Psoriasis diagnostisch von Wichtigkeit.

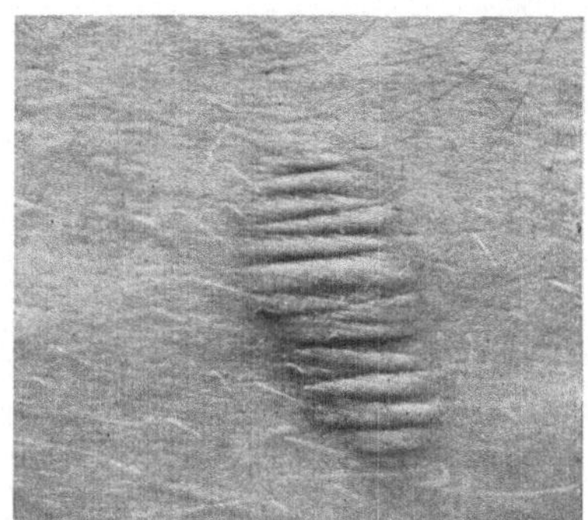

Abb. 161. Anetodermatische Atrophie. rundlich (Anetodermia maculosa).

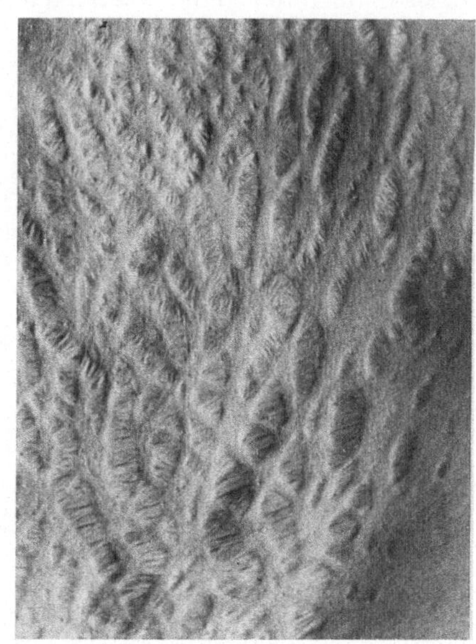

Abb. 162. Anetodermatische Atrophie, streifenförmig (Striae gravidarum).

Allerdings kann es auch bei ihnen zu Haarausfall kommen, bei juckenden chronischen Ekzemen außerdem zu einem Abreiben der Haare, besonders an den lateralen Teilen der Augenbrauen (Abb. 97, S. 53); doch bleiben die Follikel dabei erhalten, so daß die Haare nach Abheilung des Entzündungsprozesses zurückkommen (Abb. 160a, b).

Verschwindet irgendwo die Elastica in der Cutis, ohne daß die übrige Haut stärkere Veränderungen erleidet, so entstehen Hautstellen, an denen der tastende Finger wie in eine Lücke hineinfällt. Sind die Stellen klein und rund, so ähnelt das Gefühl demjenigen, das man beim Eindrücken des Knopfes einer elektrischen Klingel hat. Diese isolierte Elasticaatrophie („Anelastie") wird mit dem Worte *Anetodermie* (Weichhaut) bezeichnet. Allerdings wird durch diese Veränderung meist auch die Epidermis in Mitleidenschaft gezogen, vor allem gedehnt, wodurch Reteleisten und Papillen verstreichen. So werden die anelastischen Herde in ihrem Aussehen gewöhnlichen Atrophien recht ähnlich. Ihre Oberfläche ist glatt und glänzend und fältelt sich fein, die Runzeln wölben sich aber meist etwas vor (Abb. 161). Das bekannteste Beispiel einer anetodermatischen Atrophie sind die Striae gravidarum, die bald lange Streifen, bald Rauten bilden (Abb. 162). Oft erscheinen die befallenen Hautstellen dem Auge auch etwas eingesunken, in anderen Fällen wölben sie sich, da die Haut ihre normale Spannung verloren hat, buckelförmig vor, so daß gewissermaßen Bindegewebshernien vorliegen

(Abb. 163). Die Farbe ist anfangs erythematös, lividrot oder bläulich, geht aber später meistens in einen weißen Perlmutterton über.

Liegt ein atrophisierender Prozeß bei normaler Epidermis noch tiefer, nämlich im subcutanen Fettgewebe, dann entstehen tiefe Mulden, über die eine gespannte Epidermis hinwegläuft (Abb. 164).

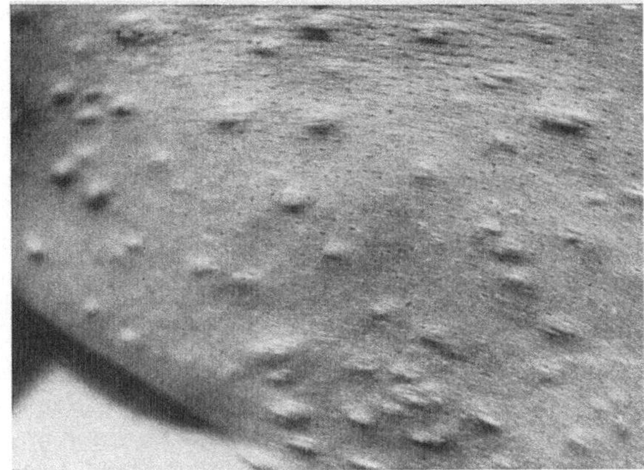

Abb. 163. Hernienartige anetodermatische Atrophie (Acne vulgaris).

Nun kommen wir zu denjenigen Efflorescenzen, die wir, da sie sich ohne Verletzung entfernen lassen, als **Auflagerungen** bezeichnen.

Entsprechend der unaufhörlichen Bildung neuer Epithelzellen in den tiefsten Lagen der Epidermis muß an deren Oberfläche alles, was zu toten Hornplättchen eingetrocknet ist, fortlaufend abgestoßen werden. Diese normale Abstoßung von Hornzellen kann aber nur unter künstlichen Bedingungen — z. B. durch Fixierung der sich lösenden Hornzellen unter einem länger liegenden Gipsverband — wahrgenommen werden; denn sie erfolgt in feinsten Partikelchen, und daher unmerklich, gewissermaßen als eine *Desquamatio insensibilis.* Deutlich sichtbare Schuppung ist immer pathologisch; am häufigsten tritt sie als Folge einer Entzündung auf.

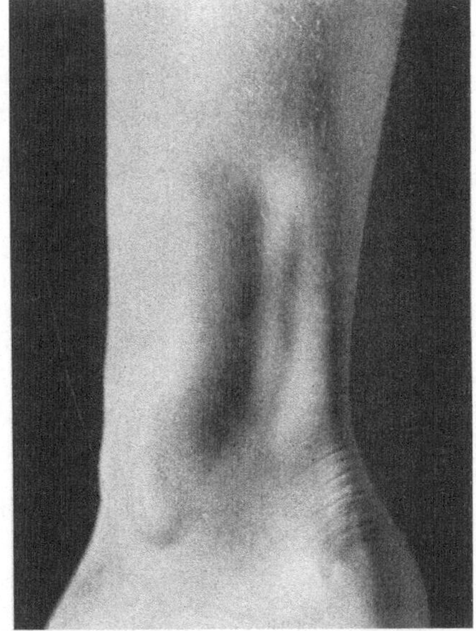

Abb. 164. Atrophie der Subcutis (Lipodystrophie).

Einer *Vermehrung und Verdickung der Hornschicht* mit oder ohne deutliche Abblätterung können drei pathologisch-anatomisch verschiedene Prozesse zugrunde liegen:

1. Hyperkeratose, 2. Parakeratose, 3. Dyskeratose.

Bei der *Hyperkeratose* ist die im übrigen normal aussehende Hornschicht in ihrer Masse vermehrt. Auch die darunterliegende Keratohyalinschicht ist verdickt oder zum mindesten normal entwickelt. Die Hyperkeratose kann durch eine *vermehrte Anbildung* von Hornzellen zustande kommen; dann sind auch die Rete- und Keratohyalinzellen vergrößert und vermehrt, es besteht Akanthose und Granulose: *Proliferationshyperkaretose* (z. B. beim Callus). In anderen Fällen kommt die Verdickung der Hornschicht durch *verminderte Abstoßung* zustande, durch ein Ausbleiben der Desquamatio insensibilis infolge eines abnorm festen Zusammenhaftens der Hornzellen untereinander und mit ihrer Unterlage: *Retentionshyperkeratose.* Die Hornplättchen werden dann verspätet und in größeren Hornzellpaketen abgestoßen, die eben als „Schuppen" sichtbar werden (z. B. bei der Ichthyosis). Das Rete ist dabei nicht wesentlich verändert.

Der *Parakeratose*, welche die häufigste Ursache aller Schuppenbildungen ist, liegt regelmäßig eine Entzündung der Papillarschicht der Cutis zugrunde. Entzündliche Prozesse in der Cutis verändern eben auch die Hornbildung in pathologischer Weise. In den obersten Schichten der Epidermis bleibt streckenweise die Bildung der Keratohyalinkörnchen aus, so daß an vielen Stellen die Granularschicht fehlt. So muß sich das Horn direkt aus den Epidermiszellen des Rete Malpighi bilden, mit Überschlagung der keratohyalinen Phase. In den auf diese abnorme Weise entstandenen Hornzellen bleibt der Kern erhalten und färbbar. Es ist anzunehmen, daß in all diesen Fällen infolge der besseren Ernährung der Haut durch die entzündliche Hyperämie die Anbildung von Rete- und Hornzellen vermehrt ist. Offenbar ist aber auch der Zusammenhang der Hornzellen untereinander verändert: sie bilden auf der Hautoberfläche eine brüchige, leicht splitternde Deckschicht, deren Zellen bald in kleineren, bald größeren Verbänden, bald wie Staub oder Glimmerplättchen, bald mehr wie Blätterchen und Häutchen sich loslösen (squamöse Ekzeme, Psoriasis, Trichophytia superficialis usw.). Das Vorliegen von Parakeratose bei einer vorhandenen Schuppung kann aus der begleitenden Entzündung gefolgert werden, eine sichere Unterscheidung von hyperkeratotischer und parakeratotischer Schuppung ist aber nur histologisch möglich. Das ist besonders auch darum der Fall, weil nicht selten Hyperkeratose und Parakeratose bei derselben Hautkrankheit nebeneinander vorkommen (Clavus, Keratosis follicularis pilaris, Parapsoriasis).

Unter *Dyskeratose* verstehen wir eine Hornbildung, bei der einzelne große runde, wie aufgeblasene Zellen mit Keratohyalinkörnern und einer oft doppelt konturierten Hornmembran (corps ronds, Mantelzellen, besser *Ballonzellen*, griech.: Thylacocyten, von thylacos, Ballon) auftreten, welche später zu unregelmäßig geformten, immer noch kernhaltigen Hornkörnern (grains, wofür man Chondrocyten sagen könnte, von chondros, Korn) zusammenschrumpfen. Diese abwegige Hornbildung findet sich besonders beim Morbus Darier, beim PAGETschen und beim BOWENschen Epitheliom. Doch wird sie auch bei einer Reihe anderer Hautkrankheiten mehr oder weniger häufig gefunden (Molluscum contagiosum, Epitheliome, Verrucae). Sie tritt klinisch in Form bräunlicher, krustenähnlicher Hornkörner in die Erscheinung, kann jedoch auch gewöhnliche Schuppung verursachen, so daß sie mit Sicherheit ebenfalls nur histologisch festzustellen ist.

Die vermehrte und pathologisch veränderte Hornbildung äußert sich manchmal als Auflagerung zusammenhängender fester Hornmassen, viel häufiger aber als Schuppung. **Squamae**, Schuppen sind selbständig abblätternde Plättchen aus gruppenweise zusammenhängenden Hornzellen, die jeden nur denkbaren Umfang haben können, von feinstem mehlartigem Staub bis zu dicken Lamellen und ausgedehnten pergamentartigen Hautlappen. Um sie zu kennzeichnen, sind folgende Ausdrücke brauchbar:

Pityriasiforme (kleienförmige) Schuppen (Squamae pityriasiformes),

psoriasiforme (plättchenförmige) Schuppen (Squamae psoriasiformes),

ichthyosiforme (schildchenförmige) Schuppen (Squamae ichthyosiformes),

cuticuläre (häutchenförmige) Schuppen (Squamae cuticulares),

lamellöse (blätterförmige) Schuppen (Squamae lamellosae),

membranöse oder exfoliative (lappenförmige oder schälende) Schuppen (Squamae membranosae),

keratotische (hornige, d. h. aus festen Hornmassen bestehende) Schuppenbildung (Squamae corneae).

Letztere zerfallen wieder in:

Callöse oder tylotische (schwielige) Schuppenbildung (Squamae callosae),
granulöse (körnige) Schuppenbildung (Squamae granulosae),
hystrixähnliche (stachelförmige) Schuppenbildung (Squamae hystriciformes),
hörnerförmige Schuppenbildung (Squamae cornutae).

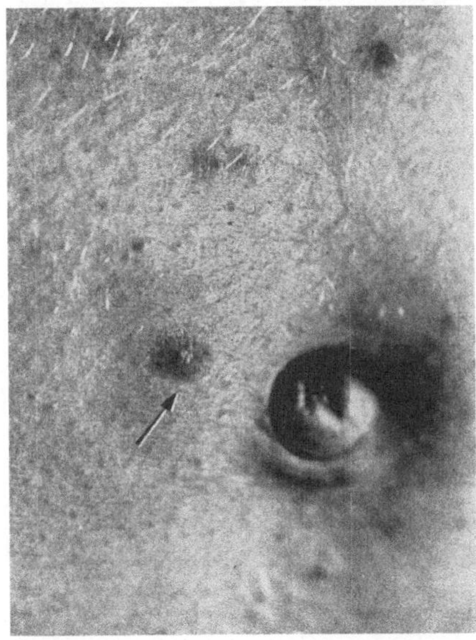

Abb. 165. Zentrale Schuppung (Pityriasis rosea in der Gegend des Nabels).

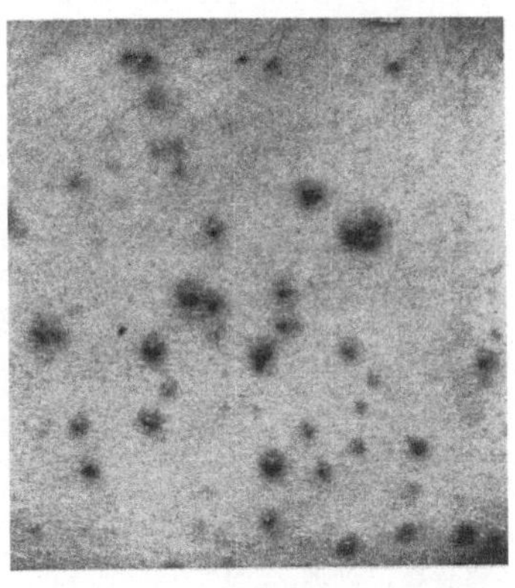

a

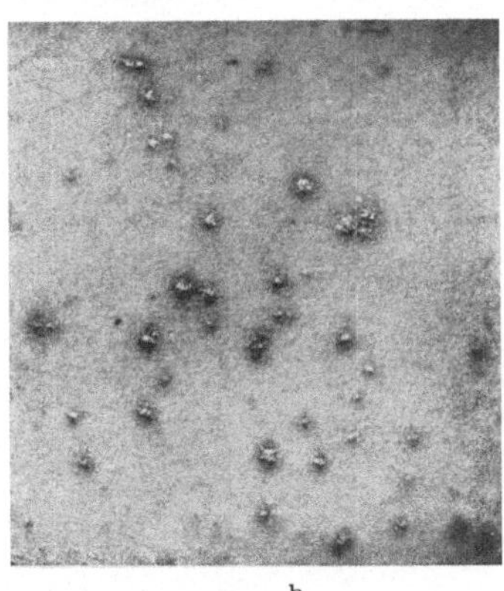

b

Abb. 166 a u. b. Latente Schuppung vor (a) und nach Kratzen (b). Kerzentropfenphänomen (Psoriasis im Ausbruch).

Ihnen schließt sich als Sondergruppe an die *follikuläre* Schuppen- und Hornbildung (Squamae folliculares), die sich unterteilt in:

Hornpfropfartige Schuppenbildung (Squamae folliculares acneïformes),
stachel- und fadenförmige Schuppenbildung (Squamae folliculares spinulosae),
knötchenförmige Schuppenbildung (Squamae folliculares lichenoides).

Vorausgeschickt muß werden, daß wir nicht selten Efflorescenzen begegnen, die *erst nach Kratzen* die charakteristische Schuppenbildung erkennen lassen.

Hier befinden sich also die Hornmassen, trotzdem sie pathologisch verdickt sind, noch in einem festen Verband. Zwar besteht auch hier eine durch Kratzen erkennbare, vermehrte Brüchigkeit der Hornschicht; sie ist aber nicht groß

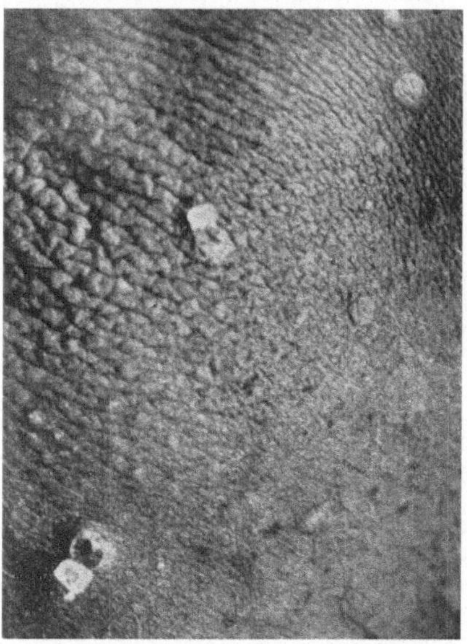

Abb. 167. Oblatenförmige Schuppung (Parapsoriasis guttata am Ellbogen).

genug, um schon durch die gewöhnlichen Insulte von Bewegung und reibender Kleidung offenbar zu werden. Eine solche *latente Schuppung* („Status praesquamosus") findet man regelmäßig in den Anfangsstadien der Efflorescenzen der

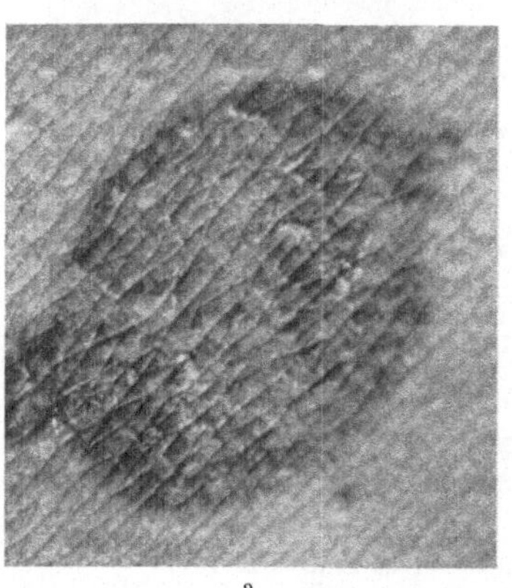

a

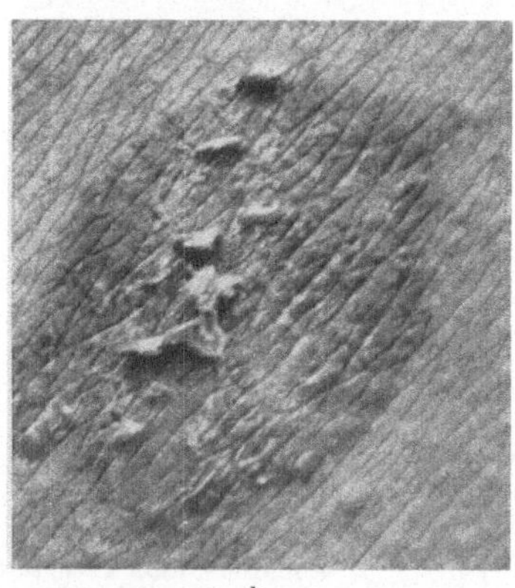

b

Abb. 168 a u. b. Hobelspanförmige Schuppung: Pityriasis versicolor vor (a) und nach Kratzen (b).

Pityriasis rosea. Dann sehen wir nur einen linsengroßen roten Fleck mit einem leicht bräunlich erscheinenden, gut stecknadelkopfgroßen Zentrum, das erst auf Kratzen in kleienförmigen Partikelchen abblättert (*zentrale Schuppenbildung*, Abb. 165). Auch frische, bis linsengroße Psoriasisherde erscheinen meist als glatte, braunrote, sich hart anfühlende Erhabenheiten, so daß man sie für Papeln halten kann, bis man durch leichtes Kratzen feststellt, daß sie plötzlich silbern aufleuchten, weil dadurch in den festen Hornzellenverband Luft eindringt und so die bräunliche glatte Masse zu glimmeratrigen Schuppen auseinanderfällt (sog. Symptom des Kerzentropfens, Abb. 166a, b). Bei der Para-

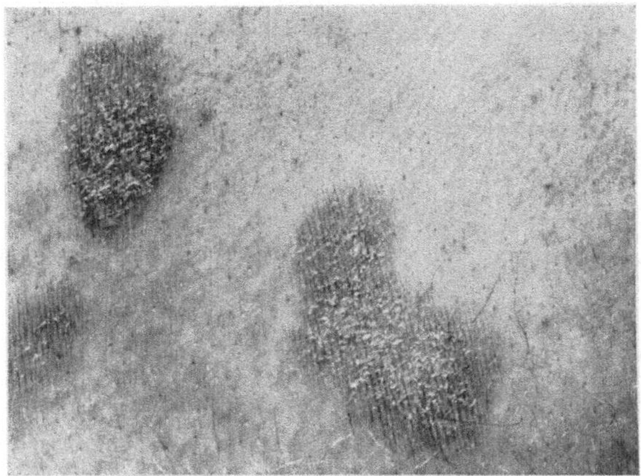

Abb. 169. Pityriasiforme Schuppung (Parapsoriasis areata).

psoriasis guttata fällt die Hornschicht, die die linsengroße bräunliche Efflorescenz bedeckt, beim Kratzen nicht in silbernen Plättchen auseinander, sondern läßt sich als Ganzes wie eine kleine Oblate ablösen (*oblatenartige Schuppung*,

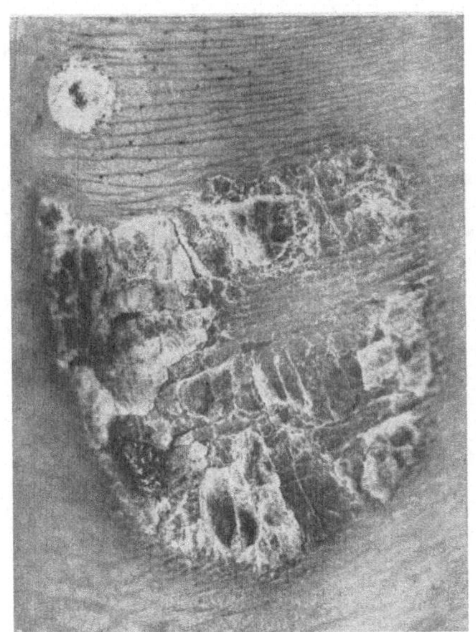

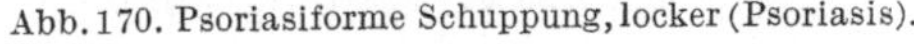

Abb. 170. Psoriasiforme Schuppung, locker (Psoriasis).

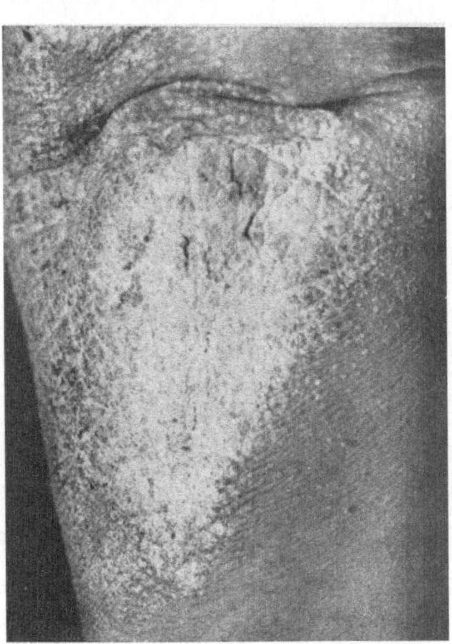

Abb. 171. Psoriasiforme Schuppung, fest (Psoriasis).

Abb. 167). Wieder anders verhält sich die latente Schuppung bei der Pityriasis versicolor. Bei dieser Krankheit, die braune landkartenartige Flecke auf Brust und Rücken bildet, wuchern die Pilze zwischen Hornschicht und Rete, so daß die Hornschicht von ihrer Unterlage mehr oder weniger gelöst ist, in der Fläche dagegen fester zusammenhängt. Kratzt man nun mit kräftigem Strich über die anscheinende Macula hinweg, dann reißt man bis linsengroße Fetzen von der Unterlage los, die aber an einem Ende noch an der Haut festhängen (*hobelspanähnliche Schuppung*, Abb. 168a, b). Allerdings kann man dasselbe durch starkes Kratzen auch auf normaler Haut erreichen, aber doch nicht so leicht und nicht in so ausgesprochenen großen Fetzen wie bei der Pityriasis versicolor.

Von *erythrodermatischer* Schuppung spricht man, wenn ein erythematosquamöser Ausschlag große Strecken des Körpers einnimmt, also generalisiert oder universell ist. Sie wird deshalb bei sehr ausgedehnten erythemato-squamösen Hautkrankheiten (generalisierter Psoriasis, generalisierten squamösen Ekzemen) gefunden und ist das besondere Kennzeichen der sog. Erythrodermien. Man unterscheidet die *sekundären Erythrodermien*, d. h. die soeben genannten, den ganzen Körper in Mitleidenschaft ziehenden, sonst meist nur herdweise vorkommenden Hautausschläge, von den *primären Erythrodermien*, die eine Krankheitsgruppe für sich bilden. ,,Erythrodermie" heißt ,,Rothaut". Trotzdem handelt es sich aber dabei, wie gesagt, nicht um eine rote Haut, sondern um eine rote *und schuppende* Haut, also um eine ,,Erythro-squamie".

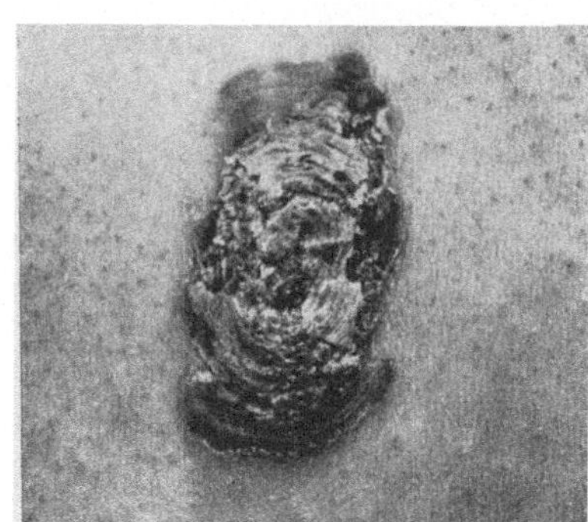

Abb. 172. Austernschalenartige Schuppung: Rupia (Psoriasis).

Von kleienförmiger, *pityriasiformer Schuppung* (pityron = Kleie) sprechen wir, wenn die Schuppen sehr klein sind, so daß sie sich mit Staub, Mehl, Puder oder Kleie vergleichen lassen (Abb. 169). Sie wird besonders bei squamösen Ekzemen gefunden, bei der Pityriasis capitis (Schinnen), bei der Parapsoriasis areata, bei oberflächlicher Trichophytie und beim Erythrasma.

Sind die Schuppen etwas größer und durch die Reflexe ihres reichlichen Luftgehaltes glimmerartig bzw. perlmutterartig glänzend, so sprechen wir von plättchenförmiger, *psoriasiformer Schuppung* (Abb. 170). Diese Art der Schuppenbildung wird, wie schon der Name sagt, hauptsächlich bei der Psoriasis angetroffen, kann aber bei allen möglichen anderen Hautkrankheiten ebenfalls auftreten, so daß man von psoriasiformen Ekzemen, psoriasiformer Syphilis, psoriasiformem Lupus usw. spricht. Psoriasiforme Schuppung tritt eben überall dort in die Erscheinung, wo in dickerer Schicht aufgehäufte Hornlagen trocken und brüchig sind, so daß leicht Luft in sie eindringt. Die Schuppung kann auch bloß an der Oberfläche brüchig sein, in der Tiefe aber der Unterlage fest aufsitzen, so daß weiße, silbrige harte Stellen entstehen, die sich schwer abkratzen lassen (Abb. 171). Ist die Aufhäufung der Hornsubstanz eine sehr starke und das Abbröckeln dadurch verhindert, daß die einzelnen Schuppenlagen durch etwas Exsudat aneinandergeklebt sind, dann können sich sehr dicke Massen auftürmen.

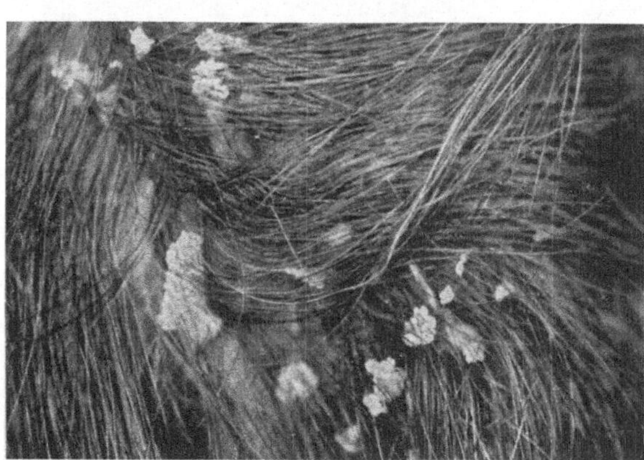

Abb. 173. Lockere psoriasiforme Schuppen im Haar (Psoriasis).

Dies ist besonders bei Krankheitsherden der Fall, die sich periodisch in der Fläche vergrößern, so daß die anfängliche Schuppenmasse durch eine neue größere, und diese wieder durch eine noch größere emporgehoben wird. Auf diese Weise entstehen stumpfkegelförmige Schuppenhaufen mit horizontaler Schichtung, die an Austernschalen erinnern (Psoriasis ostracea, ulcerosquamöse Syphilis, ulceröse Lepra). Diese *austernschalenartige Schuppung* (Abb. 172) ist ein so auffallendes Phänomen, daß sie von den alten Dermatologen unter der Bezeichnung *Rupia* als eigenes Krankheitsbild angesehen wurde.

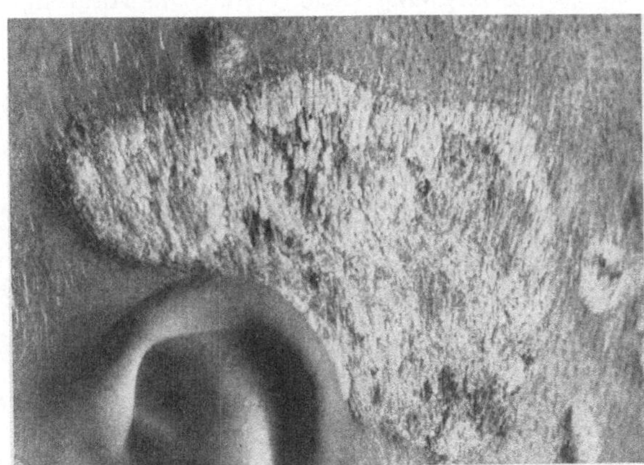

Abb. 174. Asbestartige Schuppung (Psoriasis capitis).

Sind die psoriasiformen Schuppen am behaarten Kopf lokalisiert, dann finden sie sich in den Haaren nicht als feines Puder, wie bei den pityriasiformen Schinnen (Pityriasis capitis), sondern hängen daran als größere Plättchen (Abb. 173) oder sie richten sich längs den Haaren aus, so daß sie an Asbest erinnern (*asbestartige Schuppung*, Abb. 174) bzw. an Getreidespelzen (*spelzenartige Schuppung*, Abb. 175). Diese Schuppenarten werden besonders bei der Psoriasis capitis gefunden.

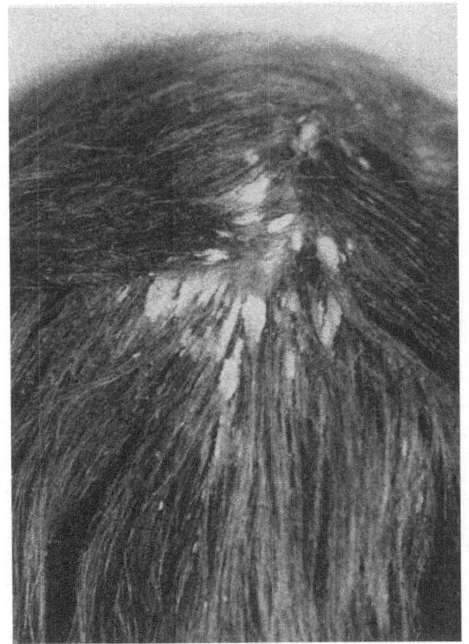

Abb. 175. Spelzenartige Schuppung im Haar (Psoriasis).

Für manche Schuppenbildungen ist es charakteristisch, daß sie gleichmäßige glatte, rundliche oder mehr viereckige, linsengroße und größere Schildchen formen, die im Zentrum festsitzen und sich von außen her ablösen, so daß sie am deutlichsten am Rande sichtbar sind (Abb. 176). Je nach Größe und Anordnung können sie recht verschieden aussehen. Diese schildchenförmige, fischschuppenartige, *ichthyosiforme Schuppung* findet man besonders bei der Ichthyosis, wo in den befallenen Gegenden die Schilder oft reihenförmig nebeneinander stehen (Abb. 177) bzw. rautenförmige Anordnung zeigen, aber auch bei Ekzemen und Erythrodermien. Eine Schuppenbildung, die hiermit eine gewisse Ähnlichkeit hat, ist der Etat craquelé, bei dem eine dünne, durchsichtige, trockene Hornschicht aufspringt, so daß ein grobmaschiges Netzwerk feiner Haarrisse entsteht, die an das Craquelé in der Glasur alter chinesischer Tongefäße erinnert (*craquelierende Schuppung*, Abb. 178).

Im Gegensatz zu den Schuppen, die mit ihrem Zentrum festsitzen, begegnen wir auch solchen, die an der einen Seite festhängen, während die andere hochsteht, sich eventuell selbst etwas umrollt. Dies sind also Schuppen, die, bevor sie abfallen, noch einige Zeit als Häutchen oder Fetzchen am Körper hängenbleiben. Ich nenne diese häufige Form der Schuppenbildung häutchenförmige, *cuticuläre Schuppung* (Abb. 179). Die Häutchen können sehr umfangreich sein

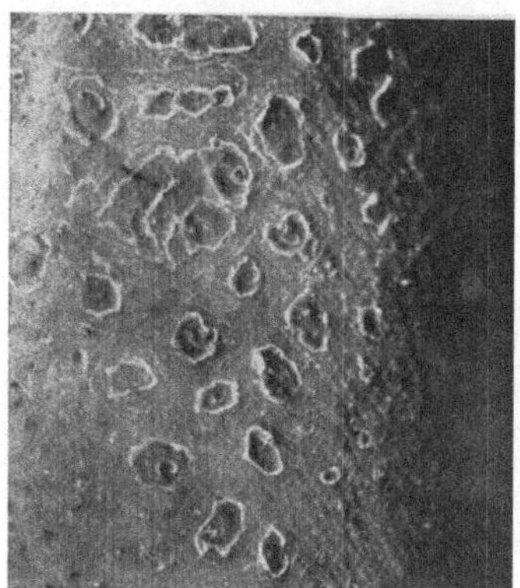

Abb. 176. Ichthyosiforme Schuppung (Ichthyosis vulgaris am Unterschenkel).

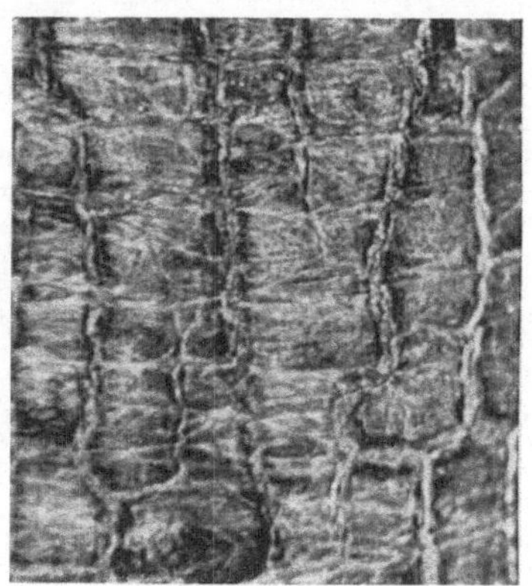

Abb. 177. Ichthyosiforme Schuppung (Ichthyosis congenita partim sanata am Bauch).

(Riesencuticula, Abb. 180). Die cuticuläre Schuppung tritt oft mit der pityriasiformen und psoriasiformen Schuppenbildung gleichzeitig auf, kann aber auch allein vorkommen, z. B. bei Ekzemen und Pilzkrankheiten zwischen den Zehen. Eine besondere Form der hautfetzenartigen Schuppung ist die *hobelspanförmige Schuppung* der Pityriasis versicolor, die wir oben beschrieben haben.

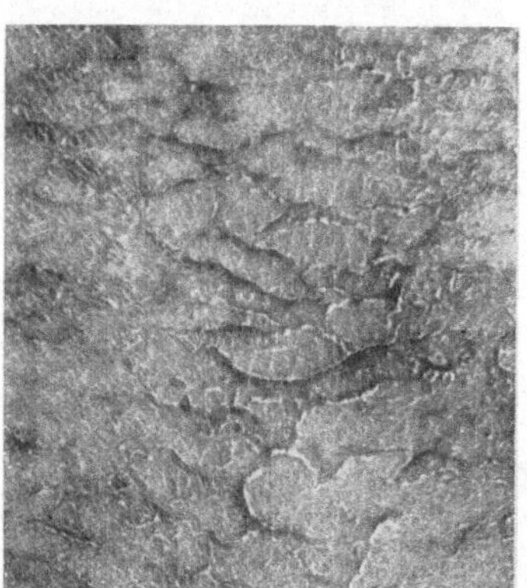

Abb. 178. Craquelierte Schuppung (Schwefelreizung).

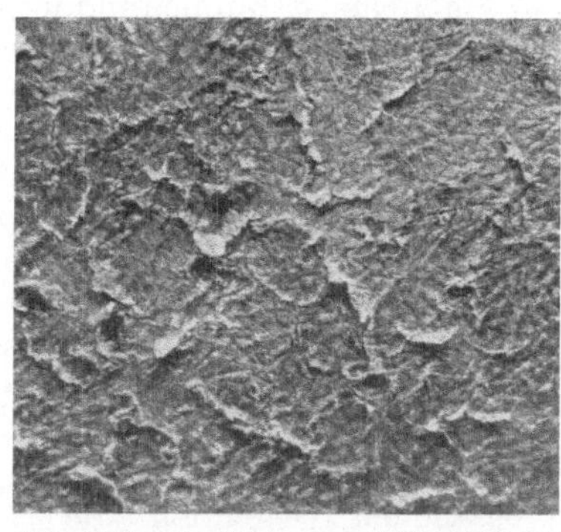

Abb. 179. Cuticuläre Schuppung (Ichthyosis vulgaris)

Weitere Sonderformen von Schuppenbildung sind die *rißförmige Schuppung*, die durch Aufspringen eines Scabiesganges zustande kommt (Abb. 181) und daher für Scabies pathognomonisch ist, und die *kragenförmige Schuppung*, bei der nach Abblätterung des Zentrums einer bestimmten Efflorescenz eine ringförmige Schuppenkrause stehenbleibt, die den oben beschriebenen, postbullösen Collerettes entspricht. Solche Schuppenkrausen (Collerettes, *Coronellae*) findet man besonders bei Ekzemen und oberflächlichen Mykosen (Abb. 182), bei Tinea imbricata, bei sekundärer Syphilis und bei der sehr charakteristischen Efflorescenz der Pityriasis rosea (Abb. 183). Sie können auch als „Riesen-Collerette“

(Abb. 184 und 185) oder in mehreren konzentrischen (ineinander sitzenden) Ringen auftreten (Abb. 186).

Erreichen lose abblätternde Schuppen Fingernagelgröße und mehr, so spricht man von blätterartiger, *lamellöser Schuppung* (Abb. 187). Sie wird besonders

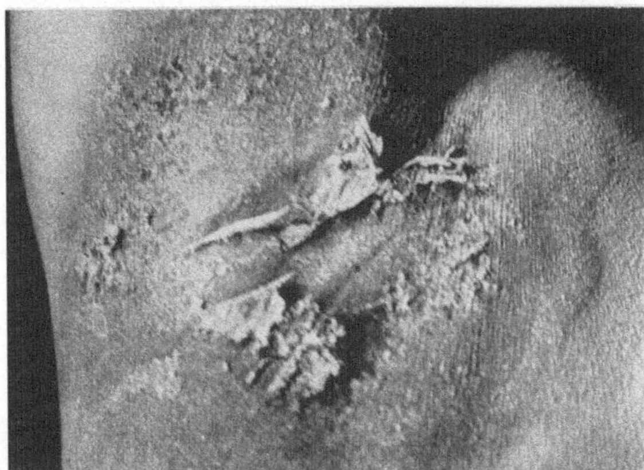

Abb. 180. Cuticuläre Schuppung (Eczema squamosum).

beim Pemphigus foliaceus und bei manchen Erythrodermien angetroffen. Wenn sich dabei am Boden jeder Schuppe, bevor sie ganz abfällt, schon wieder eine

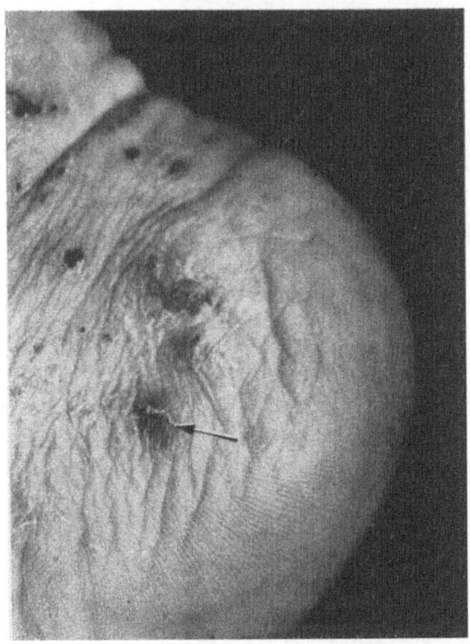

Abb. 181. Rißförmige Schuppung (Scabiesgang an der Ferse).

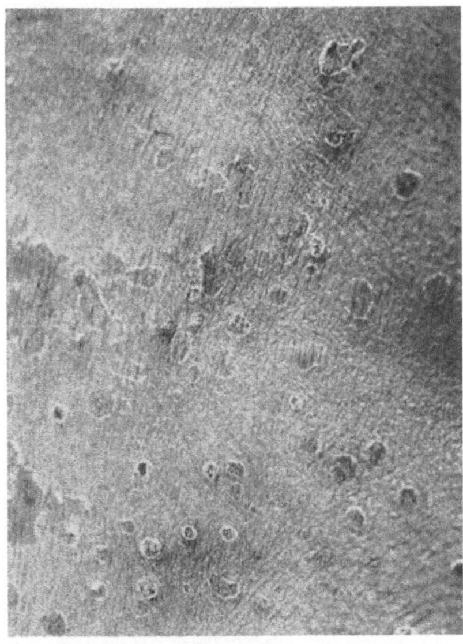

Abb. 182. Kragenförmige Schuppung = kleine Collerettes (Moniliasis am Steiß).

neue bildet, entstehen Auflagerungen, die an Blätterteig erinnern, zumal damit häufig exsudative Prozesse Hand in Hand gehen.

Löst sich die Hornschicht in noch größeren Fetzen ab, so daß ganze Lappen sich abschälen (Abb. 188), dann spreche ich von lappenförmiger, *membranöser Schuppung* bzw. von *Schälung*. Die Schälung kann künstlich durch sog.

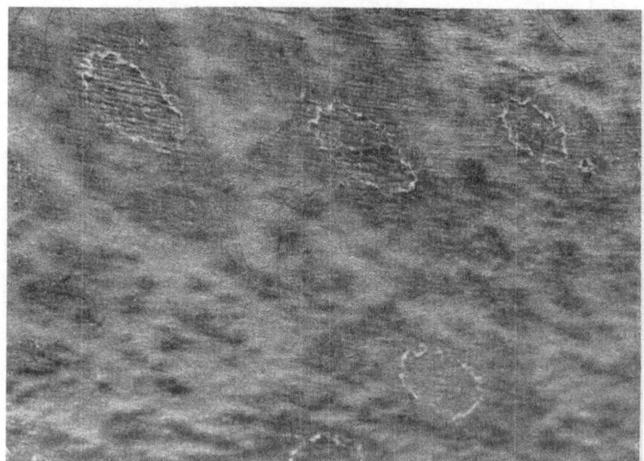

Abb. 183. Ovale Collerettes (Pityriasis rosea).

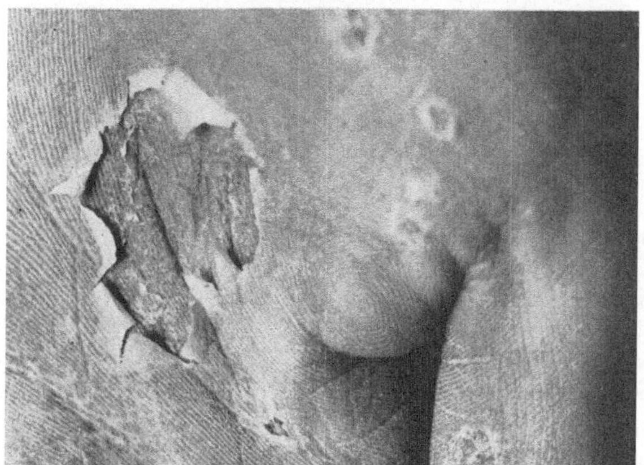

Abb. 184. Große Collerette (Eczema vesiculo-squamosum).

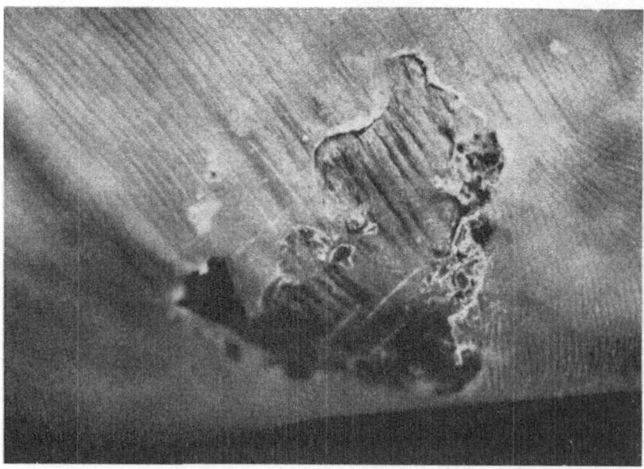

Abb. 185. Riesencollerette (Trichophytia superficialis am Fußrand).

Schälmittel (Salicyl, Resorcin) erzeugt werden und ganze Abgüsse von Fingern, Handflächen und Fußsohlen ablösen. Sie wird aber auch bei konfluierend-bullösen

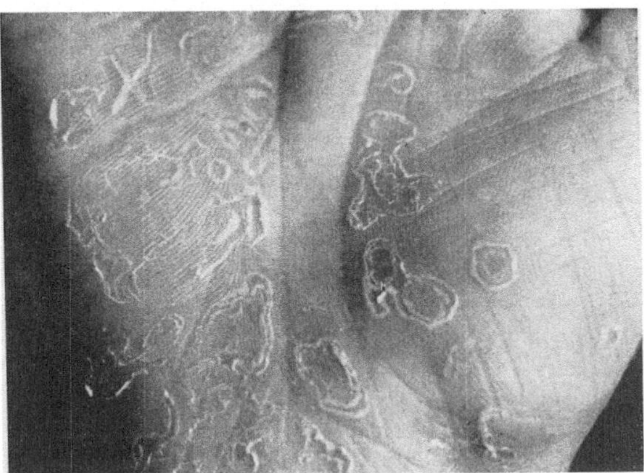

Abb. 186. Konzentrische Collerettes (Erythema annulare squamosum Siemens-Jagtman).

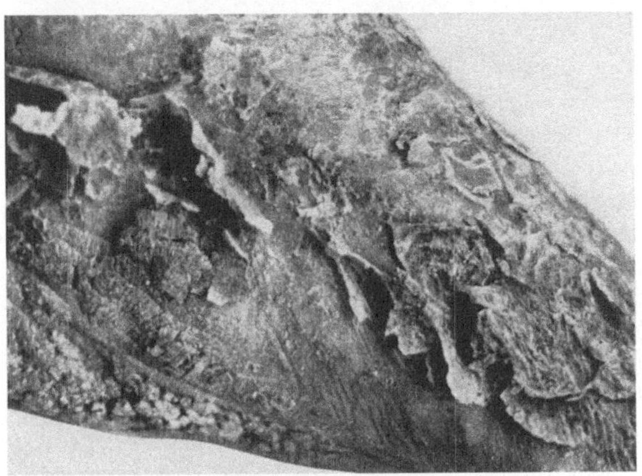

Abb. 187. Lamellöse Schuppung (Eczema erythrodermaticum am Fußrücken).

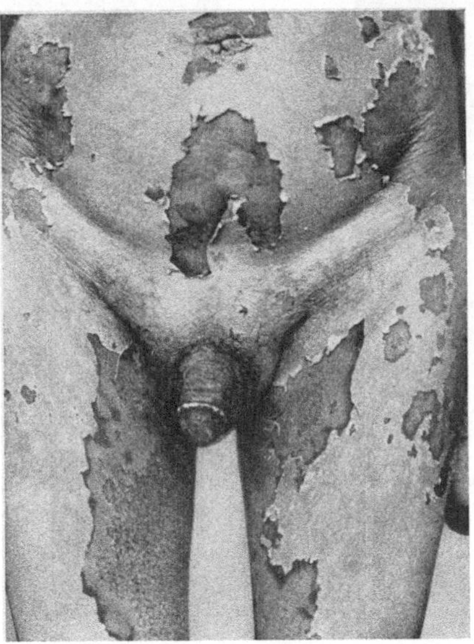

Abb. 188. Membranöse Schuppung = Schälung (Eczema universale).

Ekzemen, bei Erythrodermien und bei der Dermatitis exfoliativa (= membranosa) neonatorum beobachtet.

Schuppen können noch ein besonderes Aussehen dadurch erhalten, daß sie reich an *Talg* sind. Das kommt ziemlich regelmäßig bei der pityriasiformen

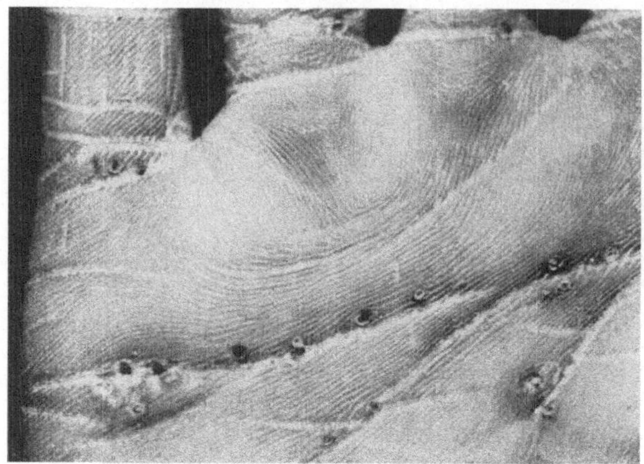

Abb. 189. Callöse Schuppenbildung, papulös (Keratosis palmo-plantaris papulosa).

Schuppung des behaarten Kopfes, der Gesichtsmitte und der Mitte von Brust und Rücken (der sog. vorderen und hinteren Schweißrinne) vor, weil an diesen Stellen besonders große und zahlreiche Talgdrüsen vorhanden sind. Man spricht dann von *seborrhoischer Schuppung* (Seborrhoe = Talgfluß). Seborrhoische Schuppen sind gelblich bis schmutziggelb, sehen matt aus und fühlen sich fettig an. Zerdrückt man sie zwischen Zigarettenpapier, so lassen sie einen Fettfleck zurück. Ihr Fettgehalt kann bis zu 30% betragen.

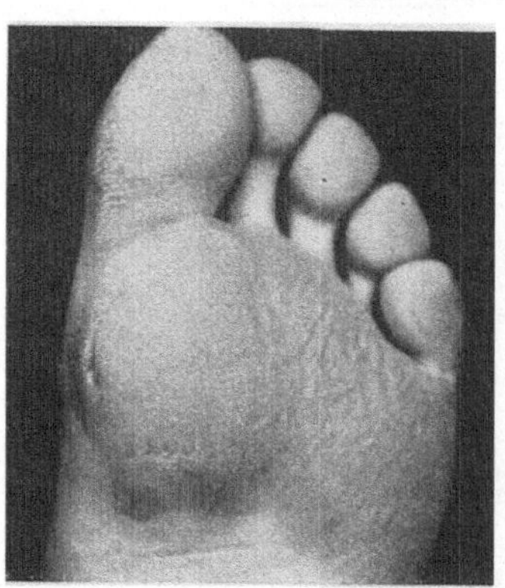

Abb. 190. Callöse Schuppenbildung, diffus, mit verwischtem Relief (Keretoris palmo-plantaris diffusa).

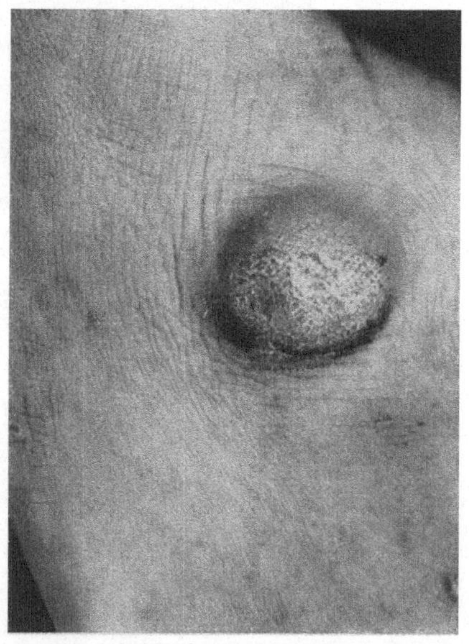

Abb. 191. Callöse Schuppenbildung, nummulär, mit gepunzter Oberfläche (Holzschuhträgerschwiele).

Nicht selten führt die Entzündung, welche die Ursache der Parakeratose ist, gleichzeitig auch zu exsudativen Vorgängen, so daß die sich bildenden Auflagerungen gleichzeitig aus Schuppen und eintrocknendem *Serum* bzw. *Eiter* bestehen. Diese exsudathaltigen Schuppen, „*Squamae exsudativae*“, sehen ebenfalls trübe und gelb oder bräunlichgelb aus und fühlen sich feucht und klebrig an.

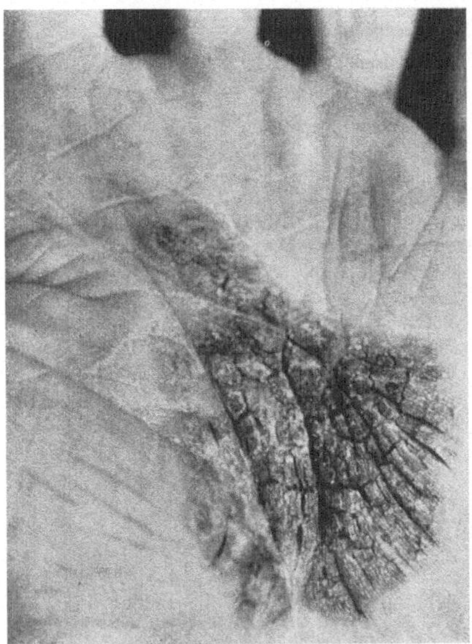

Abb. 192. Verruköse Schuppung (Eczema keratosum).

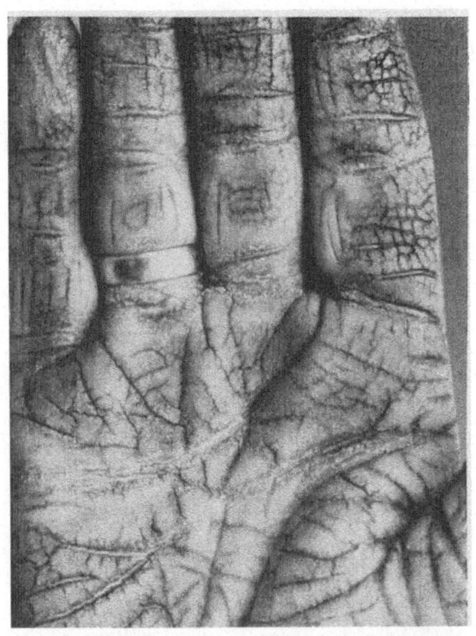

Abb. 193. Callöse Schuppenbildung, diffus, mit Rissen (Keratosis palmo-plantaris diffusa).

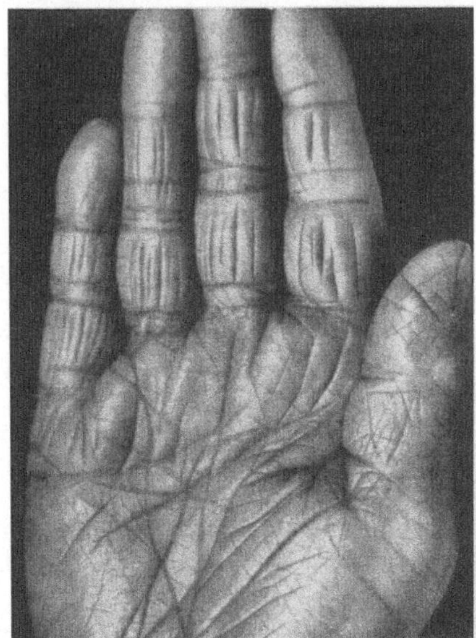

Abb. 194. Callöse Schuppenbildung, diffus, ohne Risse, aber mit vergröbertem Relief (Keratosis plamo-plantaris diffusa).

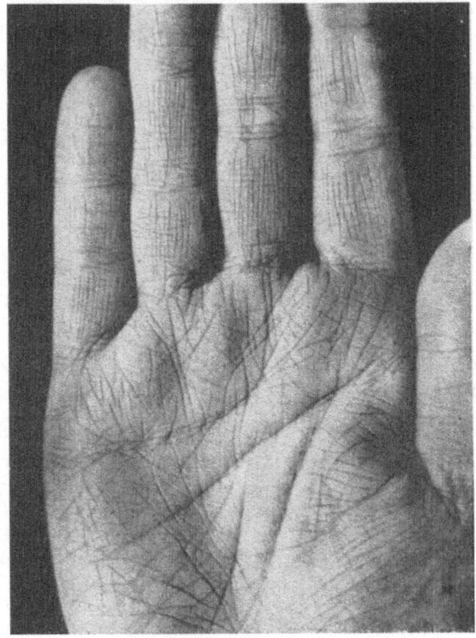

Abb. 195. Verstärktef Relief durch Schweißmaceration (Hyperhidrosis palmo-plantaris).

Aus ihnen hat man früher eine eigene Efflorescenz gemacht, die den Namen Crusta lamellosa, *Schuppenkruste*, trug. Man findet sie besonders beim Pemphigus foliaceus, den wir bereits erwähnten, aber auch bei allen möglichen schuppenden Ekzemen.

Außer mit Talg und mit seröseitrigem Exsudat können Schuppen auch noch mit *Schweiß*, *Speichel* und anderen Flüssigkeiten getränkt sein, wodurch der bekannte Zustand der *Maceration* entsteht. Das ist besonders dort der Fall, wo Hautflächen aufeinander liegen (Achseln, Leisten, Crena ani) und auf den Schleimhäuten. Hier werden diese Hornverdickungen Leukoplakie genannt; die Leukoplakie ist also eine Keratosis mucosae, die infolge der Durchtränkung mit Feuchtigkeit weiß erscheint. Keratosen der Schleimhaut dürfen nicht verwechselt werden mit Schleimhautplaques, die maceriertes Epithel sind oder mit fibrinösen und anderen Belägen (s. unten).

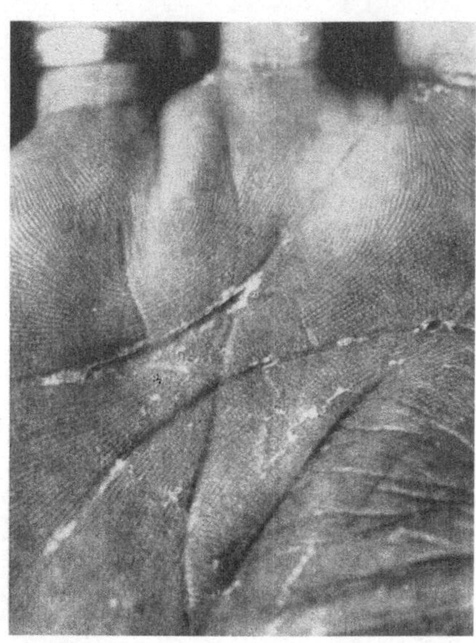

Abb. 196. Fissurae squamosae bei callöser Schuppenbildung (Eczema callosum).

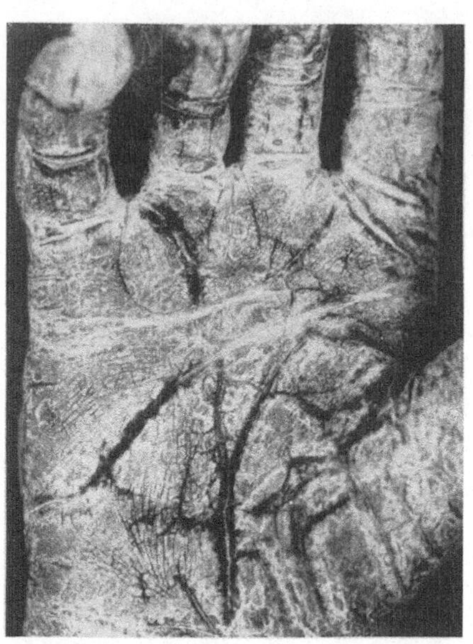

Abb. 197. Fissurae excoriativae bei callöser Schuppenbildung (Pityriasis rubra pilaris).

Von *keratotischer Schuppung* (Squamae corneae) kann man in denjenigen Fällen sprechen, in denen harte, schwer entfernbare Hornmassen der Haut aufliegen. Diese tylotische oder *callöse Schuppenbildung* kann stecknadelkopfgroße Knötchen bilden, deren verhorntes Zentrum meist nach einiger Zeit herausfällt (Keratosis palmo-plantaris papulosa, Abb. 189), linsen- bis talergroße Hornkissen (Calli), an Hand- und Fußflächen auch einen mehr diffusen Überzug (callöse Ekzeme, Keratosis palmo-plantaris diffusa), die diesen Hautpartien eine gelbe wachsartige Farbe verleihen und das Hautrelief verwischen (Abb. 190). Die *callösen Hornbildungen* haben die Farbe des Hornes, sind also gelb bis gelbbraun, bei längerem Bestehen oft grünschwarz, bei Maceration (Schweißhände) milchig weiß. Ihre Oberfläche kann glatt sein, ohne sichtbare Abblätterung (Abb. 190), sie kann wie gepunzt aussehen (Abb. 191), kann mit mehr oder weniger losen Schuppen bedeckt sein oder verrukös werden (Abb. 192). Sie kann Risse zeigen (Abb. 193) oder colleretteumrandete Grübchen haben. Sind keine Risse vorhanden, dann kann das Oberflächenrelief doch vergröbert sein und tiefe Furchen zeigen, so daß man an Lichenifikation denken kann (Abb. 194). Bei der Lichenifikation sitzt aber die Hautverdickung, welche die Ursache des groben Reliefs ist, im Rete (Acanthose) und in der Cutis (Infiltrat), bei der Keratose sitzt sie in der Hornschicht. Beide Erscheinungen dürfen nicht miteinander verwechselt werden und auch nicht mit der durch Maceration bedingten feinen Verstärkung des Hautreliefs bei Schweißhänden (Abb. 195).

Durch den Mangel an Elastizität können in solchen callösen Hautstellen oberflächlich squamöse (Abb. 196) oder auch tiefe spaltförmige *Fissuren* entstehen (Abb. 197), die senkrecht bis in den Papillarkörper vordringen, eventuell starke Schmerzen verursachen und die Eintrittspforte für alle möglichen Infektionen bilden.

Sehr typisch ist in vielen Fällen die *Lokalisation* der Schwielen, da sie gern an Stellen entstehen, die immer erneutem Druck und Reiben ausgesetzt werden.

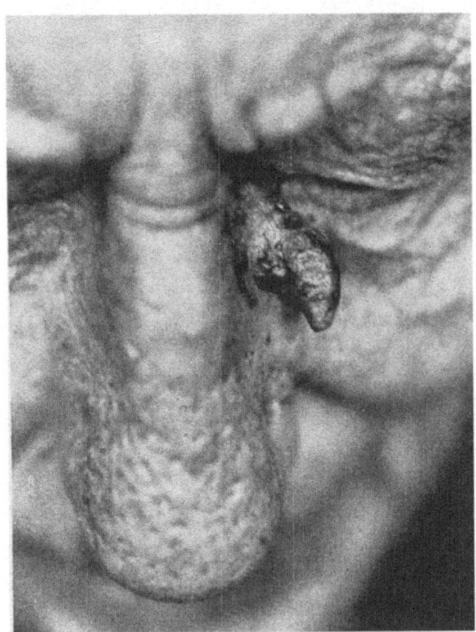

Abb. 198. Hornförmige Schuppung (Cornu cutaneum).

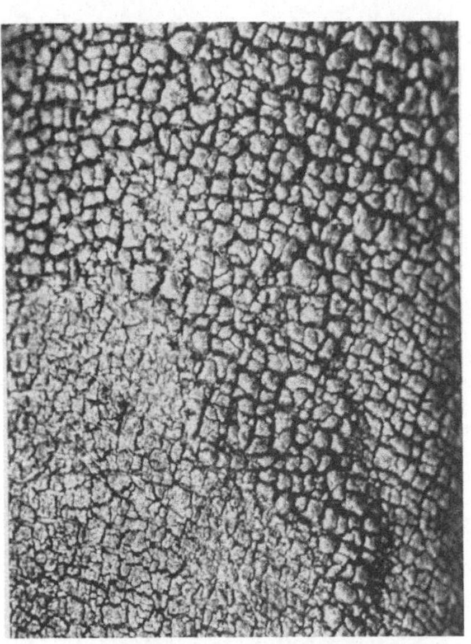

Abb. 199. Körnige Schuppung, pflastersteinartig (Ichthyosis nigra s. granulosa).

Ihr Sitz läßt deshalb oft Tätigkeit (Ruderer, Reinemachefrauen), Kleidung (Holzschuhträger, Abb. 191) oder Beruf (Schuster, Melker, Bildhauer) erraten.

Außer solchen callösen Hornbildungen, die sich nur wenig oder nur mit flacher Wölbung über die Haut erheben, haben wir auch festhaftende, meist gelbbraun gefärbte Hornbildungen, die spitz zulaufen und kegelförmig vorspringen wie das Cornu cutaneum (hornförmige Schuppen, *Squamae cornutae*, Abb. 198). Auch das Molluscum contagiosum kann auf seiner Spitze ein feines, stachelförmiges Hörnchen tragen.

Den callösen Schuppenbildungen und Hauthörnern schließen sich die keratotischen Vegetationen an, die an umschriebener Stelle auftreten oder sich über weite Strecken des Körpers verbreiten. Sind ihre Vorsprünge mehr rundlich, so kann man von *Squamae granulosae* sprechen (Morbus Darier, Lichen ruber corneus, Ichthyosis). Sind die Körner größer, so platten sie sich gegeneinander ab, werden mosaikartig, pflastersteinartig (Abb. 199). Sind die Vorsprünge mehr lang und spitz (Ichthyosis hystrix, Verrucae vulgares, Naevi verrucosae, Eczema keratosum palmo-plantare, dann kann man sie unter Heranziehung eines alten, etwas übertriebenen Vergleiches *Squamae hystriciformes* (hystrix = Stachelschwein) nennen.

Als eine besondere klinische Gruppe ist schließlich noch die *follikuläre Schuppung* zu erwähnen. Auch sie hat oft einen keratotischen Charakter, d. h. sie formt harte Gebilde, die sich nur mit Gewalt von der Haut entfernen lassen. Das gilt auf alle Fälle für diejenigen Krankheiten, bei denen komedonenähnliche, stecknadelkopfgroße, zuweilen noch größere, braune bis schwarze Hornpfröpfe in den Follikeln sitzen (Keratosis follicularis acneïformis, Pityriasis rubra pilaris, Abb. 200) oder als dunkle Körnchen bzw. schwarze Kugeln aus den Follikeln herausschauen (Lupus erythematodes, Abb. 201), die ausfallen und grübchenförmige follikuläre Narben zurücklassen können (Abb. 202). Sind die Hornansammlungen kleiner, so haben sie gewöhnlich eine helle Farbe, sind aber meist ebenso schwer abzulösen. Sie sind dann mehr spitz, so-

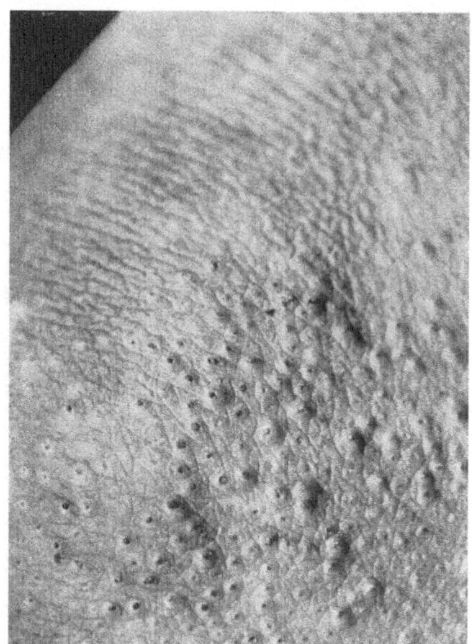

Abb. 200. Follikuläre Keratosen: Hornpfröpfe (Keratosis follicularis am Knie).

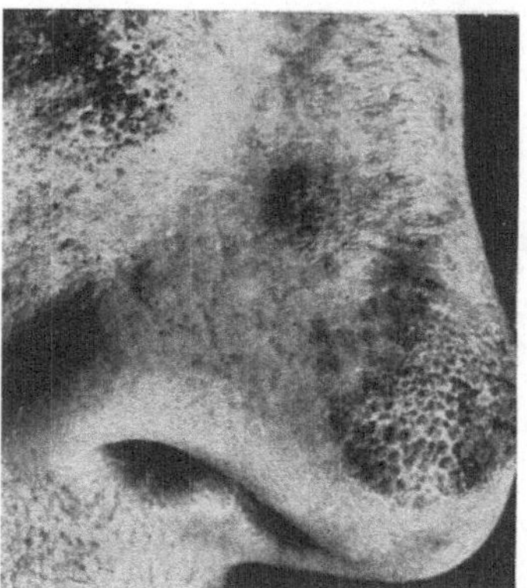

Abb. 201. Follikuläre Keratosen: Körnchen (Lupus erythematodes).

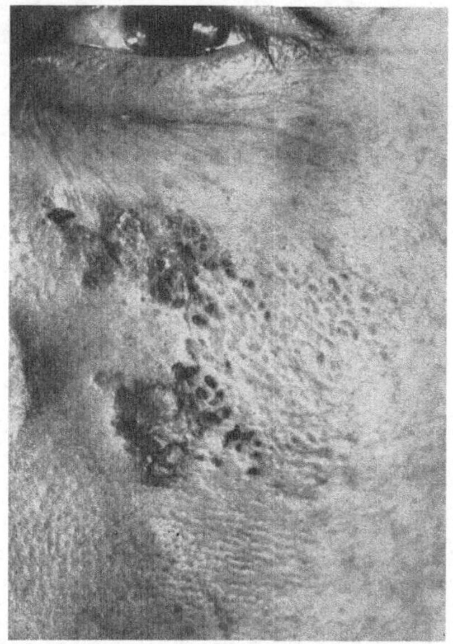

Abb. 202. Follikuläre Keratosen: Hornkugeln (mit follikulären Grübchen nach Ausfallen der Hornkugeln, bei Lupus erythematodes).

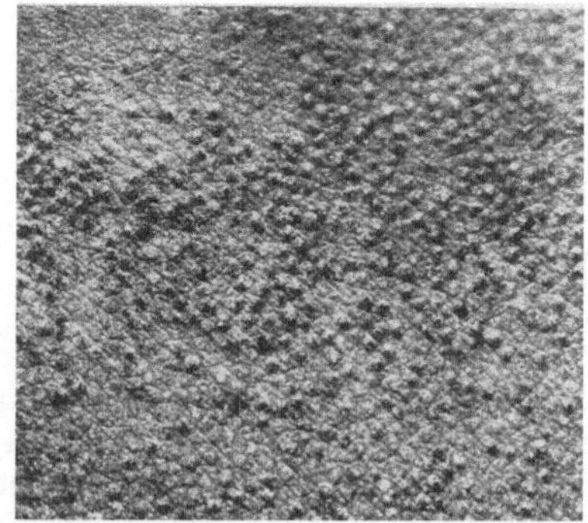

Abb. 203. Follikuläre Keratosen: Reibeisen (Keratosis follicularis durch Teerbehandlung).

daß bei Befallensein aller Follikel einer Gegend sich die Haut wie ein Reibeisen anfühlt (Lichen ruber acuminatus, Teeracne, Abb. 203). Sind die follikulären Schuppen noch feiner, so kann an jedem Haarbalg ein kurzes weißliches Fädchen hängen, das senkrecht in die Höhe steht, oft auch flottiert (Keratosis follicularis spinulosa, Abb. 204). Sind sie nicht spitz, sondern mehr rundlich, so gleichen sie harten Knötchen (Keratosis follicularis lichenoides, Lichen pilaris). Alle diese Pfröpfe, Stacheln und Fädchen sehen wir an Stelle der vermißten Haare; doch können auch *neben* den Haaren derartige feine Schuppen oder Schuppenkrausen vorhanden sein (Alopecia atrophicans, Lupus erythematodes). Zuweilen ist gleichzeitig auch die Haut *zwischen* den Follikeln mit einer verdickten, weißlich gipsartigen bis schwärzlichen Hornschicht bedeckt. Kratzt man etwas von dieser zusammenhängenden Schuppendecke ab, dann können an deren Unterseite kleine spitze Hornzäpfchen hängenbleiben, die den erweiterten Follikelöffnungen entsprechen. Dies ist für den Lupus erythematodes charakteristisch.

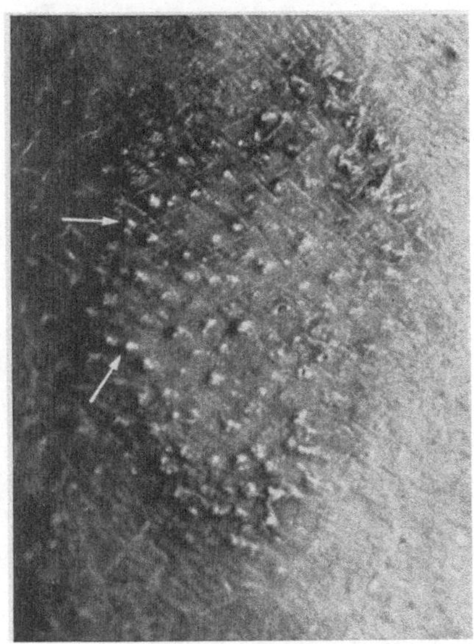
Abb. 204. Follikuläre Keratosen: Stacheln (Keratosis follicularis spinulosa).

Krusten (Crustae) sind Auflagerungen, die aus eingetrocknetem Sekret, im Fall der nekrotischen Krusten aus abgestorbenem Gewebe bestehen. Dementsprechend unterscheiden wir *seröse*, *eitrige*, *blutige* und *nekrotische Krusten*. Außer den gewöhnlichen Bestandteilen der betreffenden Sekrete (Leukocyten, Erythrocyten usw.) enthalten sie meist noch andere Beifügungen: Schuppen, Bakterien und allerlei Verunreinigungen. In manchen Fällen ist die Kruste von einer Hornlamelle bedeckt „*Crusta subcornealis*“ und wird dann später auch gemeinsam mit dieser abgestoßen. Das ist bei Vesiculae der Fall, wenn ihr Exsudat eintrocknet, ohne daß vorher ihre Decke gesprungen ist.

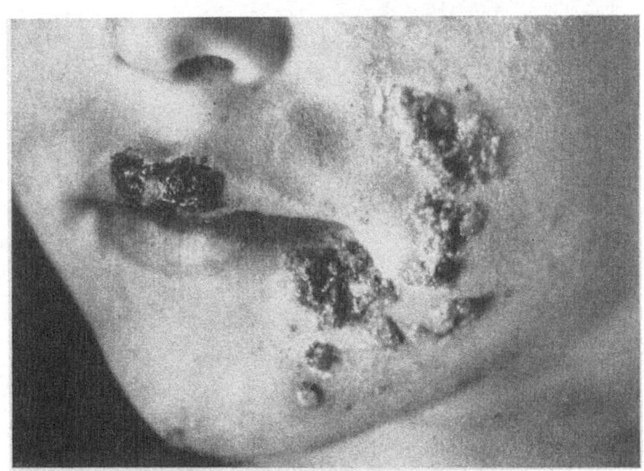
Abb. 205. Kruste, serös-eitrig (Impetigo streptogenes).

Naturgemäß hängt das Aussehen der Krusten von der Art des eingetrockneten Sekretes ab. *Seröse* Krusten sind durchscheinend wie das Gummiharz der Kirschbäume und gelbbraun, honigartig, oder, wenn sie dünn sind, firnisartig. *Eitrige* Krusten sind trüb, undurchsichtig, weißgelb oder gelb bis grün, bei Serum- und Blutbeimischungen stellenweise braun (Abb. 205). *Blutige* Krusten sind rot, blaurot bis beinahe schwarz und ebenfalls undurchsichtig. *Nekrotische* Krusten sind schmutziggelb, wenn sie feucht, tiefschwarz, wenn sie trocken sind; sie werden dann auch *Schorf* genannt. Oft sind die Krusten gemischt, vor allem serös-eitrig und dabei mehr oder weniger sanguinolent. Oft sind sie im Beginn serös und werden erst später durch Sekundärinfektion eitrig.

Krusten können ganz klein sein, so wie ein Punkt. Das sieht man besonders bei Kratzeffekten, wenn ganz kleine Knötchen oder Bläschen aufgekratzt sind (Abb. 206). Die winzigen dunkelroten Pünktchen sind dann, wie auf unserer Abbildung, oft gar nicht als Krusten zu erkennen, sondern können für Purpurapünktchen gehalten werden. Die Palpation klärt aber die Sachlage sofort auf: eingetrocknetes Sekret fühlt sich hart an wie Glas. Kommt eine sekundäre Eiterinfektion hinzu (Impetiginisierung, Pyonisierung), dann können aus Kratzeffekten auch große seröseitrige Krusten entstehen und miteinander konfluieren.

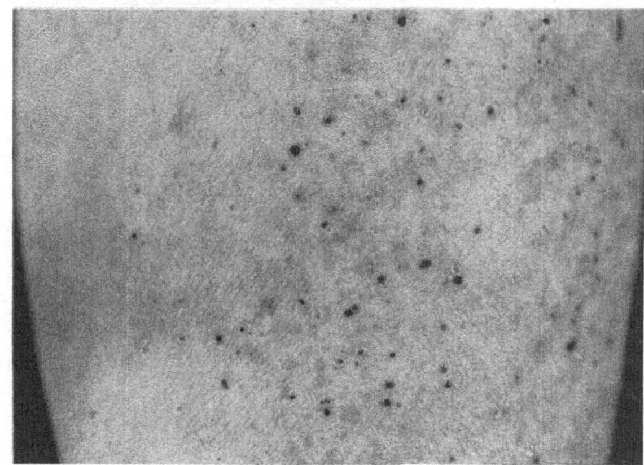

Abb. 206. Krustöse Kratzeffekte, sehr klein (Eczema papulosum).

Unterhalb der Kruste befindet sich anfangs stets noch flüssiges Exsudat. Ist es reichlich, so sieht man es nach Druck auf die Kruste am Rande hervorquellen. Dieses Exsudat bietet Saprophyten und Eiterkokken durch die Feuchtigkeit, die erhöhte Temperatur und den mechanischen Abschluß besonders günstige Wachstumsbedingungen. Werden solche infizierten Krusten nicht entfernt, so entstehen dann leicht an ihrem Grunde Ulçera und von diesen aus Lymphangitiden, bei Säuglingen selbst Sepsis. Auf jeden Fall werden durch die Eiterung am Grunde die Krusten succulenter und dicker. *Dicke Krusten* sind deshalb immer auf Sekundärinfektion mit Eiterkokken zurückzuführen (Impetigo und Ecthyma).

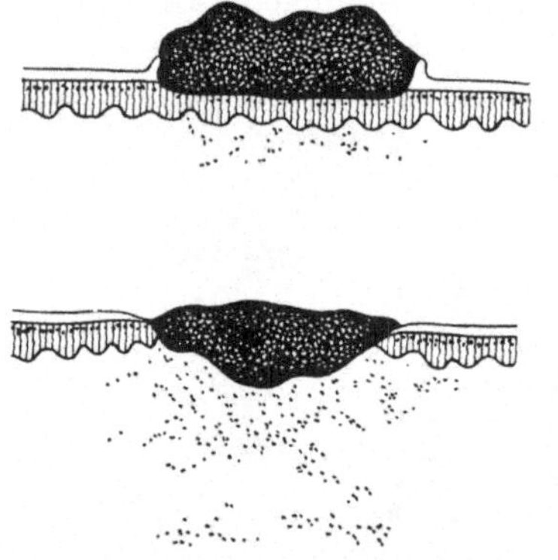

Abb. 207. Oberflächliche (Impetigo) und tiefe (Ecthyma) Kruste.

Krusten können Hautveränderungen bedecken, die mehr oder weniger im Niveau der Haut liegen (Erosionen und Excoriationen), sie können exsudierende Erhabenheiten bekrönen (Granulationen, syphilitische Papeln, Carcinome) oder Substanzverluste ausfüllen. Im ersten (und zweiten) Fall werden sie sich über die Hautoberfläche erheben, wie bei der Impetigo, im letzten werden sie gewissermaßen in die Haut eingebettet sein und deshalb meist im Hautniveau liegen, wie es z. B. häufig beim Ecthyma der Fall ist (Abb. 207). Die *Oberfläche* der Krusten ist glatt, höckerig oder krümelig. Sie fühlen sich hart an, wenn sie trocken sind glashart, was bei sehr kleinen Krusten die Erkennung erleichtert. Sie können fest oder lose auf der Unterlage aufsitzen. Leicht entfernbar sind sie dann, wenn die Exsudation an ihrem Grunde noch fortdauert. Hat sich unter ihnen bereits eine neue Hornschicht gebildet, dann fallen sie von selber ab. Zur Diagnose ist es zuweilen nötig, den Krustengrund sichtbar zu machen und zu diesem Zwecke die Kruste abzulösen. Das geschieht am schonendsten durch Verbände mit reichlicher zäher Salbe (Ungt. diachylon), eventuell mit Zusatz von Erweichungsmitteln (Salicyl). In behaarten Gegenden pinselt man mit Öl oder Lebertran ein und legt ölgetränkte Lappen darüber. Bei nekrotischen Schorfen, die sich freilich vor der Demarkation kaum entfernen lassen, versucht man Begießung mit 5%igem Wasserstoffsuperoxyd.

Manche Dermatologen scheiden die *nekrotischen Krusten* (Crustae necroticae) als *Schorfe* von den übrigen Krusten ab, weil sie nicht aus eingetrockneter Flüssigkeit, sondern aus abgestorbenem Gewebe bestehen. Sie sind gelbbraun bis tiefschwarz, liegen meist in oder unter dem Niveau, sind fest mit der Unterlage verbunden und werden erst nach einiger Zeit durch eine demarkierende Entzündung abgestoßen (Verbrennungsschorfe, Herpes zoster). Sind sie klein und rund, so ähneln sie einem eingetrockneten Eiterbläschen („*Crusta pustuloides*", Abb. 62, S. 41) und können dann leicht mit Pusteln verwechselt werden (Acne necroticans, papulonekrotische Tuberkulide).

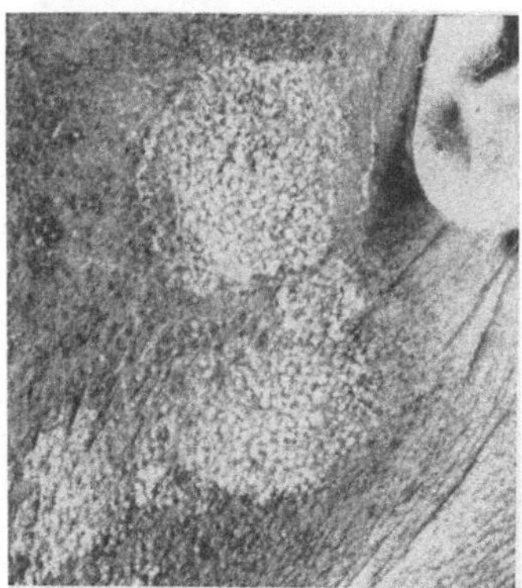

Abb. 208. Mikrosporiepilze an den Haaren.

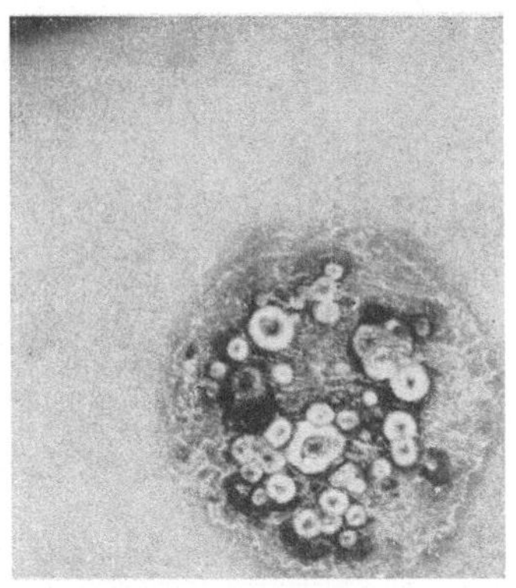

Abb. 209. Favusscutula auf unbehaarter Haut.

Richtige Krusten können sich natürlich nur bilden, wo das ausgesickerte Sekret auch wirklich eintrocknen kann, nicht aber, wo Austrocknung durch gegenseitigen Kontakt von Hautflächen oder künstlich durch feuchte Verbände verhindert wird, oder auf Schleimhäuten. Dann bildet sich statt der Kruste eine feuchte schmierigzersetzte Gewebsschicht, die eitrig, fibrinös (croupös, diphtheroid), fetzig oder nekrotisch sein kann, sich an der Oberfläche leicht abschaben läßt, in der Tiefe aber fest haftet und eventuell nur unter Blutung lösbar ist. Solche veränderten Gewebsteile werden als *Beläge* bezeichnet.

Außer den Schuppen, Krusten und Belägen finden wir auf der Haut gelegentlich auch noch *Auflagerungen körperfremder Krankheitsprodukte*. Das ist besonders bei Pilzkrankheiten der Fall. Die mehlartigen Haarscheiden bei der Mikrosporie (Abb. 208), die gelben Favus-Scutula (Abb. 209) und die unter der Hornschicht wuchernden bräunlichen Mycelgeflechte der Pityriasis versicolor (Abb. 168, S. 82) hatten wir schon erwähnt. Dazu kommen noch die körnigen Auflagerungen an den Haaren bei der Piedra und der Trichomycosis palmellina, die aus Pilzelementen und Kokken bestehen (s. S. 140). Und schließlich können auch noch Produkte von Epizoën der Haut bzw. den Haaren anhaften, wie die als Nissen bekannten schuppenähnlichen Eier der Kopf- und Schamläuse bzw. deren leere Chitinhüllen (Abb. 283, S. 139).

Daß auch *Verunreinigungen* der Haut (Corpora aliena) einschließlich der Verfärbungen durch dermatologische Medikamente allerlei Auflagerungen verursachen, die sich häufig, aber durchaus nicht immer, abwaschen, abkratzen oder abschaben lassen, bedarf keiner weiteren Auseinandersetzung. —

Bei der Diagnostizierung der vorhandenen Efflorescenz darf man nicht vergessen, daß bei den meisten Hautausschlägen nicht nur eine, sondern mehrere verschiedene Efflorescenzentypen vorhanden sind. Die meisten Hautausschläge sind *polymorph*. Dann ist es natürlich die Aufgabe des Untersuchers, sich Einsicht in alle vorhandenen Efflorescenzenarten zu verschaffen, weshalb die Totaluntersuchung bei völliger Entkleidung des Kranken unbedingt nötig ist. **Polymorphie** finden wir besonders typisch dann, wenn ein Ausschlag *dynamisch* ist[1],

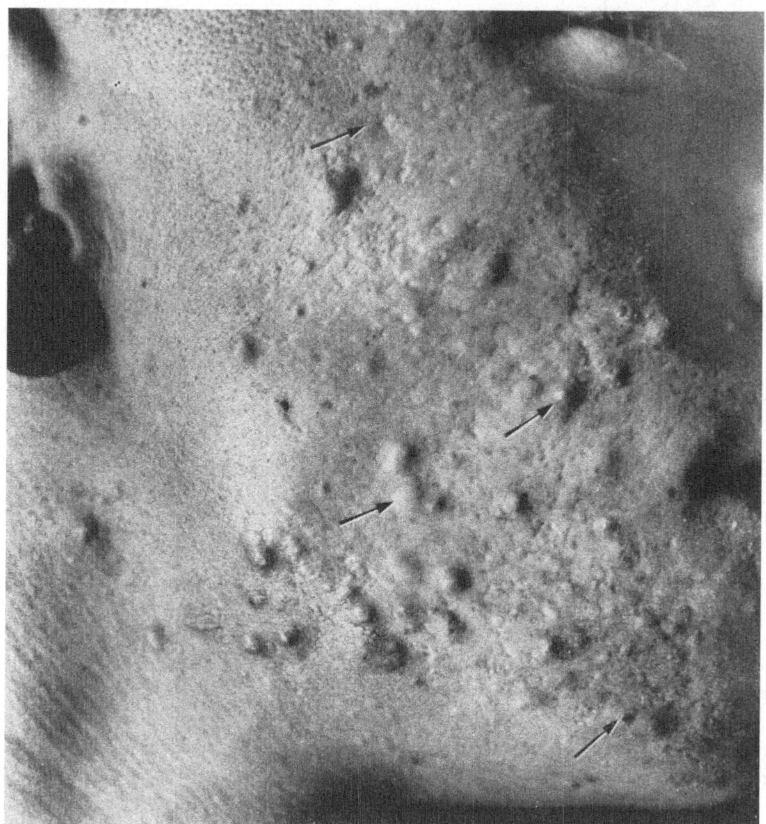

Abb. 210. Polymorphie bei Acne: Comedo, Papel, Pustel, Narbe.

d. h. wenn seine Grundefflorescenz die Neigung hat, sich zu anderen Efflorescenzentypen weiterzuentwickeln, wie z. B. beim Ekzem, dessen Papel sich durch die Spongiose zur Vesikel umbildet, diese durch Aufkratzen zur Erosion und zur Kruste, die Kruste aber nach ihrem Abfallen noch Erythem und Schuppung zurückläßt; oder bei der Acne, die als Comedo beginnt, der sich durch Entzündung zur Papel entwickelt, welche ihrerseits durch Abscedierung zur Pustel wird, nach Durchbruch des Eiters eine Kruste bildet und schließlich eine folliküläre Narbe zurückläßt (Abb. 210). Im Gegensatz hierzu stehen die *statischen*[2] Hautausschläge, deren Grundefflorescenz immer den gleichen Typus festhält (wie der Lichen obtusus mit seiner halbkugelförmigen Dauerpapel) oder sich bloß in die natürlichen Abheilungserscheinungen umwandelt (wie der Pemphigus, dessen

[1] *Dynamikos* = wirksam, kräftig, daher auch: *in Bewegung befindlich.*
[2] *Statikos* = zum Stillstehen bringend, daher auch: *stillstehend.*

Blase in eine Erosion und schließlich in ein Resterythem mit Collerette übergeht). Solche Hautausschläge sind dann also ganz oder im wesentlichen *monomorph*. Auch *ihre* Efflorescenz kann freilich, wenn sie älter wird, anders und weniger charakteristisch aussehen als im Beginn, wie etwa beim Lichen ruber, bei dem die *jüngsten und kleinsten* Papeln die polygonale und plateauartige

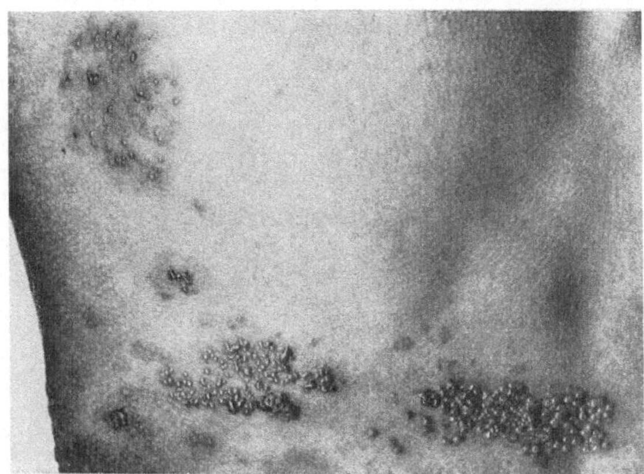

Abb. 211. Polymorphie durch verschiedenes Entwicklungsstadium der einzelnen Krankheitsherde (Herpes zoster).

Form *am besten* erkennen lassen. In *allen* Fällen ist es deshalb die Aufgabe des Diagnostikers, stets die *Primärefflorescenz* aufzusuchen und sodann deren Umwandlung in andere Efflorescenzen, bzw. ihre fernere Entwicklung innerhalb des gleichen Efflorescenzentypus zu verfolgen.

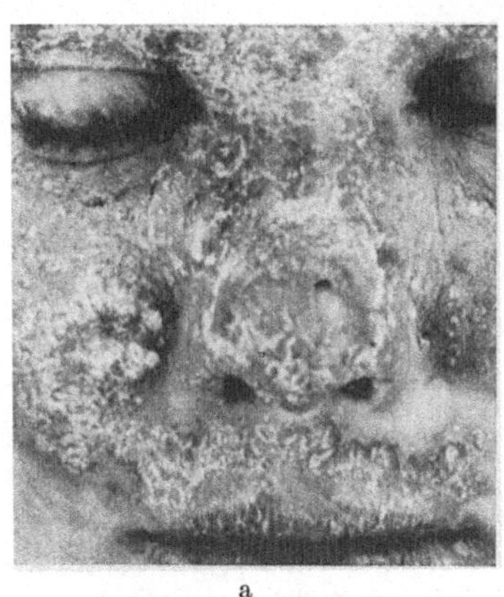

a

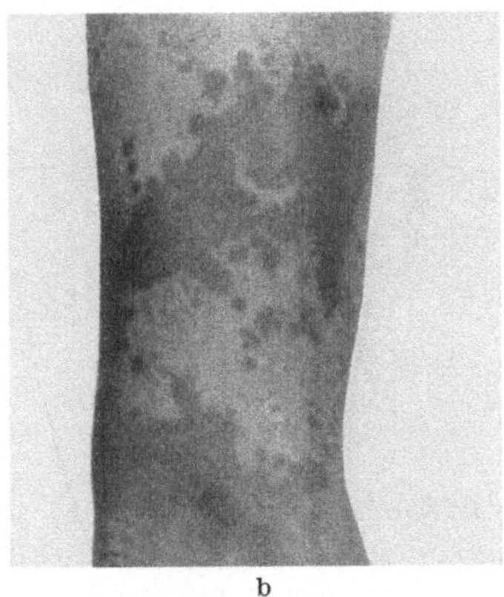

b

Abb. 212a u. b. Polymorphie an verschiedenen Körperteilen: Lupus erythematodes, im Gesicht erythemato-squamös und atrophisch, auf dem Arm nur erythematös.

Häufig kommt Polymorphie dadurch zustande, daß ein Ausschlag *in Schüben* verläuft, so daß die vorhandenen Efflorescenzen verschiedenes Alter haben. Das gilt schon für die Varicellen, deren Eruptionszeit 3—4 Tage dauert, und die wegen des Nebeneinander von jungen kleinen und älteren großen Efflorescenzen wie ein gesternter Himmel aussehen, noch mehr aber für den Strophulus, bei dem täglich nur wenige neue Efflorescenzen aufschießen, so daß man bei ihm erythematöse Urticae, Urticae mit zentralem Knötchen oder Bläschen, hieraus entstehende Erosionen, Krüstchen und schuppende Nacherytheme nebeneinander sehen kann. Auch chronische Krankheiten, die nur ab und zu einen akuten Schub erleiden, gehören hierher, wie z. B. die chronisch vesiculösen Ekzeme, weil bei ihnen die frischen Vesikeln, Krüstchen und Erosionen neben den squamösen oder auch callösen Resten früherer Schübe vorhanden sind. Im Gegensatz hierzu stehen die Krankheiten, die in einem ganz akuten *Einzelschub* auftreten, wie die Variola, so daß alle Bläschen gleichzeitig beginnen und folglich auch alle das gleiche Entwicklungsstadium zeigen. Eine eigenartige Zwischenstellung

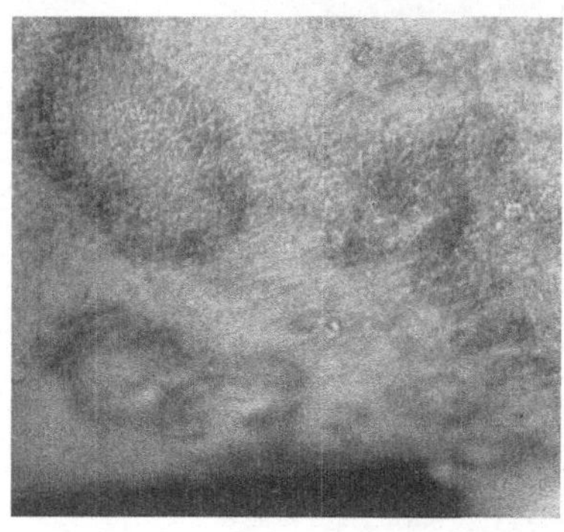

a

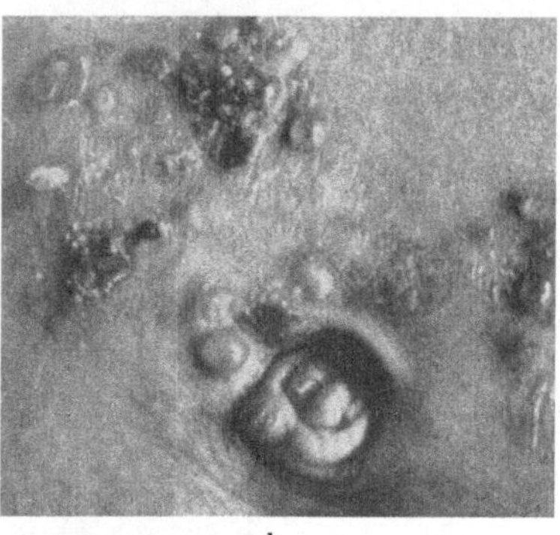

b

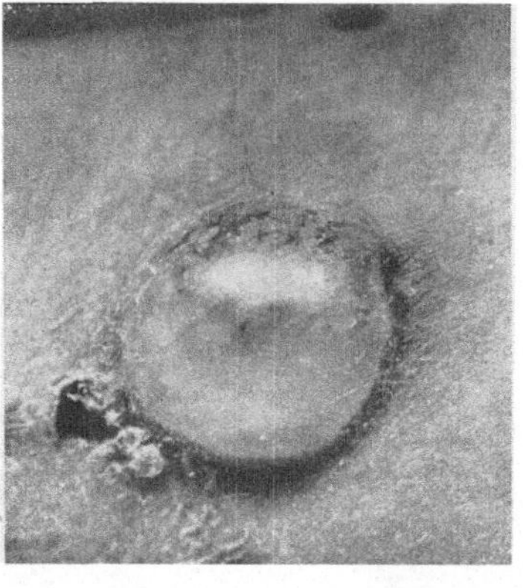

c

Abb. 213a—c. Polymorpher (= multiformer) Pemphigus mit urticariellen Erythemen (am Oberarm), Vesiculae (neben dem Nabel) und Bullae nebeneinander (Pemphigus multiformis = Dermatitis herpetiformis Dühring).

nehmen solche Ausschläge ein, bei denen sukzessiv auftretende *Schübe örtlich voneinander getrennt* sind. Dann können, wie beim Herpes zoster, die verschiedenen Herde wegen ihres unterschiedlichen Alters ganz verschiedene Efflorescenzen haben (urticarielles Erythem, kleine Bläschen, große Bläschen, Krusten, beginnende Narben), während die Efflorescenzen *jedes einzelnen Herdes* das gleiche Entwicklungsstadium darbieten und daher völlig übereinstimmen (Abb. 211). Dann ist also jeder Einzelherd monomorph, der Gesamtausschlag aber polymorph.

Polymorphie kann außerdem noch dadurch zustande kommen, daß ein Ausschlag *in verschiedenen Regionen* zu unterschiedlichen Efflorescenzen führt, wie beim Lupus erythematodes, der im Gesicht erythemato-squamöse Herde mit Atrophie macht, an den Extremitäten meist nur uncharakteristische Erytheme (Abb. 212 a, b); oder die Dariersche Krankheit, die am Körper zu bräunlichen körnigen Keratosen führt, an den Handrücken aber zu plateauartigen flachen

Papeln, welche an Verrucae planae erinnern. Auch solche Krankheiten, die an Haut *und Schleimhaut* verschiedene Arten von Efflorescenzen haben, wären hierher zu rechnen (Lichen ruber).

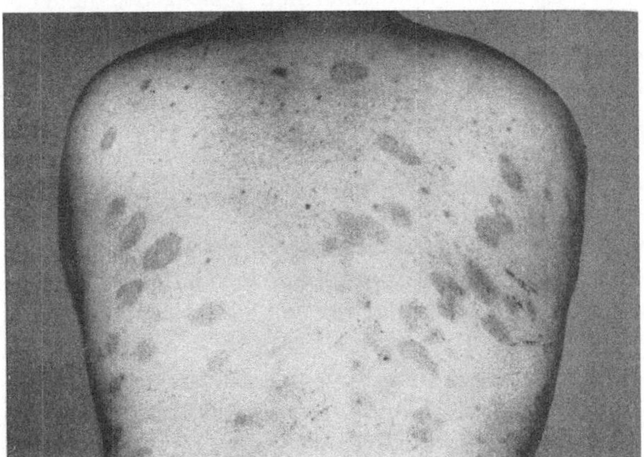

Abb. 214. Polymorpher Pemphigus, ausschließlich mit urticariellen Erythemen.

Und schließlich finden wir Polymorphie noch bei den „komplizierten" Hautausschlägen, bei denen sich auf eine ursprünglich vorhandene Hautkrankheit noch eine zweite als Komplikation aufpfropft, wie das bei Pyonisierung

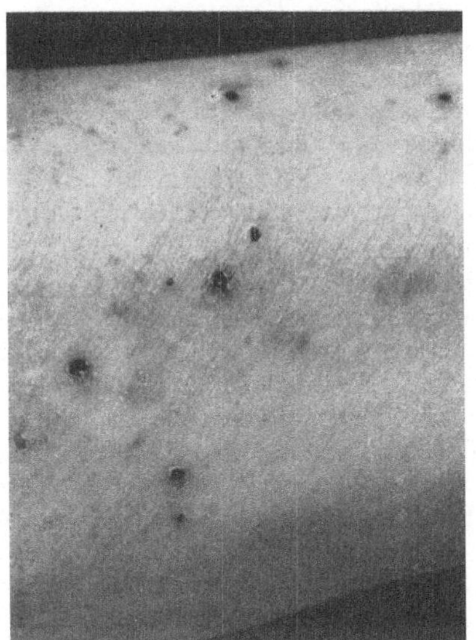

Abb. 215. Polymorpher Pemphigus, ausschließlich mit aufgekratzten Papeln.

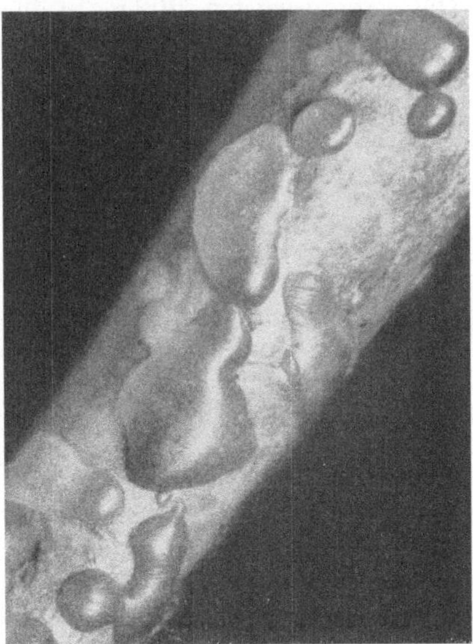

Abb. 216. Polymorpher Pemphigus, ausschließlich mit Bullae.

(z. B. impetiginisierter Scabies) und Ekzematisierung (z. B. Ulcera mit ekzematisierter Umgebung) der Fall ist.

Übrigens ist zu beachten, daß der Begriff Polymorphie nicht nur auf die Vielgestaltigkeit der Efflorescenzen *eines bestimmten Falles* angewendet wird, sondern auch auf Krankheiten, die *in dem einen Fall die eine, in dem anderen Fall eine andere* Efflorescenz zur Ausbildung bringen. So ist das Erythema exsudativum

„multiforme“ (multiform bedeutet dasselbe wie polymorph) im einzelnen Fall nicht selten *mono*morph (*nur* Erytheme oder *nur* Vesiculae), die Krankheit als solche ist aber multiform, weil sie bald nur Erytheme, bald nur Bläschen, bald Erytheme, elevierte Erytheme und Bläschen *gleichzeitig* hervorbringt. Ebenso kann die DÜHRINGsche Krankheit (der Pemphigus „multiformis“) insofern multiform genannt werden, weil wir bei demselben Patienten Urticae, Knötchen, Bläschen und Blasen nebeneinander sehen können (Abb. 213 a—c); viel mehr aber verdient sie diese Bezeichnung, weil wir bei dem einen Kranken neben ganz gelegentlichen Blasen nur Urticae (Abb. 214), bei dem anderen nur (aufgekratzte) Knötchen (Abb. 215), bei einem dritten nur Vesiculae und bei einem vierten nur große Blasen (Abb. 216) antreffen. In ähnlicher Weise ist der Ausdruck Pityriasis „versicolor“ (vielfarbig) zu verstehen, da die pilzhaltigen Flecke, die dieses Leiden charakterisieren, bei einem bestimmten Patienten nicht selten einen einheitlichen Farbton haben, bei verschiedenen Patienten aber höchst verschieden — weiß, rot, gelb, braun — aussehen können.

Bei der Betrachtung und Beurteilung der Efflorescenzen darf man natürlich nicht vergessen, auch die *Haut zwischen den Efflorescenzen* einer genauen Prüfung zu unterziehen. Auch diese kann auf mannigfache Weise verändert, vor allem erythematös und geschwollen sein, oder die Efflorescenzen können einer pigmentierten oder depigmentierten, einer lichenifizierten, einer schuppenden oder einer atrophischen Fläche aufsitzen.

3. Ausdehnung, Form und Lokalisation.

Die Efflorescenzen bilden in ihrer Gesamtheit das *Exanthem* (Ausschlag). Mit diesem Worte bezeichnen wir aber Hautveränderungen nur, wenn sie größere Gebiete befallen und wenn sie den Charakter eines Vorgangs haben, d. h. Anfang, Höhepunkt und Ende. Solitäre Efflorescenzen oder spärliche Efflorescenzen auf eng begrenztem Gebiet, sowie stabile pathologische Zustände kleinerer oder größerer Ausdehnung werden also nicht als Exantheme bezeichnet. Entsprechendes gilt für die Ausschläge auf den Schleimhäuten, die wir *Enantheme* nennen.

Exantheme und Enantheme können einen *akuten* Verlauf haben, d. h. sie können die Neigung haben, sich rasch auszubreiten und rasch wieder zurückzugehen, auf alle Fälle ihr Aussehen rasch zu verändern; oder sie können *chronisch* sein, d. h. sich nur sehr träge und langsam zum Guten bzw. Bösen wandeln. Laien verstehen unter „chronisch“ meist „unheilbar“, warum man den Ausdruck Patienten gegenüber nicht benutzen darf, ohne ihn gegebenenfalls zu erklären. Zwischen den akuten und den chronischen stehen einerseits die *subakuten*, mäßig rasch sich verändernden, andererseits die *chronisch-rezidivierenden* Ausschläge, die diskontinuierlich auftreten, so daß bei ihnen zwar der einzelne Schub akut, also von kurzer oder relativ kurzer Dauer, die Krankheit selbst aber durch die immer wiederkehrenden Schübe länger dauernd und langwierig ist (Urticaria, sekundäre Syphilis, chronisch-vesiculöses Ekzem). Zu Mißverständnissen kann es führen, daß der Ausdruck „akute Exantheme“ auch noch in einem engeren Sinn gebraucht wird, nämlich zur Bezeichnung der akuten Infektionskrankheiten des Kindesalters, die mit Hautausschlägen einhergehen (Masern, Scharlach, Röteln).

Auch die *Ausdehnung* der Ausschläge kann sehr verschieden sein. Viele Hautkrankheiten sind umschrieben, *circumscript*, d. h. auf eine bestimmte Stelle oder auf wenige beschränkt, andere treten *regionär*, d. h. in bestimmten — meist symmetrisch gelegenen — Körpergegenden (regiones) auf. Überziehen sie von kleinen Anfängen aus allmählich große Teile der Körperoberfläche, so nennen wir sie *generalisiert*. Ist schließlich die ganze oder fast die ganze Hautoberfläche ergriffen, dann heißen sie *universell*. Auch bei universeller Ausbreitung sind jedoch meist einzelne Gegenden (Palmae-Plantae, Achseln Leisten, behaarter Kopf) oder ein paar regellos verteilte Hautfelder ausgespart (z. B. bei Psoriasis universalis).

In den befallenen Gebieten zeigen die Einzelelemente der Hautkrankheiten eine verschiedene Art der *Anordnung*. Sehen wir von Efflorescenzen ab, die *solitär* auftreten (häufig bei Tumoren und Geschwüren), dann können sie gruppiert, disseminiert oder diffus sein. Handelt es sich bei *gruppierten* Efflorescenzen um Vesiculae, so sagt man statt gruppiert auch herpetiform, weil ja die Bläschen des Herpes sehr charakteristisch in Gruppen auftreten (Abb. 217). Gruppierte Efflorescenzen können in der Weise angeordnet sein, daß im Zentrum eine dichtere Gruppe bzw. eine größere „Mutterefflorescenz" steht, die in der Peripherie von locker gesäten, kleineren Tochterefflorescenzen, Satelliten, umgeben wird (Abb. 218); wir sprechen dann von *korymbiformer* Gruppierung, trotzdem Corymbus eigentlich etwas ganz anderes, nämlich Blütentraube bedeutet. Das korymbiforme Syphilid wird aber auch *Bomben*syphilid genannt, was viel besser stimmt, weil die geschilderte Anordnung tatsächlich an eine eingeschlagene Bombe erinnert, die im Zentrum einen großen Trichter aufreißt, in der Peripherie jedoch von den auseinanderspritzenden Bombensplittern nur kleinere, nach außen spärlicher werdende Einschlagslöcher zurückläßt. Man könnte also von *bombenschlagartiger* Gruppierung sprechen. Als Erklärung für das Zurückbleiben der Satelliten im Wachstum hat man an eine Art Teilimmunität (Halbimmunität) zu denken, die sich lokal in der Umgebung der ursprünglichen Efflorescenz entwickelt.

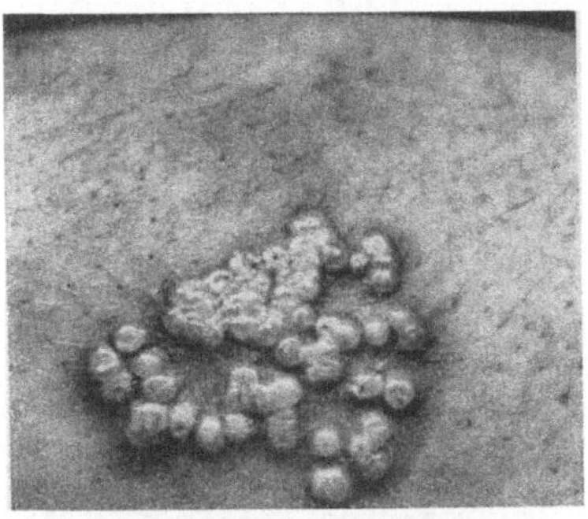

Abb. 217. Herpetiforme Gruppierung (Herpes simplex am Arm).

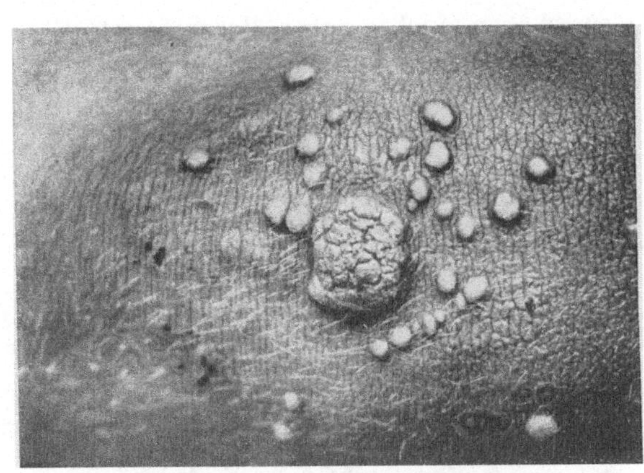

Abb. 218. Korymbiforme Gruppierung (Verrucae vulgares am Ellbogen).

Im Gegensatz zur Gruppierung steht die Aussaat, die *disseminierte* Ausbreitung, bei der die Efflorescenzen über eine größere Fläche verstreut sind. Solche disseminierten Hautausschläge sind außer durch Lokalisation, Zahl und Art ihrer Elemente auch durch die *Größe der einzelnen Efflorescenzen* charakterisiert, die man einfach, und praktisch ausreichend, durch Vergleiche anzugeben pflegt. Dabei bedient man sich hauptsächlich der Ausdrücke *miliär* (hirsekorngroß, von milium = Hirsekorn), *lenticulär* (linsengroß, von lenticula = kleine Linse) und *nummulär* (münzengroß, von nummula = Münze). Sind sie großlenticulär und länglich, dann könnte man auch amygdalär, mandelgroß sagen (von amygdala = Mandel). Daß Münzen von etwas verschiedener Größe sind, ist kein Nachteil, sondern ein Vorteil dieses Vergleichs; denn die über linsengroßen

Hautherde sind meist ebenfalls untereinander verschieden groß. Handelt es sich um wenig zahlreiche, dabei oft auch noch größere Herde, so spricht man zweckmäßig von areiert (herdförmig, en plaques, von area = begrenzte Fläche). Sind nur einzelne sehr große Herde vorhanden, so sagen die Franzosen dafür „en placards". Besteht das disseminierte Exanthem aus lenticulären *Erythemen*, so nennt man es *Roseola* (Typhusroseola, syphilitische Roseola).

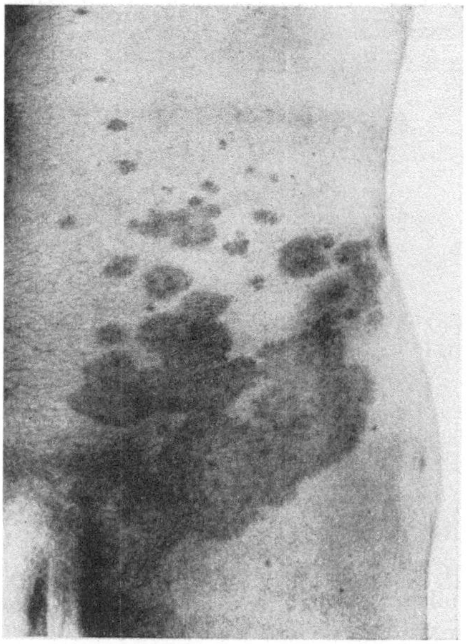

Abb. 219. Konfluenz durch zentrifugales Wachstum (melanodermatisches Arsenerythem in der linken Leiste).

Disseminierte Efflorescenzen können deutlich voneinander geschieden sein, also allein stehen; dann nennt man sie *diskret*. Sie können aber auch miteinander konfluieren. Die *Konfluenz* kann *durch peripheres Wachstum* der Einzelherde zustande kommen, die sich allmählich berühren, miteinander verschmelzen und dann immer ausgedehntere Herde mit vielbogigen (polycyclischen) Rändern bilden (Abb. 219). Konfluenz kann aber auch *durch Apposition* (Angliederung) geschehen, d. h. dadurch, daß die Efflorescenzen immer zahlreicher werden, bis sie schließlich ineinander übergehen und die ganze Stelle lückenlos ausfüllen. Dies finden wir bei Krankheiten, deren Efflorescenzen nur geringfügig wachsen können und deshalb klein bleiben (Lichen ruber, lichenifizierte Ekzeme, Abb. 220). Auf diese Weise können durch Apposition sogar universelle Dermatosen entstehen (Lichen ruber).

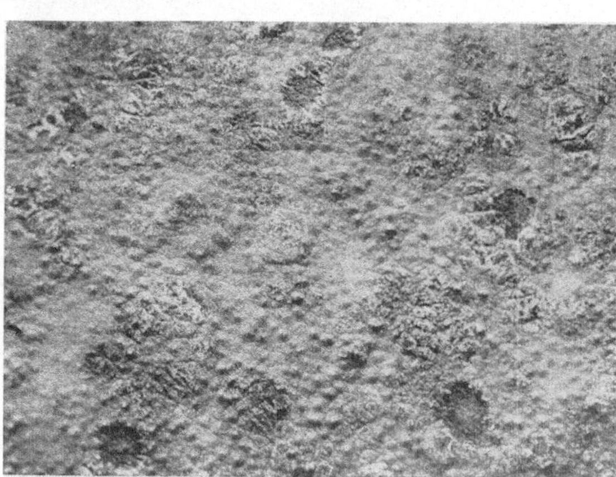

Abb. 220. Konfluenz durch Apposition (von Papeln) (lichenoide Salvarsandermatitis).

Ausschläge können aber auch *von vornherein flächenhaft* auftreten oder sich in zusammenhängender Weise weiterverbreiten (Scharlach, Erythrodermien, generalisierte Ekzeme, Erysipel). Solche von Beginn an zusammenhängenden Hautausschläge nennen wir *diffus* (Abb. 221).

Sehr verschieden ist auch die *Form der Efflorescenzen*, aus denen sich die Exantheme zusammensetzen. Am häufigsten sind Efflorescenzen, die *rund* oder *oval* sind. Dies ist insbesondere für akute Erytheme typisch und erklärt sich dabei durch die anatomischen Verhältnisse. Jeder einzelne Erythemfleck zeigt die Stelle an, an der die Haut durch eine Arteriole versorgt wird, entspricht also einem Gebiet mit direkter Blutzufuhr. Von dem Zentrum dieses Gebietes aber erfolgt eine gleichmäßige periphere Ausbreitung nach allen Seiten hin. Die Ausbreitung erfolgt nämlich nicht etwa längs den Lymphgefäßen, was einen

Fleck mit Ausläufern, also eine dendritische Form zur Folge haben würde (s. unten); sie folgt auch nicht dem Laufe der Capillaren, die ja durchaus nicht

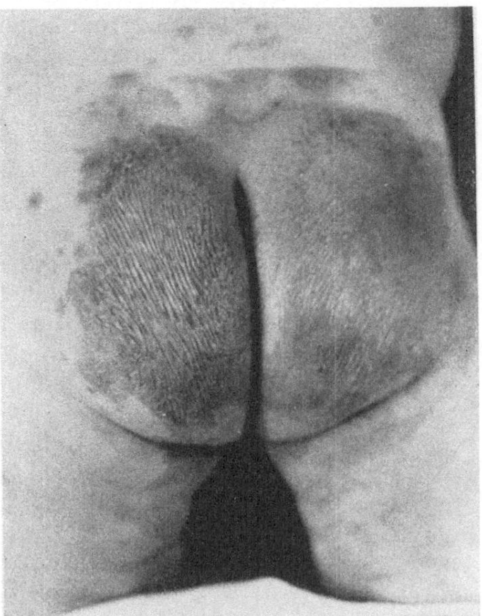

Abb. 221. Diffuse Ausbreitung (Eczema erythematosum am Gesäß).

etwa von einem Punkt radiär nach allen Richtungen hin ausstrahlen; sondern sie kriecht einfach zwischen den Zellen und Bindegewebsfasern in den Strukturspalten

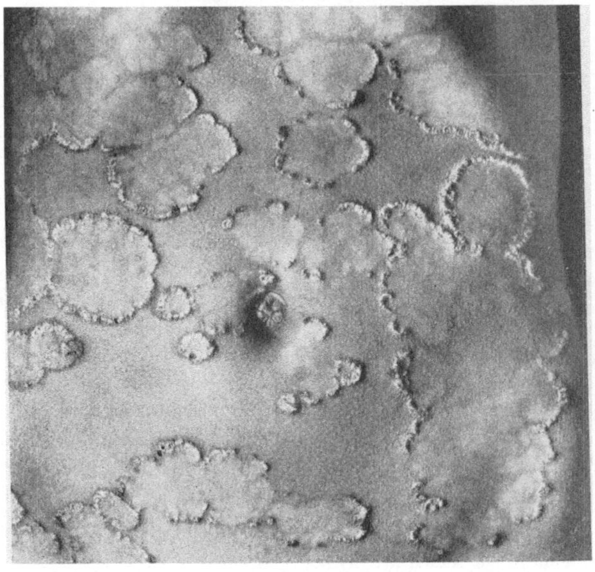

Abb. 222. Annuläre Form (Psoriasis).

weiter, deren Flüssigkeit weder mit Blutserum noch mit Lymphe identisch ist, aber doch aus den Blutgefäßen die Nährstoffe (besonders den Sauerstoff) zu den Geweben transportiert und die Abbauprodukte der Zellen den Lymphgefäßen zuführt. So ist die Vergrößerung der Erytheme an keine speziellen Bahnen gebunden und kommt deshalb logischerweise zu der Form rundlicher Scheiben, nicht anders wie die Kulturen von Bakterien und Kokken, die auf Gelatine- und Agarplatten wachsen.

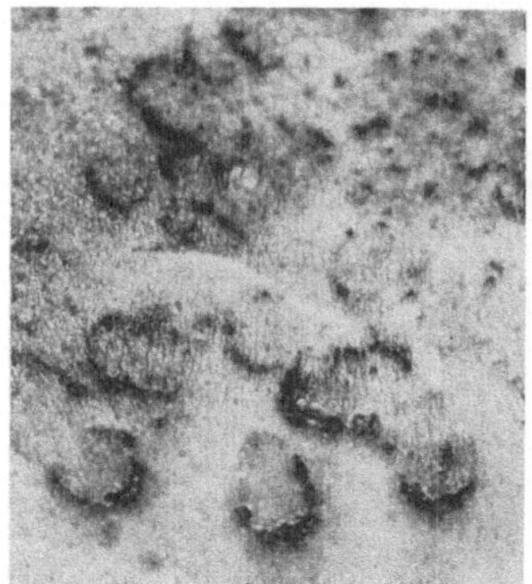

Abb. 223. Circinäre Form (Ekzem).

Allerdings erscheinen uns Flecke, die sich nach allen Seiten gleichmäßig ausdehnen, auf der Haut meist nicht rund, sondern *oval*. Das erklärt sich dadurch, daß die Haut in den meisten Gegenden nach der einen Richtung hin stärker gespannt ist als nach der anderen. Die *Spannungsrichtung* in den verschiedenen Regionen hat man durch Einstechen einer runden Spule in die Haut der Leiche festgestellt, wonach man kein rundes Loch, sondern einen länglichen Schlitz erhält. Deshalb spricht man gewöhnlich von „*Spaltrichtung*" der Haut. So folgen also die Ovale der Hautefflorescenzen mit ihrem längsten Durchmesser dieser Spaltrichtung. Die Ovalisierung der Efflorescenzen ist besonders deutlich zu sehen bei Flohstichen (Abb. 26, S. 26), bei der Pityriasis versicolor (Abb. 168, S. 82), am eindrucksvollsten bei der Pityriasis rosea (Abbildung 183, S. 88).

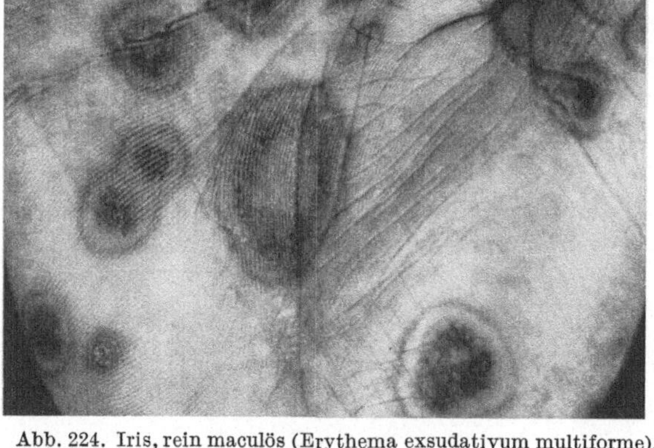

Abb. 224. Iris, rein maculös (Erythema exsudativum multiforme).

Wenn Flecke, die sich nach der Peripherie zu ausbreiten, miteinander verschmelzen, dann entstehen *polycyclische* (vielbogige) Felder, die stets nach außen konvexe Ränder haben (Abb. 219, S. 104). Sind die Ausgangsefflorescenzen und die daraus sich bildenden bogenförmig begrenzten Herde sehr klein, wie es z. B. der Fall ist, wenn gruppierte *Bläschen* miteinander verschmelzen (Herpes), dann nennt man die Ränder *mikrocyclisch* (kleinbogig). Im Gegensatz hierzu stehen solche Krankheitsherde, die dendritisch, d. h. mit astförmigen Ausläufern versehen sind, und solche, die zackig und eckig, also landkartenähnlich begrenzt werden. *Dendritische* Gestalt findet man bei peripherer Ausstrahlung in die Lymphbahnen, außerdem in sehr unregelmäßiger, wunderlicher Weise bei den Keloiden, *landkartenartige* Formen am typischsten bei kongenitalen Hautmißbildungen (besonders bei pigmentierten und vasculären Naevi). Bei den landkartenartigen Krankheitsherden

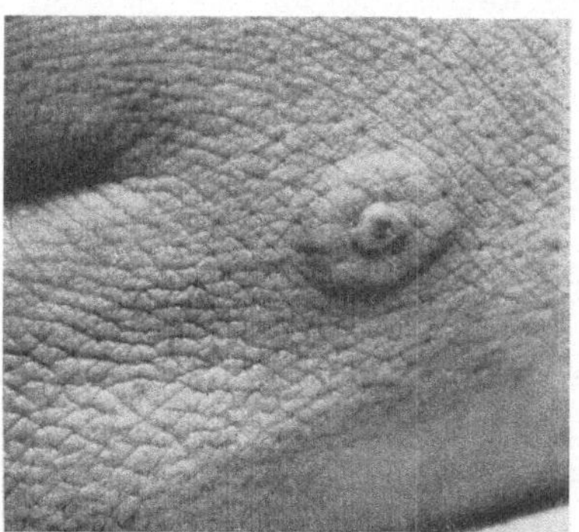

Abb. 225. Iris, aus verschiedenen Efflorescenzen: Erythemsaum, Urtica, Vesicula (Erythema exsudativum multiforme auf dem Handrücken).

kann man dann wieder relativ glattrandige (wie die Pigmentflecke der Recklinghausenkranken) von ausgesprochen gezacktrandigen (wie die meisten

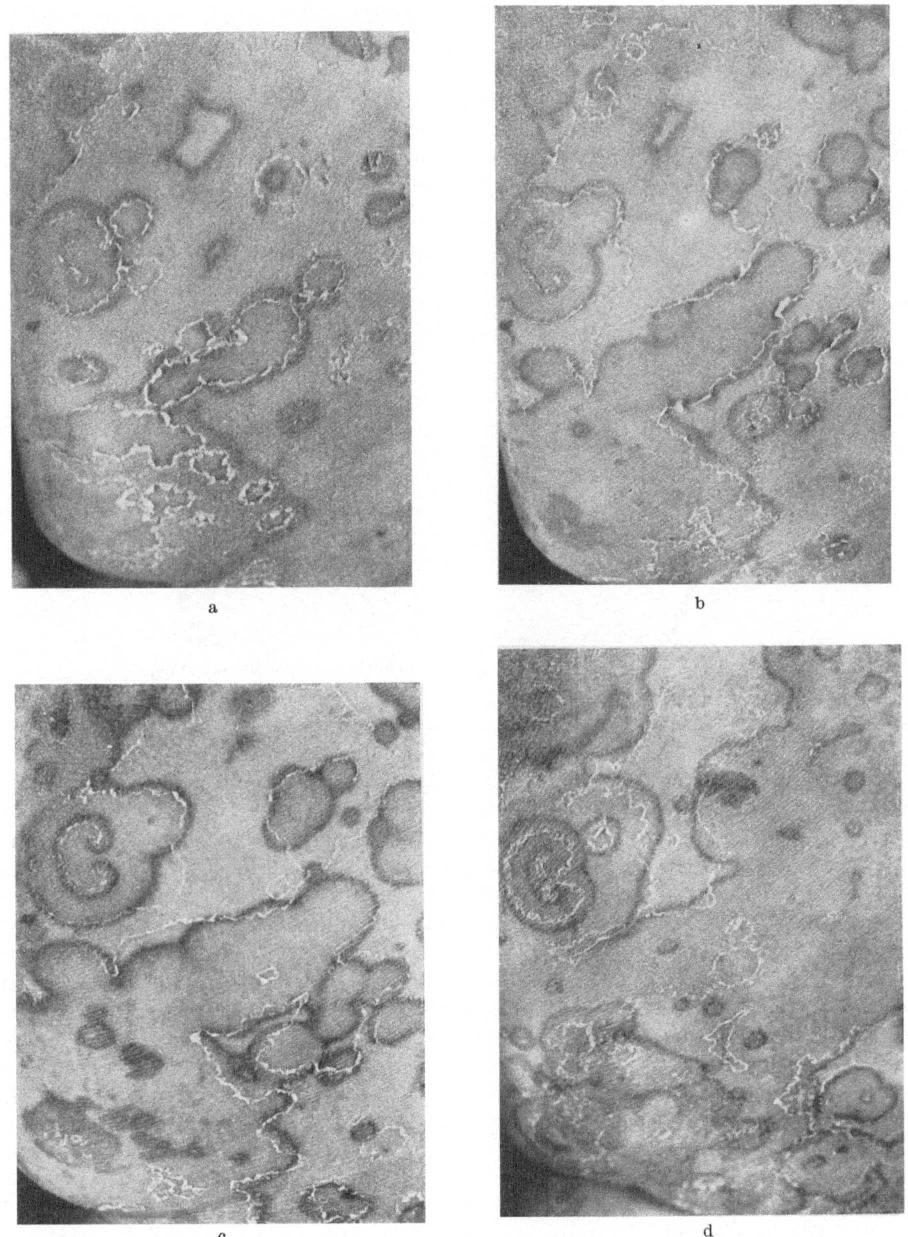

Abb. 226 a—d. Zentrifugale Ausbreitung mit Konfluieren (Erythema annulare squamosum Siemens-Jagtman).

einfachen Pigmentnaevi) unterscheiden, an deren Peripherie sich Halbinseln und Inseln erkennen lassen. Demnach können die „Landkarten“ also „geschlossen“ sein oder mit Ausläufern und Streuherden am Rande. Ist die Form der Krankheitsherde besonders wunderlich, mit geraden Linien, rechtwinkligen Ecken u. dgl., dann muß man stets an Artefakte denken (z. B. „Berlockdermatitis“ infolge Reizung durch herunterlaufende Eau de Cologne), insonderheit auch an Folgen einer angewandten Therapie, z. B. an Reizung durch Heftpflaster oder (bei Blasen) Zugpflaster, oder an Bestrahlungen mit rechtwinkliger Abdeckung.

Runde Krankheitsherde, die sich nach der Peripherie zu vergrößern, können im Zentrum abblassen oder einsinken oder selbst völlig abheilen, wodurch aus dem scheibenförmigen, nummulären (münzenförmigen) Exanthem (Abb. 219, S. 104) ein *annuläres* (ringförmiges) wird (Abb. 222). „*Circinär*“ bedeutet eigentlich kreisförmig (circos = Kreis), wird aber mit Vorliebe für vielfach

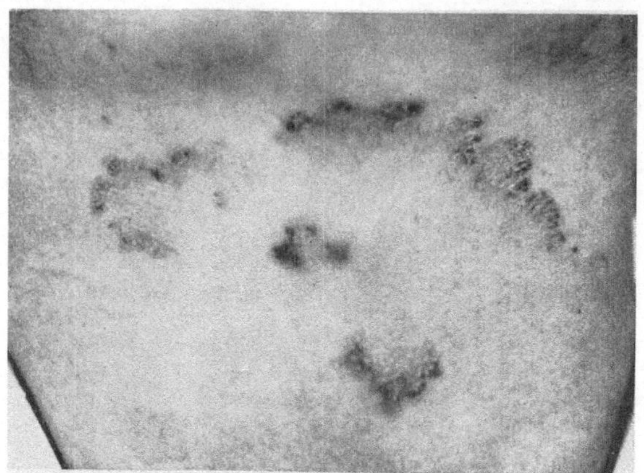

Abb. 227. Unterbrochener Ring (Trichophytia superficialis am Hals).

unterbrochene Ringe von geringem Umfang gebraucht (Abb. 223); es ist kein wohldefinierter, zuverlässiger Terminus. Das Zentrum erythematöser Ringe kann gegebenenfalls nur eine passive livide Hyperämie zeigen im Gegensatz zu dem frischroten aktiv-hyperämischen Rande; in chronischen Fällen kann es auch hyperpigmentiert oder depigmentiert (Abb. 222) oder atrophisch sein. Es können in ihm vereinzelte Reste der ursprünglichen Hautveränderung stehen bleiben, oder es kann nach vorübergehender Abheilung im Mittelpunkt ein Rezidiv auftreten. Dieses zentrale Rezidiv kann sich seinerseits peripher ausbreiten und gleichfalls zentral abheilen, so daß zwei und noch mehr *konzentrische Ringe* entstehen (Trichophytia superficialis). Für die Tinea imbricata ist es kennzeichnend, daß die Anzahl schuppender Ringe, die ineinander sitzen, besonders groß ist. Wenn die Eruptionen, die einander ringförmig folgen, sich nicht gleichen, sondern verschiedene Farbe haben oder gar aus verschiedenen Efflorescenzen bestehen, dann spricht man von *Iris-* (Regenbogen-) oder *Kokardenbildung*. Das gilt z. B. für das Erythema exsudativum multiforme, wenn außen ein hellroter Saum vorhanden ist, auf den nach innen zu eine bleiche Zone und schließlich ein dunkelrotes Zentrum mit einer Aufhellung im Mittelpunkt folgt (Abb. 224), oder wenn ein erythematöser Saum eine urticarielle Erhabenheit umgibt, in deren Zentrum sich ein Bläschen erhebt (Abb. 225).

Durch das Konfluieren sich vergrößernder Ringe entstehen Achter-, Kleeblatt- und Vierpaßformen, sowie mehr unregelmäßige bogige Figuren, die stets aus nach außen konvexen Kreissegmenten zusammengesetzt sind (Abb. 222); wie die Ausbreitung vor sich geht, zeigt Abb. 226a—d. Durch Abheilung an einzelnen Stellen und peripheres Fortschreiten der übrigbleibenden Reste entstehen *unterbrochene*

Ringe (Abb. 227) oder *halbe* Ringe oder *nierenförmige* Herde (trichophytoide Ekzeme, Psoriasis, tertiäre Syphilis, Abb. 228). Man spricht dann auch von *gyrierten* (gewundenen), *serpiginösen* (fortkriechenden), *guirlandenförmigen* oder ganz allgemein von *figurierten* Eruptionen. Hat das Exanthem den größten Teil der Körperoberfläche überzogen, so daß nur noch kleine Inseln normaler Haut übrigbleiben, dann grenzen sich diese natürlich mit *konkaven* Bogenlinien gegen ihre Umgebung ab (Abb. 229). Viele ring- und bogenförmige Krankheitsherde besitzen an der Außenseite die Kennzeichen frischer Entstehung, an der konkaven Seite die der Rückbildung. Doch kann auch umgekehrt trotz Fortschreitens nach außen die lebhaftere Entzündungserscheinung (z. B. Nässen mit Krüstchen) an der Innenseite des Ringes sitzen (Abb. 230); das zeigt dann an,

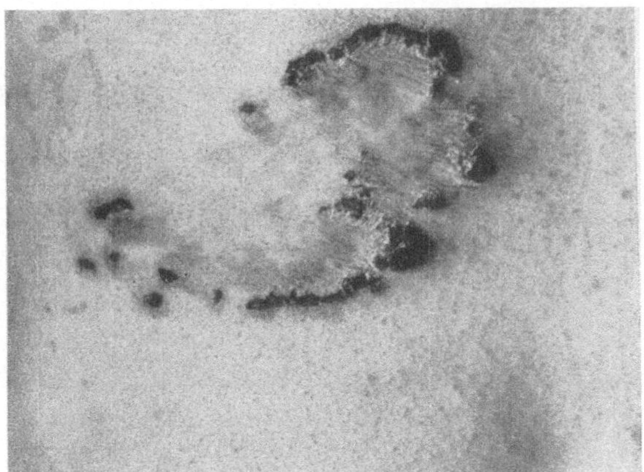

Abb. 228. Nierenform (tertiäre Syphilis).

daß die Erscheinungen längere Zeit brauchen, bis sie sich zu ihrem Höhepunkt entwickeln, von dem sie dann in Abheilung übergehen. Tragen *beide* Seiten die Zeichen eines frischen fortschreitenden Prozesses (wie zuweilen bei der Psoriasis), dann handelt es sich um Rezidiveruptionen auf dem Boden eines vorausgegangenen annulären Exanthems.

Die Rückbildung im Zentrum erinnert an Pilze im Walde, die in einem sich vergrößernden Kreise nach außen wachsen (Abb. 231), oder an Flechten, die auf Felsen und Gemäuer entsprechende Ringe bilden. Wie dort, so wird auch auf der Haut das Wachstum ausgelöscht, wo ein Kreis in den Bereich eines anderen tritt, als ob der Boden dort bereits abgegrast wäre. Trotzdem dürfen wir uns aber die Ring- und Bogenbildung nicht etwa als Folge eines Aufbrauchs der Nahrungsstoffe in dem zuerst befallenen Zentrum vorstellen. Vielmehr handelt es sich hier um den Ausdruck einer *lokalen Immunisierung.* Das ergibt sich aus der Tatsache, daß nicht nur Krankheitserreger (Trichophytie, Syphilis, Tuberkulose), sondern auch toxische Stoffe den Anlaß zu derartigen Figuren geben (Urticaria), und auch hier kann die Ringbildung eine mehrfache, konzentrische sein (Pemphigus multiformis Dühring, Abb. 232). Die Immunisierungsvorgänge im Zentrum erklären uns auch das Verlöschen der Ringe an den Überschneidungspunkten und die Möglichkeit eines Auftretens zentraler Rezidive. Bei den Infektionskrankheiten zeigen diese Rezidive gleichzeitig an, daß die Immunisierung keine vollständige war, daß sich vielmehr im immunisierten Gebiet noch lebende Erreger halten konnten. Bei den Leiden, die zu konzentrischen Ringen führen, können wir also mit Augen sehen, wie eine lokale Immunität in periodischen Wellen abläuft. — Übrigens können toxische Krankheitsherde umgekehrt gerade im Zentrum die heftigsten Erscheinungen machen und zur Peripherie hin abklingen; dieses Verhalten erklärt sich dann wohl durch Abnahme der Konzentration der Noxe mit fortschreitendem Diffundieren.

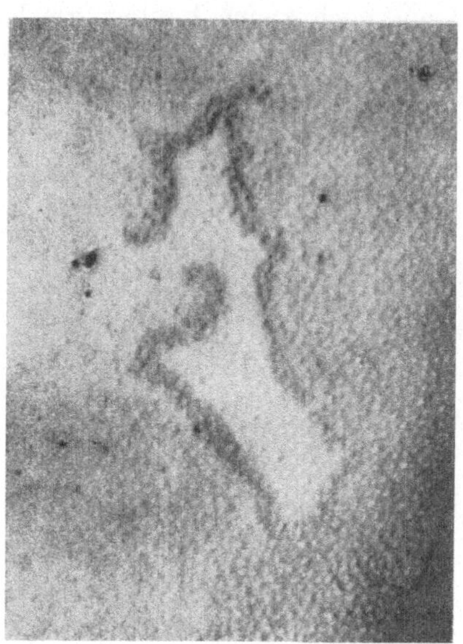

Abb. 229. Ausgesparte Hautstelle mit konkaven Rändern (Erythema annulare).

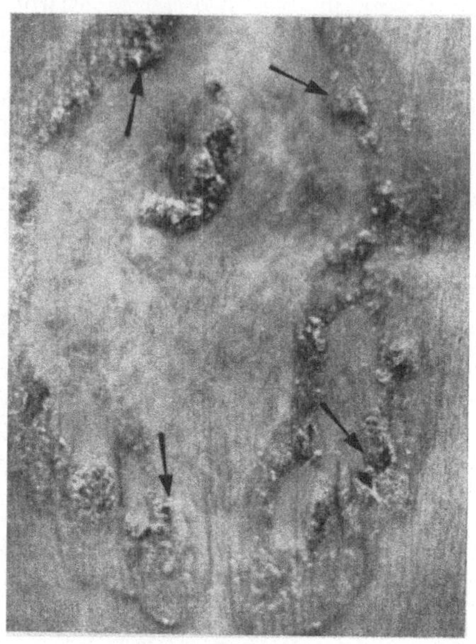

Abb. 230. Akute Erscheinungen (Krusten und Schuppen) am inneren Rand des Ringes (Granuloma fungoides).

Ringe und Ringsegmente können aber nicht nur durch peripheres Wachstum von Efflorescenzen, sondern auch *durch Apposition* entstehen. Das ist der Fall, wenn am Rande der alten Efflorescenzen immer wieder neue auftreten und

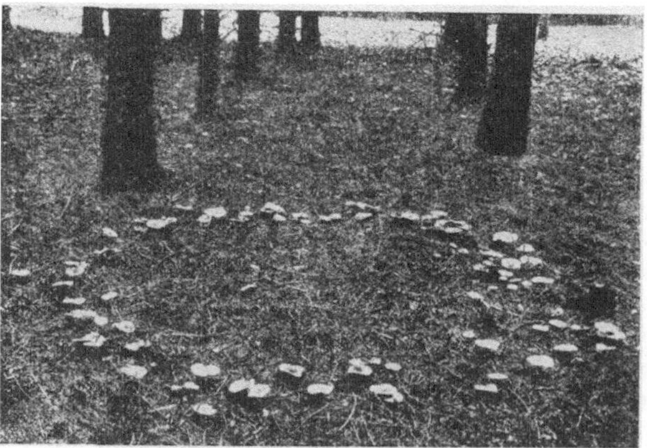

Abb. 231. Im Kreis wachsende Pilze. (Nach KREUTZER.)

gleichzeitig das Zentrum Rückbildungserscheinungen, eventuell völlige Abheilung zeigt (Abb. 233). Solche durch Apposition entstandene Ringe sind manchmal sehr klein, kaum größer als eine Linse; dann nennt man sie *Gemmen* (Abb. 234). Auch diese Entstehung von Ringen durch Apposition ist ohne die Annahme lokaler Immunisierungsvorgänge wohl nicht zu erklären.

Schließlich finden wir Ring- und Bogenform gelegentlich auch noch bei Epitheliomen, die nach allen Seiten hin wachsen und gleichzeitig im Zentrum Involutionserscheinungen zeigen (Abb. 235). Bogenförmige Figurierung kann also infektiösen, toxischen oder neoplasmatischen Ursprungs sein.

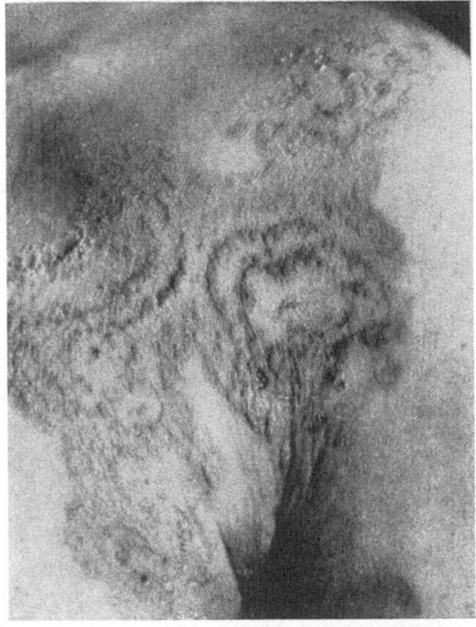
Abb. 232. Konzentrische Ringbildung auf toxischer Grundlage (Pemphigus multiformis Dühring).

Von der Ring- und Bogenform deutlich unterschieden ist die netzförmige, *reticuläre* Anordnung, die wir bei passiven Hyperämien und damit einhergehenden Entzündungen und Pigmentierungen antreffen (vgl. S. 20 und Abb. 16).

Von besonderem Interesse ist trotz seiner relativen Seltenheit das strichförmige, *lineäre* Auftreten von Hautkrankheiten. Strichförmige Efflorescenzen können augenfällig *exogen* bedingt sein. Das ist z. B. der Fall, wenn Tropfen einer hautreizenden Flüssigkeit an der Haut herunterlaufen (Berlockdermatitis), wenn starre Halme von Ufergras über eine sensibilisierte Haut streifen (Wiesendermatitis), wenn bei erhöhter Pigmentbereitschaft ein streifenförmiger Druck ausgeübt wird (Hosenträgermelanoderm), oder wenn in der Haut parasitierende Tiere linienförmige Gänge graben (Creeping disease). Bei manchen disseminierten Hautkrankheiten kommt es *neben den gewöhnlichen Efflorescenzen* zu einzelnen linienförmigen Läsionen im Gefolge von Druck oder Kratzstrichen (Reizprovokation bei Purpura, Psoriasis, Lichen ruber, Verrucae, Abb. 236).

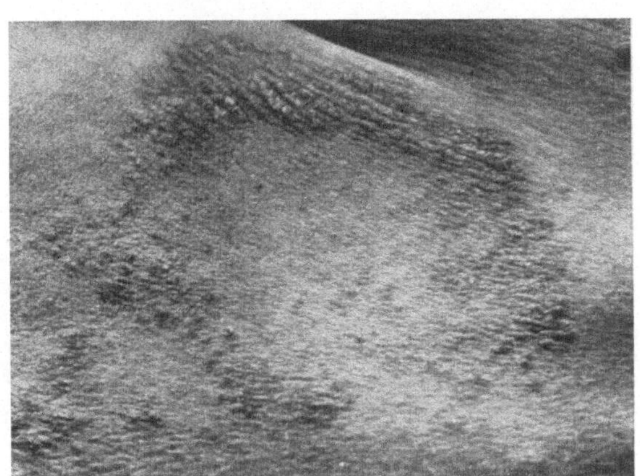
Abb. 233. Großer Ring durch Apposition von Efflorescenzen (trichophytoides papulo-squamöses Ekzem).

Noch merkwürdiger sind jedoch diejenigen strichförmigen Krankheitsherde, für die äußere Ursachen nicht in Frage kommen. Manchmal sind sie noch zu begreifen, wie etwa das Braunwerden der Linea alba bei Schwangeren, weil es sich hier um ein besonderes Gewebe handelt, das normalerweise in Streifenform angeordnet ist. Andere Fälle aber stellen uns vor ein unlösbares Rätsel. Das ist schon bei der Sklerodermie der Fall, wenn sie, wie gar nicht selten, in der Mitte der Stirn in Streifenform auftritt, als sog. coup de sabre. Am meisten aber hat das lineäre Auftreten angeborener Mißbildungen, nämlich der Muttermäler, die Aufmerksamkeit der Dermatologen erregt. Zur Erklärung einer solchen *endogenen* Streifenbildung hat man nämlich nach einem phylogenetisch erklärbaren *System* gesucht, daß — wie etwa die Linea alba — in der Haut von Natur aus angelegt ist, und dem sich der Naevus in seinem Verlaufe nur anzuschließen braucht, um uns seine strichförmige Gestalt verständlich zu machen. Im Hinblick auf die Existenz eines solchen entwicklungsgeschichtlich vorgebildeten Systems hat man die strichförmigen Naevi als *systematisierte* Naevi bezeichnet. Alle Versuche, dieses System zu entdecken, sind aber im wesentlichen als mißlungen zu betrachten.

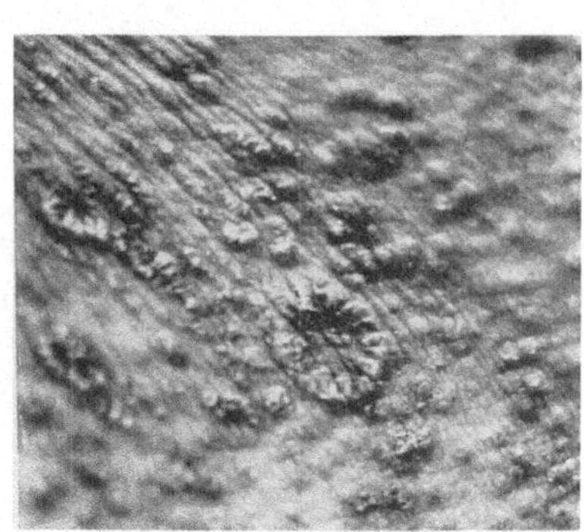

Abb. 234. Kleiner Ring durch Apposition von Efflorescenzen = Gemme (Lichen ruber).

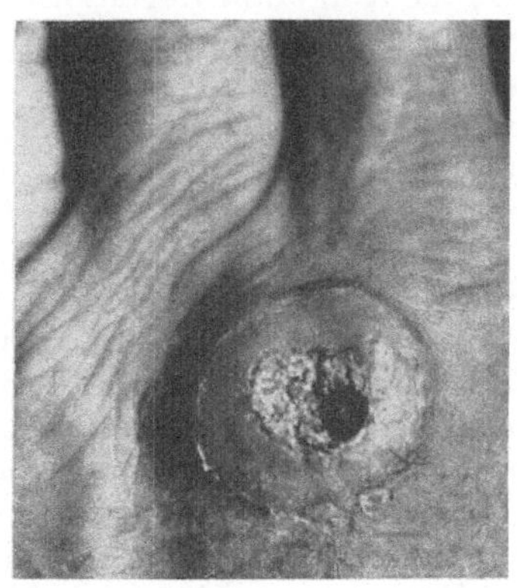

Abb. 235. Ringform durch zentral ulcerierendes Neoplasma (Epithelioma spinocellulare).

Trotzdem den *Blut- und Lymphgefäßen* entlang gelegentlich streifenförmige Verfärbungen bzw. entzündliche Erytheme und Schwellungen beobachtet werden können (Thrombose, Lymphangitis, Sporotrichose), ließ sich doch kein

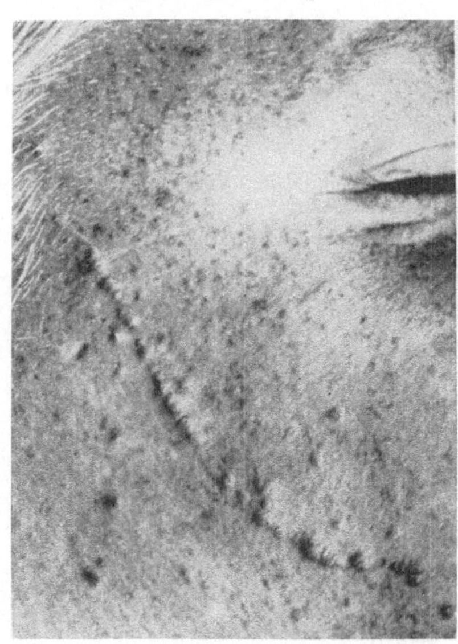

Abb. 236. Reizprovokation durch Kratzstrich (bei Verrucae planae im Gesicht).

Zusammenhang zwischen den Naevuslinien und dem Gefäßverlauf feststellen. Dagegen ist es wiederholt beobachtet, daß Naevi in auffallender Weise den *Haarströmen* bzw. den Linien folgen, an denen verschiedene Haarstromgebiete zusammentreffen. Auch finden wir bei den Naevi gelegentlich eine charakteristische Wirbelbildung (Abb. 237), die anscheinend mit den Haarwirbeln übereinstimmt (Abb. 238).

Dies ist nicht so leicht festzustellen, weil Art und Lokalisation der Haarwirbel starken individuellen Schwankungen unterliegen. Zweifelhafter schon ist ihre

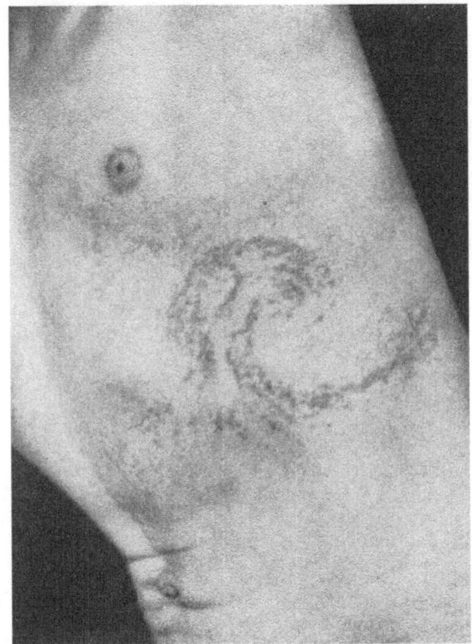

Abb. 237. Wirbelbildung bei systematisiertem Naevus (Naevus keratosus an linker Rumpfseite).

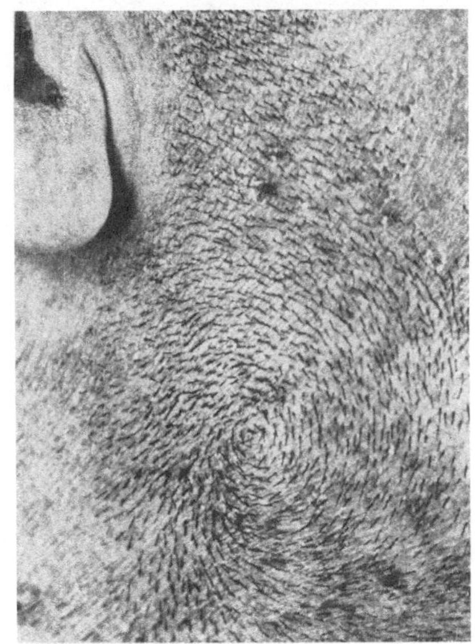

Abb. 238. Haarwirbel (am Kieferwinkel).

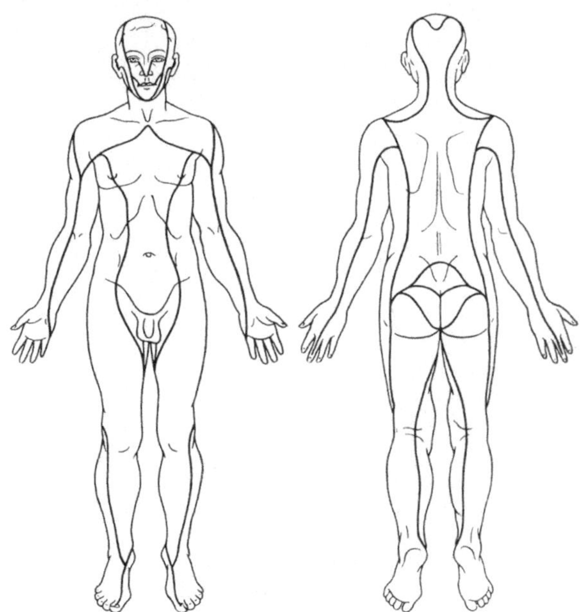

Abb. 239. VOIGTsche Linien: Grenzlinien der Ausbreitungsgebiete der Hautnerven.

Lokalisierung in den VOIGTschen Linien, d. h. in den *Grenzlinien der Verästelungsgebiete der Hautnerven* (Abb. 239), weil nämlich eine Übereinstimmung hiermit allein an den Beinen gefunden wird (Abb. 240a. b), nicht aber an Armen und

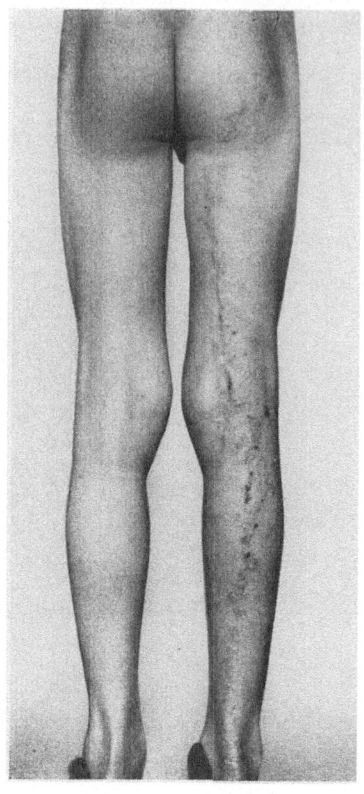

a

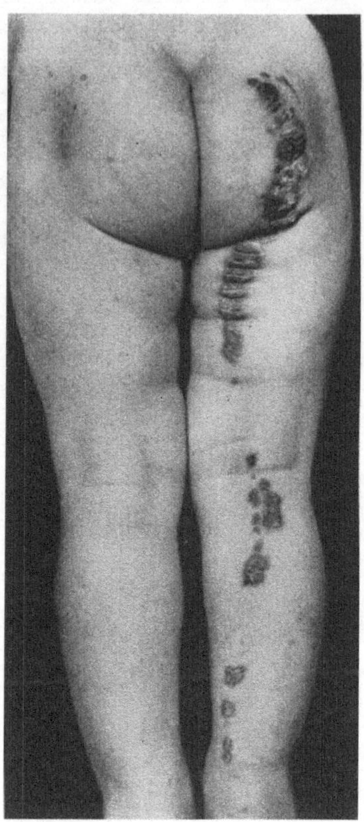

b

Abb. 240a u. b. Lineäres Ekzem und lineärer Naevus in den VOIGTschen Linien.

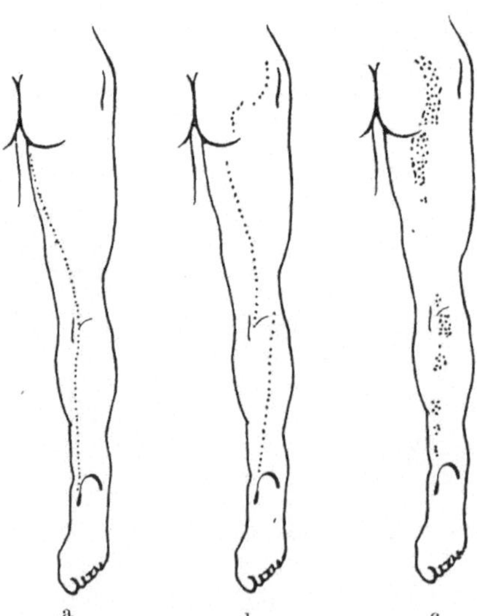

a b c

Abb. 241a—c. Abweichungen von den VOIGTschen Linien.
a VOIGTsche Linie, b lineäres Ekzem von Abb. 240a, c lineärer Naevus von Abb. 240b.

Rumpf, was den Verdacht eines zufälligen Zusammentreffens nahelegt, um so mehr als auch an den Beinen die Übereinstimmung keine vollständige ist (Abb. 241).

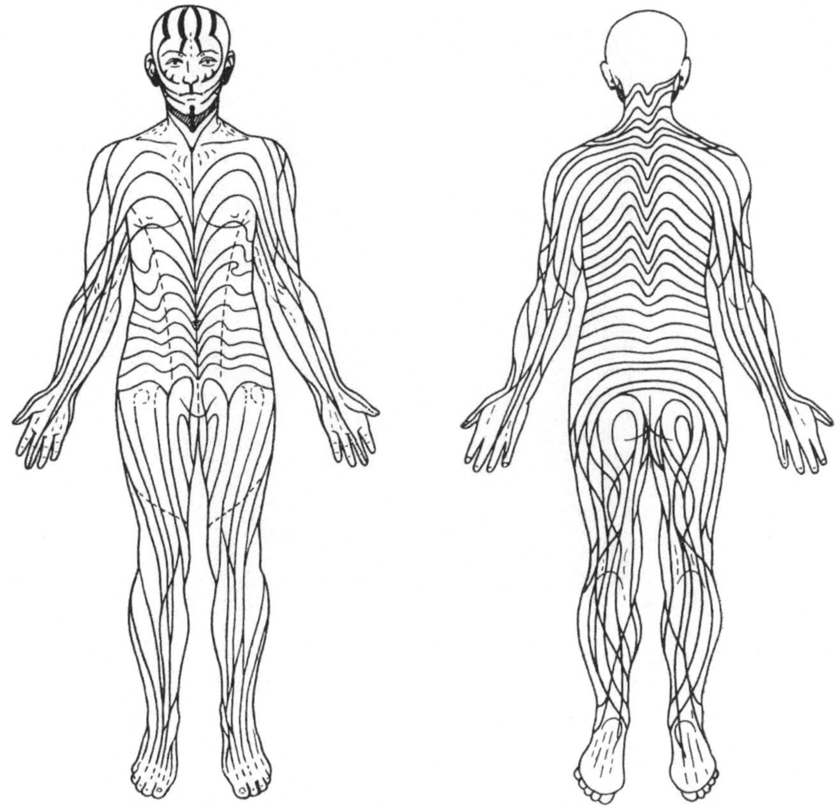

Abb. 242. BLASCHKOsche Linien: die empirisch gefundenen Naevuslinien.

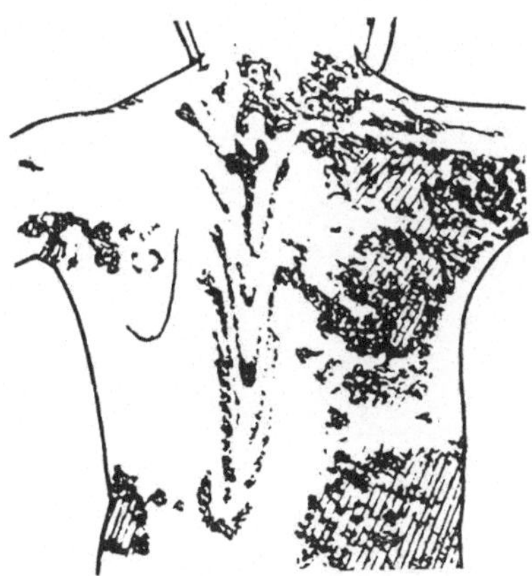

Abb. 243. V-förmige Figur neben der Wirbelsäule bei systematisiertem Naevus. (Nach BLASCHKO.)

In der überwiegenden Mehrzahl der Fälle kann von einer Übereinstimmung der Naevuslinien mit irgend einem anderen bekannten Liniensystem der Haut keine Rede sein. Betrachtet man nämlich die BLASCHKOschen Linien, d. h. die

Linien, die als empirisches Mittel aus einer großen Zahl systematisierter Naevusfälle gefunden sind, genauer (Abb. 242), dann zeigt sich, daß von den drei charakteristischen Besonderheiten dieser Linien nur die eine, die Wirbelbildung, bei

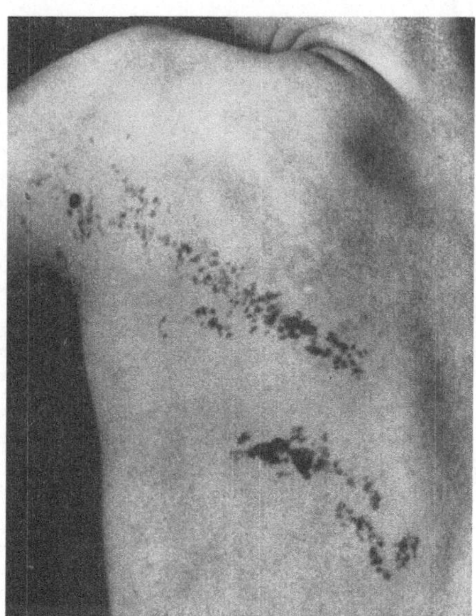

Abb. 244. Linke Seite der V-förmigen Figur neben der Wirbelsäule (Naevus systematicus).

den Haarströmen gefunden wird, die zwei anderen aber bei allen bekannten phylogenetischen Liniensystemen fehlen. Diese beiden Besonderheiten sind die V-förmige Figur neben der Wirbelsäule (Abb. 243 und 244) und der S-förmige

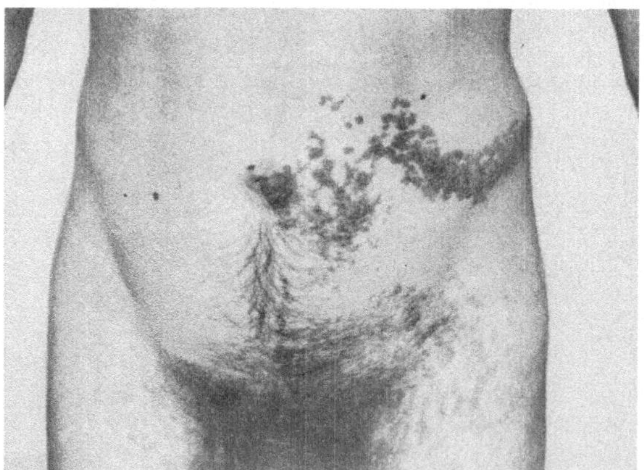

Abb. 245. S-förmige Figur auf dem Bauch (Naevus keratoticus).

Bogen an der Bauch- und Thoraxseite (Abb. 245 und 246), der unten mehr medial, oben mehr lateral liegt, so daß er in einer Linie verläuft, die von der Symphyse zur vorderen Achselfalte geht. Zur Erklärung der Linienbildung bei den Naevi und den übrigen systematisierten Dermatosen müssen wir deshalb ein *autonomes Liniensystem* in der Haut annehmen, das uns erst durch das Auftreten der betreffenden Hautkrankheiten selbst bekannt geworden ist, und das auf seine Art ein eindrucksvolles Zeugnis für die Selbständigkeit des Hautorgans von den übrigen Geweben und Organen des Körpers ablegt. Ebenso autonom, ebenso unabhängig von anderen Systemen, ist die Streifen- und Linienzeichnung bei den Tieren. Man hat deshalb geglaubt, in den Naevuslinien ein Analogon zu der Tierzeichnung und folglich einen Atavismus, d. h. einen Rückschlag auf weit

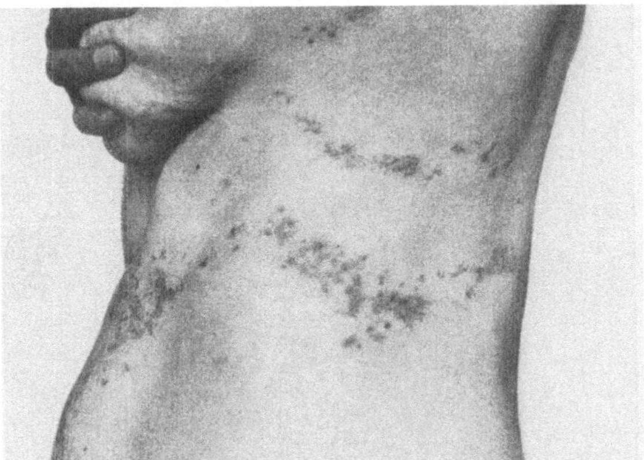

Abb. 246. S-förmige Figur an der Thoraxseite (Lichen ruber).

zurückliegende Vorfahren sehen zu können. Auch dies trifft aber nicht zu. Denn auch bei der Tierzeichnung sind gerade die charakteristischen Eigenheiten der Naevuslinien (S-Figur, V-Figur, Wirbel) unbekannt.

Eine besondere Beachtung verdient vielfach auch die *Begrenzung* der Krankheitsherde. Die Grenzen können scharf sein (Trichophytien und sonstige Mykosen,

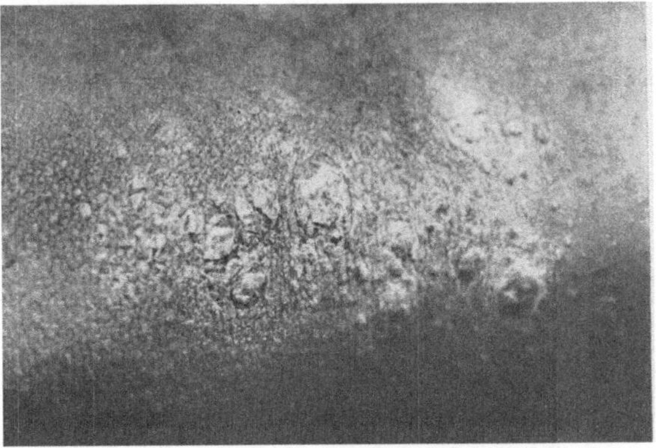

Abb. 247. Unscharfe Grenze (atypische Psoriasis).

Psoriasis, Naevi) oder verwaschen (Abb. 247). Die Krankheitsherde können am Rande definitiv aufhören (Erysipel) oder Streuherde in die gesunde Haut der Umgebung einsprengen (Ekzem, Abb. 14). Sie können auf unveränderter Haut auftreten oder von erythematösen bzw. anämischen, von hyperpigmentierten bzw. depigmentierten Höfen umgeben sein.

Sehr interessant, aber auch ebenso rätselhaft, ist die *Lokalisation* der Hautkrankheiten. In ihrer diagnostischen Bedeutung wurde sie früher stark überschätzt, und auch heute noch sind die häufigsten Fehldiagnosen des Anfängers wohl dem Umstand zu danken, daß er sich zu sehr auf den *Sitz* der Krankheitsherde verläßt, statt erst einmal die Efflorescenz genau zu studieren. So kommt

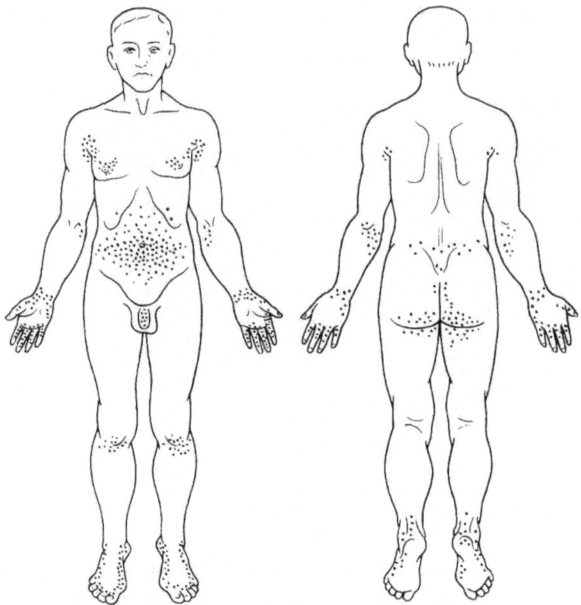

Abb. 248. Lokalisation der Scabies.

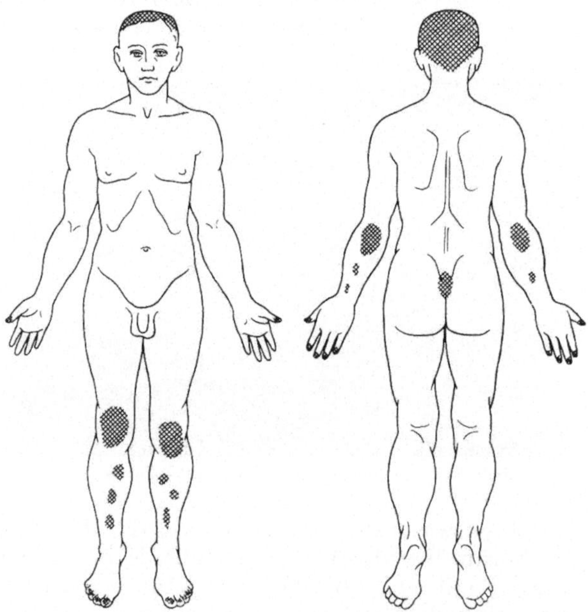

Abb. 249. Prädilektionsstellen der Psoriasis.

es denn zu Verwechslungen von Lupus vulgaris des Gesichtes mit Lupus erythematodes, von Acne juvenilis mit Acne rosacea u. a. m. In Wirklichkeit gibt es überhaupt nur eine einzige Hautkrankheit, die allein nach der Lokalisation mit genügender Sicherheit erkannt werden kann: die Scabies (Abb. 248). Tatsächlich sind die Stellen, an denen die Krätzmilben sich niederlassen, außerordentlich charakteristisch. Es gibt keine andere Krankheit, die an Fingerzwischenräumen und Handgelenken, an Nabel und Achselfalten, an Mamillen und Penis, an Glutäen und Fußrändern zugleich Erscheinungen macht und dabei Rücken und Kopf frei läßt. Die Scabies ist aber auch die *einzige* Dermatose, bei der die Lokalisation als solche bereits pathognomonisch ist.

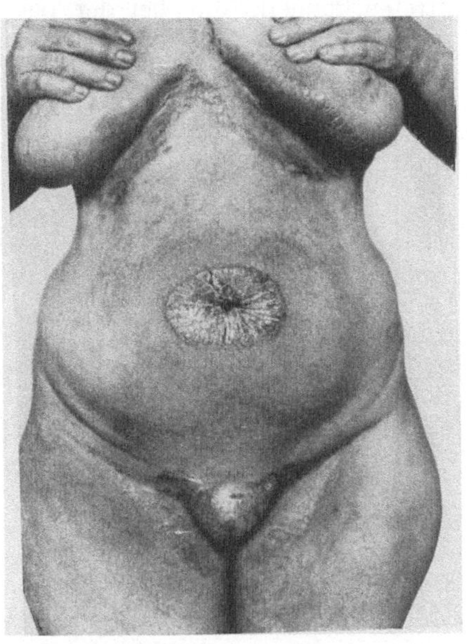

Abb 250. Psoriasis inversa: Achselhöhlen, submammale Falten, Nabel, Leisten.

Trotzdem kann auch bei anderen Hautkrankheiten die Beachtung der Lokalisation ein wichtiges diagnostisches Hilfsmittel sein. Haben doch alle Hautkrankheiten mehr oder weniger ausgesprochene *Prädilektionsstellen*, d. h. Orte, an denen sie häufiger als an anderen auftreten. Insbesondere bestehen in der Regel große Verschiedenheiten hinsichtlich des Befallenseins der behaarten und der sog. unbehaarten Haut, der Streckseiten und der Beugeseiten, der bedeckten und der unbedeckten Regionen (Gesicht, Halsausschnitt, Unterarme). Dabei kann die Lokalisation an unbedeckter Haut auch bloß vorgetäuscht sein, wie beim pruriginösen Ekzem, das auch bei den Männern oft oben an Brust und Schultern sitzt (en pèlerine), wo nur die Frauen ihren Blusenausschnitt haben. Übrigens können *in verschiedenen Stadien* eines Leidens ganz *verschiedene Stellen* bevorzugt werden, wie bei der sekundären Syphilis, deren erstes Exanthem über den Stamm disseminiert ist, während die Rezidivausschläge mehr lokalisiert auftreten (Anus-Genitale, Gesicht, Haargrenze, Mundschleimhaut). Bei der Variola, die sich ziemlich gleichmäßig über den ganzen Körper ausbreitet, zeigen sich die prodromalen Erytheme völlig abweichend hiervon nur an gewissen Stellen (Schenkeldreieck). Charakteristisch ist auch das Verhalten der Schleimhaut, die bei manchen Krankheiten häufig (Lichen ruber, Pemphigus), bei anderen praktisch niemals (Psoriasis) beteiligt ist. Demnach kann die Kenntnis der Prädilektionsstellen öfters die Untersuchung leiten. Bei Verdacht auf Psoriasis wird man sogleich Ellbogen und Knie, Crena ani und behaarten Kopf (Abb. 249), bei Lichen ruber die Beugeseite der Unterarme und

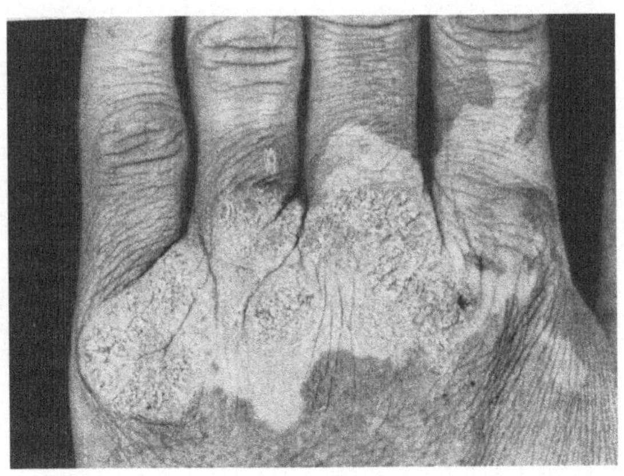

Abb. 251. Vitiligo, rundum eine Tuberculosis verrucosa (rechte tuberkulosefreie Hand auch frei von Vitiligo).

die Mundschleimhaut, bei Vitiligo die Umgebung des Afters untersuchen Dabei darf man freilich nicht vergessen, daß die Lokalisation gelegentlic] auch *invers* sein kann, d. h. daß die Hauterscheinungen gerade an *den* Stelle1 auftreten können, die bei der betreffenden Krankheit im allgemeinen frei z1

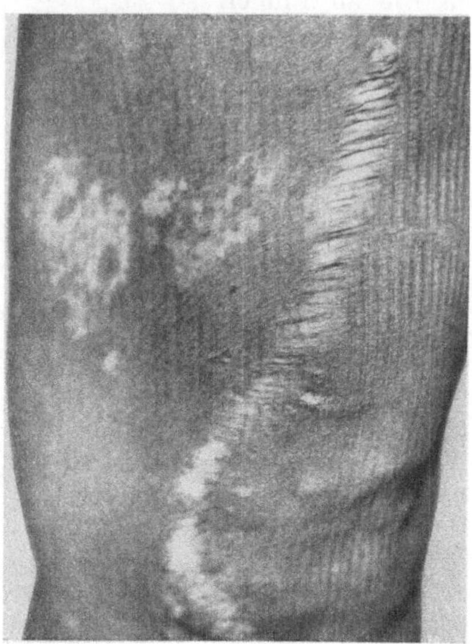

Abb. 252. Vitiligo in einer Narbe (am Oberschenkel vorn).

bleiben pflegen. So kennen wir eine inverse Ichthyosis und eine inverse Psoriasis bei denen die sonst bevorzugten Streckseiten gesund bleiben und statt desse1 die intertriginösen Stellen (Achselhöhlen, Mammalfalten, Nabel, Leisten) der Sit: der krankhaften Veränderung sind (Abb. 250).

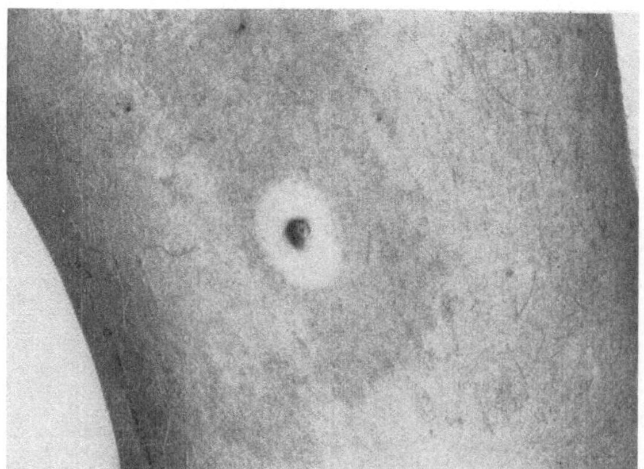

Abb. 253. Vitiligo, rundum einen Naevus pigmentosus (am Oberarm).

Die *Ursachen der Lokalisation* der Hautkrankheiten sind uns nur in einem kleinen Teil der Fälle bekannt. Bei Hautentzündungen, die durch *äußere Schädlichkeiten* verursacht sind, ist die Ortswahl oft sehr charakteristisch und gibt uns dadurch deutliche Hinweise auf die Ätiologie (Lippenstiftekzem an den Lippen, Odolekzem um den Mund herum, Streichholzschachtelekzem und

Strumpfhalterekzem an den Oberschenkeln, Eczema solare an den unbedeckten Hautpartien, Salbenreizungen an behandelten Körperstellen, Berufsekzeme). In anderen Fällen ist zwar nicht die Krankheit selbst, wohl aber die Stelle, an der sich Efflorescenzen bilden, von äußeren Reizen abhängig. Das ist

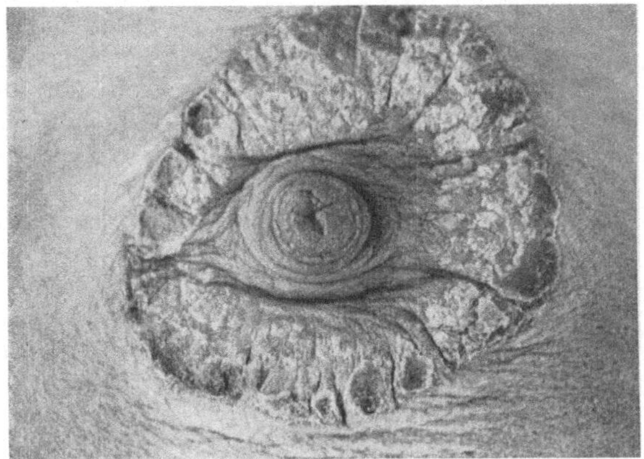

Abb. 254. Psoriasis, rund um die Brustwarze.

z. B. der Fall, wenn sich Efflorescenzen eines disseminierten Hautausschlags speziell noch an solchen Stellen entwickeln, die vorher gereizt waren (Kratzwunden, Druckstellen, anderweitige Entzündungen, Abb. 251; vgl. auch Abb. 362.

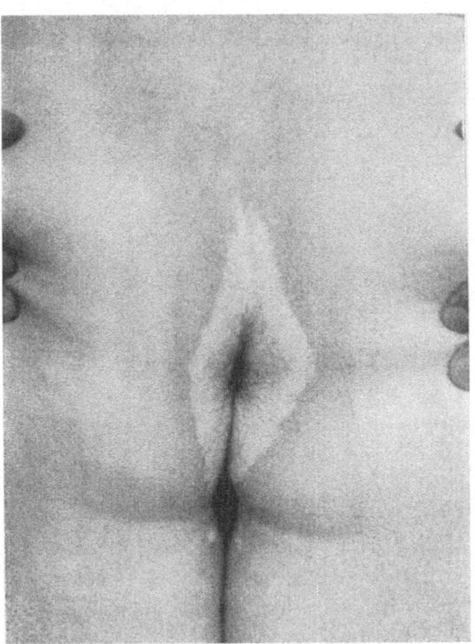

Abb. 255. Vitiligo perianale.

S. 212). Man hat das als KOEBNERsches Phänomen oder isomorphen Reizeffekt bezeichnet; besser — und einfacher — sollte man *Reizprovokation* sagen. In weiterem Sinne gehören hierher auch die Hautveränderungen, die unter *besonderen anatomischen Bedingungen* stehen, wie Narben (Abb. 252), die Umgebung von Muttermälern (Abb. 253), die Linea alba, sowie die Umgebung der Brustwarzen

(Abb. 254) und der natürlichen Körperöffnungen (Abb. 255). Man kann die befallene Stelle dann bald als sensibilisiert, bald als einen locus minoris resistentiae auffassen. Doch kommen wir damit in unserer Erkenntnis nicht viel weiter, zumal in anderen Fällen die gereizten Stellen, Narben, Körperöffnungen usw. gerade ausgespart bleiben, dann also als desensibilisiert oder als „locus majoris resistentiae" aufgefaßt werden müssen. Nur ausnahmsweise ist uns eine derartige Ortswahl verständlich, wie bei der papulösen Syphilis, wenn sie die mit Zinnober tatauierten Stellen frei läßt, was ja offenbar eine Wirkung des in der Haut deponierten Quecksilbers auf die Spirochäten ist.

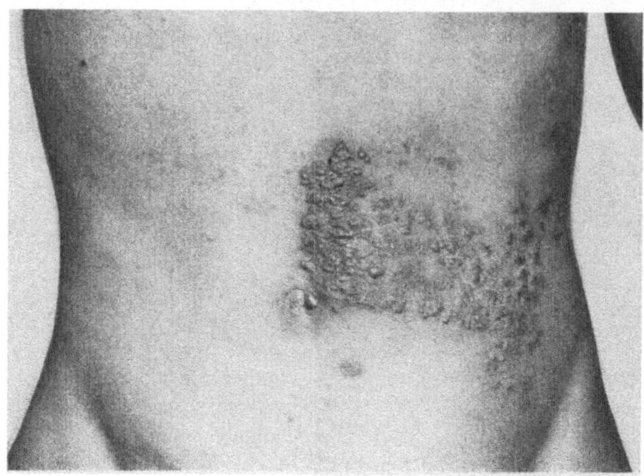

a

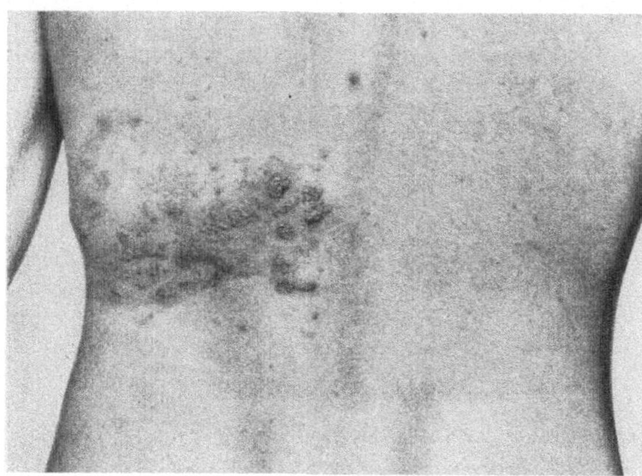

b

Abb. 256a u. b. Einseitiges Auftreten im Gebiet eines Spinalnerven (Herpes zoster).

Eigentümlichkeiten der Lokalisation werden schließlich noch durch die Beziehungen mancher Hautkrankheiten zu den *Adnexen* bedingt. Follikuläre Erkrankungen können natürlich nicht in Gegenden sitzen, die keine Follikel haben (Palmae und Plantae); Schweißdrüsenabscesse (Hidradenitis) kommen beim Erwachsenen fast nur in der Achsel vor, wo man die größten Schweißdrüsen antrifft; Erkrankungen der apokrinen Drüsen (Fox-Fordycesche Krankheit) können nur an den Orten auftreten, wo solche Drüsen vorhanden sind (hauptsächlich Axilla).

Auffallend dürftig sind die Beziehungen der Hautkrankheiten zu den *Blutgefäßen.* Allerdings zeigen, wie oben erwähnt, die Roseolaflecke und die Maschen der Cutis marmorata die Stellen direkter und indirekter Blutversorgung in der Haut an; die Versorgungsgebiete der *größeren* Arterien, wie sie durch Manchot und Spalteholz festgestellt worden sind, spielen aber nicht einmal bei der Lokalisation der Naevi vasculosi eine Rolle, so daß auch diese die Gesetze ihrer Lokalisation ganz allein in dem Hautorgan selber finden. Offenbar führen zahlreiche Anastomosen zu einer so weitgehenden Konfluenz der Capillarnetze benachbarter Gefäße, daß das Ausbreitungsgebiet einer bestimmten Arterie in der Haut als selbständiger Bezirk nicht in die Erscheinung treten kann. Nur bei einer Embolie der Arteria poplitea und an den Endphalangen der Finger kann es im Falle einer Gangrän proximalwärts zu einer scharfen Abgrenzung kommen.

Auch zwischen den *Nerven* und der Lokalisation der Hautkrankheiten besteht nur ausnahmsweise ein sicherer Zusammenhang. Früher hat man sich allerdings die Annahme nervöser Beziehungen leicht gemacht, indem man (bei den Muttermälern) schon in der *Einseitigkeit* einen Beweis für den Einfluß des Nervensystems sehen wollte. Das ist natürlich ganz unbegründet, da ja auch die anderen Gewebe doppelseitig angelegt sind und einseitig erkranken können, darunter auch die Blutgefäße. Dagegen ist die *Doppelseitigkeit* und Symmetrie bei disseminierten

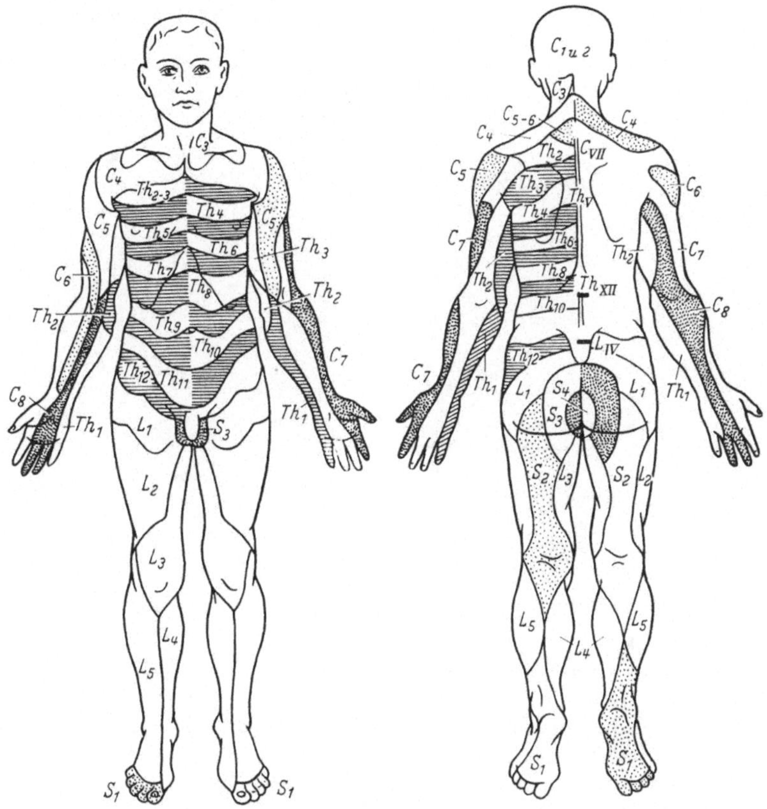

Abb. 257. Ausbreitungsgebiete der Spinalnerven. (Nach FR. v. MÜLLER.)

Exanthemen sicherlich oft der Ausdruck einer hämatogenen Keim- bzw. Toxinaussaat. Doppelseitigkeit und Symmetrie ist aber auch bei anderen Hautkrankheiten eine ganz gewöhnliche Erscheinung. Man darf eben nicht vergessen, daß ja die Haut selber ein symmetrisch angelegtes Organ ist. Wie eigentlich nicht in der Symmetrie, sondern in der Einseitigkeit eines Ausschlags das Rätsel liegt, wird uns besonders klar, wenn wir selbst hämatogene Exantheme, wie die syphilitische Roseola, nur auf der einen Körperseite erscheinen sehen, was ausnahmsweise beobachtet ist, und wofür ich keine Erklärung finden konnte. Gut verständlich ist einseitiges Auftreten nur, wenn es sich um Einwirkungen von außen handelt, z. B. um eine äußere Infektion (Trichophytia superficialis). Dann bilden sich naturgemäß die neuen Krankheitsherde erst einmal um den ersten Infektionsherd herum, so daß ein einseitiger Ausschlag entsteht, der allerdings bei größerer Ausbreitung schließlich doch auch noch symmetrisch wird.

Eine Krankheit, die durch ihr meist einseitiges Auftreten sehr auffällt, ist der *Herpes zoster*. Die Bläschengruppen, die er erzeugt, sind aber nicht nur auf eine Seite beschränkt, sondern sie werden auch nach oben und unten durch die Hautversorgungsgebiete bestimmter spinaler Nerven begrenzt (Abb. 256a, b). Dies hat seinen Grund darin, daß die Krankheit auf einer infektiösen Entzündung der hinteren Wurzeln der Spinalnerven bzw. der spinalen Ganglien beruht. Deshalb entspricht auch die Ausbreitung des Herpes nicht etwa dem Versorgungsgebiet eines peripheren Nerven (Abb. 257). Da ein Teil der Fasern eines jeden Ganglions nach oben, ein anderer Teil nach unten zieht, um sich den Nervenzügen aus den

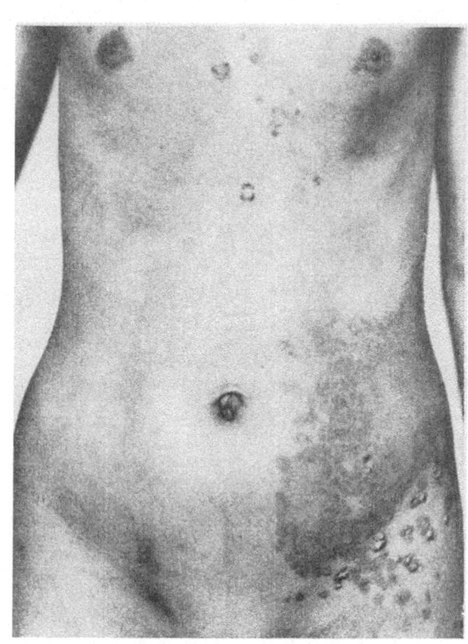

a

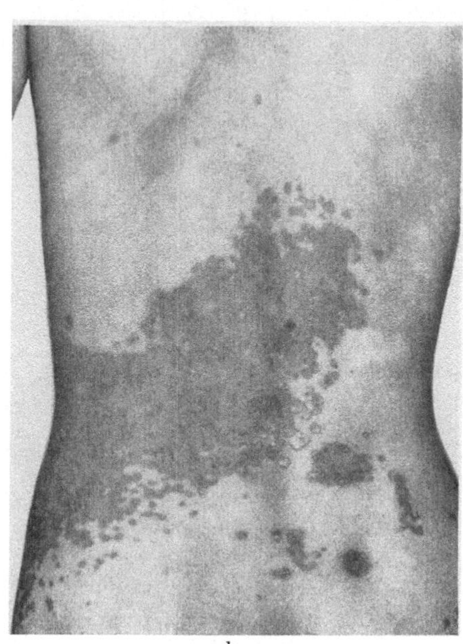

b

Abb. 258a u. b. Zosteriforme Psoriasis (großenteils mit Melanoderm geheilt).

benachbarten Wurzeln beizumischen, erstreckt sich die Herpeseruption auf ein Gebiet, das sich über mehrere benachbarte Nerven verteilt. Diese segmentalen bzw. metameren Innervationsbezirke oder Wurzelzonen sind also mit den Verästelungsgebieten der peripheren Nerven nicht identisch und sind weniger scharf abgegrenzt wie diese.

Da die sensiblen Nerven von vegetativen begleitet werden, lassen sich auch einseitige funktionelle Störungen, wie die Hyperidrosis unilateralis, durch eine einseitige Erkrankung der Nervenbahnen erklären.

Eine gewisse Ähnlichkeit mit dem Herpes zoster können die verschiedensten anderen Hautkrankheiten bekommen, wenn sie zufällig einmal einseitig auftreten. Man spricht dann von *zosteriformer* Anordnung (Abb. 258a, b). Natürlich werden dabei die Grenzen, z. B. die Medianlinie des Rumpfes, nicht so respektiert wie bei dem wirklichen Zoster. Am häufigsten wird zosteriformes Auftreten bei den Naevi gefunden. Man hat deshalb früher selbst von „Nervennaevi“ gesprochen. Mit den Nerven haben diese Mißbildungen aber gar nichts zu tun. Ihre Form folgt eigenen, autonomen Gesetzen, die wir bereits besprochen haben, und ihre fast ausnahmslos vorhandene Einseitigkeit teilen sie mit allen möglichen anderen angeborenen Mißbildungen. Wie alle typisch einseitigen Mißbildungen, so sind auch die einseitigen Naevi in der Regel nicht erblich; Einseitigkeit und Nichterblichkeit sind einander zugeordnete Begriffe. Worin dann aber die eigentliche Ursache dieser merkwürdigen Hautveränderungen liegt, und wodurch insbesondere ihre Lokalisation bedingt wird, davon wissen wir nicht das geringste.

Auch sonst sind wir hinsichtlich dessen, was über die Ursache der Lokalisation der Hautkrankheiten bekannt ist, hiermit am Ende. Im allgemeinen kann man deshalb sagen, daß die Lokalisation der Hautkrankheiten, soweit es sich nicht um äußere Schädigungen handelt, fast völlig dunkel, ja *geheimnisvoll* ist. Es ist auch kein Wunder, wenn uns dafür die Begriffe fehlen. Verstehen wir doch nicht einmal, warum die eine Läuserasse nur an den behaarten Kopf, die andere nur in die Kleider, eine dritte nur an Scham- und Achselhaare geht, und warum die Krätzemilbe sich zwar an Bauch und Handgelenken, nicht aber auf dem Rücken und im Gesicht wohlfühlt. Man hat zwar versucht, die Prädilektionsstellen der Scabies durch irgend einen gemeinsamen Gesichtspunkt zu verbinden. Es ist aber nicht wahr, daß die Haut an den verschiedenen Orten, an denen sich die Milbe niederläßt, besonders dünn, oder besonders dick, oder besonders lose, oder besonders fest wäre. Warum die Haut des Glutaeus fast immer befallen, die zwischen und über den Schulterblättern jedoch ganz frei ist, warum zu Achselfalte und Handgelenk nicht die Ell*beuge* sondern die *Dorsal*seite des Ellbogens hinzutritt, warum die Brustwarze bei der Frau viel mehr als beim Mann, das Genitale umgekehrt beim Mann viel mehr als bei der Frau beteiligt ist, warum die Hautfalten zwischen Fingern und Zehen und an den Achseln, nicht aber die im Gesicht ergriffen werden, warum die vordere Achselfalte viel mehr als die hintere mittut: das alles bleibt uns völlig rätselhaft. Der eigenwillige Geschmack der Milben ist hier souverän; und er ist keiner Erklärung fähig. Genau so spezialisiert ist aber der Geschmack anderer Krankheitserreger auf der Haut, wie z. B. der Hefepilze, die die Erosio interdigitalis ausgerechnet zwischen dem 3. und 4. Finger erzeugen, während die anderen Fingerzwischenräume nur ausnahmsweise von ihnen befallen werden. In manchen Fällen ändert sich sogar die Lokalisation infektiöser Krankheitsherde mit dem Alter des Wirtes. So setzt sich das Trichophyton besonders hartnäckig auf dem behaarten Kopf der Kinder fest, verschwindet aber dort durch Spontanheilung spurlos, sobald die Kinder das Pubertätsalter erreichen; der Favuspilz dagegen beginnt zwar mit derselben Prädilektionsstelle, bleibt aber nach der Pubertät unverändert bestehen, trotzdem Erwachsene nur noch sehr selten Neuinfektionen erwerben. Die Staphylokokken haben bei älteren Kindern und Erwachsenen eine ausgesprochene Vorliebe für die Follikel (Furunkulose) und befallen die Schweißdrüsen allein in der Achselhöhle (Hidradenitis), bei kleinen Kindern dagegen lassen sie die Follikel ungeschoren und interessieren sich ausschließlich für die Schweißdrüsen und deren Ausführungsgänge (Schweißdrüsenabscesse und Poritis).

Aber auch bei *nichtinfektiösen Leiden* kommen wir meist nicht weiter, als daß wir eben den „Geschmack“ der betreffenden Hautkrankheit für bestimmte Körperregionen konstatieren können. Beginnen wir mit Erklärungen dafür, so geraten wir alsbald in Widersprüche. So ist man geneigt, für die Lokalisation eines Ausschlags an den Beugeseiten die größere Zartheit der Haut daselbst verantwortlich zu machen. Mindestens ebenso viele Hautausschläge bevorzugen aber gerade die Streckseiten, trotzdem deren Haut doch zweifellos derber und bei allen Säugetieren besser mit Schutzmitteln (Pigmentierung, Behaarung, Hornpanzer) ausgestattet ist. Das gilt sogar für die Lichtdermatosen, da die mehr exponierte und leichter sich bräunende Haut der Streckseiten im Widerspruch zur Erwartung eben doch die strahlenempfindlichere ist. Auf jeden Fall weist die Haut an verschiedenen Stellen sehr viel größere Unterschiede auf, als wir mit unseren Sinnen und unseren Untersuchungsmitteln feststellen können. Dabei stimmen symmetrische Stellen im allgemeinen überein. Das erklärt denn auch, warum so viele Hautkrankheiten, die sich nicht per contiguitatem, d. h. durch Fortkriechen ausbreiten, auf die andere Seite „überspringen" (Abb. 259a, b). Das „*Springen*" einer Hautkrankheit erfolgt aber nicht nur von rechts nach links, sondern z. B. auch in sog. „vertikaler Korrespondenz": von den Achseln nach den Leisten (intertriginöse Ekzeme, Epidermophytien), von den Augenlidern nach den Genitalien (Ekzeme), von den Füßen nach den Händen (Trichophytien, dysidrotische Ekzeme), und von den Oberschenkeln nach Rumpf und Armen (Strumpfhalterekzem), was der Beginn der sog. „Generalisierung" des Ausschlags sein kann (s. S. 103). Laien glauben deshalb, selbst bei Ekzemen, gern an eine direkte Übertragung von Krankheitskeimen. In Wirklichkeit ist jedoch dieses Springen, wie überhaupt das gleichzeitige Auftreten von Hautausschlägen an verschiedenen Körperstellen, meist weiter nichts als der Ausdruck einer funktionellen Ähnlichkeit, einer *Wahlverwandtschaft* der betreffenden Hautbezirke. Andererseits kann aber auch irgendeine beliebige Hautstelle unter Freibleiben der korrespondierenden symmetrischen Stelle eine ganz spezifische und dauerhafte Krankheitsdisposition zeigen, wie das bei den fixen Arzneiexanthemen und bei vielen circumscripten chronischen Ekzemen der Fall ist, so daß uns jeder Anhaltspunkt zum Verständnis einer solchen Ortswahl entschwindet und wir uns mit der vagen Annahme einer *ganz individuellen und ganz lokalisierten Krankheitsbereitschaft* unbekannter Herkunft begnügen müssen. Hier *mehr* wissen zu wollen, bleibt das Vorrecht des Laien.

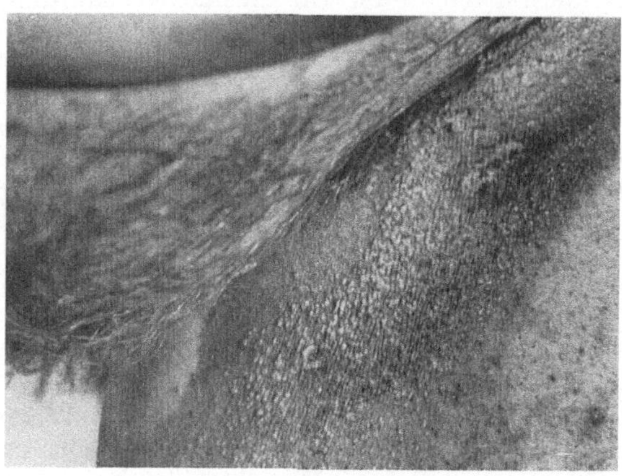

a

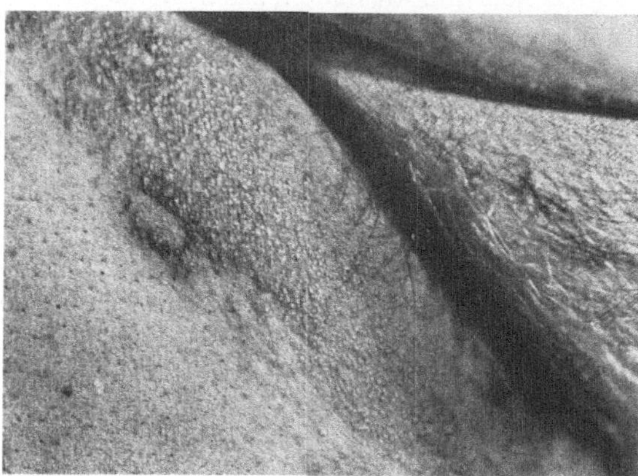

b

Abb. 259a u. b. a Vesiculöse Reizung durch 10-Pyrogallol-Vaselin in linker Leiste (rechte, indifferent behandelte Leiste frei). b Springen der linksseitigen Reizung auf die indifferent behandelte rechte Seite (einige Tage später).

4. Konsistenz und Tiefenausdehnung.

Während der Anfänger geneigt ist, auf jede bestehende Hautveränderung gleich immer mit den Fingern loszugehen, bemüht sich der Geübte, erst einmal in ruhiger, besinnlicher Betrachtung das sichtbare Bild gut in sich aufzunehmen.

Alsdann muß freilich stets die *Palpation* folgen, weil sie uns Eigenheiten des Krankheitsprozesses erschließt, die wir mit dem Auge nicht feststellen können.

Die Betastung kann und muß auf verschiedene Weise erfolgen. Durch *Darüberstreichen* mit der Fingerkuppe lassen sich unbedeutende Niveauunterschiede wahrnehmen, sowie Glätte oder Rauhigkeit der Oberfläche. Durch *Befühlen* mit der Rückenseite der Finger lassen sich Temperaturunterschiede feststellen. Das *Drücken* auf die veränderten Hautstellen erschließt uns deren Konsistenz, ihre Weichheit oder Härte, das *Abtasten der Grenzen* ihre Ausdehnung in die Tiefe; subcutane Tumoren und Infiltrate lassen sich oft überhaupt allein durch Palpation feststellen (Erythema Bazin). Bei sehr kleinen Krankheitsherden, z. B. bei den Lupusknötchen, muß man zum Betasten eventuell eine *stumpfe Sonde* zu Hilfe nehmen. Das *Aufheben in Falten* unterrichtet uns über die Faltbarkeit der Haut im allgemeinen und über ihre Dicke, sowie über ihre Elastizität und Dehnbarkeit. Gleichzeitig mit dem Fälteln der Haut werden wir durch *Verschieben* derselben ihre festere oder losere Verbindung mit der Unterlage sowie den Zusammenhang einer tiefer liegenden Efflorescenz mit Cutis und Epidermis einerseits, mit den benachbarten Muskeln und Knochen andererseits prüfen. Durch *kräftiges Streichen* mit den Fingerknöcheln oder mit einem stumpfen Instrument bzw. durch *Reiben* können wir die mechanische Erregbarkeit (Urticaria factitia, Urticaria pigmentosa) bzw. die Blasenbereitschaft (Pemphigus, Epidermolysis bullosa) feststellen, durch *stumpfen*, eventuell rotierenden *Druck* (oder Stauung) die Bereitschaft zu Hautblutungen (Purpura factitia). Und schließlich können wir durch *Kratzen* mit dem Fingernagel oder — weniger gut — mit einem kleinen halbstumpfen Löffelchen (grattage méthodique) latente Schuppung sichtbar machen, die leichtere oder schwerere Ablösbarkeit von Hornauflagerungen prüfen und eine geringere oder größere Blutungsneigung konstatieren (Psoriasis).

Hinsichtlich der *Oberflächenbeschaffenheit* erschließt uns die Palpation zuweilen Niveaudifferenzen, auch kleinste papulöse Erhabenheiten, die wir mit dem Auge noch gar nicht wahrnehmen können. So kann sie uns auch davor behüten, jener optischen Täuschung zum Opfer zu fallen, die uns bläuliche Maculae als leicht eingesunken erscheinen läßt. Feine Schuppung ist manchmal viel besser als Rauhigkeit zu *fühlen* wie zu *sehen* (erythemato-squamöse Ekzeme). Sehr charakteristisch für dichtstehende *follikuläre* Keratosen ist das Reibeisengefühl, das man hat, wenn man darüber streicht (Lichen ruber acuminatus, Keratosis follicularis spinulosus). Umgekehrt nimmt man in anderen Fällen beim Darüberstreichen eine eigentümliche Glätte und Weichheit wahr (Cutis elastica, Alopecia universalis). Auch Trockenheit, Feuchtigkeit und Fettigsein der Haut lassen sich durch das Gefühl kontrollieren.

Bei manchen Hautkrankheiten nehmen wir durch Befühlen *Temperaturdifferenzen* wahr, bei lebhafteren Entzündungen z. B. Temperaturerhöhung, Erniedrigung bei Anämie und Stauung (Morbus Raynaud, Sklerodermie).

Viel wichtiger noch ist die Palpation zur Feststellung der *Konsistenz*. Das gilt erst einmal für die Konsistenz der *Haut im allgemeinen*. Diese ist bekanntlich an verschiedenen Körperstellen verschieden und wechselt auch mit dem Allgemeinzustand. Sie ist von sehr verschiedenen Faktoren abhängig, von der Dicke der Hornschicht (Palmae und Plantae), vom Wassergehalt der Haut (Turgor), von ihrer Spannung (Tonus, Vermehrung in der Kälte, Verminderung im Alter), vom Verhältnis der kollagenen und elastischen Fasern zueinander, von der Dichtigkeit des Bindegewebsnetzes, von der Entwicklung des Fettpolsters und von der Festheit der Verbindung zwischen Cutis und Subcutis bzw. den darunter liegenden Organen (Lider, Genitale und Handrücken, demgegenüber Palmae und Plantae). Infolgedessen können Elastizität, Dehnbarkeit und Faltbarkeit der Haut sehr verschieden sein. Die Dehnbarkeit der Haut ist stark erhöht bei der Cutis elastica; dabei fühlt sie sich merkwürdig weich an, wie Waschleder. Ein ähnliches Gefühl gibt die vollkommen haarlose Haut der Alopecia universalis. Bei der Cutis gyrata bildet sie grobe verschiebliche Falten. Bei der Cutis laxa hängen unelastische wammenartige Hautsäcke herab. Bei der Sklerodermie kann jede Elastizität und Faltbarkeit aufgehoben sein.

Eine noch größere Rolle spielt die Untersuchung der *Konsistenz bestimmter Krankheitsherde.* Entzündliche Zustände machen die Haut nicht nur weniger dehnbar und weniger elastisch, und damit schwerer faltbar, sondern lassen sie meist auch derber erscheinen: das gilt für oberflächliche (Lichenifikation) genau so wie für tiefe (Furunkel) Entzündungen. Auch andere Arten von Zellverdichtung

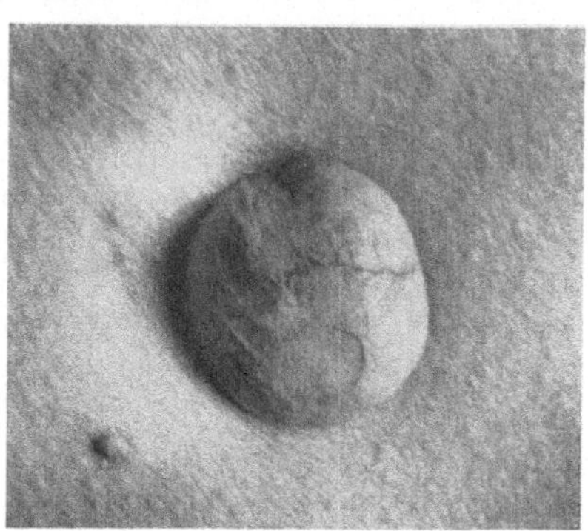

a

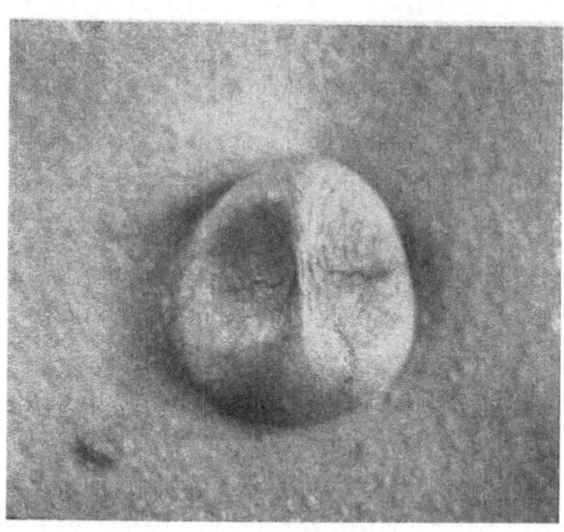

b

Abb. 260 a u. b. Plastische Konsistenz einer Cyste mit breiigem Inhalt. Vor und nach Hineinkneifen mit den Fingern (Atheroma folliculare am Rücken).

lassen sich natürlich durch Betasten wahrnehmen. Sehr kleine Knötchen können, zumal wenn sie Hautfarbe haben, allein durch Palpation deutlich feststellbar sein. Gut fühlbar sind oft auch kleine Bläschen, da ihnen pralle Füllung eine große Härte verleiht. Die Papeln der sekundären und tertiären Syphilis fallen durch ihre „renitente" Infiltration auf, während sich tuberkulöse Entzündungsherde oft gerade weicher als die normale Haut und matschig anfühlen. Der Boden des syphilitischen Primäraffektes erscheint dem tastenden Finger so hart, daß man dabei von einer Induration bzw. Sklerose (Verhärtung) zu sprechen pflegt. Noch härter ist das Carcinom; man kann deshalb selbst feine Randleisten um ulcerierte Epitheliome durch die Palpation mit großer Sicherheit als neoplastisch erkennen. Hart fühlen sich natürlich auch alle Hornschichtverdickungen (Schwielen, Hühneraugen, Warzen) an, glashart aber auch die Krusten, so daß man sehr kleine, punktförmige Krusten besser durch das Gefühl als durch das Auge erkennen kann. Bretthart, geradezu wie gefroren, ist die Haut bei der Sklerodermie, während einfache Bindegewebsverdichtungen (Elefantiasis, Keloide) zwar sehr derb, aber doch nicht hart sind. Weicher sind Schleimaufhäufungen anzufühlen (Myxödem), noch weicher zellreiche, stark vascularisierte Infiltrate und vor allem Gewebe, die durch Ödem gelockert sind. Für ödematöse Durchtränkungen ist es außerdem charakteristisch, daß nach kräftigem Fingerdruck eine Delle bestehen bleibt, die sich langsam wieder ausgleicht. Mit breiartiger Masse gefüllte Hohlräume (Atherome) können dagegen plastisch sein, d. h. eine Delle zurücklassen, die stehen bleibt (Abb. 260). Sind Hohlräume mit Flüssigkeit gefüllt (Cysten, Abscesse), so zeigen sie, wenn sie nicht zu prall gespannt sind, das Symptom der *Fluktuation* (Schwappung): Wenn der eine Zeigefinger palpiert, während der andere in Abstand davon kleine Stöße ausführt, kann der palpierende Finger den Anprall spüren. Eine ähnliche Erscheinung kann man allerdings auch bei weichen elastischen Geweben, wie Muskeln und Fett, beobachten; man spricht dann von Pseudofluktuation. Ein sehr merkwürdiges Gefühl von Weichheit gibt eine Haut, der das elastische Gewebe fehlt (Striae gravidarum). Dieser als Anetodermie bezeichnete Zustand wurde schon oben beschrieben.

Bei kleinen, z. B. stecknadelkopfgroßen Krankheitsherden, die nicht über die Hautoberfläche hervorragen, läßt sich die Konsistenz natürlich nicht mit dem Finger prüfen. Hier können wir eine stumpfe *Sonde* zu Hilfe nehmen und untersuchen, wie sich die erkrankte Hautstelle im Vergleich zu der umgebenden normalen Haut auf den Sondendruck hin verhält. Dies ist besonders für die Diagnose des Lupus wichtig, weil sich das maculaähnliche Lupusknötchen infolge seiner verdünnten Epidermis und seines zellreichen Infiltrates als weich und morsch erweist, so daß die Sonde gewissermaßen in das Gewebe hineinfällt und nach Zurückziehen einen Blutstropfen austreten läßt.

Zur sicheren Erkennung von Bläschen und Pusteln ist es zuweilen nötig, sie mit einer *Nadel* oder einer *Lanzette* anzustechen, um zu sehen, ob danach Exsudat bzw. Eiter austritt.

Die wichtigste Aufgabe der Palpation ist jedoch, uns über die *Tiefenausdehnung* der Hautveränderungen und überhaupt über nicht sichtbare Prozesse in der Tiefe zu unterrichten. So gibt es cutan-subcutane bzw. rein subcutane Knötchen, deren Anwesenheit nur durch Betastung festzustellen ist. Aber auch größere Knoten brauchen nur wenig über das Niveau der Haut hervorzuragen, so daß sie sich dem Blicke des Untersuchers entziehen können. Das gilt besonders für tief subcutan gelegene Nodi, da ja die Hervorwölbung um so flacher und der Rand um so undeutlicher wird, je tiefer eine Gewebsverdichtung gelegen ist (Erythema nodosum, Erythema Bazin). Auch Abscesse und Drüsenschwellungen kann man oft nur durch Palpation feststellen. In anderen Fällen ist zwar das Vorhandensein einer Hautveränderung ohne weiteres sichtbar, aber nur der tastende Finger kann die *Ausdehnung* des Infiltrats oder Tumors in der Fläche und nach der Tiefe zu feststellen (Furunkel, tertiäre Syphilis, nodöses Tuberkulid). Oft ist man erstaunt, wie weit sich über die äußerlich sichtbare Grenze hinaus ein von normaler Haut überlagertes tastbares Infiltrat noch fortsetzt; man spricht dann von einem „Untertauchen" des Infiltrates bzw. Tumors. Gleichzeitig mit der Konstatierung des Vorhandenseins und mit der Feststellung der Größe solcher tiefliegenden Knoten wird natürlich auch ihre *Form* durch die Palpation festgestellt. Für Cysten ist die kugelrunde Form charakteristisch, Lipome sind gelappt, Carcinome höckerig.

Bei der Palpation in die Tiefe wird aber nicht nur Größe und Form, sondern auch die *Verschieblichkeit* und damit das Verhalten des betreffenden Krankheitsherdes zu den umgebenden Geweben geprüft. Über rein subcutanen Knötchen und Knoten ist die Haut verschieblich, während cutane und cutan-subcutane sich mit der Haut mitbewegen. Infiltrate und Tumoren, Abscesse, Narben usw., die weiter in die Tiefe dringen, sind mit den darunterliegenden Sehnen, Muskeln oder Knochen fest verbunden und lassen sich daher auf ihrer Unterlage nicht verschieben.

Haare und Nägel.

Anders wie auf der Haut zeigen sich die pathologischen Erscheinungen an Haaren und Nägeln, die ja blutlose und gefühllose Horngebilde sind und deshalb auf krankmachende Ursachen nicht ebenso reagieren können wie die lebende Hautdecke.

Bei der Untersuchung der **Haare** muß man im Auge behalten, daß sie an verschiedenen Körperstellen sehr verschieden entwickelt sind, und daß die verschiedenen Haarsorten desselben Körpers sich einer bestimmten Krankheit gegenüber verschieden verhalten können. Man darf also nicht versäumen, beim Vorliegen einer Haarkrankheit alle Stellen, an denen Haare stehen, nacheinander in Augenschein zu nehmen. Klagt der Patient nur über eine Affektion am behaarten Kopf, so muß man doch auch die Brauen und Wimpern, den Bart, die Achsel- und Schamhaare und die Körperhaare an Stamm und Gliedern einer genauen Prüfung unterwerfen. Zur Beurteilung der Körperhaare ist Untersuchung bei verschieden auffallendem Licht nötig, wobei sich farblose Härchen durch ihren Glanz verraten, oder tangentiale Betrachtung vor einem dunklen Hintergrund, z. B. vor einer dunklen Zimmerecke. Im übrigen muß man sich auch bei der Untersuchung der Haare bemühen, die verschiedenen Veränderungen, die möglich sind, der Reihe nach ins Auge zu fassen, um auf diese Weise nichts Wesentliches zu übersehen. Die Symptome, auf die man dabei zu achten hat, sind folgende:

Farbenveränderung der Haare,

Vermehrung der Haare,

Verminderung bis Fehlen der Haare,

Formveränderung des einzelnen Haares,

Auflagerungen auf den Haaren a) körpereigene Auflagerungen (Schuppen, Krusten), b) körperfremde Auflagerungen (Nissen, Pilze, miteinander verquollene Bakterien- und Pilzmassen),

Lokalisation und *Ausbreitung* der Haarveränderung.

Farbe der Haare

(Melanotrichie, Leukotrichie, Dyschromie der Haare).

Die Farbe der Haare, die an sich schon individuell bzw. rassenmäßig verschieden ist, kann sich auch im Laufe des Lebens noch ändern (Nachdunkeln

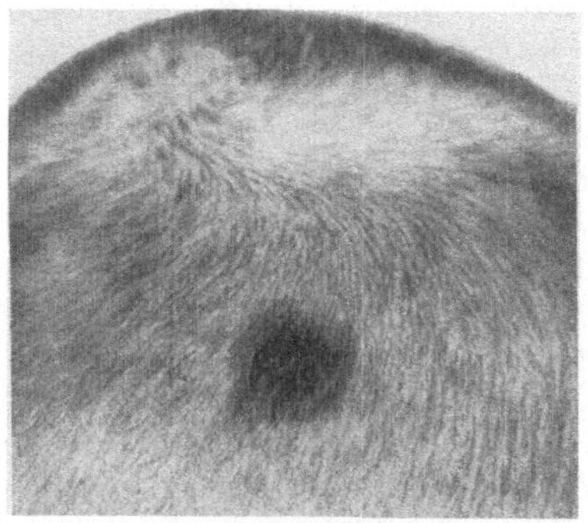

Abb. 261. Überpigmentiertes Haar auf überpigmentierter Haut (Naevus pigmentoso-pilosus auf dem behaarten Kopf).

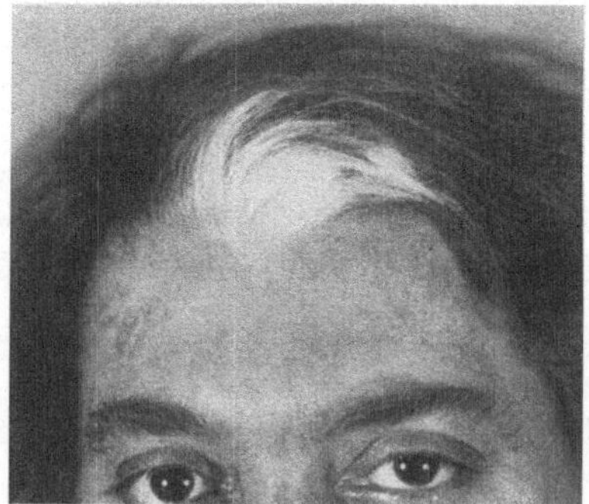

Abb. 262. Depigmentiertes Haar auf depigmentierter Haut (Albinismus areatus).

in der Kindheit, Bleichung durch Licht, Weißwerden im Alter, Verfärbung durch Medikamente). Auch kann sie an umschriebener Stelle, ohne daß die Haut dabei in Mitleidenschaft gezogen ist, dunkler (Melanotrichie) bzw. heller sein (Leukotrichie, Bleichung, Canities), als es dem Haar der betreffenden Person eigentlich entspricht. In anderen Fällen findet man an der abweichend gefärbten

Stelle *auch die Haut* überpigmentiert (Naevus pigmentosus, Abb. 261, Lichtpigmentierung mit Melanotrichose), manchmal auch gleichzeitig verdickt (Naevus pellinus = Tierfellnaevus) oder depigmentiert (Vitiligo, Albinismus circumscriptus, Abb. 262). In wieder anderen Fällen kann sie erythemato-squamös (dekolorierte Haare bei Hautentzündung, z. B. Trichophytie) oder die Haarverfärbung mit Haarausfall kombiniert sein (Alopecia areata im Stadium reparationis). Auf die Ringelhaare (Pili annulati), bei denen am einzelnen Haar helle und dunkle Stellen miteinander abwechseln, kommen wir noch zurück (S. 139).

Vermehrung des Haarwuchses
(Hypertrichosis).

Die Vermehrung des Haarwuchses kann die feine seidige *Lanugo* oder die stärkeren *Terminalhaare* (Abb. 263) betreffen. So kann sie dadurch zustande

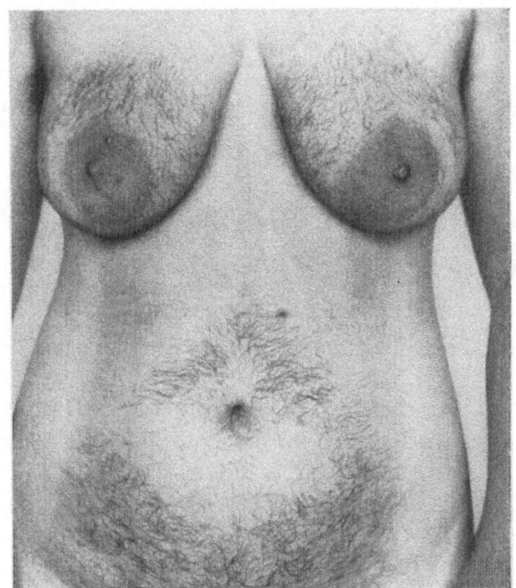

Abb. 263. Hypertrichosis terminalis universalis.

kommen, daß zwar die Lanugo gewaltig wächst, gleichzeitig aber die Entwicklung der Terminalhaare ausbleibt, wie das im Gesicht bei den sog. Affenmenschen der Fall ist (Lanuginosis hereditaria). Man kommt dann in die Verlegenheit, daß man nicht weiß, ob man hier von einer Hypertrichosis (nämlich lanuginosa) oder von einer Hypotrichosis (nämlich terminalis) sprechen soll. Es liegt eben eine „Hypertrichosis hypogenita", eine Hypertrichosis infolge *ungenügender* Haarentwicklung vor.

Auch die Hypertrichosen können ohne feststellbare Veränderung der darunter befindlichen Haut auftreten, sowohl in generalisierten (s. oben), wie in circumscripten Fällen (Hypertrichosis sacralis lanuginosa, Abb. 264, Hypertrichosis sacralis terminalis), oder sie können mit allerlei *Hautveränderungen* einhergehen. Diese Veränderungen können bleibend sein, wie die Pigmentierung und Verdickung der Haut beim Naevus pellinus (Abb. 265), oder sie können wieder verschwinden, wie die entzündlichen Erscheinungen (Pyodermien, Gelenkentzündungen), die zur Hypertrichosis irritativa führen, bzw. das Druck- und Reibungserythem, das die Hypertrichosis auf der Schulter der Sackträger hervorruft.

9*

Verminderung des Haarwuchses

(Ausziehen, Abreiben, Abbrechen, Agenesie, Hypotrichosis, Defluvium, Alopecie).

Eine *Verminderung* des Haarkleides kann dadurch zustande kommen, daß durch neurotische Personen die Haare *ausgezogen* werden oder daß sie *abgerieben*

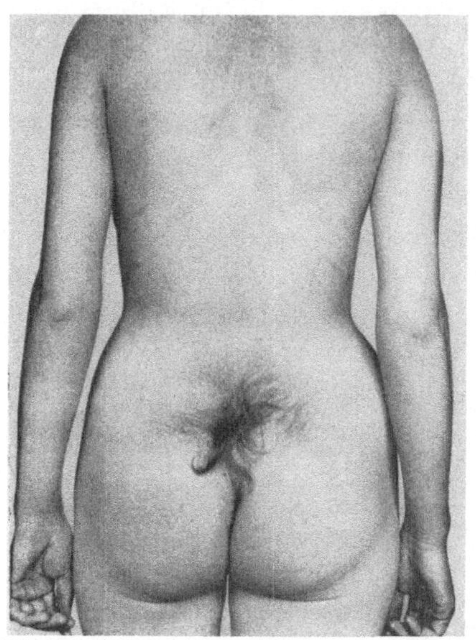

Abb. 264. Hypertrichosis lanuginosa circumscripta (Hypertrichosis sacralis congenita).

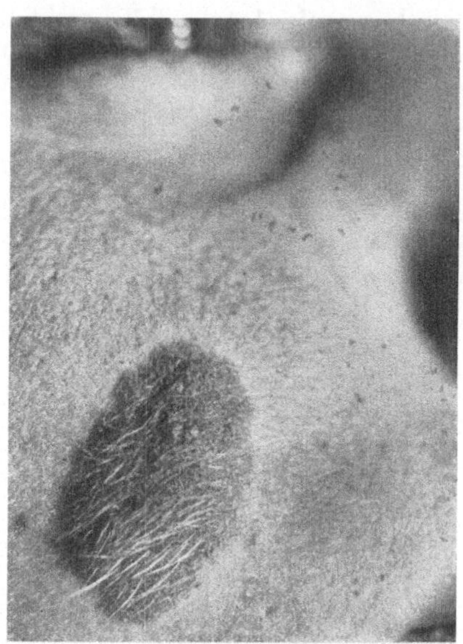

Abb. 265. Hypertrichosus auf pathologisch veränderter Haut (Tierfellmal auf rechter Wange).

werden (bei Säuglingen am Hinterkopf, bei juckenden Ekzemen z. B. am äußeren Drittel der Augenbrauen) oder daß sie *abbrechen*. Letzteres kann die Folge von

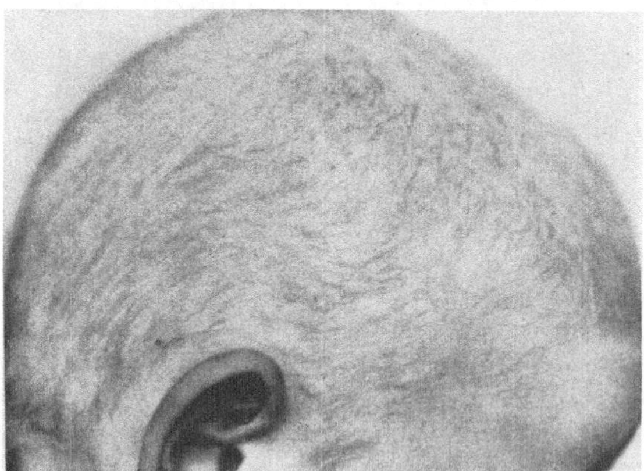

Abb. 266. Zu dünne (und zu wenig) Haare (Agenesie).

Pilzen sein, die in die Haare eingedrungen sind (Mikrosporie, Trichophytie) oder die Folge von Formveränderungen des einzelnen Haares, auf die wir noch zurückkommen werden (Trichorrhexis, Moniletrichosis u. a.).

Zu geringer Haarwuchs kann darauf beruhen, daß die Haare *seidenartig fein* sind, weil die Umbildung der Lanugo zu stärkeren Haaren im Laufe des Lebens ausgeblieben ist (Agenesie, Abb. 266). Dabei können sie an Zahl normal oder vermindert sein. Andererseits können die Haare zwar von mehr oder weniger normaler Stärke, aber *zu wenig zahlreich* sein (Hypotrichosis, Abb. 267).

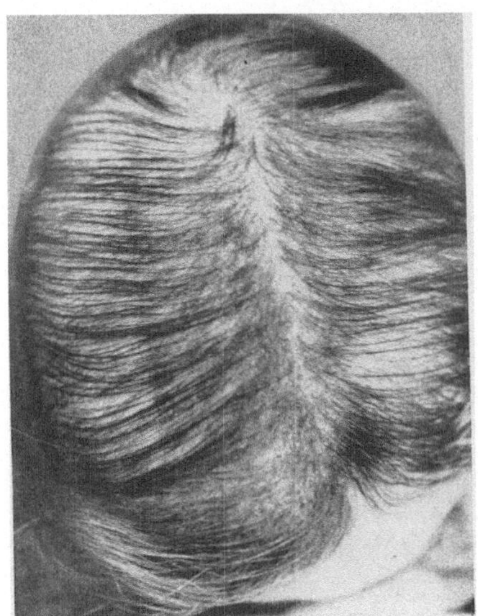

Abb. 267. Zu wenig Haare (Hypotrichosis hereditaria).

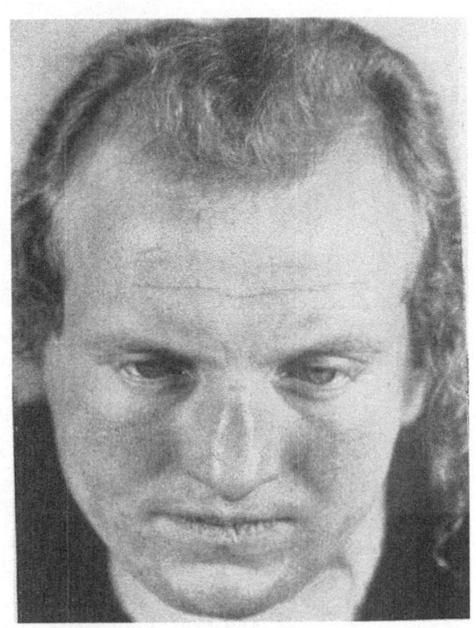

Abb. 268. Circumscripte Alopecie (Alopecia triangularis bei Pseudo-Hermaphroditismus).

Ein Haar von ursprünglich normaler Dichte kann dadurch lichter werden, daß es infolge örtlicher Entzündungen (Erysipel, Pityriasis capitis, Ekzem, Abb. 160, S. 77), infolge allgemeiner Störungen (Fieber, schwere Geburt, Verlust des

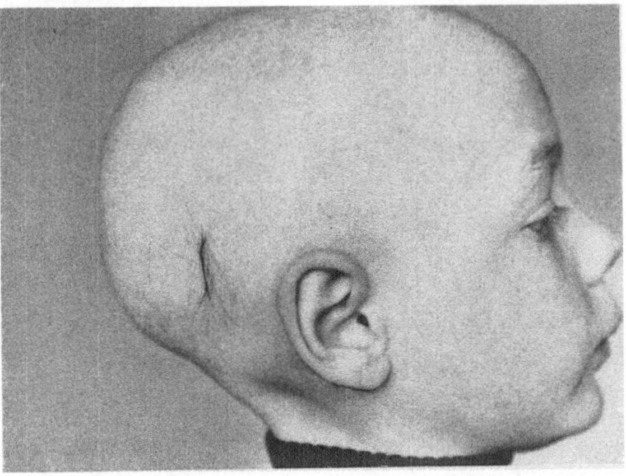

Abb. 269. Totale Alopecie (Alopecia areata des Kopfes).

hormonalen Gleichgewichtes) oder auch ganz ohne bekannte Ursachen mehr als normal ausfällt (Defluvium). Ist der Haarausfall sehr stark, dann führt er zu vollständiger Kahlheit (Alopecie), die aber auch als angeborene Fehlbildung auftreten kann. Alopecie kann örtlich *(circumscript)* sein (Abb. 268), sie kann den ganzen Kopf betreffen (*total*; Abb. 269) oder die gesamte Körperoberfläche ergreifen, d. h. *universell* sein (Abb. 270).

Beim Fehlen der Haare kann der *Haarboden* normal oder pathologisch verändert sein. In erster Linie ist darauf zu achten, ob die *Follikel* erhalten sind;

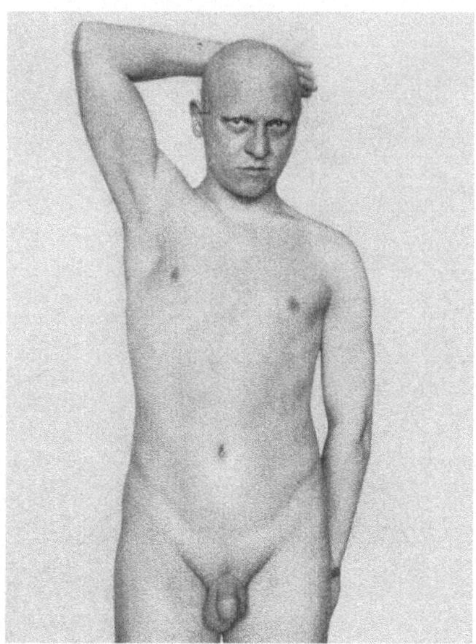

Abb. 270. Universelle Alopecie (Alopecia areata universalis).

sie sind dann als feine Pünktchen bzw. Einsenkungen zu sehen, z. B. bei Alopecia areata (Abb. 271). Sind die Follikel verschwunden, so liegt *Atrophie* vor (z. B. bei Alopecia atrophicans, Alopecia senilis, Alopecia favica, Lupus erythematodes); die Haut ist dann glatt und glänzend, relieflos (Abb. 272) und zeigt beim

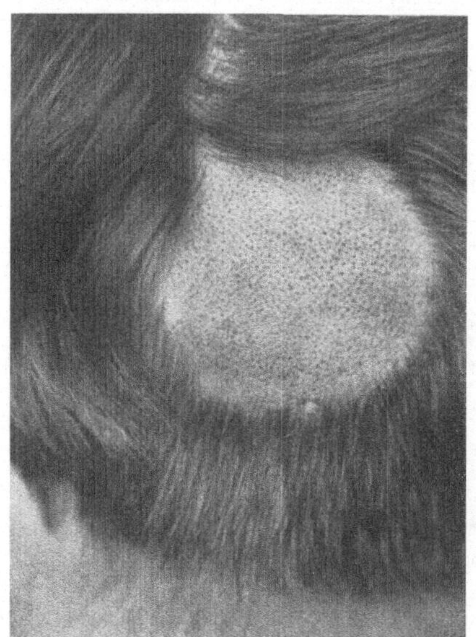

Abb. 271. Alopecie mit sichtbaren Follikelöffnungen (Alopecia areata).

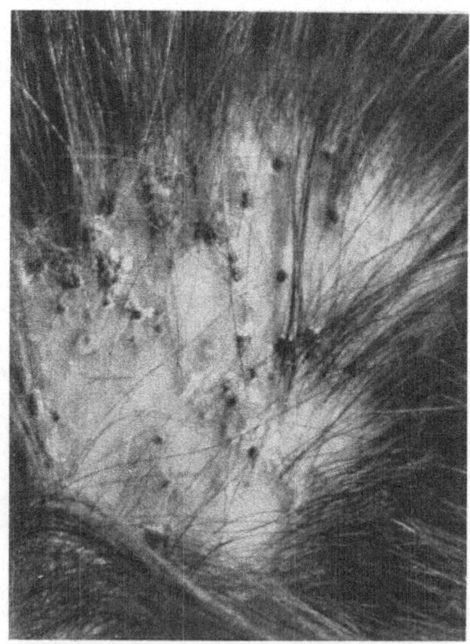

Abb. 272. Alopecie mit atrophischer Haut ohne Follikel (Alopecia atrophicans).

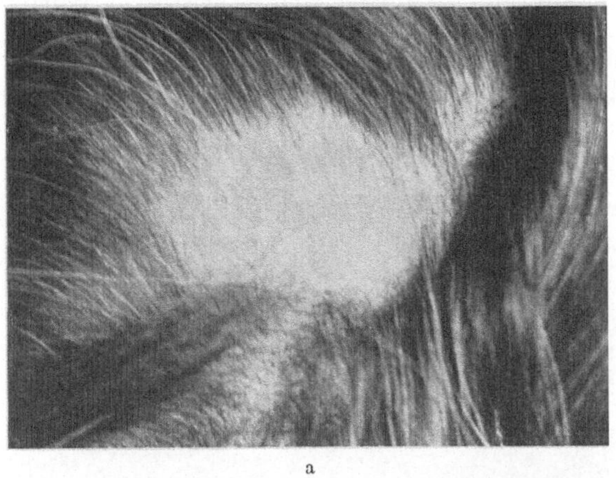

a

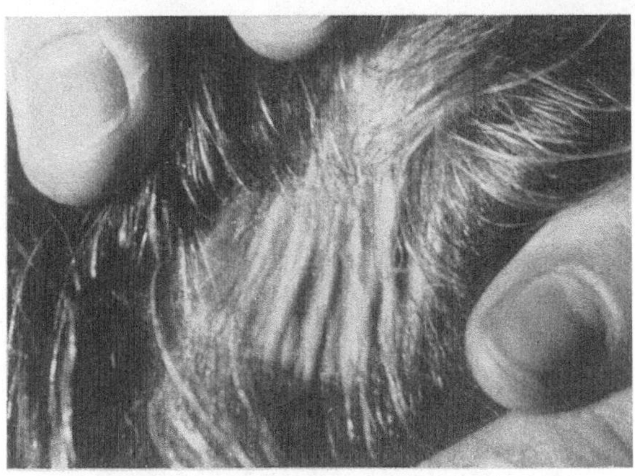

b

Abb. 273a u. b. Alopecie mit atrophischer Fältelung (Lupus erythematodes sanatus).

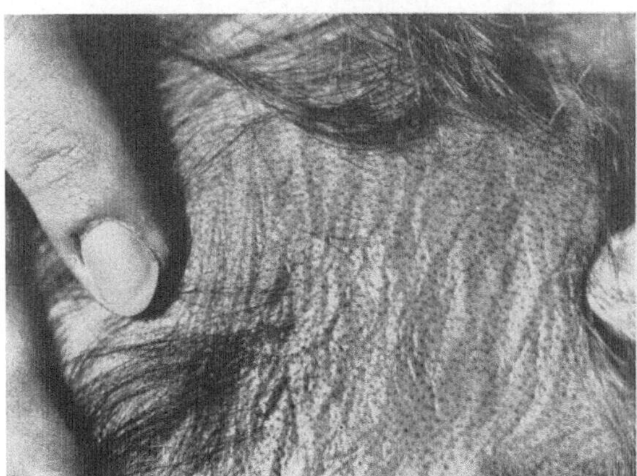

Abb. 274. Alopecie mit hypotonischer (pseudoatrophischer) Fältelung bei sichtbaren Follikelöffnungen (Alopecia areata).

Zusammenschieben die für Atrophie charakteristische knitterige „zigarettenpapierähnliche“ Faltenbildung (Abb. 273a, b). Ist die Haut hypotonisch (an Masse und Spannung vermindert, ohne daß ernste anatomische Veränderungen, so wie bei den Narben, vorhanden sind), dann können entsprechende Fältchen

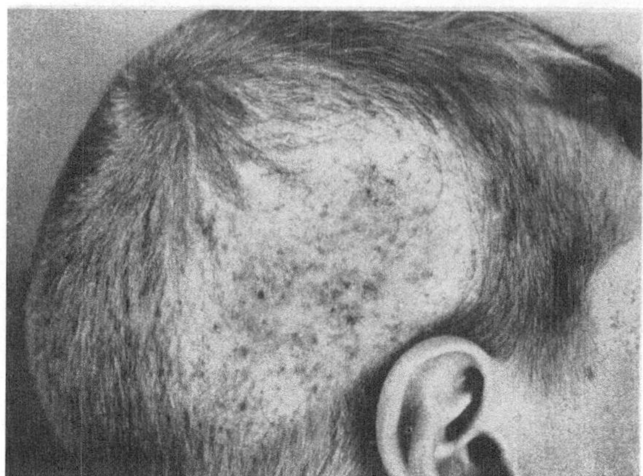

Abb. 275. Alopecie mit poikilodermatisch-atrophischer Haut.

entstehen und Atrophie vortäuschen (Abb. 274); doch sind dann die Follikelmündungen noch sichtbar.

Die atrophische Haut kann gleichzeitig Depigmentierung und Überpigmentierung sowie Teleangiektasien aufweisen (z. B. bei traumatischen Narben, bei

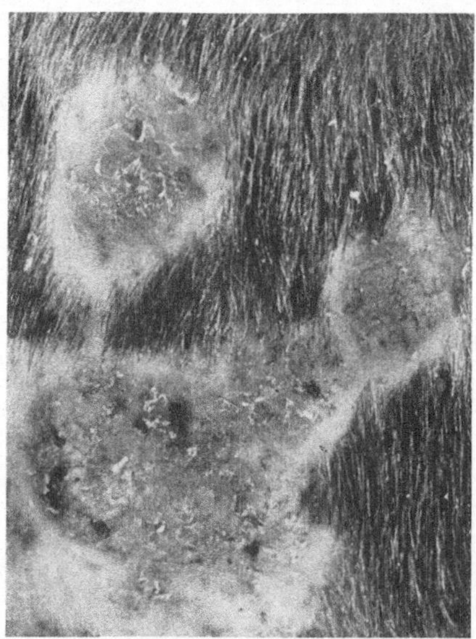

Abb. 276. Alopecia toxica mit zentralem Erythem und Squamae (Trichophytia profunda).

Sklerodermie, bei Röntgenatrophie, Abb. 275). Außerdem kann die Haut an haarlosen Stellen Zeichen von Entzündung, vor allem *Erythem* (z. B. bei der Alopecia toxica) oder Erythem mit *Schuppenbildung* (Abb. 276) zeigen. Die Schuppenbildung kann sich diffus über einen großen Teil des Kopfes ausbreiten, wie so oft bei der beginnenden Glatzenbildung, oder sie kann sich speziell an den Follikeln lokalisieren. Im letzteren Fall können die Schuppen am Grunde der noch vorhandenen Haare sitzen (Alopecia atrophicans), oder es können die fehlenden Haare durch Hornstacheln (Keratosis follicularis spinulosa decalvans Siemens) oder Hornpfröpfe (Lupus erythematodes, Abb. 277), selbst von sehr großem Umfang (Keratosis follicularis acneiformis), ersetzt sein.

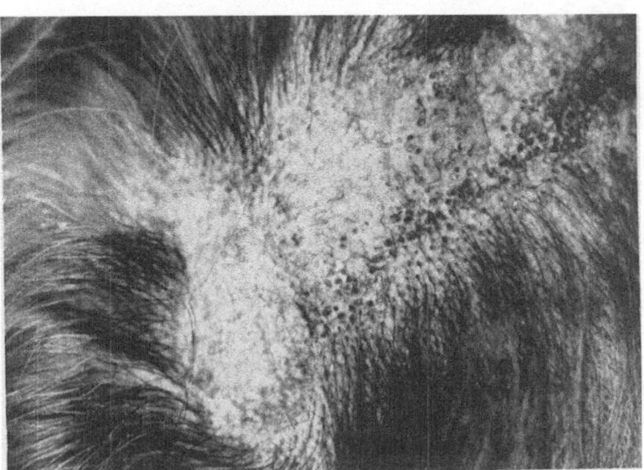

Abb. 277. Alopecie infolge Ersatz der Haare durch Hornpfröpfe (Lupus erythematodes).

Formveränderungen des einzelnen Haares

(Kraushaar, Rollhaar, Trichoschisis, Trichorrhexis, Trichonodosis, Trichokinesis, Hypotrichosis moniliformis, Pili annulati).

Des weiteren muß der Untersucher auch auf *Formveränderungen des einzelnen Haares* achten bzw. auf die Erscheinungen, die dadurch verursacht werden.

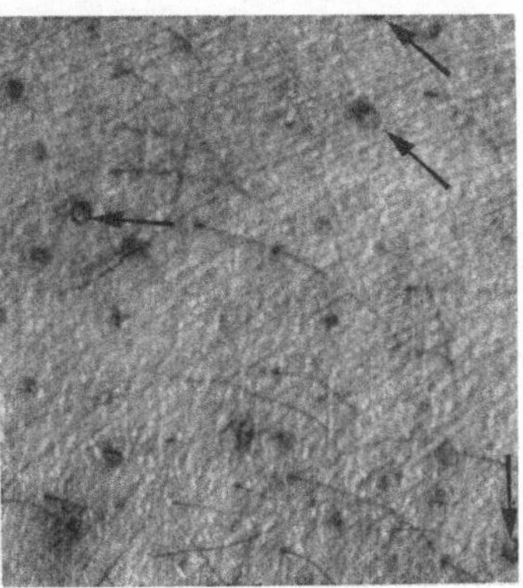

Abb. 278. Rollhaare.

Ein elliptischer — statt runder — Querschnitt des Haares führt zur *Kraushaarigkeit.* Durch abnorme Verhornung der Haut am Follikelausgang kann das wachsende Haar an seinem Austritt aus dem Haarbalg gehindert und somit gezwungen werden, sich in sich selber aufzuknäueln oder aufzurollen, wodurch entzündliche Knötchen mit einem *Haarknäuel* als Inhalt oder auch durch die Hornschicht hindurchschimmernde kleine *Haarringe* (Rollhaare) entstehen

(Abb. 278). Eigentümliche Erscheinungen entstehen durch die *Spaltung* des Haares, entweder am Ende (Trichoschisis) oder im Verlauf des Schaftes (Trichorrhexis, Abb. 279), was an der Stelle der Aufsplitterung zu dem Eindruck eines grauen *Knötchens* und oft auch zu einer *Abknickung* führt. In anderen Fällen kommt der Eindruck von Knötchen im Haarschaft dadurch zustande, daß sich

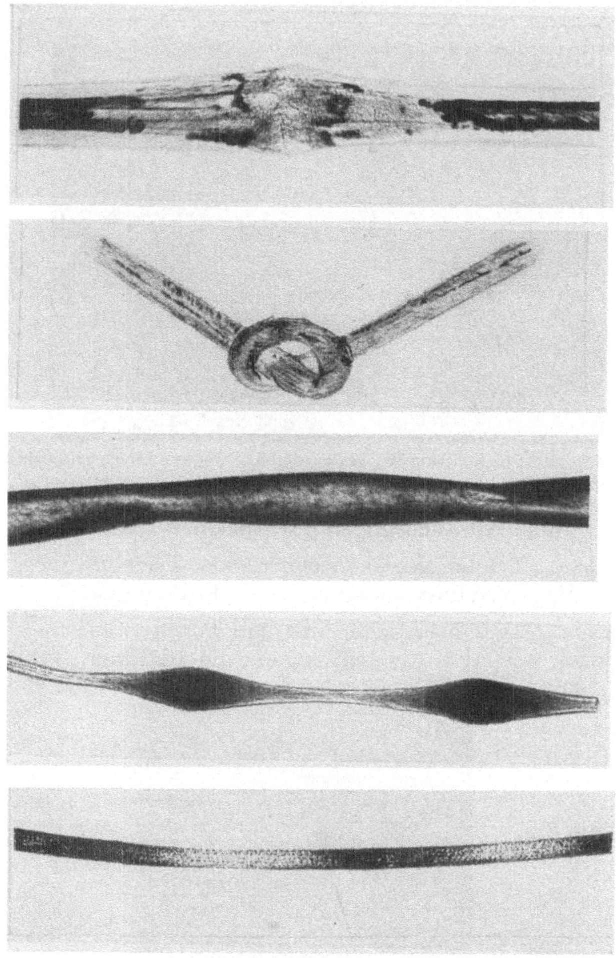

Abb. 279. Trichorrhexis, Trichonodosis, Trichokinesis, Moniletrichie, Pili annulati.

das Haar zu Schleifen aufgerollt hat (Trichonodosis, Abb. 279), wobei es sich an der Stelle der Knotenbildung gleichzeitig auffasern und abbrechen kann. In wieder anderen Fällen werden knötchenartige Haarverdickungen durch *Drehung um die Längsachse* vorgetäuscht (Trichokinesis oder Pili torti, Abb. 279); hierbei erscheinen die meist sehr dünnen Haare leicht gekräuselt und erhalten durch die Lichtreflexe auf dem gedrehten Schaft einen eigenartigen unruhigen Glanz (Abb. 280). *Wirkliche Knötchen*, d. h. intermittierende Anschwellungen des Haarschaftes (Abb. 279) sind bei der Moniletrichie vorhanden, bei der die Haare aber an den Stellen der Einschnürung fast regelmäßig schon im Beginne abbrechen, so daß der Eindruck der Alopecie entsteht. Perlschnurartig angeordnete

Knötchen im Verlauf des Haares können außerdem dadurch vorgetäuscht werden, daß das Haar abwechselnd aus lufthaltigen hellen und luftfreien dunkleren

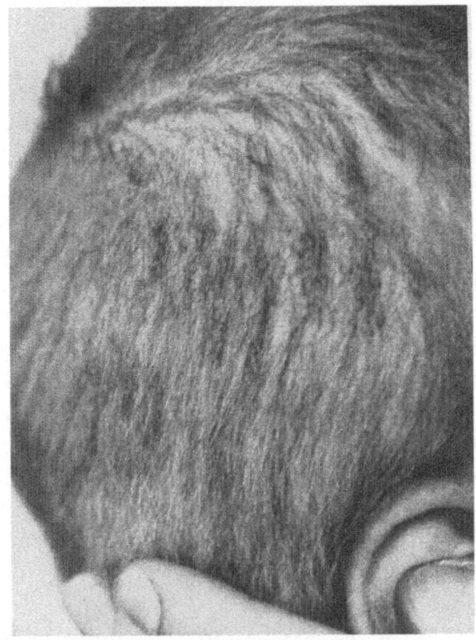

Abb. 280. Dünnheit des Haares und unruhiger Glanz bei Trichokinesis (Pili torti).

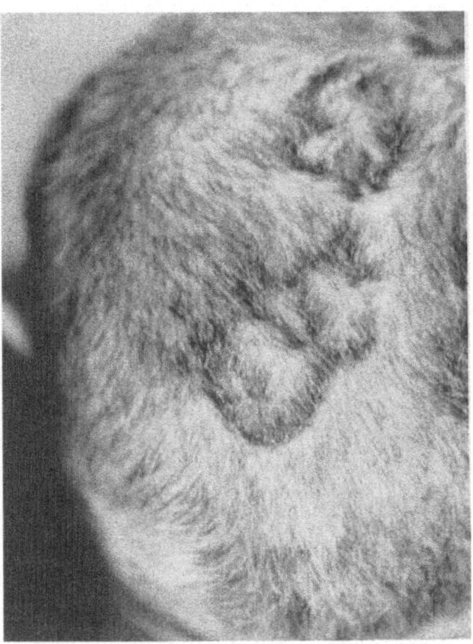

Abb. 281. Haarbüschel durch Squamae, annulär (Psoriasis capitis).

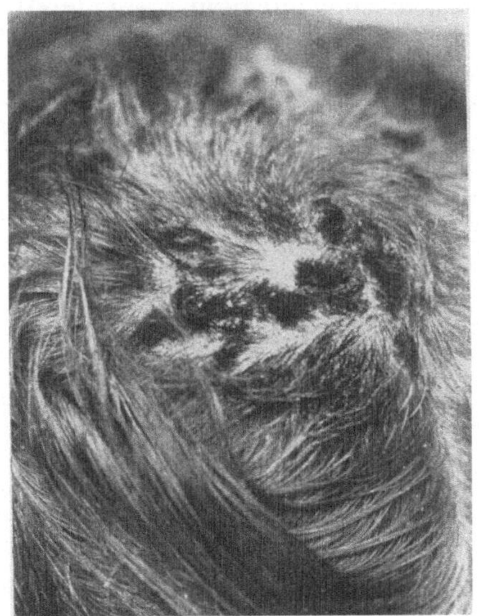

Abb. 282. Haarbüschel durch Krusten (Pediculosis capitis mit Impetigo).

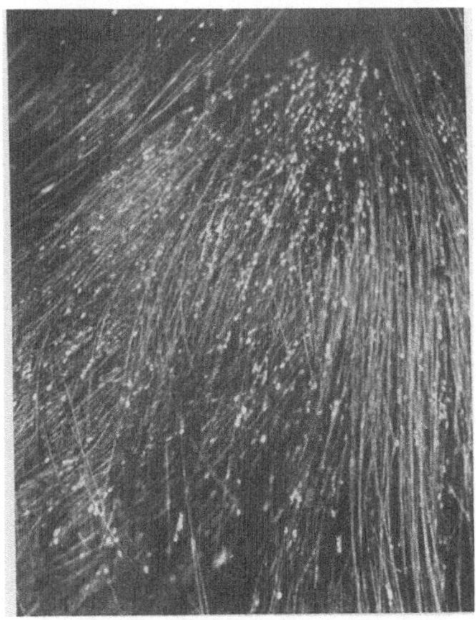

Abb. 283. Nissen (Pediculosis capitis).

Partien besteht (Pili annulati, Ringelhaare, Abb. 279), wobei die dunklen Stellen dicker erscheinen. Die meisten dieser Veränderungen können natürlich nur mit der Lupe oder dem Mikroskop sicher voneinander unterschieden werden.

Auflagerungen

(Schuppen, Krusten, Pilze, Nissen, Piedra).

Auflagerungen auf den Haaren können körpereigene oder körperfremde sein Die *körpereigenen* sind Schuppen und Krusten. Die *Schuppen* können als staubartig kleine oder als größere Partikelchen der Haaren lose anhaften oder sie können den Haarschaft wie Getreidespelzen seiner Länge nach begleiten (Tinea amiantacea, Psoriasis, Abb. 175 S. 85). Im letzteren Fall können die Haare zusammenbacken und es können sich Haarbüschel bilden, die bei der Psoriasis oft ringförmig angeordnet sind (Abb. 281). Viel mehr noch führen naturgemäß die *Krusten* zu einem Zusammenkleben der Haare (Abb. 282). Dadurch können bei genügender Verwahrlosung unentwirrbare Massen aus Haaren, Serum und Eiter (nebst Läusen) entstehen, die eine Erscheinungsform der (impetiginisierten) Pediculosis capitis ist und in der älteren dermatologischen Literatur als eigenes Krankheitsbild (Trichom, Plica polonica, Weichselzopf) aufgefaßt wurde und als solches in der Geschichte der Dermatologie eine große Rolle gespielt hat.

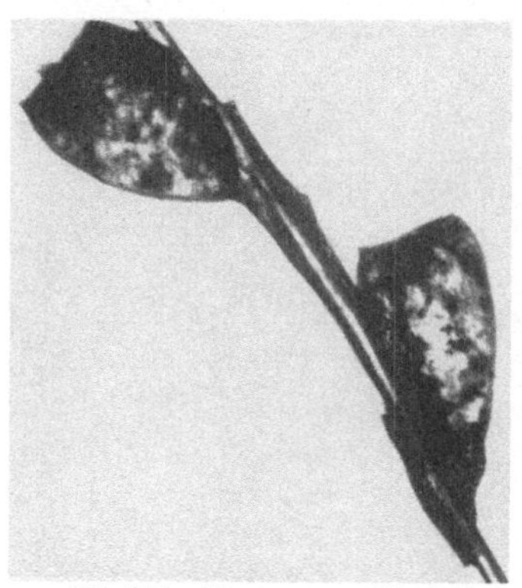

Abb. 284. Nissen, vergrößert.

Als *körperfremde* Auflagerungen auf den Haaren ist vor allem der helle *mehlartige Überzug* zu nennen, mit dem die Pilze das Haar bei der Mikrosporie bedecken (Abb. 97). Als hellglänzende *einzelnstehende Knötchen,* die dem Haar knospenförmig anhaften, treten uns die Nissen (die Eier und Eihüllen der Kopf- und Schamläuse) entgegen (Abb. 283 und 284). Dunkle, sehr harte Körner ähnlicher Art, welche Pilzsporen enthalten, finden sich bei der tropischen Piedra, während die verwandte, bei uns vorkommende Trichomycosis palmellina teils Körner, teils längere, unregelmäßig höckerige *Scheiden* von gelber bis roter Farbe um die Haare herum bildet (Abb. 285 und 286). Diese Körner und Scheiden bestehen aus Pilzen und Kokken, die in eine leimartige Masse (Zoogloea) eingebettet sind.

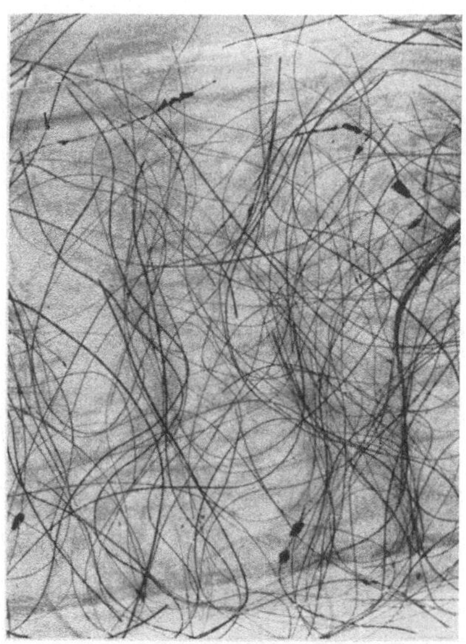

Abb. 285. Trichomycosis palmellina.

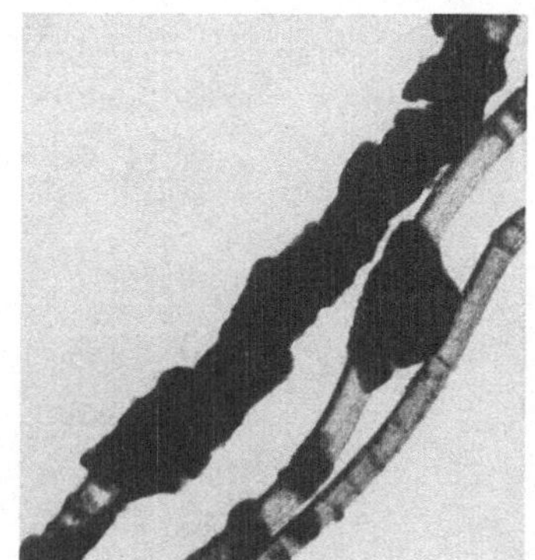

Abb. 286. Trichomycosis palmellina, vergrößert.

Ausbreitung der Haarveränderungen.

Schließlich müssen wir in jedem Fall von Haarkrankheit auch auf *Lokalisation und Ausbreitung* des Prozesses achten.

Eine Haarveränderung kann an umschriebenen Stellen *(circumscript)* auftreten, sie kann sich aber auch auf das übrige Haarkleid ausbreiten, also *generalisiert* werden (Hypertrichosis generalisata und schließlich die gesamte Körperoberfläche in Beschlag nehmen, also *universell* sein (Alopecia universalis, Abb. 270). Dabei können sämtliche Haare oder allein die Markhaare betroffen sein (wie beim Defluvium nach Typhus). In anderen Fällen sind die Haarveränderungen *regionär*, d. h. es sind nur bestimmte Gegenden befallen, z. B. nur der Kopf, nur der Bartbereich, nur die Achselhaare usw.

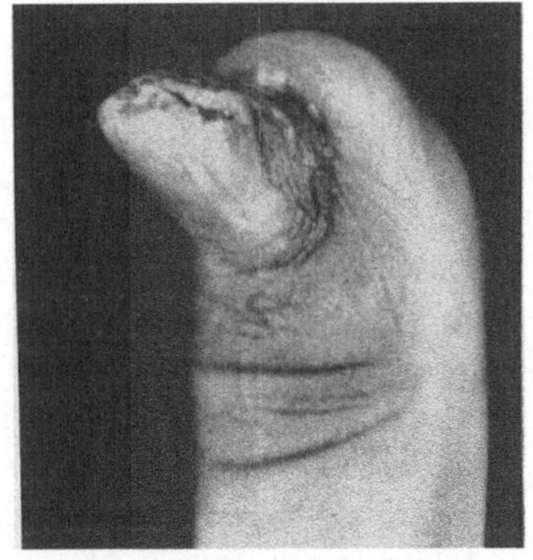

Abb. 287. Verdickung des Daumennagels bei gesundem Schulmädchen.

Die größte praktische Rolle spielen natürlich die Erkrankungen des *Kopfhaares.* Auch hier gibt es solche, die an umschriebener Stelle, *circumscript* (Leukotrichia circumscripta), bzw. in mehreren Herden, *areiert*, auftreten (Alopecia areata), oder die sich ohne scharfe Abgrenzung über einen großen Teil des Haupthaars erstrecken, also *diffus* sind (Alopecia praematura am Scheitel, Hypotrichosis hereditaria, Defluvium). Ist das Kopfhaar vollständig befallen, dann spricht man von *total* (Alopecia totalis), was also etwas anderes ist wie „universell" (s. oben). Handelt es sich um einzelne Herde, so müssen *großherdige* (Alopecia areata) von *kleinherdigen* Formen (Alopecia syphilitica, Alopecia parvimaculata = parvi-areata) unterschieden werden.

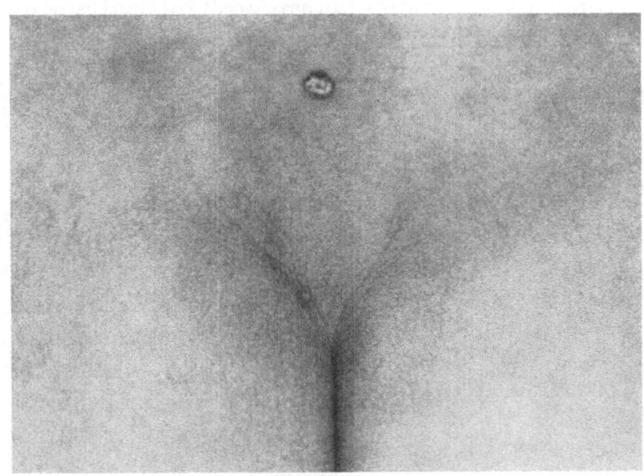

Abb. 288. Einziger vorhandener, typischer Psoriasisherd in der Kreuzgegend bei demselben Mädchen.

Die pathologischen Erscheinungen an den **Nägeln** beherrscht der Gesichtspunkt, daß eine tote Hornplatte im Krankheitsfall sehr viel weniger verschiedene Veränderungen hervorbringen kann als die lebendige Haut. Es sind eigentlich nur Verfärbung, Oberflächenunregelmäßigkeiten und Brüchigkeit, Verdickung und Verdünnung sowie Ablösung der Nagelplatte vom Nagelbett möglich. Aus den Erscheinungen an den Nägeln allein ist deshalb die Diagnose einer Krankheit oft gar nicht zu stellen. Vor allem lassen sich Ekzem und Psoriasis der Nägel klinisch oft nicht genügend von den Nagelmykosen unterscheiden, weil die elementaren Nagelveränderungen bei beiden Krankheitsgruppen übereinstimmen; die Entscheidung über die Diagnose bleibt dann der Pilzuntersuchung überlassen. Daß eine bestimmte Erscheinung an den Nägeln für eine bestimmte Hautkrankheit *pathognomonisch* ist, kommt nur gelegentlich vor (Grübchen bei der Psoriasis). Um so mehr gilt bei den Nagelkrankheiten der Satz, eine dermatologische

Untersuchung niemals ohne vollständige Entkleidung des Kranken als abgeschlossen zu betrachten. Dabei kann es in ganz überraschender Weise gelingen, eine unmöglich zu stellende Diagnose mit einem Schlage aufzuhellen, wie es die chronische Hyperkeratose am Daumen eines Schulmädchens veranschaulicht (Abb. 287), das als Psoriatikerin zu diagnostizieren war, weil es im Kreuz eine einzige, linsengroße, aber doch ganz typisch psoriasiform schuppende Stelle zeigte (Abb. 288).

Bei der *Untersuchung der Nägel* muß man ebenso methodisch vorgehen wie bei der Untersuchung der Haut und der Haare; sonst wird man sich über das ungewohnte, auf kleinem Feld zusammengedrängte Bild schwerlich klar werden können. Man muß deshalb systematisch nacheinander auf folgende Einzelheiten achten:

Form der Nagelplatte,
Farbe und Durchsichtigkeit davon,
*Oberflächen*beschaffenheit (Niveaudifferenzen),
Schuppung, *Splitterung*, *Bröckelung*,
Verdickung oder *Verdünnung* (bis zum völligen Fehlen) der Nagelplatte,
Lokalisation und Ausbreitung der Nagelveränderung,
Ablösung des Nagels,
Konsistenz (Härte und Weichheit) der Nagelplatte (Palpationsbefund),
Veränderungen der *Nagelumgebung* (Nagelwall, Nagelhäutchen).

Formveränderung

(Megalonychie, Mikronychie, Doppelkantennägel, Platonychie).

Die Nägel können abnorm groß oder abnorm klein sein. Bei der *Vergrößerung* kann gleichzeitig der *ganze Finger* Riesenwuchs zeigen (Megalonychie bei Akromegalie) oder nur die *Fingerkuppe*. Im letzteren Fall kann der Nagel ballonförmig *aufgetrieben* und folglich auch in der Längsrichtung übermäßig gebogen sein (sog. Hippokratische Nagelkrümmung). Dies ist bei den sog. Trommelschlegelfingern der Fall, die als Folge von Herz- und Lungenleiden (besonders Bronchiektasen), aber auch autochthon vorkommen (Abb. 289).

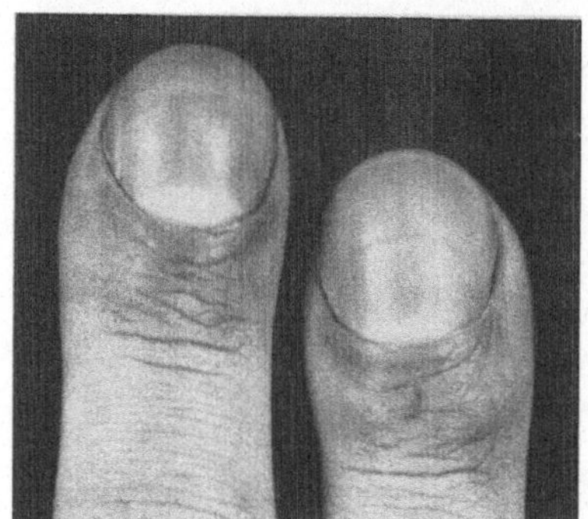

Abb. 289. Vergrößerung der Nägel (Trommelschlegelfinger bei Pneumothorax).

Andererseits kann der Nagel *verkürzt* sein. Dies kommt als erbliche Anomalie vor (besonders an den Daumen), artefiziell bei Nagelbeißern, außerdem bei Naevus vasculosus, wobei dann gleichzeitig der ganze Finger verdickt und der Nagel auch noch verbreitert ist (Abb. 290).

Natürlich kann die Nagelplatte bei sonst normaler Größe eine *absonderliche Form* zeigen. So gibt es z. B. familienweise auftretende „Doppelkantennägel", wobei die Nägel statt der transversalen Wölbung eine *plateauartige* Oberfläche haben, die rechts und links plötzlich steil abfällt. Bei manchen Nägeln fehlt die Wölbung in longitudinaler Richtung vollkommen, so daß sie *platte* Hornscheiben bilden (Platonychie). Andere Nägel können durch Traumen, durch Verhornungsprozesse oder durch subunguale Keratose *kielförmig* aufgerichtet sein. Auch kann die Nagelplatte *schiefgestellt* sein, wie es an den Zeigefingern von Hydroa aestivale und Epidermolysis bullosa beobachtet wurde (Abb. 291).

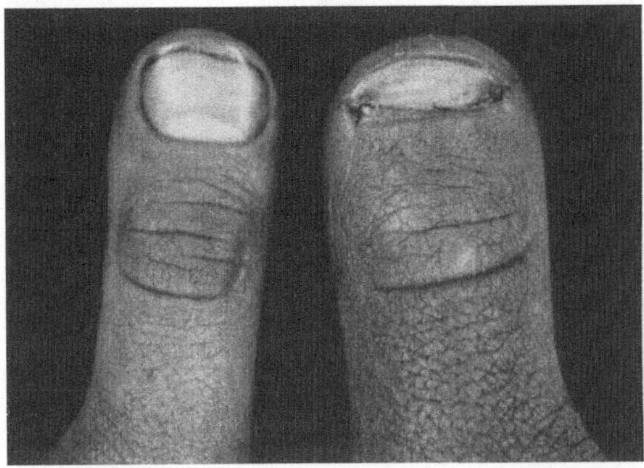

Abb. 290. Verkürzung eines Nagels (bei Naevus vasculosus flammeus).

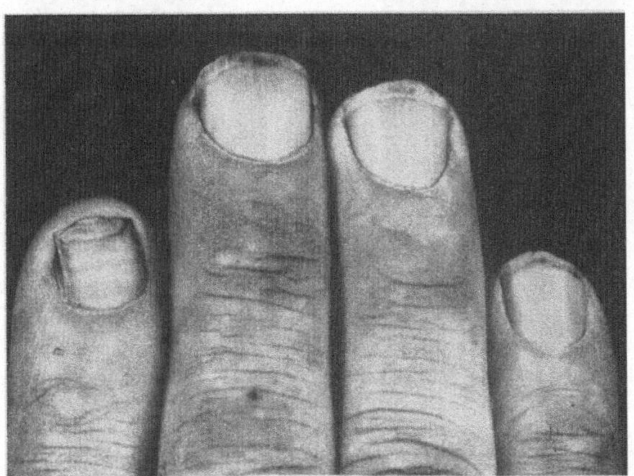

Abb. 291. Schiefstellung des Nagels am Zeigefinger (Epidermolysis bullosa simplex tarda).

Verfärbung

(Leukonychie, Trübung, Phäonychie, Melanonychie).

Häufig zeigt die Nagelplatte kleine *weiße Flecke*, sog. Glücksnägel, Leukonychia punctata), die anscheinend durch Lufteinlagerung zustande kommen, und die sich gern zu *transversalen Streifen* aneinanderschließen (Leukonychia striata, Abb. 292). Natürlich kann auch die *ganze* Nagelplatte weiß verfärbt sein (Leukonychia totalis, Abb. 293). Ein einziges millimeterbreites weißes Transversalband an allen Fingern kann sich zu Zeiten von Fieberanfällen oder Vergiftungen (Arsen) am Nagelgrund bilden und dann langsam distalwärts wandern (REILsche Linien). Gemeinsam mit anderen Nagelveränderungen, wie Verdickung, Längsriefenbildung und Brüchigkeit, tritt Leukonychie in mehr oder weniger *longitudinalen Streifen* bei Trichophytie und bei Favus auf (Abb. 294). Auch hierbei aber kann sie sich zur Leukonychia totalis auswachsen. Ein *weißer silbriger Glanz* kommt natürlich dann zustande, wenn durch Schuppung oder Splitterung des Nagels in die Nagelsubstanz Luft eindringt und das Licht reflektiert —

genau wie bei der Hornschicht der Haut. Im übrigen sind verdickte Nagelplatten meistens *getrübt, gelblich oder bräunlich,* bis *schwärzlich* (Phäonychie), wie

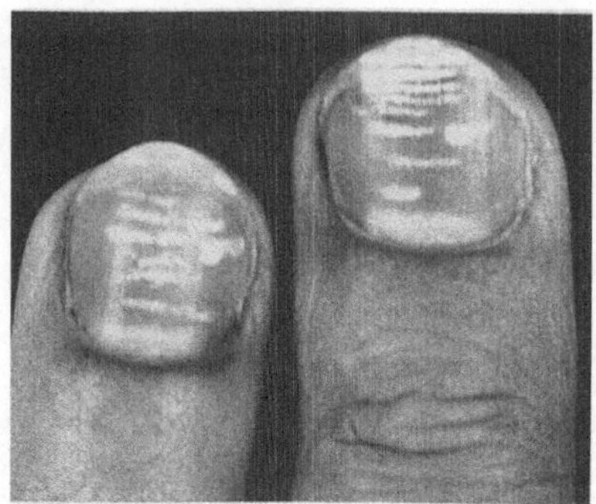

Abb. 292. Transversale weiße Streifen (Leukonychia striata).

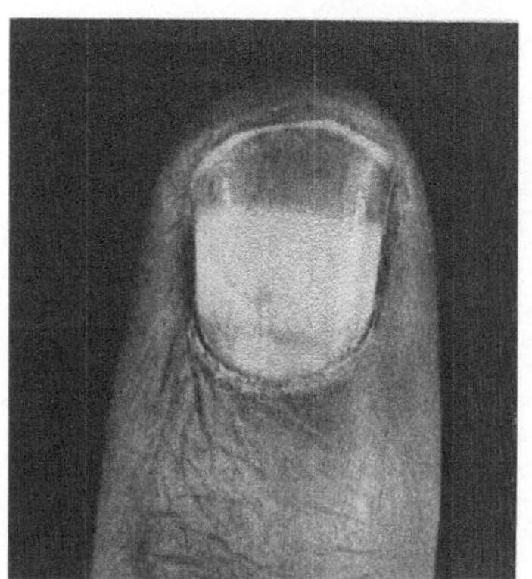

Abb. 293. Totale Weißfärbung (Leukonychia totalis).

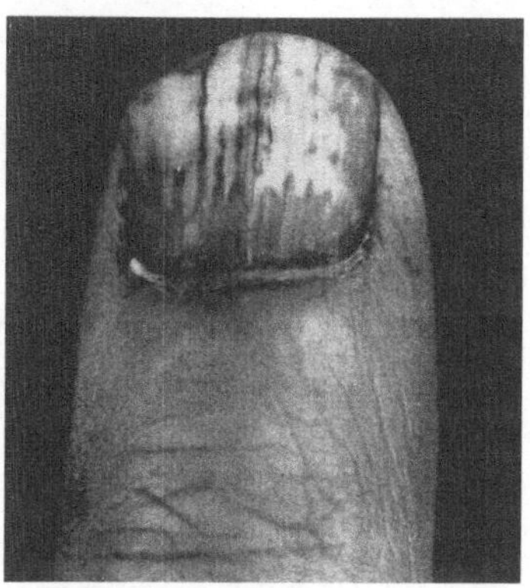

Abb. 294. Longitudinale weiße Streifen (Trichophytie).

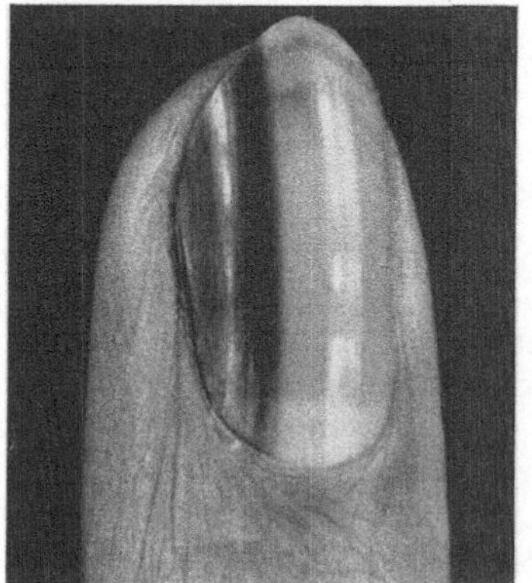

Abb. 295. Longitudinaler brauner Streifen (Melanonychie).

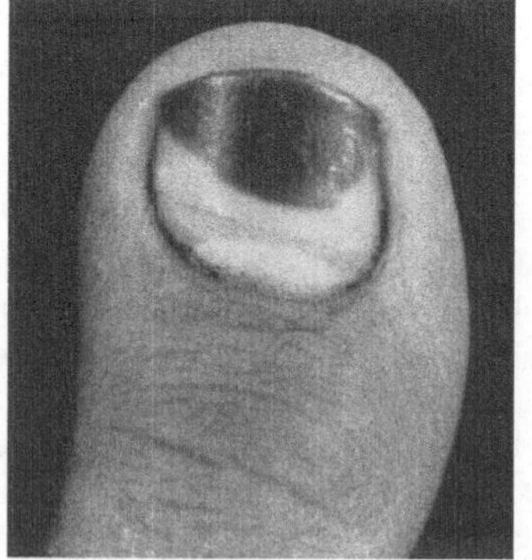

Abb. 296. Verfärbung durch ein Medikament (Trypaflavin).

wir es ja auch sonst von der Farbe des Horns her kennen (Phäoderm, S. 23). Ausnahmsweise kann ein Nagel bzw. ein Teil von ihm durch *Pigment*bildung *dunkelbraun* gefärbt sein (Melanonychie, Abb. 295). Blutblasen scheinen unter dem Nagel *dunkelrot bis schwarz* durch. Verschiedenerlei Verfärbungen können auch durch subunguale Tumoren (Angiome, Melanome, Endotheliome, Verrucae usw.) zustande kommen,

Natürlich kann eine auffallende Verfärbung der Nägel auch durch körperfremde Farbstoffe hervorgerufen werden, die beruflich oder als Heilmittel mit den Nägeln in Berührung gekommen sind (Abb. 296) und die dann mit dem Herauswachsen der Nagelplatte langsam distalwärts wandern.

Niveauunregelmäßigkeiten

(Glanznägel, Längs- und Querriefen, Grübchennägel, Koilonychie, Sulcus transversalis).

Die Oberfläche des Nagels kann *glatter* sein als normal oder *weniger glatt*, mit Unregelmäßigkeiten und Unebenheiten versehen. Das erstere ist bei den

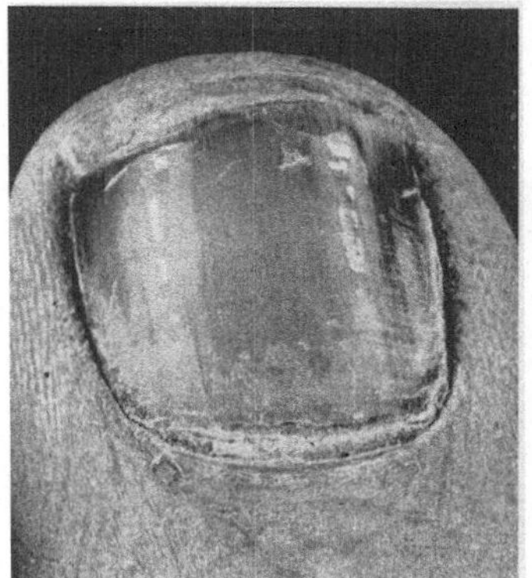

Abb. 297. Polierte Oberfläche (Glanznägel bei generalisiertem Ekzem).

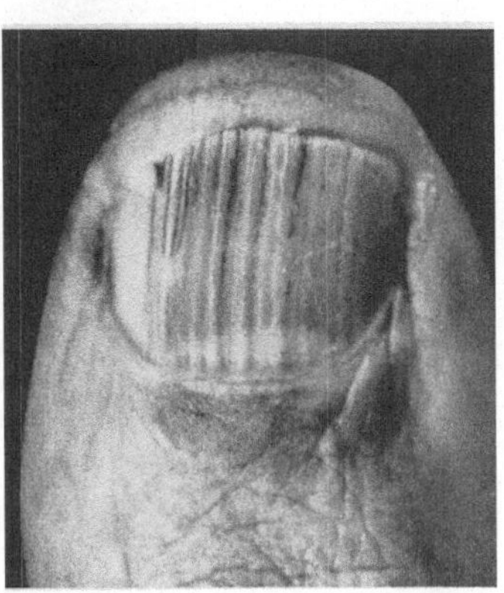

Abb. 298. Longitudinale Leisten (Greisennägel).

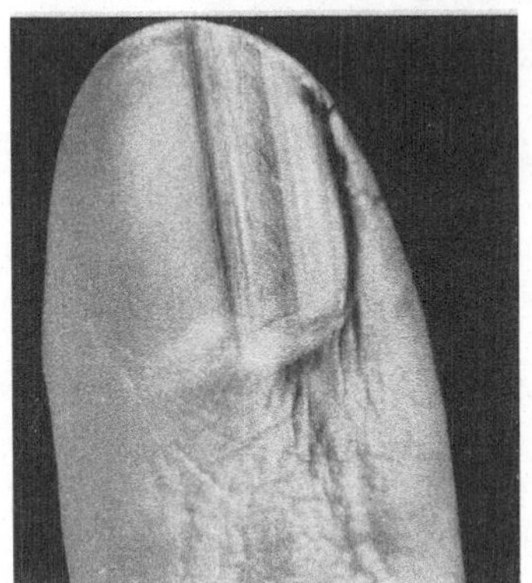

Abb. 299. Longitudinale Leiste und Rinne (infolge einer Narbe an der Nagelwurzel).

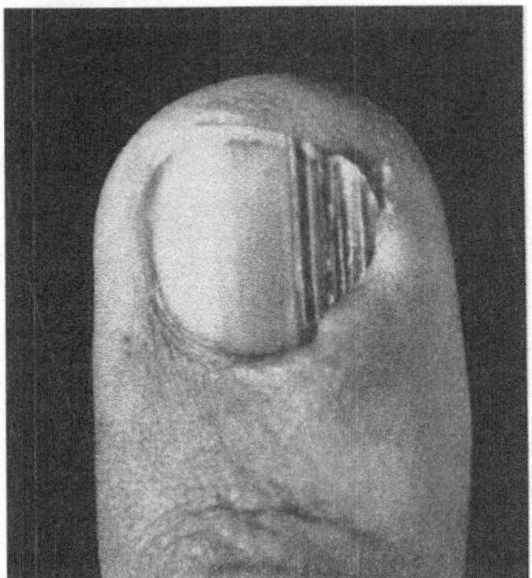

Abb. 300. Longitudinale Rinnen (infolge eines Fibroms am Nagelwall bei tuberöser Sklerose).

sog. Glanznägeln der Fall, wobei die Nägel wie poliert aussehen (Abb. 297); diese Glätte kommt bei Personen mit chronischen juckenden Hautkrankheiten künstlich zustande durch regelmäßiges Reiben.

Was die Niveauunregelmäßigkeiten anlangt, so können sich eigene erhabene Efflorescenzen auf einer toten Hornplatte natürlich nicht bilden. Dagegen können *Längsleisten* auftreten, wie bei den Altersnägeln (Abb. 298). Die Längsleisten können mit *Riefen* einhergehen (z. B. nach Trauma, Abb. 299) oder

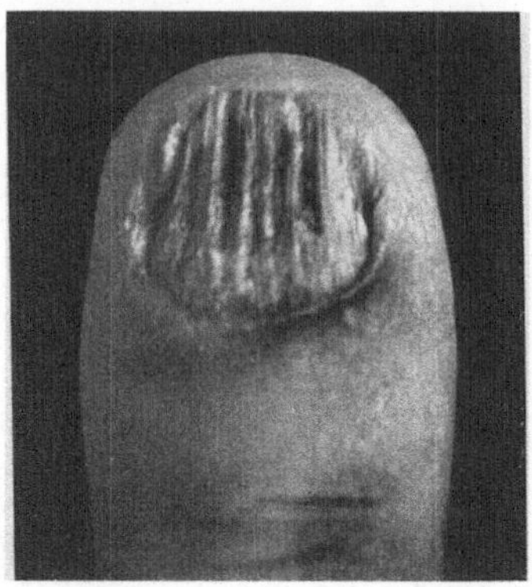

Abb. 301. Longitudinale Rinnen mit Splitterung (Onychodystrophie).

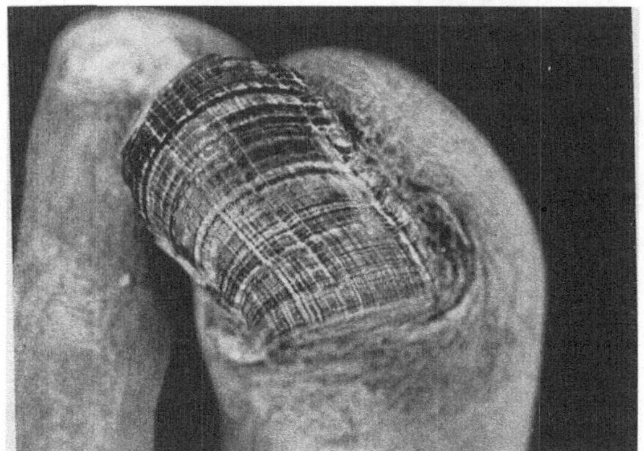

Abb. 302. Longitudinale und transversale Riefen (Onychogrypose).

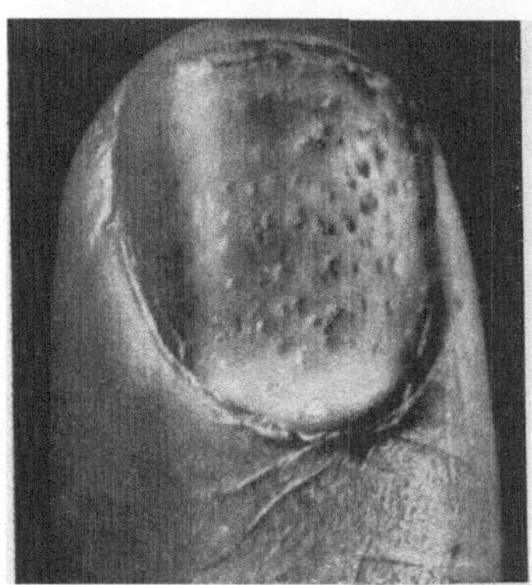

Abb. 303. Grübchen (Psoriasis).

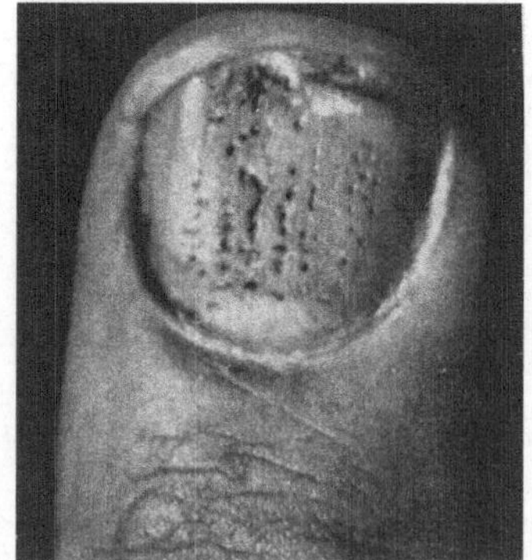

Abb. 304. Grübchen, in longitudinalen Reihen angeordnet (Psoriasis).

die Riefen (also das „Minus") können in den Vordergrund treten (wie z. B ebenfalls nach Traumen oder bei Fibromen des Nagelwalles infolge tuberösen

Sklerose (Abb. 300). Bei dem Vorhandensein von Leisten und Riefen besteht oft auch Schuppung und Splitterung wie bei der Onychodystrophie (Abb. 301). Bei der Onychogrypose werden oft gleichzeitig *Querleisten* gefunden (Abb. 302).

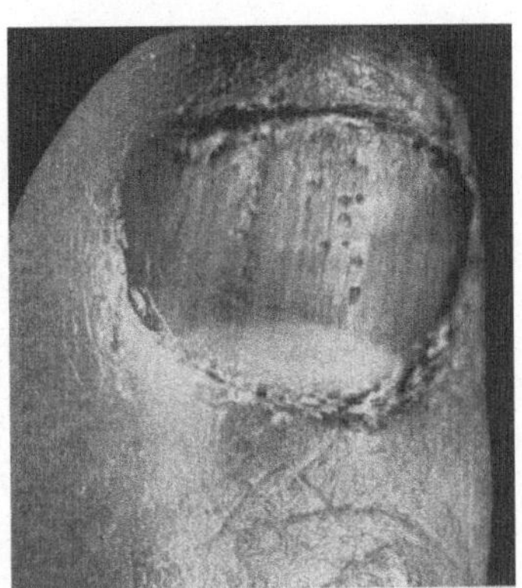

Abb. 305. „Grübchennagel" mit sehr wenigen Grübchen (Psoriasis).

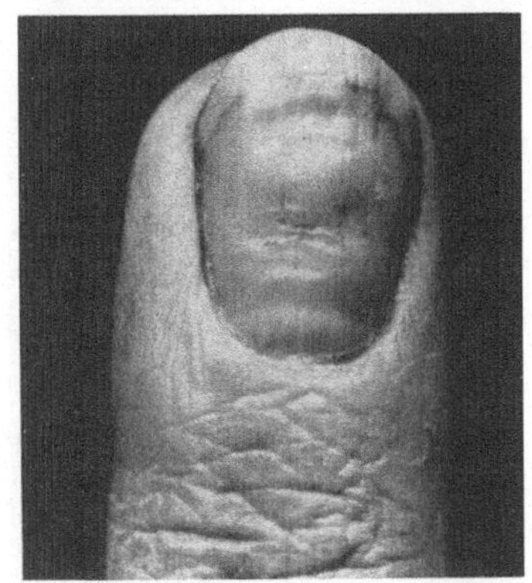

Abb. 306. Grübchen- und muldenförmige Unregelmäßigkeiten der Oberfläche (Eczema venenatum durch Stärke).

Häufiger haben wir es mit *Vertiefungen* in der Nagelsubstanz zu tun. Am merkwürdigsten sind die kleinen, scharfrandigen *Grübchen*, die für die Psoriasis pathognomonisch sind (Grübchennägel, Abb. 303). Zuweilen ordnen sie sich in longitudinalen Reihen an (Abb. 304). Schon ganz wenige typische Grübchen können für die Diagnose genügen (Abb. 305). Ähnliche Grübchen können zwar auch bei Ekzemen und anderen Nagelkrankheiten vorkommen, sind dann aber nicht so regelmäßig und so scharf gezeichnet. Außer solchen kleinen Vertiefungen kann die Nageloberfläche natürlich auch *größere*, muldenförmig verwaschene, bald mehr längs-, häufiger quergestellte *Niveauunregelmäßigkeiten* zeigen (besonders bei Ekzemen und Dermatomykosen, Abb. 306). Auch kommt eine gleichmäßige *flache Vertiefung* des ganzen Nagels vor, die wegen ihres Aussehens dazu geführt hat,

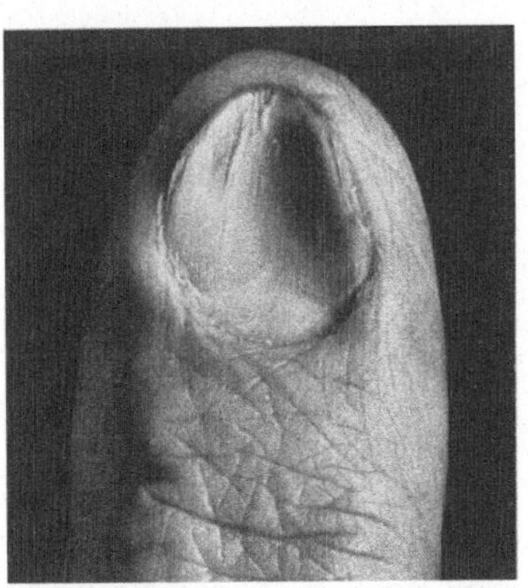

Abb. 307. Zentrale Mulde: Löffelnagel (Koilonychie bei Eisenmangel).

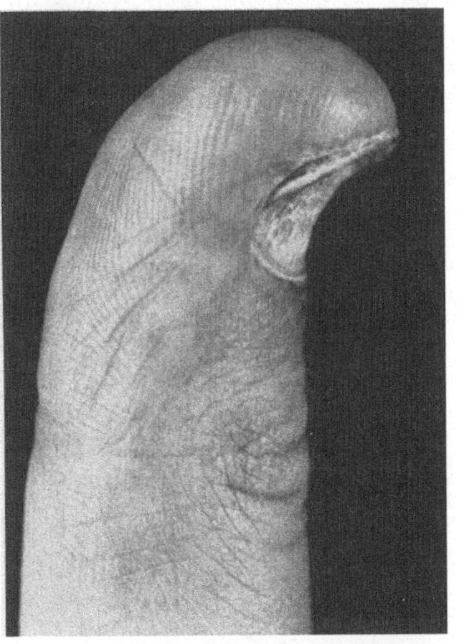

Abb. 308. Formveränderungen der Fingerkuppe bei Koilonychie (Koilonychia dystrophica).

von „Löffelnägeln“ zu sprechen (Koilonychie, Abb. 307). Dabei kann die ganze Fingerkuppe nach oben verzogen sein (Abb. 308). Beim Sulcus transversalis unguium finden wir eine Furche (BEAUsche Furche), die quer über alle Nägel verläuft und scharf gezeichnet ist. Sie kann in einer einfachen *transversalen Einsenkung* bestehen, eventuell mit einem colleretteartigen Schuppenrand (Abb. 309), kann aber auch als tiefe *Spalte* durch die ganze Nagelplatte hindurchgehen und sie in zwei Hälften teilen (Abb. 310). Die Sulci transversales rücken natürlich mit dem Wachstum der Nägel langsam distalwärts. Sie treten, wie die REILschen Linien, im Anschluß an allerlei akut-fieberhafte Erkrankungen auf und lassen aus der Länge ihres Abstandes vom Nagelgrunde die ungefähre Zeit berechnen, die seit ihrer Entstehung verstrichen ist (je Monat 3—4 mm).

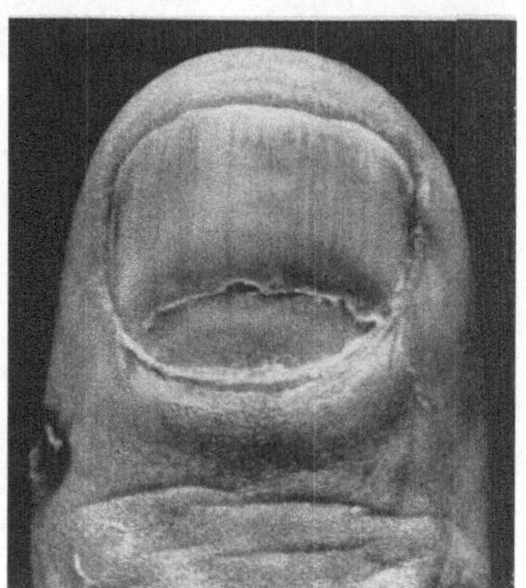

Abb. 309. Transversale Rinne mit Schuppenrand (Sulcus Beau bei Toxidermie).

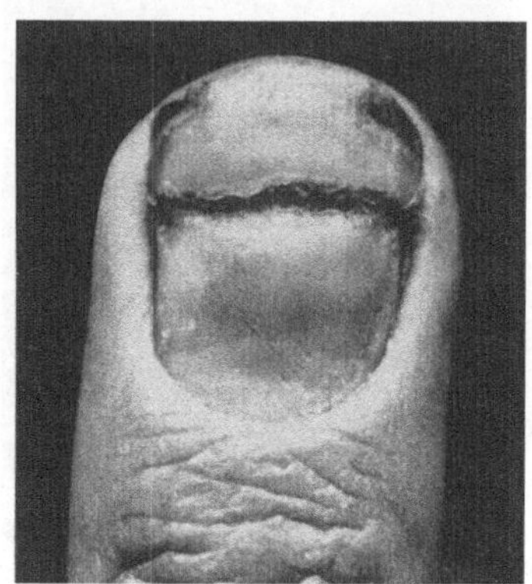

Abb. 310. Transversale Spaltung (Sulcus Beau bei Erythrodermie infolge Joddermatitis).

Schuppung, Splitterung und Bröckelung
(Desquamatio, Onychoschisis, Onychorrhexis).

Gleichzeitig mit Unregelmäßigkeiten der Oberfläche oder auch ohne solche kann eine Trennung von Teilen der Nagelsubstanz aus ihrem Verband auftreten. Dies kann als *Schuppung (Desquamatio)* geschehen, wenn sich auf der Oberfläche staub- oder kleienförmige Blättchen ablösen (Abb. 311). Nehmen die

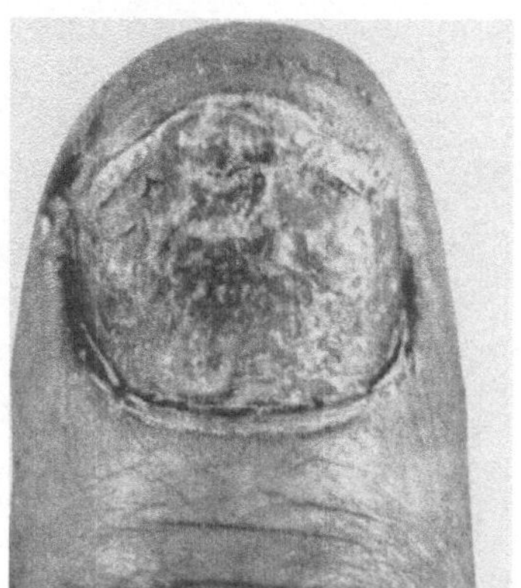

Abb. 311. Gewöhnliche Schuppung der Nagelplatte (Ekzem).

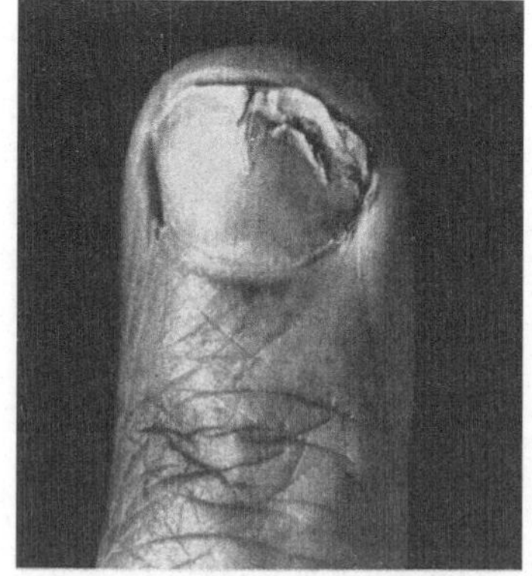

Abb. 312. Lamellöse Schuppung (Koilonychie bei Eisenmangel).

(horizontal zur Nagelplatte) abblätternden Teile einen größeren Umfang an, so kann man von *lamellöser Schuppung* (Abblätterung) sprechen (Abb. 312), die

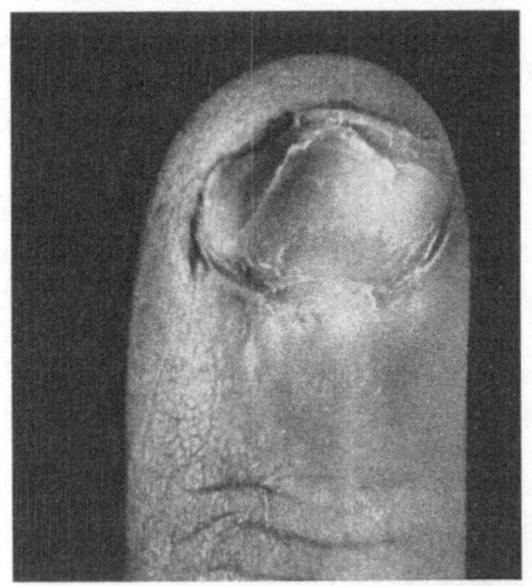

Abb. 133. Totale lamellöse Schuppung = Onychoschisis (Koilonychie bei Eisenmangel).

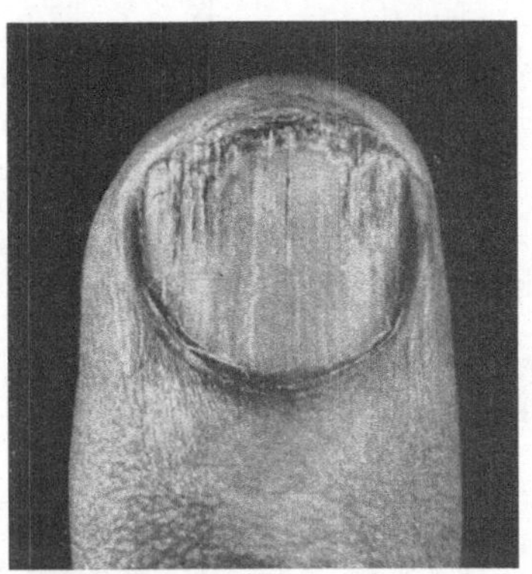

Abb. 314. Splitterung (bei Alopecia areata).

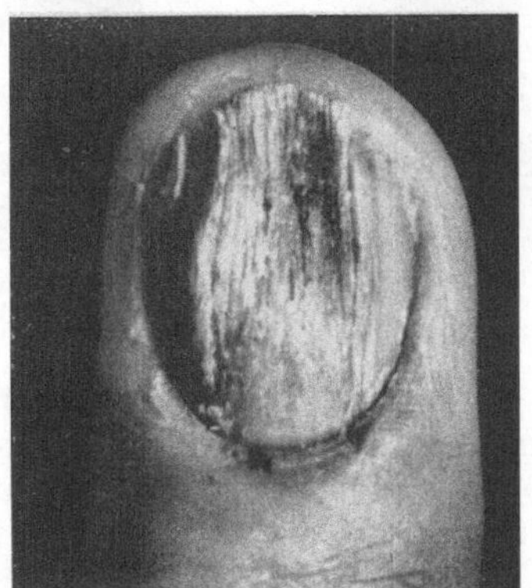

Abb. 315. Splitterung mit longitudinalen Rinnen und Mulde (Onychodystrophia congenitalis).

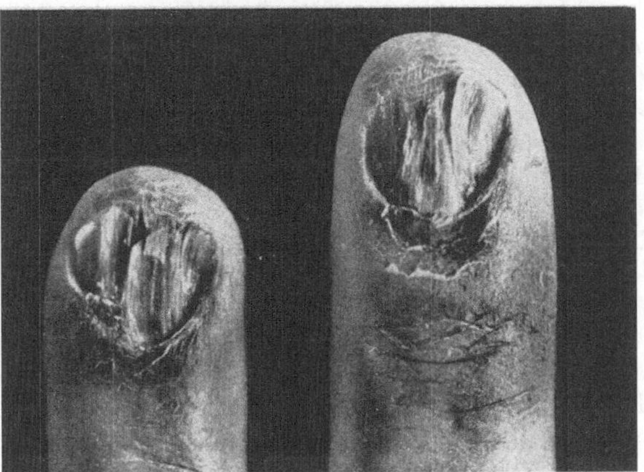

Abb. 316. Splitterung mit longitudinalen Spalten (Trichophytie).

bereits ein geringerer Grad von *Onychoschisis* ist, d. h. von horizontaler Spaltung der Nagelplatte in zwei aufeinanderliegende Lamellen (Abb. 313). Noch häufiger als einer oberflächlichen Ablösung von Schuppen begegnen wir einer Rissigkeit der Nagelsubstanz in der Längsrichtung, und zwar besonders vom freien Rande aus (Abb. 314). Wir können dann von *Splitterung, Onychorrhexis* sprechen. (Die Fachausdrücke dieser Nagelsymptomatologie sind meist noch wenig präzisiert und werden von verschiedenen Autoren in verschiedenem Sinne gebraucht.) Natürlich kann sich die Splitterung auch über die ganze Nageloberfläche erstrecken und sich mit Niveauunregelmäßigkeiten, Längsleisten und Vertiefungen kombinieren (Abb. 315). Die Splitterung kann sehr grob sein und zu tiefen longitudinalen Rissen und Spalten führen (Abb. 316). Schließlich kann die (verdickte) Nagelplatte oder ein Teil davon in unregelmäßige Stückchen und Körnchen

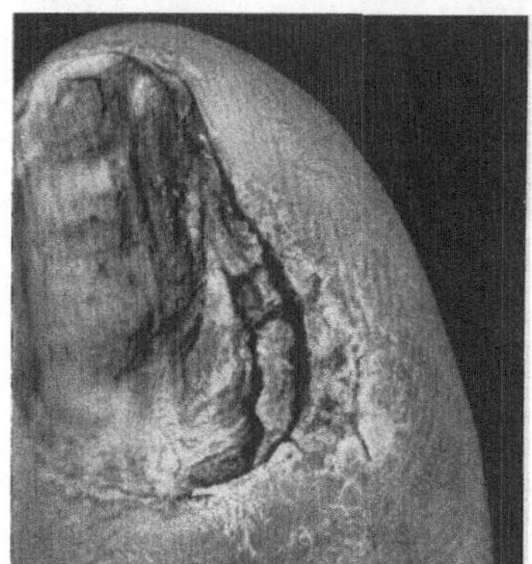

Abb. 317. Bröckelung (Ekzem).

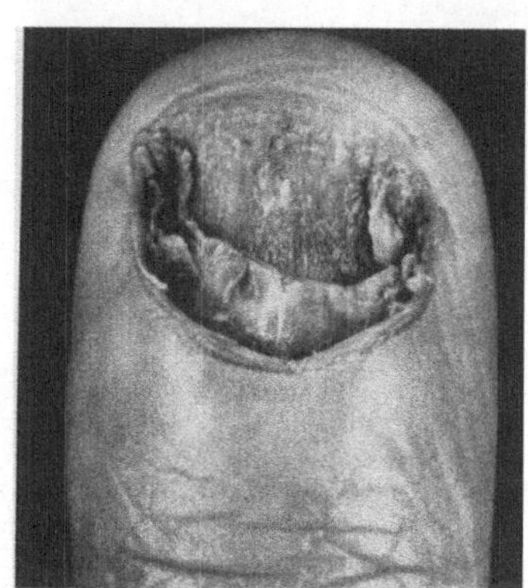

Abb. 318. Teilweise Anonychie infolge lamellöser Schuppung (Trichophytie).

zerfallen, so daß wir von *Bröckelung* sprechen können (Abb. 317). Durch Abfallen von Schuppen, Lamellen, Splittern und Bröckeln kann ein großer Teil des Nagelbettes frei zu liegen kommen (Abb. 318), wodurch sich eine teilweise oder selbst eine vollständige *Anonychie* (Nagellosigkeit) entwickelt (s. S. 152).

Hyperkeratosis

(Onychogryposis, Pachyonychie, Keratosis subungualis).

Eine *Verdickung der Nagelplatte* braucht noch nicht mit sonstigen Veränderungen ihrer Oberfläche und ihrer Struktur einherzugehen (z. B. die Vergrößerung und Verdickung des Nagels bei der Akromegalie oder die leichte Nagelverdickung bei einem Fall von Pemphigus, Abb. 319). Meist sind freilich Verfärbungen, Trübungen, Oberflächenunregelmäßigkeiten usw., wenigstens geringeren Grades, damit verbunden (Abb. 320). In manchen Fällen erscheint der am stärksten verdickte, äußerste Nagelteil wie seitlich eingerollt, so daß dann der distale Teil der Nagelplatte schmäler ist als der proximale (Abb. 321). Bildet die Hyperkeratose des Nagels unregelmäßige klumpige Massen oder gar lange hornförmige Auswüchse (Abb. 322), so spricht man von *Onychogrypose* (grypoo = krümmen). Dabei ist die Oberfläche oft durch Quer- und Längsleisten gefurcht (Abb. 302, S. 146). Eine mehr oder weniger *säulenförmige* Hyperkeratose der Finger- oder Zehennägel, wobei die verdickte Hornsubstanz wachsartig trüb und gelblich ist (Abb. 323), nennt man *Pachyonychie* (pachys = dick).

Hyperkeratotische Massen können sich auch *unter* der Nagelplatte (vom Hyponychium aus) bilden und werden dann an deren freiem Rande als körnige oder polsterartige Schicht sichtbar (Abb. 324). Diese Nagelbettkeratose, Keratosis hyponychii, die man *Keratosis subungualis* nennt, hat meist eine dunkelgraue bzw. schwärzliche Farbe. Sie tritt bei allen möglichen chronischen Entzündungen

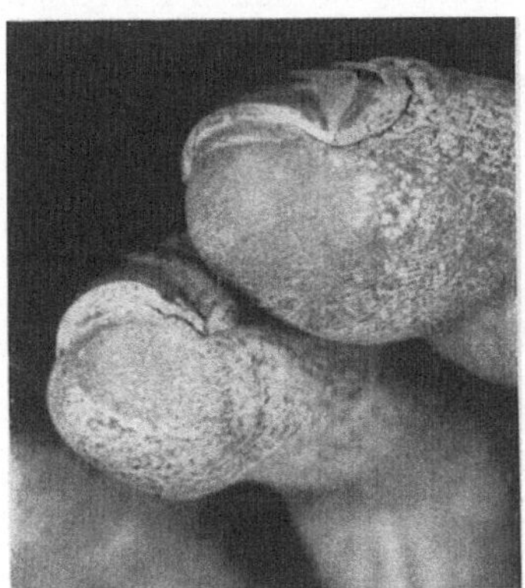

Abb. 319. Geringe Hyperkeratose (nach Pemphigusblasen).

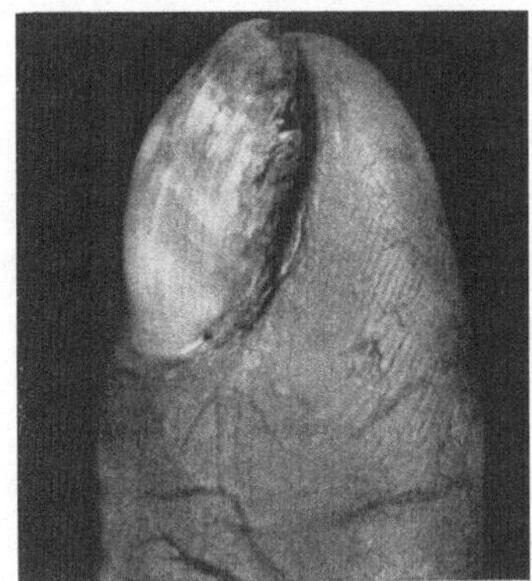

Abb. 320. Hyperkeratose (Favus).

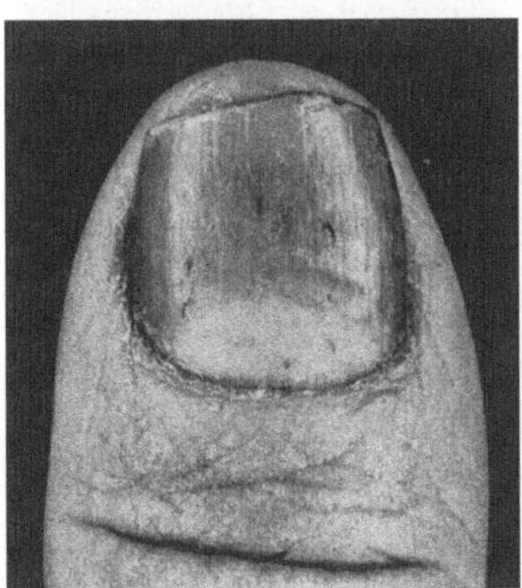

Abb. 321. Hyperkeratose mit distaler Aufrollung (Ekzem).

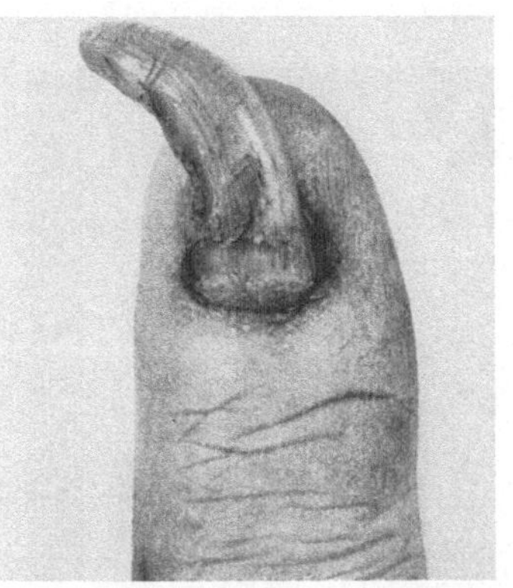

Abb. 322. Onychogrypose = hochgradige Hyperkeratose.

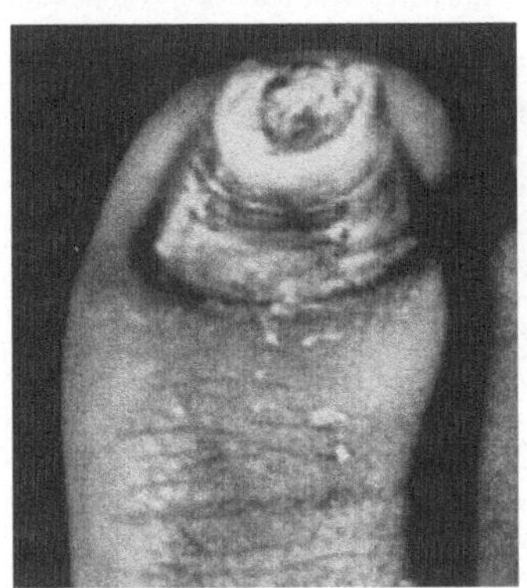

Abb. 323. Pachyonychie.

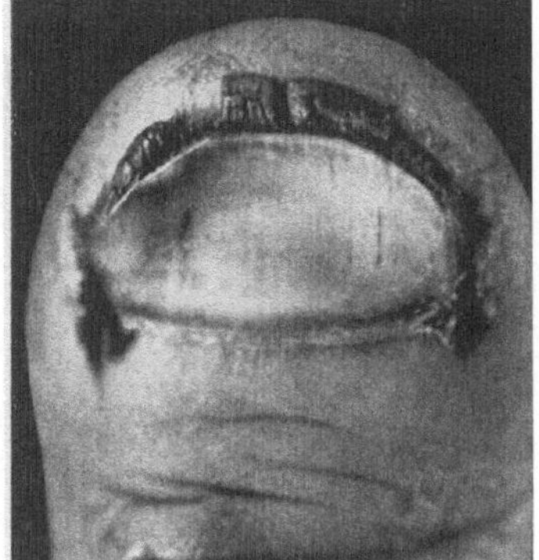

Abb. 324. Keratosis subungualis (Keratosis hyponychii).

des Nagelbettes auf und kann daher eine Begleiterscheinung sehr verschiedener Nagelkrankheiten sein. Sie kann das freie Ende der Nagelplatte etwas abheben und nach oben umrollen.

Atrophie und Anonychie.

Viel seltener als eine Verdickung finden wir eine *Verdünnung der Nagelplatte* (Abb. 325). Dies ist besonders bei atrophischen Zuständen zu beobachten,

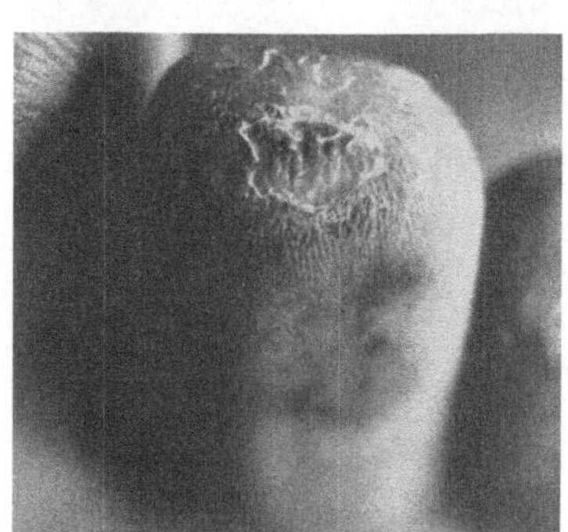

Abb. 325. Atrophia unguium (atypische BÜRGERsche Krankheit).

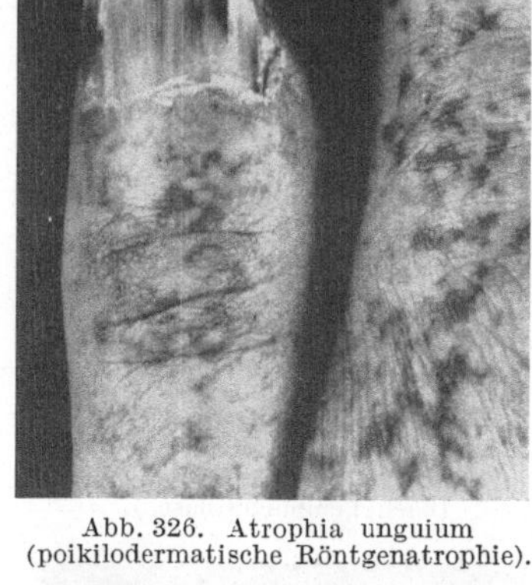

Abb. 326. Atrophia unguium (poikilodermatische Röntgenatrophie).

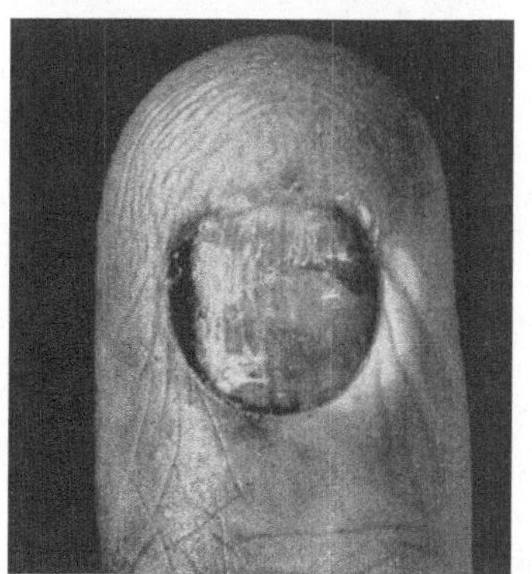

Abb. 327. Anonychie mit erhaltenem Nagelbett (Trichophytie).

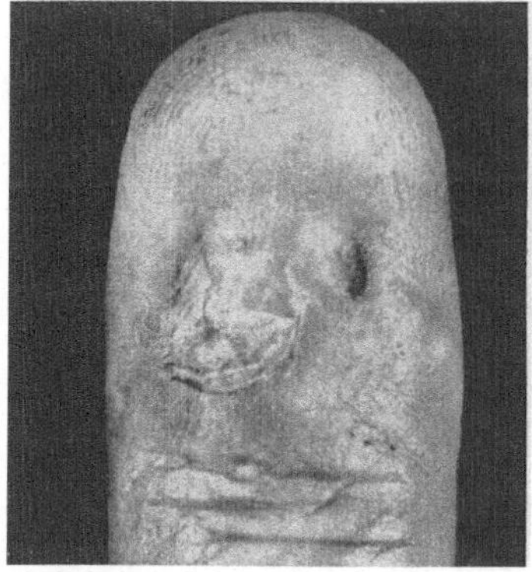

Abb. 328. Anonychie mit Resten des Nagelbetts (Epidermolysis bullosa dystrophica).

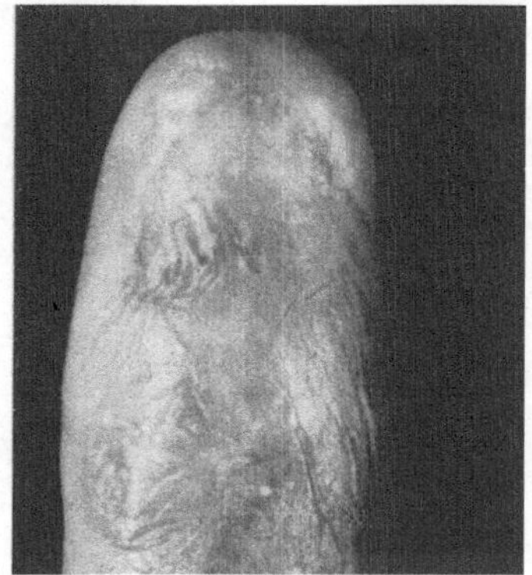

Abb. 329. Anonychie mit Verschwinden des Nagelbetts (Epidermolysi bullosa dystrophica).

wie es z. B. die Röntgenatrophie eines Fingerendgliedes veranschaulichen kann (Abb. 326), bei der auch die umgebende Haut deutliche Zeichen der

Strahlenbeschädigung zeigt (atrophischen Glanz, Knittrigkeit, Teleangiektasien); der Nagel erscheint verkürzt, zumal das Nagelhäutchen weit auf ihn heraufgewachsen ist. Atrophische Nägel zeigen meist auch Abblätterung (Onychoschisis) oder Splitterung (Onychorrhexis) vom freien Rande her. Ist von einer Nagelplatte gar nichts mehr zu sehen bzw. nur noch unbedeutende lamellöse oder bröckelige Reste, so spricht man von *Anonychie* (Nagellosigkeit, Nagelmangel, Abb. 327). Dabei kann das Nagelbett zu einer unregelmäßigen Vertiefung zusammengeschrumpft (Abb. 328), oder es kann durch Atrophie verwischt bzw. vollständig verschwunden sein (Abb. 329).

Onycholyse.

Eine häufig vorkommende Erscheinung ist die *Ablösung der Nagelplatte* vom Nagelbett, die *Onycholyse*. Sie erfolgt meist vom freien Rande aus und dringt

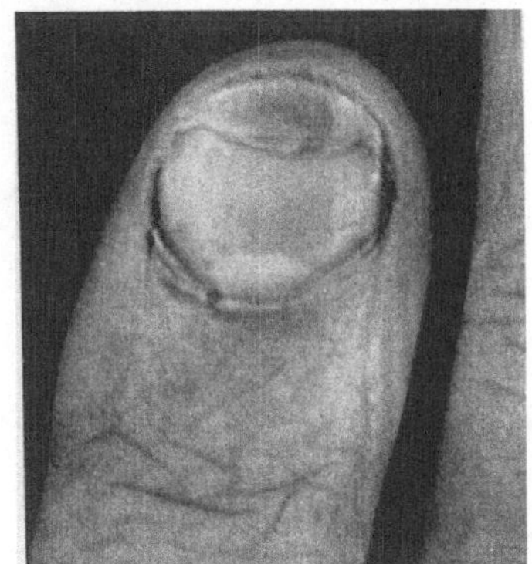

Abb. 330. Onycholysis am freien Nagelende (Onycholysis distalis semilunaris).

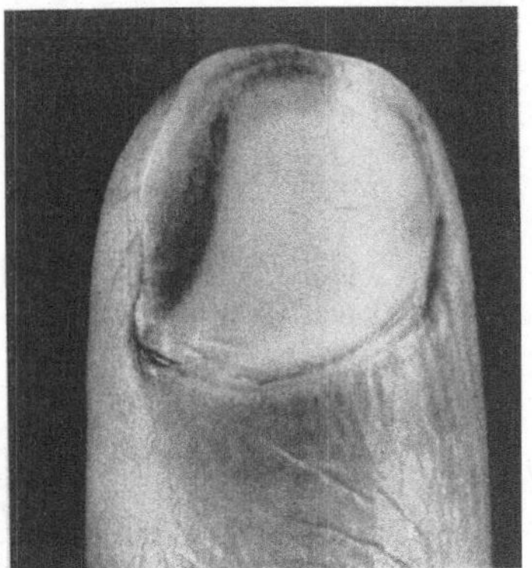

Abb. 331. Onycholysis an einem Seitenrand (Onycholysis lateralis bei Psoriasis).

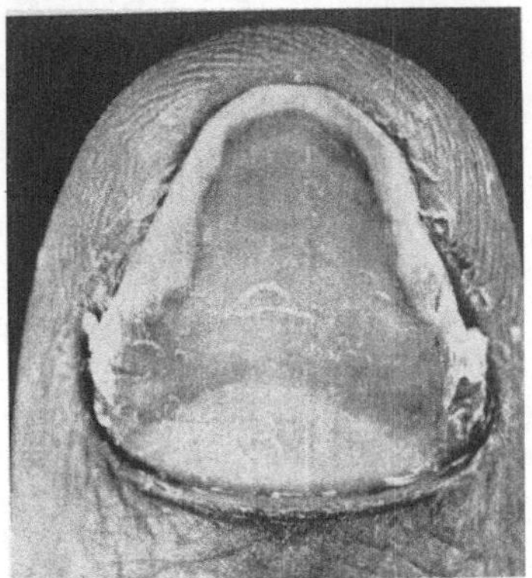

Abb. 332. Onycholysis an beiden Seitenrändern (Psoriasis).

oft in der Mitte des freien Randes tiefer in den Nagel ein als an den Seiten, so daß sie halbmondförmig erscheint (Onycholysis semilunaris, Abb. 330). In anderen Fällen löst sich der Nagel an einem (Abb. 331) oder an beiden *Seiten*rändern los (Abb. 332). Der losgelöste Nagelteil erscheint teils hell, durch den Reflex der darunter befindlichen Luft, teils schwarz, durch eingedrungene Schmutzpartikelchen. Die Nagelplatte ist dabei meist von normaler Dicke. Doch kann sich auch ein hyperkeratotischer Nagel von seinem Bett ablösen.

Lokalisation und Ausbreitung der Nagelveränderung.

Auch auf den Nägeln können die pathologischen Veränderungen *disseminiert* auftreten (so wie die Grübchen bei der Psoriasis) oder *diffus* (wie die Leukonychia totalis). Viele haben eine ausgesprochene Neigung, sich in Querbändern (wie die Leukonychia striata) oder in Längsbändern (wie die Altersleisten) anzuordnen. Sie können *einen Teil* des Nagels oder den *ganzen* Nagel befallen.

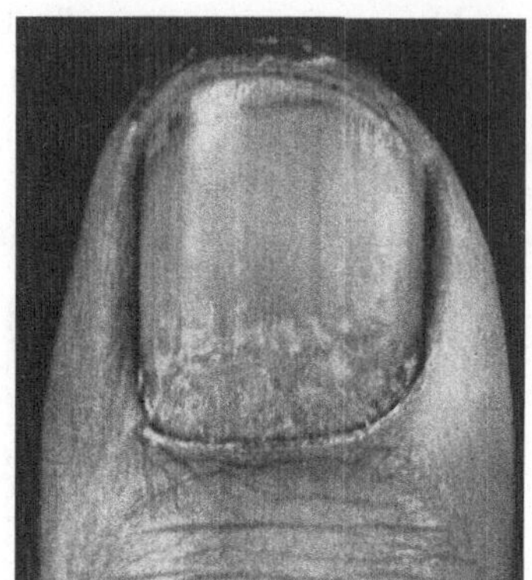

Abb. 333. Schuppung an der Nagelwurzel (Ekzem).

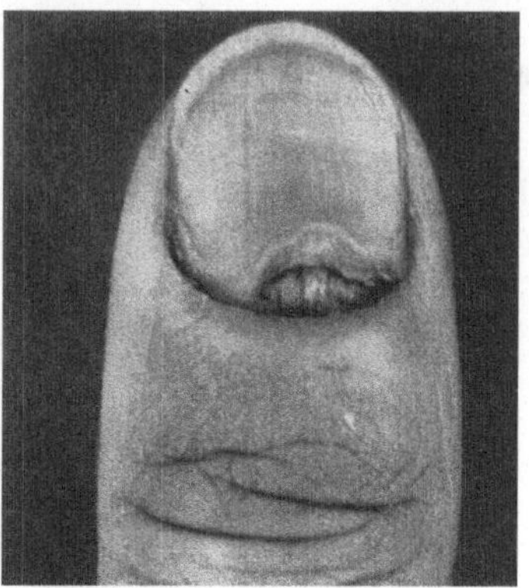

Abb. 334. Substanzdefekt an der Nagelwurzel (Paronychie).

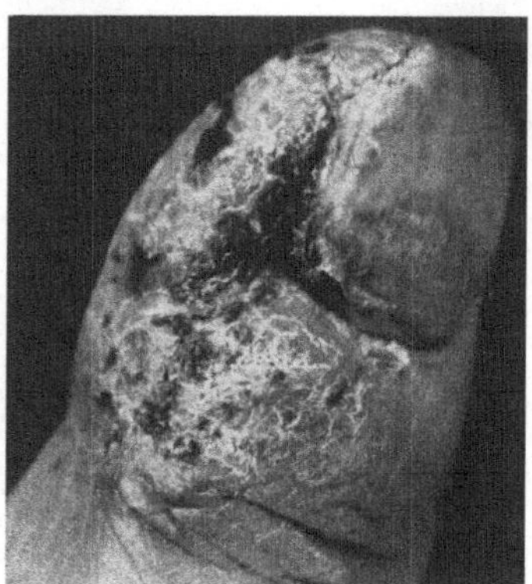

Abb. 335. Vesiculo-squamöses Ekzem an der Nagelwurzel.

Ist nur ein Teil des Nagels verändert, so kann das in sehr charakteristischer Weise *vom freien Rande aus* geschehen (wie bei der Splitterung und der Onycholyse), oder die Veränderung kann umgekehrt *von der Nagelwurzel* ausgehen und sich dann, z. B. als Schuppung (Abb. 333) oder als Substanzdefekt (Abb. 334), langsam vorschieben. Dies deutet natürlich stets auf eine Erkrankung der Matrix oder des Nagelwalles hin, so daß man dabei auf den letzteren besonders achten muß (Paronychie, Tumoren, Psoriasis, Ekzem, Abb. 335).

Konsistenz des Nagels.

Auch bei den Nagelkrankheiten spielt die *Palpation* im Verhältnis zur Inspektion nur eine untergeordnete Rolle. Trotzdem können natürlich in der Konsistenz der Nagelplatte starke Verschiedenheiten bestehen. Bei der Onychogrypose pflegt die Nagelsubstanz von außerordentlicher *Härte* zu sein. Eine besondere *Weichheit* und Biegsamkeit der Nagelplatte wird nicht nur bei Verdünnung des Nagels, sondern öfters auch bei starker Schweißsekretion beobachtet (Hapalonychie). Konsistenz*lockerungen* der Nagelplatte kommen durch Schuppen, Splitter oder Bröckel zum Ausdruck und bedürfen deshalb meist keiner Palpation und keines Kratzversuches.

Krankheiten der Nagelumgebung.

Bei der Untersuchung der Nägel wird man natürlich auch deren *Umgebung* gewissenhaft absuchen, vor allem nach *Hautkrankheiten*, die vom Nagelwall aus

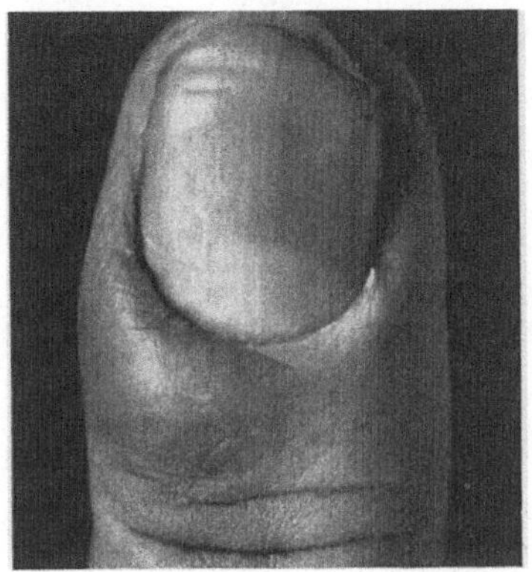

Abb. 336. Schwellung am Nagelwall (Paronychie).

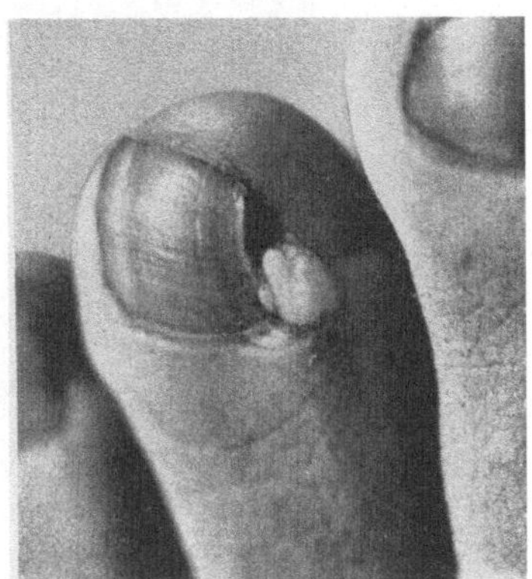

Abb. 337. Tumor am Nagelwall (Fibrom bei tuberöser Sklerose).

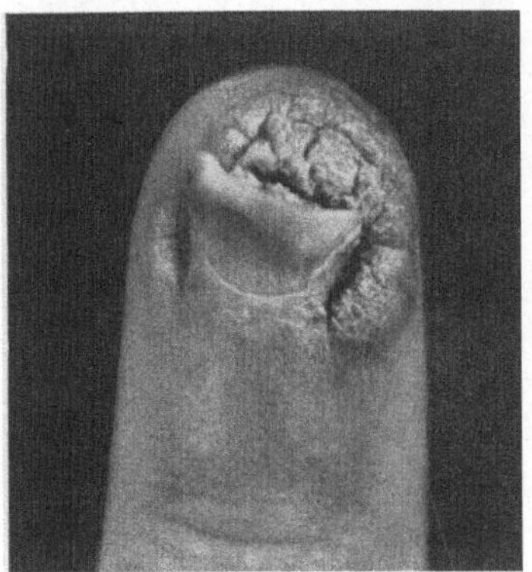

Abb. 338. Verrucae vulgares am Nagelwall und subungual.

auf den Nagel selbst übergehen (Psoriasis, Ekzem, Abb. 335) oder mit ihm ein gemeinsames Leiden bilden, wie die Röntgenatrophie auf Abb. 326, S. 192. Wichtig ist die Prüfung, ob der *Nagelwall* nicht speziell verändert, insonderheit geschwollen ist, so wie bei Ekzemen, bei Paronychie (Abb. 336) und bei Tumoren (Abb. 300, S. 145). Tumoren können auch an und unter dem freien Nagelrand sitzen (Abb. 337); zumal bei Warzen kommt das häufig vor (Abb. 338).

Außer dem Nagelwall beachte man auch das *Nagelhäutchen* (Eponychium), da dieses bei verschiedenen Nagelkrankheiten und Hautkrankheiten (Ichthyosis, Lupus erythematodes, Sklerodaktylie) ebenfalls verändert ist, z. B. verbreitert (Abb. 339) oder rissig (Abb. 340).

Daß Nagelkrankheiten *mit Hautkrankheiten in Zusammenhang* stehen können, die *an ganz anderen Stellen* lokalisiert sind (z. B. Nagelveränderungen bei Alopecia areata), und daß sie gelegentlich selbst *als Symptome innerer Leiden* auftreten (z. B. Koilonychie bei hypochromer Anämie infolge von Eisenmangel), bedarf keines näheren Hinweises. Wer diese Zusammenhänge *kennt*, wird sie auch im einzelnen Falle nicht übersehen.

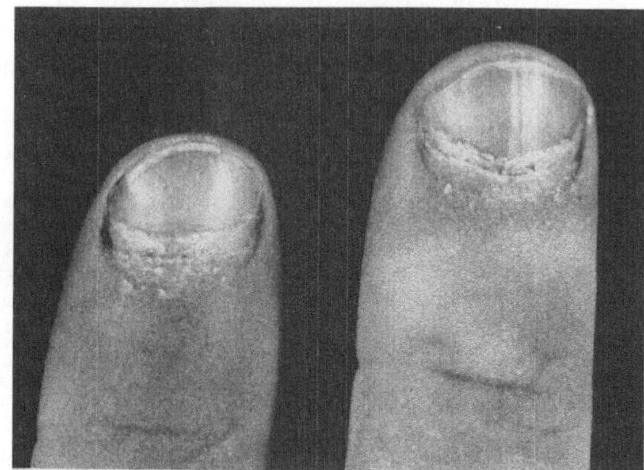

Abb. 339. Verlängertes Eponychium (Ichthyosis vulgaris).

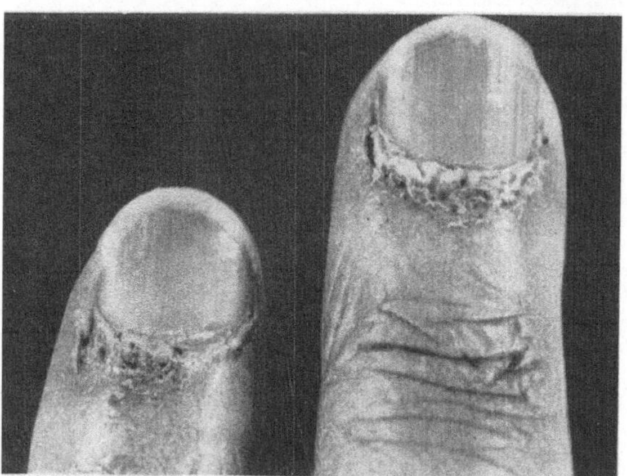

Abb. 340. Schuppendes Eponychium (Sclerodermia diffusa).

5. Allgemeine Symptome und Symptome von seiten anderer Organe.

Wie jedes Organ, so steht auch die erkrankte Haut in Wechselwirkung mit anderen Teilen des Körpers. Und zwar kann nicht nur eine Hautkrankheit Allgemeinerscheinungen bzw. Krankheitserscheinungen an anderen Organen machen, sondern umgekehrt kann auch eine Erkrankung anderer Organe zur Ursache einer Hautkrankheit werden. Beides trifft freilich nur in einem Teil der Fälle zu. Theoretisch ist es zwar richtig, angesichts des Kranken stets ,,den ganzen Menschen" zu betrachten und stets an Zusammenhänge mit Veränderungen, die außerhalb des Hautgebiets liegen, zu denken; praktisch aber ergibt sich, daß die Haut *ein Organ* ist wie alle anderen Organe, daß sie deshalb, wie alle anderen Organe, auch selbständig erkranken kann, und daß *diese selbständigen*

Hautkrankheiten den wesentlichsten Teil der dermatologischen Praxis ausmachen. Das ist ja schließlich der Grund dafür, weshalb sich die Dermatologie von der inneren Medizin, zu der sie früher gehörte, abgeschieden hat.

Von den *Organen*, die *durch Hautkrankheiten in Mitleidenschaft* gezogen werden, stehen die Drüsen an erster Stelle, und zwar die *regionären Drüsen*, d. h. die Drüsen derjenigen Gegend, in der eine Hautaffektion lokalisiert ist. Das ist bei Infektionskrankheiten nicht anders zu erwarten. Die regionären Drüsenschwellungen spielen deshalb nicht nur diagnostisch in einzelnen Fällen eine wichtige Rolle (Herpes, syphilitischer Primäraffekt, Abb. 341) — übrigens gelegentlich auch bei anscheinend nichtinfektiösen Krankheiten (Prurigo, Alopecia areata) —, sondern sie erfordern manchmal auch therapeutisches Eingreifen (Ulcus molle, Hauttuberkulose, Carcinom, Pyodermien, Abb. 342). Zuweilen sind bei Hautausschlägen auch *allgemeine* Drüsenschwellungen vorhanden (sekundäre Syphilis, leukämische Hautausschläge).

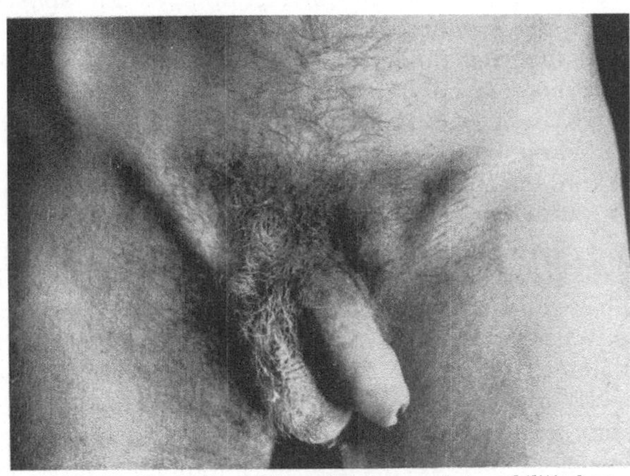

Abb. 341. Regionäre Drüsenschwellungen bei syphilitischem Primäraffekt.

Andere Organe erkranken nur selten im Gefolge einer Hautkrankheit. Am ehesten sehen wir das noch bei Dermatosen, die septischen Zuständen gleichen (Nephritis und Pneumonie bei Lupus erythematodes acutus), nur ganz ausnahmsweise bei unschuldigeren Hautinfektionen (Nephritis bei Impetigo infantum).

Auch *Allgemeinerscheinungen* werden bei Hautleiden nicht häufig gefunden, wenn man von der Erschöpfung und Nervosität absieht, die eine Folge der durch das Jucken bedingten Schlaflosigkeit ist. So führen selbst generalisierte und universelle Dermatitiden nur ab und zu einmal zu *Fieber*. Bei sehr wenigen Hautleiden, die keine sicheren Infektionskrankheiten sind, wird Fieber häufiger gefunden (Erythrodermien, Pemphigus). Manche Hautaffektionen, die lokal beginnen, machen erst später, wenn sie weiter fortschreiten, Allgemeinerscheinungen (Furunkel, Hautcarcinom).

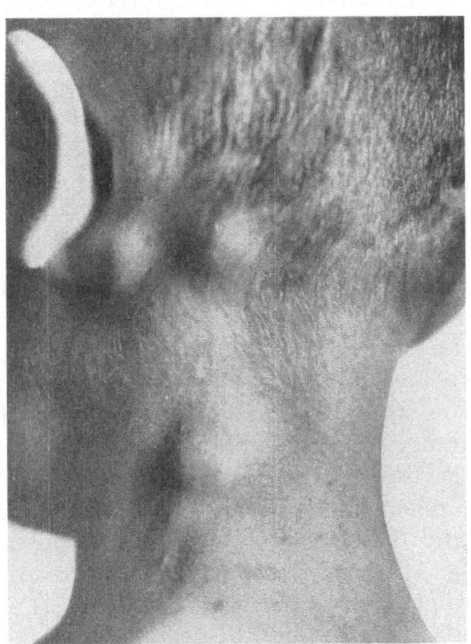

Abb. 342. Regionäre Drüsenschwellungen bei Pyodermie am Kopf.

Nur sehr wenige Hautkrankheiten endigen *letal*. Häufig kommt das beim Pemphigus, bei der Mycosis fungoides und bei Verbrennungen vor, sowie bei gewissen seltenen Geschwülsten (Sarkomatose) und bei Blutkrankheiten mit

Hauterscheinungen. Einige Hautkrankheiten, die im allgemeinen harmlos sind, können ausnahmsweise einmal tödlich endigen, wie der Lupus erythematodes, falls ein akuter Schub auftritt, die Psoriasis, falls sie mit schwerer Arthropathie verbunden ist, das Carcinom, falls es zu spät und erfolglos behandelt wird.

Bei der Wechselwirkung, in der alle Organe des Körpers miteinander stehen, kann aber auch die Hautkrankheit die *Folge einer anderweitigen Störung* sein. Auch das kommt freilich nur in einer Minderzahl von Fällen vor, ist dann aber diagnostisch und therapeutisch natürlich von größter Bedeutung. Wenn man will, kann man hierzu schon die Fälle rechnen, bei denen die Hautkrankheit bekanntermaßen nur ein Symptom einer *Allgemeininfektion* ist und zwar bald das auffälligste (Lepra, primäre und sekundäre Syphilis, Variola, Masern, Scharlach), bald ein nur wenig hervortretendes oder nicht regelmäßig erscheinendes Krankheitszeichen (Typhus, Sepsis, Meningitis). Diesen infektiösen Exanthemen stehen die Fälle nahe, in denen die Hautkrankheit die Folge einer Erkrankung des *hämopoetischen Apparats* (leukämische Exantheme, Glossitis bei perniziöser Anämie) oder die Folge *innersekretorischer Störungen* (Myxödema cutis, Hyper- und Hypotrichosis, intertriginöse Ekzeme bei Fettleibigkeit) ist. Gelegentlich kann die Hautkrankheit auch die Folge eines abnormen *Blutchemismus* sein (Xanthom bei Hypercholesterinämie, Hydroa aestivalis bei Porphyrinämie, Koilonychie bei Kranken mit hypochromer Anämie und Achylia gastrica infolge Eisenmangel, Abb. 307, S. 147).

Eine viel erörterte Frage ist auch die nach der Bedeutung der *Psyche* für die Hautkrankheiten, besonders für die juckenden Hautkrankheiten. Auch hier sind romantische Übertreibungen an der Tagesordnung. Daß Erytheme durch Scham, Blässe durch Schreck, Schweiße durch Angst entstehen, ja daß selbst eine sichere Virusinfektion wie die Warzen oft durch Suggestion heilt: das alles beweist noch nicht, daß auch Knötchen und Bläschen auf psychogenem Wege entstehen können. Die bekannten Hautveränderungen der Hysterischen haben jedenfalls eine andere Genese; sie sind Artefakte. Und die spärlichen Publikationen, in denen man angeblich Efflorescenzen, besonders Blasen, durch Hypnose erzeugt hat, sind durchaus nicht beweisend und würden, selbst wenn sie das wären, wegen der großen Seltenheit solcher Erscheinungen praktisch noch nichts besagen. Überdies ist bei den *juckenden* Hautkrankheiten der Modus meist augenfällig der umgekehrte: Die Patienten bekommen keine juckenden Efflorescenzen, weil sie nervös sind — dann müßte es ja in Nervenheilanstalten von Ekzemen wimmeln! —, sondern sie werden nervös, weil sie durch das Jucken keine Ruhe mehr finden und nicht mehr ordentlich schlafen können. Besonders von dem spätexsudativen Ekzematoid Rost (Prurigo Besnier) hat man immer wieder behauptet, auch noch in jüngster Zeit, daß die Schübe durch nervöse Einflüsse bedingt seien. Das ist sicher nicht richtig. Nachdem wir gesehen hatten, daß diese Ekzeme bei Aufnahme in unsere Klinik ohne Behandlung regelmäßig heilen und nach der Entlassung innerhalb Tagen rezidivieren (s. Abb. 346, S. 198), haben wir dieses Wechselspiel von Spontanheilung und Rückfall weit mehr als hundertmal beobachten können. Die automatische Sicherheit, mit der sich dieser Vorgang bei Patienten aller Lebensstufen, auch kleinen Kindern, abspielt, erbringt meines Erachtens den exakten Beweis, daß die psychischen Faktoren, die ja stets wechselnd und launenhaft sind, darauf keinen entscheidenden Einfluß haben. Auch bei diesem Krankheitsbild wird also der Psyche eine Rolle zugeschrieben, die ihr im allgemeinen gewiß nicht zukommt.

Die Beeinflussung und Erzeugung von Hautkrankheiten durch die Psyche führt uns zu denjenigen Hautveränderungen, die durch *lokalisierte Erkrankung anderer Organe* entstehen. Anschauliche Beispiele hierfür bilden die Acanthosis nigricans, die die Folge eines internen Carcinoms ist, die Hypertrichose infolge von Ovarial- und Nebennierentumoren, die disseminierten Teleangiektasien und das Palmarerythem bei Lebercirrhose, das Erythem der Fingerspitzen bei chronischen Gelenkerkrankungen und der symptomatische Pruritus bei dyspnoischen Erscheinungen (Emphysem, Herzinsuffizienz). In manchen Fällen wird durch das Vorhandensein eines anderweitigen Leidens nur der *Verlauf* einer Hautkrankheit verändert; so verläuft die Furunkulose bei Diabetikern oft auffallend schwer. Ein besonderer Fall ist das Auftreten von Hautkrankheiten (z. B. Erythema exsudativum multiforme, Lupus erythematodes) als Folge einer *Fokalinfektion* an den Zahnwurzeln, Tonsillen, Blinddarm usw., wenn auch hierbei der Zusammenhang gewöhnlich hypothetisch bleibt.

Das gemeinsame Auftreten einer Hautkrankheit mit der Erkrankung eines anderen Organs braucht aber nicht immer auf Ursache und Wirkung zu beruhen; beide können einander *koordiniert* sein, Folgen einer gemeinschaftlichen Ursache, verschiedene Symptome einer anderweitigen primären Störung. Das ist natürlich bei allgemeinen Infektionen der Fall, z. B. bei Syphilis und Lepra und bei dem BOECKschen Lupoid, wenn sie gleichzeitig Haut, Drüsen, Lungen, Augen und Knochen ergreifen. Doch begegnen wir solchen koordinierten Erkrankungen verschiedener Organe auch bei kongenitalen Mißbildungen. So findet man z. B. bei angeborenem Fehlen der Schweißdrüsen gleichzeitig nicht nur eine Hypotrichose, sondern auch atrophierende Rhinitis mit Sattelnase, Brachycephalie und Defekte des Gebisses, gelegentlich selbst Imbezillität. Bei der RECKLINGHAUSENschen Krankheit bestehen außer den Hauterscheinungen (Pigmentflecken, Tumoren) auch Tumoren an den peripheren Nerven, psychische Störungen (Schwachsinn, herabgesetzte Libido) und Mißbildungen an den Knochen; bei der tuberösen Sklerose außer den Tumoren in der Gesichtshaut (Adenoma sebaceum Pringle), an den Nagelfalzen und am Zahnfleisch auch solche in den Nieren, am Herzen und am Magen-Darm-Tractus, sowie außerdem Schwachsinn und epilepsieartige Anfälle. Man hat die letzten beiden Leiden deshalb als „*Systemkrankheiten*" auffassen wollen, weil man meinte, daß hier nicht nur die Haut, sondern alle Abkömmlinge des Ektoderms erkrankt seien. Doch erweist sich auch diese Auffassung noch als zu eng, da wir ja gleichzeitig mesenchymale Gewebe, wie die Knochen, an dem Prozeß beteiligt sehen. Aber auch Hautkrankheiten, die weder infektiös noch anlagemäßig bedingt sind, können mit Krankheiten anderer Organe in Korrelation stehen, ohne daß sich über die Gründe des Zusammenhangs etwas sagen läßt. Das trifft z. B. für die Psoriasis zu — falls man sie nicht als Infektionskrankheit betrachten will —, da sie in einem kleinen Prozentsatz der Fälle in Kombination mit einer besonderen klinischen Form chronischer Polyarthritis auftritt; oder für bestimmte papulo-vesiculöse und lichenifizierte Ekzeme (Prurigo Besnier, Neurodermitis), bei denen wir Asthma gehäuft antreffen, ohne daß sich eine direkte Abhängigkeit beider chronisch rezidivierender Leiden voneinander (regelmäßig gleichzeitiges Auftreten, regelmäßig alternierendes Auftreten) feststellen ließe.

Von großer Wichtigkeit ist es, sich einen richtigen Begriff über die *Häufigkeit* und die *praktische Bedeutung des Zusammenhangs* zwischen Hautkrankheiten und anderen Krankheiten zu machen. In der alten *Hippokratischen* und *Galenischen* Medizin waren die Hautkrankheiten nichts weiter als die Erscheinungen, unter denen die schlechten Säfte aus dem Körper herausbefördert werden, woran uns der Ausdruck Efflorescenz, Haut-„Blüte", noch heute erinnert. Sie waren gewissermaßen ein Heilungsvorgang, die Haut selbst ein Ausscheidungsorgan wie die Niere. Von diesem humoralpathologischen Unsinn, der 2000 Jahre lang jede dermatologisch-therapeutische Forschung lähmte, hat uns erst HEBRA erlöst.

Seine revolutionierende Tat war die gründliche Untersuchung, mit der er 1844 den Glauben an die Krätzekonstitution (die „Krätzedyskrasie") brach, an dem man noch immer hartnäckig festhielt, trotzdem die Krätzemilbe lange bekannt und auch die Erzeugung der Krätze durch Übertragung des Erregers schon um 1786 gelungen war. Seither wissen wir endlich, daß *die Haut ein Organ* ist, genau so wie die Niere oder der Magen, und daß sie darum so frei ist, ihre eigenen Krankheiten zu haben und nicht nur der Spiegel anderer Organe zu sein. Diese bahnbrechende Erkenntnis führte zu der Unterscheidung von *idiopathischen* und *symptomatischen* Dermatosen, d. h. von solchen, die recht eigentlich im Hautorgan lokalisiert sind, und jenen, die durch innere Vorgänge hervorgerufen werden, so daß die Haut dabei nur das Erfolgsorgan einer anderweitigen Störung ist. Praktisch wichtiger wäre die Scheidung in *selbständige* Hautleiden, bei denen die krankhaften Vorgänge sich allein in der Haut abspielen, von den *korrelativ gebundenen*; wobei es von sekundärer Bedeutung bleibt, ob das Hautleiden die Folge des internen, oder umgekehrt das interne die Folge des Hautleidens, oder schließlich die Art des Zusammenhangs zwischen beiden unbekannt ist. Denn in *jedem* Fall, in dem *Häufigkeitsbeziehungen* einer Hautkrankheit zu anderen Störungen bestehen, muß man in der Praxis daran denken und bei Diagnose und Therapie damit Rechnung halten.

Durch die Tatsache, daß Hautleiden mit anderen Leiden in Beziehung stehen können, darf sich der Arzt nicht dazu verleiten lassen, seinen Patienten unnötige Untersuchungen zuzumuten und sie mit nutzlosen Diätvorschriften und anderen allgemeinen Behandlungsmethoden zu quälen. Der gute Dermatologe muß eben wissen, *welche Hautleiden* zu anderen Leiden Beziehungen haben, und er wird alle Sorgfalt anwenden, um in dieser Hinsicht nichts zu übersehen. Ebensogut aber weiß er, daß in der überwiegenden Mehrzahl der Fälle ein Zusammenhang zwischen den Hautkrankheiten und anderen Störungen *immer wieder vergeblich gesucht wird.* Gibt es auch eine bestimmte Ekzemform, bei der Asthma gehäuft vorkommt, finden wir ab und zu die Psoriasis mit Arthritis, die Vitiligo mit Nervenleiden kombiniert, sehen wir gelegentlich den Lupus erythematodes akut werden und zu Allgemeinerscheinungen führen, und scheint es uns auch, als ob Acnepatienten häufiger chronische Obstipation haben als andere Menschen: so bleibt es doch die im Vordergrund stehende Tatsache, daß die überwiegende Mehrzahl aller Ekzematiker, aller Psoriatiker, aller Patienten mit Vitiligo, Lupus erythematodes, Acne usw. im übrigen *vollkommen gesunde Menschen* sind; hier kann man mit vollem Recht von the healthy man's disease sprechen. Findet man aber selbst einmal Zusammenhänge, die sich statistisch sicherstellen lassen, dann hängt ihre ganze *praktische* Bedeutung immer noch vollkommen von ihrem *Häufigkeitswert* ab. Hüten wir uns also davor, jene phantasievollen Übertreibungen mitzumachen, die in der Konstitutionspathologie heute noch wie zu HEBRAs Zeiten Mode sind! Sie geben sich für modern aus, sind aber im Grunde gerade altmodisch und reaktionär. Natürlich dürfen wir nicht aufhören, bei allen Hautkrankheiten, besonders bei den weniger bekannten, immer wieder nach Krankheiten anderer Organe zu *suchen.* Nehmen wir jedoch dabei zum Wahlspruch: *Immer daran denken, aber nie daran glauben!* Es ist eben *unbewiesen,* daß man bei Psoriasis eine Störung im Zuckerstoffwechsel gefunden hätte, daß die Ichthyosis und die Naevi auf Syphilis der Eltern beruhten, daß der Gefäßkranz am Rippenbogen ein Zeichen von Herz- und Lungenleiden, die Angiomata senilia ein Zeichen internen Carcinoms seien, und daß bei rotem Haar Defekte der Sinnesorgane und der Psyche gehäuft auftreten. Selbst bei der Hypertrichose, die ja ein sehr typisches Symptom inkretorischer Störungen ist, wird in der Mehrzahl der Fälle von einem Zusammenhang mit der inneren Sekretion eben *nichts* gefunden;

vom Xanthom, das ja auf Hypercholesterinämie beruht, gibt es klinische Formen, bei denen der Cholesteringehalt des Blutes vollkommen normal ist; und wenn wir in dem Hydroa aestivalis eine Lichtempfindlichkeit der Haut vor uns haben, die auf Porphyrinämie beruht, so lehrt uns doch das Xeroderma pigmentosum, daß Lichtempfindlichkeit der Haut ebensogut *ohne* diese Stoffwechselstörung auftreten kann, wenn auch die Konstitutionspathologen es nicht lassen können, bei den Xerodermapatienten immer wieder nach Porphyrin zu suchen. Bemerkenswert ist auch, wie selten Stoffwechsel- und Nervenleiden — selbst die schwersten — zu Hautkrankheiten Anlaß geben, und wie andererseits die Haut, trotz ihrer Sorge für Wasserausscheidung und Wärmeregulation, für den Stoffwechsel in der Pathologie praktisch doch ohne Bedeutung ist. Sogar der allgemeine Zustand *der Haut selbst,* ihr Pigmentgehalt, ihre Durchblutung, Trockenheit, Behaarung usw. ist meist vollkommen bedeutungslos für das Auftreten von Hautkrankheiten, trotzdem es natürlich vereinzelte Beispiele dafür gibt, daß eine bestimmte Hautbeschaffenheit mit einer bestimmten Hautkrankheit (Erythema solare bei Rutilismus, Arsenmelanose bei brünettem Teint) oder die eine Hautkrankheit mit einer anderen (Ichthyosis und pruriginöses Ekzem) in Korrelation steht.

Die entscheidende konstitutionspathologische Frage jedoch ist, ob die Beziehungen eines Hautleidens zu anderen Organen einen Angriffspunkt für die *Therapie* abgeben. Auf diesen Punkt gehen wir aber hier nicht ein, da er in das Kapitel über die allgemeine Therapie der Hautkrankheiten gehört und dort erörtert werden soll.

6. Subjektive Symptome und Anamnese.

Im Gegensatz zu anderen Fächern der Medizin haben in der Dermatologie die *subjektiven Symptome* nur selten einen Wert für die Diagnostik. Für die Therapie freilich sind sie unendlich wichtig, weil der Kranke in erster Linie ja seine subjektiven Beschwerden loswerden will, so daß der teilnahmsvolle Arzt seine Hilfeleistung stets ganz besonders auch auf diese richten wird. Doch nimmt die Dermatologie auch dadurch eine Ausnahmestellung ein, daß bei ihr sehr viele Krankheiten ohne nennenswerte subjektive Beschwerden, ja sogar ganz ohne sie verlaufen. Was den Patienten zum Arzt führt, ist dann oft die *Angst,* es könnte sich aus einer beschwerdelosen, aber doch deutlich sichtbaren Veränderung etwas Ernstes entwickeln, oder der Schaden, der ihm aus der kosmetischen Entstellung erwächst. Man darf aber nun nicht etwa glauben, daß Dinge, die schmerzlos und ungefährlich sind, deshalb auch weniger bedeutungsvoll wären. Allein durch die Ungewöhnlichkeit oder Unappetitlichkeit ihres Aussehens können Hautkrankheiten für den Befallenen die allerverhängnisvollsten Folgen haben, sie können ihm quälende Angstzustände besorgen, ihn aus seinem Beruf vertreiben, seine Ehe zerstören, ja, ihn in jeder menschlichen Gesellschaft unmöglich machen. Der Arzt soll sich deshalb davor hüten, über die Kosmetik leichtfertig zu urteilen und dabei nur an Schminke, Nagellack und Haarfarbe zu denken. Eine ganz beschwerdelose Psoriasis oder Nageltrichophytie kann einem jungen Mädchen die schönsten Heiratschancen zerstören und dadurch mit Schicksalsgewalt in ihr hoffnungsvolles Leben eingreifen; ein harmloses Muttermal im Gesicht oder eine totale Alopecie kann den Betroffenen für viele Berufe vollkommen untauglich machen; durch eine beschwerdelos geheilte Nasen- und Gesichtszerstörung infolge von Lupus erythematodes oder von Syphilis kann der Gezeichnete zu einem Schrecken für die Kinder und zu einem Ekel für die Erwachsenen werden. Auch ohne subjektive Klage ist der Hautkranke daher oft ein tief bedauernswertes Individuum, das aller ärztlichen Fürsorge dringend bedarf.

Sind aber subjektive Beschwerden vorhanden, so können diese von verschiedenerlei Art sein. In erster Linie können natürlich bei Hautkrankheiten, wie bei allen anderen Leiden, *Schmerzen* auftreten! Eine *Hyperalgesie* kann ausnahmsweise schon *nicht*entzündliche Hauterscheinungen begleiten (z. B. Myom); vornehmlich aber wird sie bei Entzündungen angetroffen und kann dann zur *Abgrenzung* entzündlicher Affektionen von nichtentzündlichen von Wert sein (z. B. Absceß gegenüber Cyste). Aber auch verschiedene entzündliche Hautkrankheiten untereinaner können sehr verschiedene Grade von Druckschmerzhaftigkeit besitzen, so daß sich daraus ein Anhaltspunkt für die Differentialdiagnose ergibt. So sind das tuberkulöse Geschwür und das Ulcus molle gegen Berührung empfindlich, der syphilitische Primäraffekt nicht; die Furunkulose bildet meist sehr schmerzhafte Schwellungen, die Infiltrate der tiefen Trichophytie und der tertiären Syphilis sind dagegen ziemlich indolent. Bei kleinen bis münzengroßen Entzündungsherden, bei denen man die Schmerzhaftigkeit durch Druck mit einer stumpfen Sonde vergleichend auf gesunder und kranker Haut prüft, kann man bei manchen Krankheiten (Syphilis II, Lupus erythematodes) lebhafte Schmerzäußerung gewahr werden.

Sehr auffallend ist die Hyperalgesie, schon auf leiseste Berührung, beim Herpes zoster im Eruptionsstadium; später kann sich statt dessen Anästhesie einstellen. Da hier die Hauterscheinungen in Abhängigkeit stehen von einer infektiösen Entzündung des Ganglion, treten auch starke *neuralgische Schmerzen* auf, die zumal bei alten Leuten auch noch *nach* Abheilung der Hautaffektion fortbestehen und das Leben zu einer Qual machen können.

Die *Analgesie* (Schmerzlosigkeit), welche sich im Gefolge zentralnervöser Erkrankungen einstellen kann, spielt in der Dermatologie praktisch kaum eine Rolle. Sie wird beim Ulcus perforans angetroffen.

Hyperästhesie und *Anästhesie* können sich nicht nur auf Störungen im *Schmerzsinn* beziehen, sondern auch auf Störungen des *Temperatursinns* (z. B. bei Syringomyelie) und des *Tastsinnes* (z. B. bei Sklerodaktylie und Keratosen). Lokale Anästhesie — oder Hyperästhesie — ist von großer Wichtigkeit bei der Erkennung der maculösen Lepra.

Eine wichtige Begleiterscheinung vieler lokaler Entzündungsprozesse ist das *Hitzegefühl* (Ekzem, Erysipel), das bei Steigerung zu Brennen und Schmerz wird. Aber auch bei rein angioneurotischen Erweiterungen der Hautgefäße kann das Hitzegefühl zu starker subjektiver Belästigung führen, besonders im Gesicht (bei der Schamröte, bei Rosacea, nach intravenösen Calciuminjektionen).

Andererseits leiden manche Hautkranke an *Kältegefühl*. Schon der Normale empfindet Kälte unangenehm und reagiert darauf mit Zusammenziehung der Gefäße (Anämie), mit Cyanose, mit Cutis marmorata oder mit Anspannung der Arrectores pilorum (Cutis anserina, Gänsehaut). Krankheiten, bei denen lokales Kältegefühl besteht, sind Akrocyanose, Sklerodaktylie, Morbus Raynaud. Eine starke Neigung zu allgemeinem Frösteln findet sich bei allen ausgedehnten Entzündungszuständen der Haut (generalisierte Ekzeme, Erythrodermien), so daß man darauf achten muß, solche Patienten bei der Untersuchung nicht länger als nötig aufgedeckt liegen zu lassen.

Die dominierende Rolle unter den subjektiven Beschwerden der Hautkranken aber spielen die *Parästhesien*, und zwar eine spezielle Form davon: das *Jucken*. Das Jucken, heißt es, ist eine Empfindung, welche Kratzen auslöst. Das ist aber nicht ganz richtig. Es gibt auch Formen von Jucken, die nicht zum Aufkratzen reizen, wie das „Kratzjucken“ bei papulösen Ekzemen, Strophulus und

Scabies, sondern die schon durch Drücken, Reiben oder Kneifen gestillt werden, wie manche Fälle von Urticaria und lichenifiziertem Ekzem: „Reibejucken". Dann entstehen natürlich keine Kratzeffekte; wohl aber können durch das Kneifen Blutergüsse (blaue Flecke, Sugillationen) zustande kommen (Abb. 343).

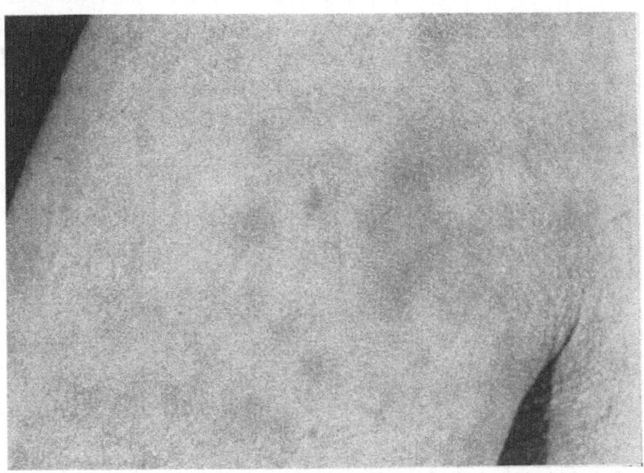

Abb. 343. Sugillationen als Kneifeffekte bei Jucken.

Das Jucken tritt gewöhnlich periodisch auf, oft sogar in ausgesprochenen Anfällen; meist zeigt es sich abends beim Ausziehen und in der Nacht häufiger und stärker als am Tage. Hat es erst einmal an einer Stelle begonnen, dann pflegt es sich immer weiter in die Umgebung auszubreiten; ja, es kann auf die gesunde Haut entfernter Bezirke überspringen, so daß sich z. B. ein Kranker, der ein juckendes Unterschenkelekzem hat, auch die gesunde Haut am Rücken aufkratzt (Abb. 344). Das Jucken ist also eine ausstrahlende, eine „irradiierende" Empfindung. Natürlich können auch psychische Faktoren auf diese Ausstrahlung Einfluß haben, wie ja schon die Entstehung des Juckens auf rein psychischem Wege möglich ist (z. B. Jucken beim Anblick einer Pediculosis).

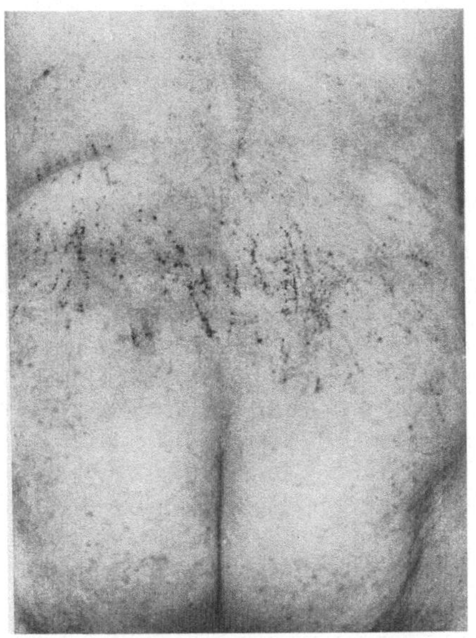

Abb. 344. Ausstrahlendes Jucken: Kratzeffekte auf unveränderter Rückenhaut bei juckendem Unterschenkelekzem.

Der Drang zum Kratzen kann unwiderstehbar, diktatorisch sein, so daß es dann wenig Zweck hat, dem Patienten das Kratzen zu untersagen. Besonders sind die Kranken oft hilflos dagegen, daß sie sich im Schlafe aufkratzen. Der Arzt muß sich deshalb davor hüten, sie durch ein Verbot, das sie doch nicht befolgen können, noch weiter zu beunruhigen; er soll lieber dafür sorgen, daß das Jucken aufhört. Das Jucken kann so quälend sein, daß es dem Patienten angenehm ist, wenn es nach rücksichtslosem Aufkratzen durch Schmerzen abgelöst wird; es kann den Gequälten sogar zum Selbstmord treiben. Die Auffassung des Laien, der zwar vor dem Schmerz eine heilige Achtung hat, das Jucken aber mehr von der komischen Seite aus betrachtet, wäre deshalb eines Arztes ganz unwürdig.

Ist das Jucken zentral bedingt oder seine Ursache in den Nervenbahnen gelegen, dann schwindet es durch Kratzen natürlich nicht. Auch das Jucken der Schleimhaut ist oft durch Kratzen unbeeinflußbar und kann daher ungeheuer quälend sein.

Objektiv ist das Jucken an den Kratzeffekten (eventuell auch Reibungs- und Kneifeffekten) zu erkennen, bei ausgedehnten chronischen Juckausschlägen außerdem an dem Poliertsein und Kurzgescheuertsein der Nägel (Glanznägel, Abb. 297, S. 145), gelegentlich auch an entzweigekratzten Kleidungsstücken (Abb. 345). Sind keine Kratzeffekte vorhanden, so erkennt oder errät der Arzt den Pruritns aus dem Vorhandensein einer Hautkrankheit, welche erfahrungsgemäß mit Jucken einhergeht, ohne zu Kratzeffekten zu führen (Fälle von Urticaria, Lichen ruber). Umgekehrt weiß er natürlich bei vielen anderen Krankheiten auf den ersten Blick, daß dabei Jucken nicht in Frage kommt. Auch der Umstand, ob Jucken vorliegt oder nicht, wird deshalb meistens nicht erst durch Ausfragen des Patienten festgestellt, sondern unmittelbar von der Haut abgelesen.

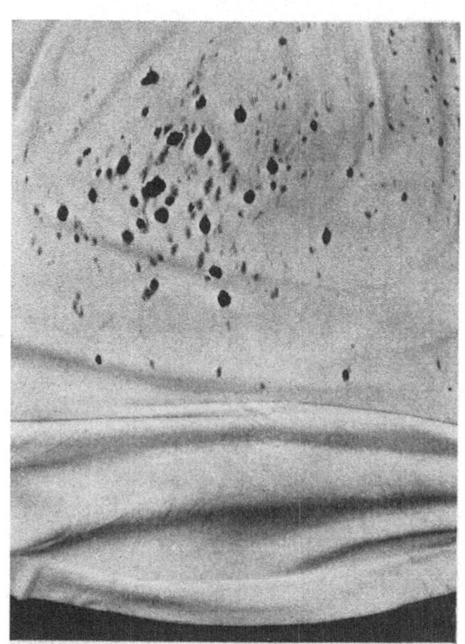

Abb. 345. Kratzlöcher im Hemd bei starkem Juckreiz (Poikilodermia myopathica).

Die *Anamnese* spielt in der Diagnostik des Dermatologen überhaupt lange nicht die Rolle, die ihr in anderen medizinischen Fächern zukommt. Da das, was der Hautarzt diagnostizieren muß, ihm vor den Augen liegt, ist ihm sogar anzuraten, am Anfang auf jede Frage zu verzichten und erst einmal das pathologische Bild unvoreingenommen auf sich wirken zu lassen. Die Haut sagt das, was sie zu sagen hat, mit Efflorescenzen, aber nicht mit Worten. Hat aber der Arzt dieser Sprache der Haut einmal gründlich gelauscht, dann sind es im allgemeinen nur noch *zwei Fragen*, die für die Diagnose einen Wert haben, nämlich: „Wie lange?“ und „Juckt es?“ Auch diese beiden Fragen werden aber meist nur zur letzten Kontrolle dessen gestellt, was der Untersucher sowieso schon weiß. Denn *wie lange* ungefähr eine Krankheit besteht, sieht der erfahrene Hautarzt nicht nur an dem Charakter der Efflorescenzen und an der frischroten Farbe der akuten, den lividen Tönen der chronischen Hyperämie, sondern auch an typischen Begleiterscheinungen länger bestehender Prozesse, wie Pigmentveränderungen und Narben. Und ob eine Krankheit *juckt*, ob nämlich daran gekratzt (erythematöse Striemen, Kratzexcoriationen, Glanznägel), oder gerieben (Glanz, abgeriebene Haare) oder gekniffen (Sugillationen) wird, weiß er meist ebenfalls, bevor er mit dem Kranken zu sprechen anfängt. Auch mit der *Familienanamnese*, die in anderen Fächern, wie z. B. in der internen Medizin, eine so große Rolle spielt, ist in der Dermatologie diagnostisch meist nicht viel anzufangen, vor allem nicht bei den Ekzemen, weil wir ja über deren Erblichkeit — im Gegensatz zu so vielen Laien — noch gar nichts Brauchbares wissen. Auch hier bildet wieder die Scabies eine alleinstehende Ausnahme: Sie ist wohl die einzige Hautkrankheit, bei der in zweifelhaften Fällen die Familienanamnese, und noch mehr natürlich die Familien*untersuchung*, die Diagnose *entscheiden* kann. Daß man im übrigen bei ansteckenden Krankheiten (Favus, Tuberkulose) und erblichen Krankheiten Familie und Mitwohnende nicht vergißt, versteht sich wohl von selbst. Aber das sind besondere Fälle. Im allgemeinen hat das anamnestische Geplauder für den Dermatologen keine diagnostische, sondern eine *psychologische* Bedeutung, nämlich um dem Patienten Interesse zu zeigen und Kontakt mit ihm zu gewinnen.

Eine Ausnahme bilden die Fälle, in denen spezielle *exogene* Schädigungen (traumatische, medikamentöse, kosmetische, gewerbliche, klimatische oder alimentäre) in Frage kommen, so daß erst deren Aufklärung die Diagnose vollständig macht. Hier wird die Anamnese sogar sehr gewissenhaft und nach allen Richtungen hin vorgenommen werden müssen.

Eine ganz andere Frage ist, was die Anamnese in der dermatologischen Sprechstunde *für die Therapie* bedeutet. Bei chronisch Hautkranken, die schon viele Salben, Tabletten und Einspritzungen hinter sich haben, ist am Anfang nichts wichtiger als eine allersubtilste Therapieanamnese, die einerseits die Lücken der bisherigen Behandlung aufdeckt, andererseits es ermöglicht, auf den von dem Kranken bisher gut vertragenen Salbengrundlagen und Medikamenten weiterzubauen. Insbesondere muß sich der Arzt genauestens über bereits vorgenommene Röntgenbestrahlungen unterrichten, da die Entscheidung, ob neue Bestrahlungen wünschenswert oder etwa verboten sind, ja ganz von Zeitpunkt, Dosis und Qualität der früheren Bestrahlungen abhängt.

7. Technische Hilfsmethoden.

Schon bei der klinischen Untersuchung bedienen wir uns allerlei technischer Hilfsmittel, um unsere Beobachtung zu vertiefen. Vor allem ist das *Diaskop* (S. 18) dem Dermatologen dabei unentbehrlich, so daß er es immer bei der Hand haben muß. Fast ebenso wichtig ist bei der Kleinheit vieler Efflorescenzen eine *Lupe*. Besonders praktisch sind *Brillenlupen* (Stirnlupen), wie sie die Augenärzte gebrauchen, zumal auch bei kosmetischen Kleinoperationen. Stärkere Vergrößerungen werden unter Einschaltung einer besonderen Lichtquelle durch das *Dermatoskop* ermöglicht, haben bisher aber praktisch keine Bedeutung erlangt.

In einzelnen Fällen hat man *Nadel* und *Lanzette* nötig, um durch Anstechen Bläschen von soliden Efflorescenzen unterscheiden zu können, oder eine feine stumpfe *Sonde*, um Eindrückbarkeit und Druckschmerzhaftigkeit von Efflorescenzen zu prüfen. In Frankreich werden auch spezielle *Messerchen* empfohlen, um damit Schuppen methodisch abzukratzen (grattage méthodique); trotzdem das Verfahren appetitlicher ist als der Fingernagel, dürfte aber dieser vorzuziehen sein, weil er ein feineres Gefühl gibt für das, was man tut.

Auch durch besondere *Beleuchtung* der zu untersuchenden Hautveränderungen können ausnahmsweise diagnostisch wichtige Resultate erzielt werden. So ist vielfach das *Woodlicht* im Gebrauch, ein auf die Höhensonne montiertes Blaufilter, weil unter diesem Licht minimale Mengen pathogener Pilze in den Haaren fluoreszierend aufleuchten. Wichtiger als für die Diagnose ist die Untersuchung im Woodlicht allerdings für die *Therapie*, besonders zur Kontrolle behandelter Trichophytien der Kinderköpfe.

Außer den soeben geschilderten klinischen Hilfsmitteln kommen natürlich auch für die Diagnose der Hautkrankheiten *Laboratoriumsmethoden* in Frage. Man hat jedoch geschätzt, daß in einer dermatologischen Poliklinik kaum 2% der Fälle zum Zweck der Diagnosenstellung solche Laboratoriumsuntersuchungen nötig haben. Der *klinischen* Untersuchung bleibt also sicher noch immer der *erste* Platz vorbehalten, zumal bekanntermaßen auch Laboratoriumsbefunde sehr in die Irre führen können, wenn man sie nicht im Zusammenhang mit dem klinischen Bilde betrachtet. Andererseits aber ist das Laboratorium in den Fällen, in denen die Klinik für die Diagnose nicht ausreicht, oft entscheidend und auch zur Sicherung der klinisch bereits gestellten Diagnose nicht selten unentbehrlich. Der Hautarzt muß deshalb, wie jeder andere Arzt, stets auf der

Hut sein, daß er in Fällen, deren Diagnose nicht völlig gesichert ist, vielversprechende Laboratoriumsuntersuchungen nicht versäumt, bloß weil sie umständlicher und kostspieliger sind. Aus diesem Grunde muß der dermatologische Kliniker auch mit allen in Betracht kommenden Laboratoriumsmethoden und ihrer Leistungsfähigkeit aufs beste vertraut sein.

Schon die *klinische* Untersuchung mit ihrer genauen Betrachtung der Efflorescenz, nebst Betasten, Kratzen und Anstechen derselben, bedeutet eigentlich „mit dem unbewaffneten Auge *pathologische Anatomie* treiben" (DARIER). Dies aber wird zu einer *pathologischen Histologie am Lebenden* erweitert durch die *Probeexcision* (Biopsie), die in keinem medizinischen Spezialfach so leicht anzuwenden ist, und auch so oft angewendet werden *muß*, wie in der Dermatologie. Bei der leichten Zugänglichkeit des Untersuchungsobjektes können hier verschiedene Methoden benutzt werden. Die klassische Methode ist der *Ovalärschnitt* mit Naht; er wird zweckmäßig so ausgeführt, daß er senkrecht zur Grenzlinie der gesunden und kranken Haut verläuft, so daß das herausgeschnittene Stück normales und pathologisches Gewebe gleichzeitig enthält und folglich miteinander vergleichen läßt. Für oberflächliche Hautkrankheiten ist es einfacher, mit der Pinzette eine kleine Hautfalte aufzuheben, mit Chloräthyl zu vereisen und dann mit einer *gebogenen Schere* abzuschneiden. Die wichtigste, speziell dermatologische Methode ist aber die Probeexcision mit der KROMAYERschen *Stanze*, einem kleinen Röhrchen mit geschliffenem Rande, das unter Lokalanästhesie mit den Fingern durch die ganze Cutis hindurch in die kranke Haut hineingedreht wird, wonach man das losgeschnittene säulenförmige Hautstückchen mit einer feinen Pinzette erfaßt und mit einer spitzen Schere am Grunde abschneidet. Ist die unbedeutende Blutung mit Liquor ferri gestillt, dann ist danach keine weitere Wundversorgung nötig, meist nicht einmal ein Heftpflaster; die Stelle wird einfach mit etwas hautfarbenem antiseptischem Puder bedeckt. Das Stanzen hat, von seiner Einfachheit abgesehen, den großen Vorteil, daß man dabei die Ablehnung einer Probeexcision von seiten des Patienten nicht mehr zu fürchten braucht, weil der Kranke nicht den Eindruck einer „Operation" bekommt und man ihm mit gutem Gewissen sagen kann, daß man nur etwas Haut mit einer Nadel wegnehmen wolle. Das „kromayern" ist deshalb für die dermatologische Biopsie im allgemeinen die Methode der Wahl.

Natürlich gibt es Fälle genug, in denen auch die *histologische Untersuchung* uns nicht weiterbringt, weil sie uns nur bestätigen kann, was schon die klinische Betrachtung über die pathologische Grundlage der betreffenden Efflorescenz vermuten ließ. In anderen Fällen aber kann sie eine schwierige Differentialdiagnose entscheiden oder bei unklaren Krankheitsbildern uns sogar Überraschungen bescheren. Ihre Domäne jedoch ist das große Gebiet der Tumoren; die meisten Geschwülste sind ohne Probeexcision überhaupt nicht mit voller Sicherheit zu diagnostizieren.

Nächst den histologischen sind die *bakteriologischen* Untersuchungsmethoden für die dermatologische Diagnostik bedeutungsvoll. Unter ihnen steht die Untersuchung auf pathogene Pilze an erster Stelle. Am einfachsten und am gebräuchlichsten ist es, die zur Untersuchung abgekratzten Schuppen oder herausgezupften Haare unter Erwärmen in Kalilauge aufzuhellen und mit einem Trockensystem anzusehen. Dabei sind aber für den weniger Geübten leicht Verwechslungen mit Zellgrenzen möglich; außerdem kann man Pilze übersehen, die unter der Einwirkung der Kalilauge erst nach Stunden sichtbar werden. Es ist deshalb manchmal empfehlenswert, auch für Pilzuntersuchungen *gefärbte* Präparate anzufertigen, so wie sie für das Erythrasma, wegen der Kleinheit seiner Pilzelemente, doch immer nötig sind.

Untersuchungen auf *Kokken* und *Bakterien*, die natürlich nach den bekannten Methoden der allgemeinen Bakteriologie erfolgen, sind besonders bei den Geschlechtskrankheiten, bei der Lepra und bei chronischen Ulcerationen notwendig.

Öfters, zumal bei Dermatomykosen und Gonorrhoe, ist auch das *Kulturverfahren* heranzuziehen.

Die *Tierimpfung* kommt diagnostisch vor allem für Tuberkulose und Rotz (Meerschweinchen), Sporotrichose (Ratte) und Anthrax (Maus) in Betracht.

Die *Serologie* wird eigentlich allein zur Syphilisdiagnose herangezogen.

Dagegen spielen die *immunbiologischen* Methoden nicht nur bei älterer Syphilis (Luetin), sondern auch bei Hauttuberkulosen (als PIRQUETsche Reaktion) und Dermatomykosen (Trichophytin) diagnostisch eine Rolle. Bei Urticaria und manchen Ekzemen werden *Cutan*reaktionen gemacht, wenn man nach der speziellen Ursache in dem betreffenden Falle suchen will; der Wert ihrer Resultate bleibt aber häufig zweifelhaft. Wichtiger ist die JADASSOHNsche *Läppchenprobe*, um bei Ekzemen und Toxidermien spezielle Überempfindlichkeiten gegen Stoffe aufzufinden, mit denen der Patient beruflich, durch ärztliche Behandlung oder sonstwie in Berührung gekommen ist. Die Probe geschieht so, daß ein linsengroßes Läppchen mit dem verdächtigen Stoff beschickt und mit Heftpflaster auf die Haut geklebt wird. Nach 24 Std wird das Läppchen entfernt, und weitere 24 Std später wird kontrolliert, ob Hautreizung eingetreten ist. Die Methode ermöglicht es, bei exogenen Dermatitiden deren spezielle ätiologische Form zu diagnostizieren, z. B. Primeldermatitis von Dahliendermatitis, Quecksilberreizung von Teerreizung zu unterscheiden. Allerdings kann sie, zumal bei Berufsekzemen, auch in die Irre leiten. In deutlich positiven Fällen spart man mit ihr viel Zeit; in zweifelhaften aber ist es sicherer und solider, unter dermatologischer Kontrolle den Versuch durch eine wiederholte Einschaltung in den Beruf zu machen.

Bei Blasenausschlägen wird übrigens die Läppchenprobe auch noch in einem speziellen Sinne zur Diagnose benutzt, nämlich zur Prüfung einer Jodüberempfindlichkeit, die beim gutartigen multiformen Pemphigus (DÜHRINGscher Krankheit) häufig, beim malignen vulgären Pemphigus selten ist.

Schließlich muß bei manchen Hautkrankheiten natürlich auch *Harn*, *Blut* oder *Liquor* untersucht werden. Der *Urinbefund* (auf Porphyrin) ist zur Diagnose der Hydroa aestivalis wichtig, der *Blutbefund* besonders zur Diagnose von Hauterscheinungen bei Leukämie, Polyglobulie, Anämie (Koilonychie) und bei Pruritus, der *Liquorbefund* bei der Syphilis.

Ausnahmsweise kann es nötig werden, den *Chemismus der Haut* (auf Blutzucker, Cholesterin, Kalk) zu untersuchen, was mittels Stanzen und Anwendung chemisch-analytischer Mikromethoden geschieht.

Gelegentlich müssen natürlich auch die *Augen* untersucht werden (bei RECKLINGHAUSENscher Krankheit, bei BOECKschem Lupoid), regelmäßig die *Nase* beim Gesichtslupus und bei hämorrhagischen Teleangiektasien.

Die *Röntgenuntersuchung* muß herangezogen werden, um Beteiligung der Knochen festzustellen oder auszuschließen, besonders bei lupöser Tuberkulose, bei BOECKschem Lupoid, bei RECKLINGHAUSENscher Krankheit. Stets aber ist es die verantwortungsvolle Aufgabe des Arztes, an alle Untersuchungen, die zur Aufklärung einer Diagnose dienen können, rechtzeitig zu denken und mit Sorgfalt unter verschiedenen in Frage kommenden Methoden die richtige Auswahl zu treffen, damit keine notwendige Untersuchung unterlassen oder zu spät durchgeführt, der Kranke aber auch mit keiner überflüssigen gequält oder finanziell belastet wird.

Allgemeine Therapie.

Die Dermatologie bedient sich im Prinzip natürlich derselben Heilmethoden, die in den anderen medizinischen Fächern, besonders in der internen Medizin und in der Chirurgie im Gebrauch sind. Daneben aber hat sie *eine* Methode, die *äußere Anwendung von Heilmitteln durch Applikation auf die Haut*, zu einer speziellen Entwicklung gebracht. Die allgemeine Therapie der Hautkrankheiten wird sich deshalb mit *dieser* Methode, als der eigentlich dermatologischen, am ausführlichsten zu beschäftigen haben.

Manche Dermatologen sind freilich zu stolz, um sich gehörig mit der äußeren Therapie zu befassen. Man kann zuweilen sogar hören, daß die Salbenbehandlung nur eine ,,Verlegenheitsmethode“ sei. Das ist sicher ein ganz verkehrter Gesichtspunkt. Wenn man eine Hautkrankheit ebenso leicht durch innere Behandlung wie durch Salben heilen kann, wird kein vernünftiger Arzt zum Salbentopf greifen; denn Tablettenschlucken oder Einspritzungen sind eine viel einfachere, bequemere und sauberere Methode als Salbenschmieren und stellen an Geduld und Hingabe des Patienten viel geringere Anforderungen. Solange aber eine Anzahl der häufigsten und wichtigsten Hautkrankheiten auf äußere Behandlung viel besser als auf innere reagiert, bzw. zuverlässig *allein* durch äußere Behandlung geheilt werden kann, muß der Dermatologe froh sein, diese Behandlungsmethode zu haben, muß sich ihr mit ganzem Eifer widmen und muß sich alle Mühe geben, einer Unterschätzung der Salbenbehandlung von seiten des Patienten, bzw. einer bei diesem auftretenden ,,Salbenmüdigkeit“ energisch entgegenzuwirken.

Die chemotherapeutischen Mittel, die auf die Haut appliziert werden sollen, können gewöhnlich nicht rein verwendet, sondern müssen mit chemisch indifferenten Stoffen gemengt werden, um sie in ihrer Konzentration abstufen zu können und um sie besser haftbar bzw. angenehmer im Gebrauch zu machen. Die *chemotherapeutisch* wirksamen Mittel müssen also *Applikations*mitteln beigegeben werden. Die Applikationsmittel haben aber oft schon ihrerseits eine therapeutische Wirkung, die dann freilich im wesentlichen physikalisch-mechanischer Natur ist. Wir müssen deshalb die chemisch indifferenten *Applikationsmittel* (Grundstoffe) von den chemisch wirksamen *Zusatzmitteln* (Wirkstoffen) unterscheiden. Ich werde infolgedessen zuerst die gebräuchlichen *Applikationsmittel*, danach die *Zusatzmittel* beschreiben und schließlich die *methodische Anwendung* dieser Mittel auseinandersetzen.

Die Applikationsmittel (Grundstoffe).

Über die Applikationsmittel kann man sich dadurch einen Überblick verschaffen, daß man sie zurückführt auf drei Grundbestandteile: Flüssigkeit — Puder — Fett. Die meisten Applikationsmittel bestehen nämlich aus diesen Grundbestandteilen bzw. aus Mischungen von ihnen. Die Namen, die man diesen Mischungen gegeben hat, sind aus dem folgenden Diagramm zu ersehen:

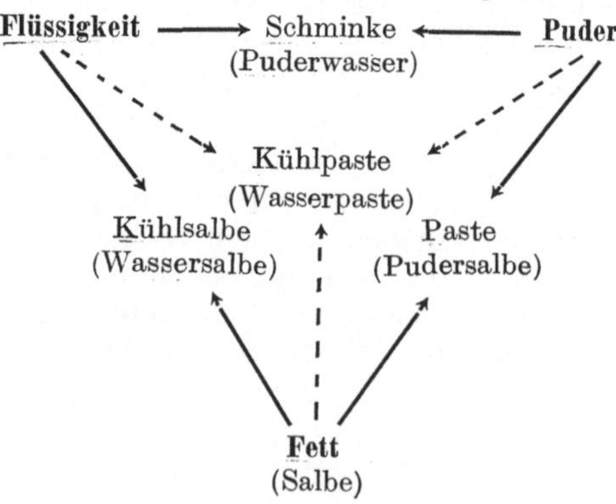

Flüssigkeit.

Unter den therapeutisch verwendeten Flüssigkeiten nimmt das *Wasser* den ersten Platz ein. Es kann verwendet werden als Waschung, Bad oder Umschlag.

Trotzdem Waschung bzw. Betupfen mit Wasser gelegentlich Verwendung findet (z. B. bei intertriginösen Ekzemen), spielt doch das *Waschen* bei der Behandlung von Hautkrankheiten im wesentlichen nur eine *negative* Rolle. Ist es doch immer wieder die Aufgabe des Hautarztes, vor unnötigem Waschen und Säubern der erkrankten Hautstellen zu warnen, weil dadurch viele Hautkrankheiten, besonders Ekzeme, verschlimmert werden, weil die häufige Entfernung der applizierten Medikamente die Wirkung der Behandlung abschwächt und weil die Manipulationen des Patienten an seiner Krankheit die ärtzliche Beobachtung erschweren und in die Irre leiten können. Das Risiko, das in dem Waschen der erkrankten Haut liegt, wird aber noch vergrößert durch den Umstand, daß dabei gewohnheitsmäßig Seifen verwendet werden. Seifen sind Verbindungen von Fettsäuren mit Alkalien. Alkalien aber lassen die Hornschicht quellen und schädigen dadurch die Epidermis bis zur Keratolyse und Ätzung. Es genügt deshalb auch nicht, wenn man zur Schonung der Haut *überfettete* Seife nehmen läßt, weil *jede* Seife noch reichlich Alkali enthält. Waschen ist darum in der Dermatologie im allgemeinen mit Recht verpönt.

Auch bei der *Prophylaxe* der Hautkrankheiten spielen Sauberkeit, Hautpflege und die ganze sog. Hygiene durchaus nicht die Rolle, die sich der Laie davon erwartet, sondern eher eine umgekehrte. Nicht einmal das „intertriginöse" Ekzem unter den Achseln und in den Leisten, von dem man sich vorstellt, daß es durch den Reiz der dort angesammelten Sekrete entstünde, kann durch Waschen verhindert werden. Ich habe im Gegenteil den Eindruck, daß Sauberkeit selbst hier eher ungünstig wirkt; besser wirken Puder und Pasten, die das gefürchtete Sekret *nicht* entfernen. Es ist mir übrigens auch unbekannt, daß Landstreicher und andere Leute, die sich nie waschen, häufiger an intertriginösen Ekzemen leiden. Von groben Schmutzinfektionen (Läuse, Krätze, Pyodermien) abgesehen, werden durch Sauberkeit und Körperpflege Hautkrankheiten also nicht etwa verhütet, sondern in zahlreichen Fällen gerade verursacht. Vor allem verdanken wir der feineren Kosmetik viele Hautentzündungen (Ekzeme durch Haarfärbemittel, Lippenstifte, Tag- und Nachtcremes; Paronychien durch Maniküre; häßliche Pigmentierungen durch Eau de Cologne). Aber auch Baden und Schwimmen (Bademykosen der Füße, Wiesendermatitis), Rasieren (Bartflechte) und Mundpflege (Odolekzeme) können Hautkrankheiten zur Folge haben. Ebenso ist reichliche Sonnenbestrahlung für die Haut überwiegend schädlich, da sie teils zum Auftreten von Hautleiden führt (Sonnendermatitis mit Melano- und Leukodermien, frühzeitiges Runzligwerden, Keratosis senilis mit Carcinom), teils zur Verschlimmerung vorhandener Krankheitsprozesse (Ekzeme, Lupus erythematodes, Psoriasis). Man kann deshalb mit gutem Grunde sagen, daß alles, was man Körperpflege und Hygiene nennt — Sauberkeit, Licht, Luft, Sonnenbäder und Schönheitspflege — für die Haut eher schädlich als nützlich ist, wird man sich deshalb auch nicht entschließen wollen, darauf zu verzichten.

Es ist infolgedessen gut zu verstehen, daß, ebenso wie Waschungen, auch *Bäder* in der Dermiatrie nur ausnahmsweise angewendet werden. Allerdings werden *Wechselbäder* wegen ihres Einflusses auf die Hautzirkulation bei Frostbeulen empfohlen, *lauwarme Bäder* wegen ihrer beruhigenden Wirkung auf die Nerven bei Pruritus, trotzdem die Erleichterung, die sie verschaffen, nur eine ganz vorübergehende ist; vom Gebrauch *medikamentöser Bäder*, die in der alten Dermatologie eine große Rolle gespielt haben, ist man aber so gut wie völlig abgekommen. Lassen sich bei ihnen die chemischen Zusätze doch nur in so stark verdünnter Form anwenden, daß es, wenn man z. B. eine Schwefelwirkung wünscht, unlogisch erscheint, ein Schwefelbad vorzuschreiben, wo man doch statt dessen eine 33%ige Schwefelsalbe einschmieren kann. Schwefelbäder, Teerbäder usw. lassen sich deshalb höchstens in der Hoffnung verordnen, daß bestimmte Medikamente auf die erwärmte nasse Haut anders einwirken könnten als auf die trockene. Empirisch ist aber davon bisher nichts festgestellt; man hat sich nicht einmal bemüht, es richtig zu untersuchen.

So bleibt das dermatologische Interesse hinsichtlich der Bäder im wesentlichen auf das „HEBRA*sche Wasserbett*" beschränkt, ein Dauerbad, das angewendet wird, wenn große Teile der Körperoberfläche ihrer schützenden Hautdecke beraubt sind (Verbrennungen, Pemphigus, Decubitus, Gangrän). Diese Bäder können dem Kranken das Leben erträglich machen, indem sie gleichzeitig Schmerzen stillen, beruhigen, reinigen und desodorieren; sie haben aber den Nachteil, daß eine umständliche Installation dafür erforderlich ist, und daß sich bei chronischen Hautleiden der Kranke so sehr an sein Wasserbett gewöhnen kann, daß er nie wieder aus ihm herauskommt. Die Wasserbetten haben deshalb, trotzdem in Wien eine ganze Krankenhausabteilung dafür eingerichtet wurde, keine allgemeine Verbreitung gefunden.

Große praktische Bedeutung kommt dagegen in der Dermatologie der Wasseranwendung in Form von *Umschlägen* zu. Hierbei handelt es sich denn aber auch offenbar nicht eigentlich um die Anwendung des Wassers, sondern um eine Methode zur Erzeugung warmer bzw. kühler Temperaturen auf der Haut. Ob man durch Umschläge Wärme- oder Kältewirkung erreicht, hängt ab von der Permeabilität (Luftdurchlässigkeit) des Verbandes. *Impermeable Verbände* (Bedecken mit Billrothbatist oder Gummipapier) werden, auch wenn sie kalt aufgelegt werden, rasch warm; sie bleiben feucht und können darum lange liegen bleiben, eventuell auch die ganze Nacht hindurch. Um ihre Wärmewirkung zu verstärken, kann man auf den Billrothbatist noch eine besondere Wärmequelle auflegen (Thermophor, Leinsamen, Analgit). Das nennt man dann *Dunstverband*.

Impermeable Umschläge werden dann angewendet, wenn Tiefenwirkung erwünscht ist, also bei Entzündungen, die ganz oder vorwiegend subcutan sitzen (Furunkel, Abscesse, tiefe Trichophytie). Bei oberflächlichen Hautentzündungen (Dermatitiden, akuten Ekzemen) sind dagegen *permeable Umschläge* zu empfehlen. Es ist eine merkwürdige Tatsache, daß in dieser Hinsicht die Haut anscheinend ganz anders reagiert wie die übrigen Gewebe. Während es ganz allgemein üblich ist, bei Entzündungen Wärme zuzuführen, um durch aktive Hyperämie die Abwehrkräfte des Körpers am Entzündungsherd anzuregen, erweisen sich derartige Maßnahmen bei Entzündungen der Epidermis gerade als verkehrt. Ekzeme vertragen keine Wärme. Akute nässende Ekzeme sind deshalb die Domäne des permeablen Verbandes, der so durchgeführt wird, daß man feuchte Läppchen von Zimmertemperatur einfach auf die nässenden Hautstellen legt und unter neuem Befeuchten wechselt, bevor sie warm werden oder trocken werden und ankleben (etwa alle 5 bis 10 min). Unter der hierbei entstehenden Verdunstungskühle hört das Nässen rasch auf. Eventuell kann man zeitweise auch noch eine Eisblase darüber legen. Diese permeablen feuchten Verbände sind bei allen akuten nässenden Dermatitiden indiziert, vor allem auch, weil sie praktisch niemals reizen, also ohne Risiko sind. Sobald die Haut trocken geworden ist, geht man zu alleiniger Schminken- oder Pastenbehandlung über. Bei Hautentzündungen, die nicht mehr nässen, sind permeable Verbände zwecklos; das bedeutet also, daß Kälteanwendung auf nichtnässende, subakute Hautentzündungen keinen Einfluß hat.

Natürlich ist es üblich, den feuchten Verbänden *chemisch wirksame Zusätze* beizufügen. Bei impermeablen Verbänden benutzt man besonders Sol. alumin. acet. oder Alkohol oder Kamillentee. Bei permeablen Verbänden ist 2% Borsäurelösung am meisten gebräuchlich. Der Grund hierfür ist mir unbekannt. Borsäure ist ein unbedeutendes Desinficiens — was hier sowieso nicht in Frage kommt — und ein ebenso unbedeutendes Adstringens. Es erscheint deshalb auch das natürlichste, die permeablen Verbände einfach mit Wasser zu machen. Will man sicher sein, ganz indifferent zu behandeln, nimmt man physiologische Kochsalzlösung. Ob hypotonische Lösungen (Aqua destillata) oder hypertonische Lösungen (z. B. 2% Kochsalz) anders wirken als physiologische Kochsalzlösung, ist unbekannt. Bei meinen eigenen Untersuchungen habe ich bisher keinen Unterschied gefunden. Will man — bei hartnäckigen Fällen — nicht nur kühlend, sondern auch adstringierend wirken, so kann man dem Verbandwasser $^1/_4$—1% Sol. alumin. acet. oder 1% Resorcin oder Kalium permanganicum oder 2% Acid. tannic. beifügen oder man kann außer den Umschlägen die nässenden Stellen auch noch mit 2% Sol. argent. nitr. betupfen. Auf diese Weise läßt sich die Überhäutung in manchen Fällen befördern. Am vorsichtigsten ist es natürlich, völlig indifferent zu beginnen und erst zu chemisch wirkenden Mitteln überzugehen, wenn die Heilung nicht rasch genug fortschreitet.

Die Indikation für die permeablen Umschläge bieten alle akuten entzündlichen Prozesse mit Epidermisverlust und starker Exsudation, vorausgesetzt daß keine Pyokokkeninfektion mit starker Krustenbildung vorliegt, in welchem Falle desinfizierende Salbenverbände nötig sind. Im allgemeinen ist es zweckmäßig, die permeablen Verbände nicht ununterbrochen anzuwenden, auch schon im Hinblick auf die dadurch bedingte Berufsstörung. Man verordnet sie deshalb z. B. 3mal 2 Std täglich und läßt in der Zwischenzeit die Haut mit Schminke oder Zinköl abdecken. Kühlsalben, die manchmal ebenfalls günstig wirken, besitzen das Risiko der Salbenreizung.

Von Flüssigkeiten wird bei der Behandlung der Hautkrankheiten außer Wasser vor allem verdünnter *Alkohol* gebraucht, hauptsächlich als Betupfung und Abwischung. Er reinigt die Haut bequemer und schonender als Wasser von Sekreten und reizenden Stoffen, trocknet sie und wirkt durch die Verdunstungskühle gefäßverengend und damit entzündungswidrig und juckstillend; trocknet er die Haut zu sehr aus, fügt man ihm 5% Glycerin bei. Als Reinigungsmittel ist allerdings *Benzin* vorzuziehen (eventuell mit Zusatz von 30% Öl), weil es vorhandene Salbenreste noch leichter wegnimmt und daher weniger zum Reiben und somit zu mechanischer Reizung veranlaßt.

Das *Indikationsgebiet* solcher Alkoholabtupfungen sind die ersten Stadien der Ekzeme, vorausgesetzt, daß kein Nässen vorhanden ist. Denn auf erodierter Haut ist der Alkohol schmerzhaft; auch sind Scrotum und Augenlider bei manchen Menschen empfindlich gegen Alkohol.

Der Hauptmangel der Alkoholabtupfung liegt in ihrer oberflächlichen, rasch vorübergehenden Wirkung. Viel häufiger wird deshalb der Alkohol nicht als solcher benutzt, sondern als *Lösungsmittel für Medikamente*, besonders für Antieczematosa (Resorcin, Teer), Antipruriginosa (Menthol, Carbol) und Reizmittel (Sublimat, Jod). Zumal im behaarten Gebiet, wo Salben- und Puderbehandlung höchst hinderlich ist, werden deshalb chemische Heilmittel so viel wie möglich in der Form von *Haarspiritus* und *Tinktur* angewendet. Allerdings hat Haarspiritus öfters den Nachteil, daß das Haar dadurch trocken und spröde wird. Man fügt dann dem Haarspiritus $^1/_2$—2% Ricinusöl bei; Glycerin ist nicht zweckmäßig, weil es das Haar klebrig macht.

Natürlich werden außer dem Alkohol auch noch *andere Flüssigkeiten* als Lösungsmittel für Medikamente benutzt, besonders Äther, Chloroform, Aceton und Benzol. In ihnen werden vor allem Teere und Chrysarobin gelöst bzw. suspendiert.

Puder.

Die *Puder* bilden auf der Haut eine sehr lose und dünne Schicht. Da die Tiefenwirkung der Medikamente wesentlich von ihrer Luftundurchlässigkeit abhängt, haben Puder also nur eine sehr oberflächliche Wirkung. Bei geringer Exsudation wirken sie trocknend, da die Feuchtigkeit, die durch Capillarattraktion von den einzelnen Puderkörnchen aufgenommen wird, von der hierdurch vergrößerten Oberfläche leichter verdunsten kann. Durch die leichtere Verdunstung entsteht Verdunstungskühle, die — wie der permeable Umschlag — anämisierend und dadurch entzündungswidrig und (von Ausnahmen abgesehen) juckstillend wirkt. Außerdem vermindern die Puder die Reibung einander anliegender Hautflächen und bewirken dadurch auch einen *mechanischen* Schutz.

Da man von den Pudern hauptsächlich diese *physikalischen* Wirkungen verlangt, ist ihre Zusammensetzung meist *indifferent*. Am häufigsten gebraucht der Dermatologe eine Mischung von Zinkoxyd und Talk:

Zinc. oxyd.
Talc. venet. āā ad 100.

Früher wurde an Stelle von Talk auch Stärke benutzt (Amyl. tritici oder Amyl. oryzae), die feinere Körnchen hat; man ist aber davon abgekommen, weil organische Puder sich zersetzen können, was, wie man meint, öfters zu Reizungen führt, zumal an intertriginösen Stellen.

Theoretisch besonders empfehlenswert sind die *Gleitpuder* (z. B. Lycopodium), bei denen die einzelnen Körnchen mit Vorsprüngen bedeckt und mit Fett imprägniert sind, so daß sie auseinanderrollen. Sie sollen daher, zumal in Form von Kühlpaste, eine besonders große Kühlwirkung haben, da das locker eingelagerte Wasser besonders leicht verdunsten kann. Sie haben sich aber in der Praxis wenig eingeführt.

In bestimmten Fällen werden den Pudern chemisch wirkende *Zusatzmittel* beigefügt:

Stärker *austrocknende und adstringierende:* Terra silicea; Bismut. subgall. = Dermatol; Acid. tannic. mit Zinc. oxyd. āā (bei Balanitis).

Ätzende: Resorcin. pur.; Alumen pulv., Summitates Sabinae āā (bei spitzen Condylomen).

Antiseptische: Sulf. praec., Xeroform, Sterosan, Jodoform, Sulfonamide, Penicillin.

Juckstillende: Menthol.

Antihidrotische (idros = Schweiß): Acid. tannic., Formalin.

Um die Anwendung der Puder angenehmer zu machen, versieht man sie mit parfümierenden (Pulv. radic. irid. Florentin. = Wurzel von Schwertlilien, fälschlich Veilchenwurzel genannt) und hautfarbenen Zusätzen (rot: Zinnober, Eosin, Bolus rubra; braun: Bismarckbraun, Ichthyol), z. B. zur Tagesbehandlung der Acne. In ausgedehntem Maße werden solche Puder natürlich von der kosmetischen Industrie angeboten. In der Dermiatrie spielen sie kaum eine Rolle.

Indikationen für Puderbehandlung bilden Brennen und Jucken, mechanische Reizungen (intertriginöse Ekzeme, „Wolf" = Aufreiben) und oberflächliche Entzündungen mit geringer Exsudation. Außerdem werden sie manchmal als Deckmittel benützt, z. B. zum Bestreuen von schmutzenden Salben oder Teer, damit diese besser auf der Haut haften bleiben. Gelegentlich können sie auch zur

Reinigung verwendet werden: Amylum auf Wattebauschen zur Abtupfung von flüssigem Sekret oder von Olivenöl, das zur Reinigung benutzt wurde.

Eine wichtige *Kontraindikation* für die Puderbehandlung bilden alle stärkeren Exsudationen, zumal eitrige, weil dadurch Exsudat und Eiter mit dem Puder verbacken und nach Eintrocknen harte Massen und grobe Körner bilden, die mechanisch reizen und unter denen infektiöse Prozesse leichter fortwuchern können. Besonders gilt das natürlich für behaarte Gebiete. Nutzlos ist Puderbehandlung bei allen tiefer gehenden und chronischen Prozessen, abgesehen natürlich von Pudern mit sehr starken chemotherapeutischen Wirkstoffen.

Die *Applikation* des Puders erfolgt mit Tupfer, Wattebausch oder Wattestäbchen. Da davon auf trockener Haut fast nichts haften bleibt, betupft man gegebenenfalls vorher mit glycerinhaltigem Alkohol, wodurch die Haut leicht klebrig wird. Will man Puder in größeren Mengen applizieren, benutzt man die Streubüchse. Bei sehr reichlicher Einstreuung spricht man von „Puderhemd" bzw. „Puderbett".

Schüttelsalbe

(Puderwasser, Schminke, Schüttelmixtur, Trockenpinselung).

Der große Mangel der Behandlung mit Puder liegt darin, daß auf der Haut so wenig davon haften bleibt. Deshalb kam man auf die Idee, den Puder durch Suspendierung in einer Mischung von Glycerin und Wasser zu binden, so daß er, auf die Haut geschmiert, eine zusammenhängende Deckschicht formt. In diesen Suspensionen sinkt der Puder rasch zu Boden, so daß sie vor Gebrauch umgeschüttelt werden müssen; daher die Bezeichnung Schüttelmixtur. Nach dem Aufschmieren trocknen sie rasch ein; daher der Name Trockenpinselung. Den Patienten gegenüber ist es am besten, von „Schüttelsalbe" zu sprechen, weil dieses Wort am anschaulichsten ist und dem Kranken am meisten *sagt*. Daß es eigentlich keine „Salbe" ist, scheint mir für die Praxis kein Einwand.

Das ursprüngliche Rezept der Schminke enthält *zur Hälfte Puder und zur Hälfte Flüssigkeit*, nämlich Zink, Talk, Glycerin und Wasser zu gleichen Teilen:

Zinc. oxyd.
Talc. ven.
Glycerin pur.
Aq. āā ad 100.

Bei dieser Vorschrift ist aber die Schminke ziemlich dick und trocknet in der Flasche rasch ein; man nimmt darum besser nur 40% Puder. Auch wird die Schminke mit 25% Glycerin anscheinend etwas klebrig; 10—15% genügen. Und wenn man die Hälfte des Wassers durch Alkohol ersetzt, wird die Masse auf der Haut vermutlich schneller trocken. Wir benützen deshalb als Standardrezept die folgende bekannte Formel:

Zinc. oxyd.
Talc. āā 20
Glycerin 15
Spir. dil., Aq. āā ad 100.

Chemisch wirkende *Zusätze* können, sofern sie wasserlöslich sind, in geringer Menge meist ohne weiteres zugefügt werden (z. B. 2 Ichthyol[1], 2 Tumenol, 2 Resorcin). Werden größere Mengen flüssiger Medikamente beigegeben, dann subtrahieren sie sich bei der obigen Vorschrift von selber von dem Spiritus und dem Wasser:

Ammon. sulfoichthyolic. 20
Zinc. oxyd.
Talc. āā 20
Glycerin 15
Spir. dil., Aq. āā ad 100.

[1] Mit Zahlen, die vor dem Medikament stehen, sind hier stets *Prozent*zahlen gemeint.

Sind sie jedoch puderförmig, dann müssen sie von dem Zink-Talk abgezogen werden, z. B.:

Sulfur. praec. 20
Zinc. oxyd.
Talc. āā 10 (!)
Glycerin 15
Spir. dil., Aq. āā ad 100.

Das gilt im allgemeinen. Im speziellen sind aber dabei noch viele Einzelheiten zu beachten, die hier nur angedeutet werden können. Vor allem verändern viele Medikamente, auch schon in geringer Menge, die Konsistenz der Schminke. 2 Resorcin und 2 Ichthyol z. B. machen sie dünner, weshalb man eventuell den Puderbestandteil vermehren muß. 2 Salicyl macht sie härter, so daß dabei der Flüssigkeitsbestandteil 50% betragen soll. Bei Kombination von 2 Salicyl und 2 Resorcin bleibt jedoch die Konsistenz normal. Bei 2 Tumenolzusatz wirkt die Schminke noch stärker austrocknend als gewöhnlich; mit 20 Tumenol wird sie überhaupt hart und unbrauchbar. Eine besondere Schwierigkeit ist, daß sich Öle und Teere (außer Liq. carbon. deterg.) in höherem Prozentsatz gar nicht mit Schminke mischen lassen, ohne daß man einen Emulgator beifügt, z. B. Tinct. Quillajae oder Tragacanth. Darum ist es gerade bei Schminken empfehlenswert, daß der Arzt sich an einige bestimmte Vorschriften gewöhnt und mit diesen auszukommen sucht, statt immer wieder neue Zusammenstellungen zu probieren, mit denen er noch keine eigenen Erfahrungen gemacht hat. Hält er sich daran nicht, dann wird er von Apothekern und Patienten häufig Beschwerden zu hören bekommen.

Die Schminkenbehandlung ist nichts anderes als eine modifizierte bzw. verbesserte Puderbehandlung. Schminke hat im Grunde dieselbe Wirkung wie Puder, nur intensiver, da bei ihr der Puder in dickerer Schicht liegen bleibt. Daraus ergeben sich die *Indikationen* der Schminkenbehandlung. Da bei der locker aufliegenden Puderschicht die Tiefenwirkung eine geringe ist, kommt Schminke natürlich nur für *oberflächliche* Dermatosen in Frage, besonders für *leicht nässende* Affektionen, aus den schon bei der Puderbehandlung besprochenen Gründen. In hervorragendem Maße geeignet ist die Schminke für die Behandlung großer Körperflächen, da sie den Verband erspart und da sie nicht klebt wie die Salben; einen Nachteil bildet dann freilich, daß sie staubt, was besonders bei dunklen Kleidern lästig wird. Ihre große Bedeutung jedoch hat die Schminkenbehandlung dadurch bekommen, daß sie bei reizbaren Dermatosen, die sehr häufig auch salbenempfindlich sind (besonders akute Ekzeme), fast ohne Risiko angewendet werden kann. Die Schminke bildet daher geradezu die typische Anfangsbehandlung des modernen Dermatologen bei den akuten und subakuten Ekzemen. Sie ist unentbehrlich bei den zahlreichen Fällen von anfänglicher Fettempfindlichkeit.

Ihre *Kontraindikation* bildet vor allem stärkeres Nässen, weil dabei das Sekret mit dem Puder noch leichter wie bei gewöhnlicher Puderbehandlung verbackt und zu mörtelartigen Massen und Steinchen eintrocknet, die mechanisch reizen und unter denen Eiterinfektionen fortwuchern und Geschwüre entstehen; allerdings wird diese Gefahr weniger groß, wenn man zwischendurch feuchte Umschläge machen läßt. Nicht selten wird durch die Schminke auch die Haut zu sehr ausgetrocknet, so daß sie spröde wird und aufspringt, besonders an Stellen mit dicker Hornschicht (Palmae); man muß dann den Glycerinzusatz erhöhen oder zu Pasten übergehen. Unmöglich ist die Schminkenbehandlung natürlich an behaarten Stellen, da die Haare durch das Glycerin-Puder-Gemenge verfilzen; am behaarten Scrotum kann sie sehr schmerzhaft sein, weil ihre zähe Masse bei den unwillkürlichen Bewegungen der scrotalen Hautmuskulatur an den festgeklebten Haaren zerrt. Nutzlos ist sie bei allen tiefer gehenden Prozessen, falls sie nicht starke chemisch wirkende Zusätze enthält.

Die *Applikation* der Schminke erfolgt mit den Fingern, nachdem man sie bei engem Flaschenhals mit einem Wattestäbchen aus der Flasche herausgeholt und auf die Haut gebracht hat. Nur mit dem Finger kann sie gleichmäßig in dünner Schicht aufgetragen werden. Sehr wichtig ist bei irritablen Dermatosen, daß nicht gesäubert, sondern immer wieder über die alten Reste hingeschmiert wird, damit die Schminke möglichst lange liegen bleibt. Muß man sie entfernen, so geschieht das am einfachsten mit heißem Wasser; besser geht es mit Benzin oder Ölbenzin (30 Ol. oliv.-Benzin). Dabei wird der befeuchtete Tupfer ohne stärkeres Reiben in Kreisen über die Haut bewegt. Spiritus ist ungeeignet und verleitet zu starkem Reiben. Im allgemeinen ist aber eine gründliche Entfernung der Schminke überhaupt schwierig; Zinköl (s. unten) läßt sich besser wegnehmen. Ist die Schminke durch Eintrocknen zu dick geworden, kann man sie durch Zufügen von warmem Wasser wieder brauchbar machen; man muß das Wasser aber löffelweise zugeben, um nicht plötzlich eine zu dünne Mixtur zu bekommen.

Pasten
(Pudersalben).

Wie die Schminke zur Hälfte aus Puder und zur Hälfte aus Flüssigkeit besteht, so die Paste *zur Hälfte aus Puder und zur Hälfte aus Fett*. Die Grundformel für die Zinkpaste ist deshalb:

Zinc. oxyd.
Talc. venet. āā 25
Vaselin. ad 100.

Statt des Talkes wurde früher Amylum genommen, doch ist das wegen der Zersetzlichkeit der organischen Puder bei Dermatologen nicht mehr gebräuchlich. Nichtdermatologen verwenden dagegen noch häufig die altberühmte, stärkehaltige LASSARsche Zinpkaste, die außerdem noch 2 Salicylsäure enthält, ohne daß man genau weiß, warum.

Zinkpaste nach obiger Formel ist recht trocken, läßt sich deshalb auf empfindlicher Haut schwer einreiben und bildet leicht „Röllchen" aus Fett und Puder, die im Bett herumliegen und beim Herausfallen den Boden beschmutzen. Man verschreibt darum die Zinkpaste oft als *weiche Zinkpaste*, Pasta zinci mollis indem man den Puderbestandteil auf 40% vermindert:

Zinc. oxyd.
Talc. āā 20
Vaselin. ad 100.

Die weiche Paste wirkt weniger austrocknend, hält die Haut geschmeidiger und hat etwas mehr Tiefenwirkung. Andererseits hat sie natürlich den Nachteil, daß sie bei Fettempfindlichkeit leichter reizt. Braucht man hierauf keine Rücksicht zu nehmen, so kann man den Puderbestandteil noch weiter vermindern, z. B. den Talk ganz weglassen. So kommt man zur *Zinksalbe*, dem sog. Unguentum Wilsoni, mit der folgenden Formel:

Zinc. oxyd. 20
Vaselin. ad 100.

Axungia an Stelle von Vaselin macht die Paste ceterus paribus härter; man muß dann also den Puderbestandteil verhältnisweise noch weiter vermindern.

Will man chemisch wirksame *Medikamente* beifügen, so gelten für die Pasten dieselben Regeln wie für die Schminken. Bei Mengen von nur wenigen Prozenten braucht man auf die Zusammensetzung keine Rücksicht zu nehmen. Bei größeren

Mengen ziehen sich flüssige Medikamente (z. B. Teere) bei der üblichen Schreibweise automatisch von dem Fett ab. Handelt es sich jedoch um puderförmige Zusätze, dann muß man den indifferenten Puder entsprechend vermindern, z. B.:

Sulf. praec. 20
Zinc. oxyd.
Talc. ää 15
Vaselin. ad 100.

An Stelle von festen Fetten (Vaselin, Axungia) kann man für die Pastenbereitung auch flüssige Fette, nämlich *Öl* verwenden. Dadurch erhält man eine Ölpaste, das *Zinköl*, das zur Hälfte aus Zink, zur Hälfte aus Öl besteht:

Zinc. oxyd.
Ol. sesami ää ad 100.

Das Zinköl hat natürlich eine weichere Konsistenz als die eigentliche Zinkpaste, läßt sich deshalb auch auf empfindlicher Haut besser einreiben und bildet weniger „Röllchen". Andererseits macht das Öl die Haut nicht geschmeidig, führt sogar bei längerem Gebrauch nicht selten zu lästiger Austrocknung. Die praktische Bedeutung des Zinköls liegt aber darin, daß akute Dermatitiden, bei denen Vaselin, Lanolin, Axungia usw. oft reizen, das Öl gewöhnlich sehr gut vertragen. Das Zinköl tritt deshalb bei allen irritablen Dermatosen gleichberechtigt neben die Schminke, und meist zeigt erst die Untersuchung, welches von diesen beiden Applikationsmitteln in dem betreffenden Falle den Vorzug verdient.

Unter der Bezeichnung Pasta zinci oleosa wird das Zinköl von den Apotheken mit 60 Zink geliefert, anstatt mit 50 Zink. Dann ist es natürlich etwas fester. Seine Konsistenz hängt aber nicht nur von der Menge des beigegebenen Puders ab, sondern auch von dem verwendeten Öl und außerdem von der Zubereitung, besonders von der Dauer des Verreibens; sie ist deshalb ziemlich wechselnd. Vor allem aber hängt sie natürlich auch von den beigefügten *Zusatzmitteln* ab. Sulfur macht lange nicht so konsistent wie Zink; bei Zufügung größerer Sulfurmengen darf deshalb nur ein Teil des Sulfurs vom Zink abgezogen werden, z. B.:

Sulfur. praec.
Zinc. oxyd. ää 30
Oil. sesam ad 100.

Es kommt auch vor, daß der Einfluß eines Medikamentes auf die Konsistenz unberechenbar ist. Aus diesem Grunde empfiehlt es sich nicht, Bor-Zinköl zu verschreiben, weil dieses bald hart und bald flüssig ausfällt, ohne daß man den Grund dafür genau kennt.

Die Wirkung der Pasten entspricht ihrer Zusammensetzung. Hieraus ergeben sich denn auch ihre *Indikationen*. Trotzdem die Pasten die Haut noch einigermaßen geschmeidig halten, wirken sie doch auch austrocknend; sie können infolgedessen auch bei mäßigem Nässen benutzt werden, besonders die *harten* Pasten. Durch den Puderzusatz haften sie besser auf der Haut als die von den Kleidern leicht aufgesaugten fetten Salben und bilden daher eine bessere mechanische Schutzdecke. Da diese Deckschicht aber nicht impermeabel ist, haben sie keine so starke Tiefenwirkung wie die Salben. Der Vorteil dieser geringeren Wirkung ist, daß sie seltener reizen, wenngleich natürlich immer noch häufiger als die Schminken.

Demgemäß finden sie ihre Anwendung hauptsächlich bei oberflächlichen Hautentzündungen, also bei akuten Ekzemen, einschließlich leicht nässender (falls diese nicht besonders reizbar erscheinen), und außerdem bei chronischen Ekzemen. Bei infiltrativen Prozessen kommen sie nur in der Form des Pasten*verbandes* in Frage, weil dieser praktisch so gut wie impermeabel ist. Außerdem lassen sich tiefer gehende Wirkungen natürlich durch starke chemische Zusatzmittel erzielen, z. B. Chrysarobin (bei der Psoriasisbehandlung) oder 20—40 Resorcin zur Erzielung einer Schälwirkung (bei Acne).

Die *Kontraindikationen* sind im wesentlichen die gleichen wie bei den Schminken: auf stark nässenden Hautflächen und an behaarten Stellen darf man Pasten nicht anwenden. Geradezu gefährlich ist es, indifferente Pasten zur Behandlung bzw. Nachbehandlung banaler Eiterungen (Impetigo, Furunkulose) zu benützen, da die Eiterkokken unter der Pastendecke fortwuchern und dann durch das regelmäßige Einschmieren weiter verbreitet werden, was unaufhörliche Rezidive durch Autoinoculation zur Folge hat. In diesen Fällen muß man desinfizierende Mittel hinzufügen (Sulfur, Cibazol) oder desinfizierende Salben gebrauchen.

Die *Applikation* der Pasten erfolgt meist durch einfaches Einreiben mit den Fingern. Eventuell gibt man darüber noch Streupuder, um die Kleidung vor dem Beschmutzen durch die Paste und den Pastenbelag vor dem Aufgesaugtwerden durch die Kleidung zu schützen. Pasten, die stark verfärbende Zusatzmittel enthalten (Chrysarobin), trägt man mit einer Zahnbürste auf. Wünscht man eine gewisse Tiefenwirkung, dann macht man Pastenverbände, d. h. man streicht die Paste löffelstieldick auf ein festes Läppchen (Barchent, Leinwand, Baumwolle; *keinen* Verbandmull), bedeckt damit die kranke Hautstelle, legt, um Verschiebung zu verhindern, eine dünne Lage Watte darüber und fixiert das Ganze mit einer Binde. Natürlich ist bei bloßem Einschmieren die Tiefenwirkung um so stärker, je weicher die Paste ist.

Wie bei den Schminken ist es falsch, die Pastenreste vor jeder neuen Behandlung zu entfernen. Die Säuberung kann reizen und sie schwächt die Wirkung der Behandlung ab. Auch beim Wechsel von Pastenverbänden werden deshalb nur die groben Partikel entfernt, die sich leicht wegnehmen lassen. Niemals darf man Wasser und Seife zur Entfernung von Paste verwenden, zumal man dabei auch stark reiben müßte. Das schonendste Verfahren ist das Abtupfen der Paste mit Ölbenzin, eventuell auch vorsichtiges Wegwischen mit Olivenöl, letzteres besonders bei Ölpaste.

Salben.

Als eigentliche *Salben* bezeichnet man Fette oder fettähnliche Körper, die bei Zimmertemperatur eine butterartige Konsistenz haben. Sie werden dieser Konsistenz wegen verwendet, nicht wegen ihrer chemischen Zusammensetzung. Chemisch können sie sehr verschieden sein. Nur zum Teil sind sie echte Fette; andere sind Kohlenwasserstoffe.

In weiterem Sinne gehören zu den Salben auch die *Öle*, die flüssige Fette oder diesen ähnliche Stoffe sind. Man verwendet sie teils in der ihnen eigenen flüssigen Form (besonders in den Haaren), teils verleiht man ihnen durch Zusätze (Puder, Bleipflaster) die festere Konsistenz von Pasten oder von echten Salben.

Bei weitem am meisten von allen Salbengrundlagen wird in der modernen Dermatologie das *Vaselin* gebraucht. Gelbes Vaselin (Vaselinum flavum) besteht aus butterweichen Paraffinen, die ein Rückstand bei der Petroleumdestillation sind. Durch Bleichung entsteht daraus das weiße Vaselin (Vaselinum album), das manche für besser halten, während andere meinen, daß es häufiger zu Reizungen führt, weil es zuweilen noch Reste der Bleichmittel enthält, besonders schweflige Säure. Auf alle Fälle darf Vaselin keine flüchtigen Bestandteile mehr enthalten, die sich durch Petroleumgeruch verraten. Durch Verunreinigung mit solchen und anderen Bestandteilen der Petroleumdestillation kann es nicht nur zu Hautreizungen, sondern auch zu Komedonen, Follikulitiden, Pigmentierungen, Keratosen, ja selbst zu Carcinomen führen, wie man das besonders während des ersten Weltkrieges gesehen hat.

Der große Vorteil des Vaselins ist seine Haltbarkeit und Unzersetzlichkeit; es wird nicht ranzig wie die Fette. Es hält die Haut auch in dünner Lage in besonders hohem Maße geschmeidig; für behaarte Stellen ist es allerdings weniger geeignet, da es die Haare verklebt und sich mit Wasser und Seife nur schwer wieder daraus entfernen läßt. Da sein Schmelzpunkt nahe der Hauttemperatur liegt, wird es nach dem Einschmieren an warmen Körperstellen so dünn, daß es leicht von der Kleidung aufgesaugt wird; es wird deshalb gern mit anderen Fetten (Vaselin, Lanolin āā = Unguentum molle) oder Puder (20 Zink-Vaselin = Unguentum Zinci) gemischt.

Nur selten gebraucht man *Paraffin*, das als Unguentum paraffini aus festem Paraffin (Paraffinum solidum) und Paraffinöl (Paraffinum liquidum) zusammengeschmolzen wird. Es ist ebenfalls unzersetzlich und angeblich besonders reizlos, soll sich aber schlecht verreiben.

Besonders leicht verreiblich ist dagegen die *Axungia* (Adeps suillus, Schweinefett); sie ist deshalb für behaarte Gegenden besonders geeignet, zumal sie sich auch mit Wasser und Seife leicht herauswaschen läßt. Sie war lange Zeit die am meisten gebrauchte Salbengrundlage, wurde aber in neuerer Zeit durch das Vaselin verdrängt, weil ihre Festigkeit mit der Temperatur stark wechselt und weil sie rasch ranzig wird. Auch der übliche Zusatz von Benzoesäure (Adeps suilli benzoatus) kann die Zersetzlichkeit nicht genügend verhindern und kann außerdem Reizungen hervorrufen. Bei der häufigen Vaselinüberempfindlichkeit von Ekzemen hat man aber immer wieder Grund, auf die Axungia zurückzugreifen; wird auch sie nicht vertragen, muß man zu Öl, Glycerin oder Schminke übergehen. Auch die Axungia wird auf der Körperhaut sehr dünnflüssig, weshalb auch sie nicht selten mit anderen Stoffen, z. B. Wachs (15 Cera-Axungia = Unguentum simplex) oder Puder (10 Zinc. oxyd.-Axungia) versetzt wird.

Als weitere wichtige Salbengrundlage ist das *Lanolin* (Adeps lanae, Hautfett aus der Schafwolle) zu nennen. Allerdings stellt reines Lanolin (Lanolinum anhydricum) eine so zähe Masse dar, daß es zum Einsalben unbrauchbar ist. Es nimmt jedoch leicht Wasser auf und läßt sich dann (als Lanolinum hydrosum) gut einschmieren. Durch seinen Wassergehalt ist es dann aber den Kühlsalben beizuzählen, die weiter unten besprochen werden.

Während reines Lanolin zu zäh ist, sind die *Öle* zu flüssig, um ungemischt in größerem Umfange verwendet zu werden. Auf die Haut geschmiert, verschwinden sie rasch wieder, teils durch Eintrocknen, teils durch Eindringen in die Kleidung. Auch für den behaarten Kopf eignen sie sich nicht besonders, weil sie das Haar zu fettig machen. Nur zum Einweichen von Krusten und dicken Schuppenmassen in den Haaren werden sie mit Vorteil verwendet (als sog. Ölkappe). Hauptsächlich werden die Öle deshalb als Zusätze zu anderen Salbengrundlagen gebraucht, um diese weicher zu machen und als Zusätze zu Medikamenten, die ohne Öl zu stark austrocknen würden (Haarspiritus, Benzin) Außerdem werden sie viel verwendet, nachdem man ihre Konsistenz durch Beifügung anderer Körper pastenartig bzw. salbenartig fest gemacht hat. So entsteht durch Mischung von Öl und Puder zu gleichen Teilen das vielgebrauchte Zinköl, durch Mischung von Öl und Bleipflaster (Emplastrum plumbi oxydati) zu gleichen Teilen das Unguentum diachylon Hebrae, das eine altbewährte, besonders reizlose, gleichzeitig aber adstringierende und wohl auch desinfizierende Salbe ist. Allerdings kann zur Bereitung des Unguentum diachylon statt des Öles auch Vaselin benutzt werden.

Die am meisten gebrauchten Öle sind:

Oleum olivarum (Olivenöl), das für besonders reizlos gilt, trotzdem es sehr leicht ranzig wird.

Oleum sesami (Sesamöl), *Oleum rapii* (Rapsöl), *Oleum arachidis* (Erdnußöl), die billiger sind und wahrscheinlich genau so gut wie Olivenöl.

Oleum ricini (Ricinusöl), das als Zusatz von spirituösen Haarwässern bevorzugt wird und als Lösungsmittel für Salicylsäure gebräuchlich ist.

Oleum amygdalarum (Mandelöl), das farblos und geruchlos, aber teuer ist.

Oleum lini (Leinöl), das schlecht riecht und sehr stark austrocknet, das aber, zu gleichen Teilen mit Aqua calcis gemischt, als „Brandwasser" bei ausgedehnten Erosionen und schmerzhaftem Sonnenbrand Verwendung findet.

Oleum jecoris aselli (Lebertran), ein tierisches Öl aus Fischlebern, das besonders stark maceriert und das sich trotz seines üblen Geruches bei Tuberkuliden und als Zusatz zu festeren Salben bei chronischen Geschwüren eines besonderen Rufes erfreut, wahrscheinlich weniger aus empirischen Gründen als wegen seines Gehaltes an Vitamin D_3, von dem man sich besondere Wirkungen erhofft.

Aus Salbengrundlagen können durch Zusatz zäher Stoffe auch feste Massen hergestellt werden, die sich in Formen gießen lassen. So entstehen die *Salbenstifte* (z. B. 30 Wachs-Lanolin), die als Schminkstifte ein vielbegehrter kosmetischer Artikel sind, gelegentlich aber auch in der Dermiatrie Verwendung finden (z. B. bei der Behandlung aufgesprungener Lippen).

Das *Indikationsgebiet* der Salben ist ausgedehnt. Vor allem dienen sie zur Beseitigung von Trockenheit und Sprödigkeit der Haut und der dadurch entstehenden schmerzhaften Fissuren. Sodann gebrauchen wir sie zu schonender Ablösung von squamösen und krustösen Auflagerungen (chronische Ekzeme, Psoriasis, Impetigo, Geschwüre), auch in den Haaren, für die dann natürlich besonders Öl in Frage kommt. Weiterhin werden Salbenverbände als Schutzdecke für sezernierende Prozesse benutzt, wenn wegen der starken Sekretion Austrocknung durch Schminken und Pasten nicht mehr möglich ist, und wenn Umschläge zu stark macerieren; vor allem aber als Schutzdecke für eiternde Prozesse, bei denen desinfizierende Mittel in Pastenform und als Umschläge zu wenig in die Tiefe dringen. Die dicke weiche Salbenschicht bildet hierbei nicht nur einen vollendeten mechanischen Schutz, sondern verhindert auch die Austrocknung und damit die Sekretstauung, die sich bei trockenen Verbänden und eventuell auch bei Pastenverbänden einstellen würde.

Gleichzeitig aber spielen die Salben eine höchst wichtige Rolle als Träger chemisch wirksamer Substanzen. Solche *Zusätze* sind zum Teil schon offizinell (10 Hydrarg. praec. alb. = Unguentum mercurii praecipitati albi; 50 Emplastrum plumbi oxydati = Unguentum diachylon). Viel wichtiger aber für die Praxis sind die medikamentösen Zusätze, die der Arzt selber jeweils nach Lage des Falles in unzähligen Modifikationen anwenden kann. Auch hierzu gehören freilich eine große Anzahl Detailkenntnisse. Am einfachsten lassen sich den Salben puderförmige Heilmittel beifügen (meist 10%) und selbstverständlich alle Stoffe, die sich in Fetten bzw. in Ölen lösen. Dabei kann aber die Löslichkeit eines Stoffes in verschiedenen Salbengrundlagen sehr verschieden sein; Salicyl löst sich z. B. leichter in Ölen als in Vaselin. Manche Stoffe muß man mit anderen kombinieren, um sie in Lösung zu bringen; Jod löst sich z. B. in Vaselin bei Zusatz von Jodkali. Was sich nicht löst, muß fein und gleichmäßig verteilt werden. Mittel, die Wasser enthalten, lassen sich meist nur in geringer Menge hinzufügen, da sie in höherer Konzentration beim Stehen rasch abgeschieden werden und über der Salbe eine Flüssigkeitsschicht bilden. Sehr wichtig ist es zu wissen, daß manche Medikamente in der einen Salbengrundlage viel leichter resorbiert werden als in der anderen (Salicylsäure z. B. viel leichter in Eucerin als in Axungia) und daß manche in der einen Salbengrundlage viel stärker wirken als in der anderen

(Chrysarobin z. B. viel stärker in Vaselin als in Lanolin). Manche Medikamente wirken in Salbe überhaupt weniger; sie müssen dann zuerst auf die Haut aufgestrichen werden, wonach man zur Erzielung einer guten Tiefenwirkung noch einen Salbenverband darüber legen kann.

Bei irritablen Hauterkrankungen führen Fette und fettähnliche Stoffe sehr häufig zur Reizung. Hieraus ergibt sich die wichtigste *Kontraindikation* der Salbenbehandlung: bei allen akut entzündlichen, besonders bei allen akuten nässenden Dermatosen ist es falsch, mit Salben zu beginnen. Hier behandelt man zweckmäßiger mit Umschlägen, Schminken und Pasten. Im Höchstfall kämen noch Kühlsalben in Frage. Dagegen ist die Salbenbehandlung die Methode der Wahl bei allen chronischen, stark schuppenden und in die Tiefe dringenden Prozessen. Um die Wirkung der Salben bei squamösen und keratotischen Prozessen noch weiter zu verstärken, fügt man 5—10—20 Salicyl bei, das die Hornschicht löst und dadurch den beigefügten Medikamenten den Weg in die Tiefe bahnt.

Die *Applikation* der Salben erfolgt durch Einfetten oder durch Verband. Salben zum *Einfetten* dürfen nicht zu dünn sein, weil sie dann durch die Kleider aufgesaugt werden. Man fügt ihnen deshalb, falls nicht große Trockenheit und Schuppung besteht, gern etwas Puder hinzu oder streut nach dem Einsalben Puder darüber hin. Besonders leicht werden Salben durch Leinwand und Baumwolle aufgenommen. Wolle wäre deshalb an sich besser, hat aber den Nachteil, daß sie zu warm und zu rauh ist, wodurch sie oft reizt. Für die Praxis ist deshalb meist das beste ein dünner Baumwolltrikot billigster Sorte.

Beim *Salbenverband* muß die Salbe nicht auf die Haut, sondern auf ein festes Läppchen gestrichen werden, und zwar mindestens messerrückendick. Man schmiert sie auf die glatte Seite von Lint oder Flanell, auf Leinwand oder auf Baumwolle. Im allgemeinen ist alte dünne Baumwolle (ein Stück von einem oft gewaschenen Hemd oder Laken) das beste, weil sie sich gut anlegt und nicht verrutscht. Bei derberen Stoffen muß man nach dem Salbenaufstrich vom Rande aus mit der Schere radiäre Einschnitte machen, um Faltenbildung zu verhüten, besonders natürlich auf gewölbten Hautflächen. Gaze und Mull würden sich freilich leichter anschmiegen, dürfen aber nicht verwendet werden, weil die Salbe in sie hineinzieht. Die verwendeten Lappen dürfen höchstens handgroß sein; mehrere kleine Lappen, die dachziegelartig nebeneinander gelegt werden, schmiegen sich besser an als ein großer. Um ein Verrutschen noch weiter zu erschweren, kommt über die Salbenlappen eine dünne Lage Watte (am besten geleimte Schneiderwatte, die mit der Leimseite aneinandergelegt wird); über die Watte kommen die Bindentouren, die bei unruhigen Kindern nötigenfalls auch noch vernäht werden können. Da der gute Sitz des Verbandes für die Wirkung außerordentlich wichtig ist, bedient man sich an verschiedenen Körperteilen besonderer Hilfsmittel: Für den Kopf benützt man Badekappen oder Reisemützen, für das Gesicht eigens dafür zugeschnittene Masken, eventuell mit Bändern an Stirn und Kinn, für die Ohren Ohrenklappen, für die Hände waschbare Lohndienerhandschuhe, für die Füße alte Strümpfe, für das Scrotum ein Suspensorium, für den Penis einen mit Löchern versehenen Condom, für den Anus eine T-Binde. Alle Salbenverbände werden täglich zweimal gewechselt, wobei man nur vorsichtig und oberflächlich säubern darf. Die schonendsten Säuberungsmittel sind Benzin und Öl. Bei Geschwüren kommt es oft vor, daß die Salbe die umgebende Haut maceriert oder reizt; man muß dann die Umgebung mit Zinkpaste oder Schminke abdecken, bevor man den Salbenlappen darüberlegt.

Kühlsalben
(Wassersalben).

Manche Salbengrundlagen haben die Eigenschaft, daß sie größere Mengen Wasser aufnehmen können. Das hat eine besondere Bedeutung für die Therapie. Denn solche Salben nehmen bei nässenden Hautkrankheiten auch Serum auf und erzeugen, wenn das Wasser und das Serum nach dem Einschmieren der Salbe verdunsten, eine Verdunstungskühle, die entzündungswidrig wirkt, während demgegenüber gewöhnliche Salben leicht zu Hitzestauung führen. Die wasserhaltigen Salben werden deshalb *Kühlsalben* (Cold-Cream, Unguentum refrigerans) genannt.

Die klassische Grundlage für solche Kühlsalben ist das *Lanolin* (Adeps lanae, Hautfett aus der Schafwolle). Es entspricht einigermaßen dem Hauttalg des Menschen, kann aber trotzdem natürlich auf empfindlicher Haut reizen und hat einen etwas unangenehmen Geruch. Wasserfreies Lanolin (Lanolinum anhydricum), das sehr zäh und daher als Salbe unbrauchbar ist, nimmt bis zur dreifachen Menge Wasser auf, also bis zu 300%, während Vaselin höchstens 8% aufnimmt; mit einer genügenden Menge Wasser gemischt läßt es sich leicht als Salbe verwenden. Das gewöhnliche käufliche Lanolin ist ein solches Lanolinum „hydrosum“, nämlich Wollfett mit 20% Wasser.

Die Wirkung, insbesondere die Kühlwirkung von wasserhaltigen Salben hängt nun aber durchaus nicht allein von ihrem Wassergehalt ab, sondern auch davon, wie leicht das Wasser verdunsten kann. Lanolin z. B. umschließt das Wasser sehr fest; es wirkt deshalb nur im Beginn kühlend und macht dann bald Wärmestauung. Außerdem trocknen manche wasserhaltigen Salben im Topf zu rasch ein, oder sie sind zu abhängig von der Außentemperatur, so daß sie z. B. im Sommer zu weich sind. Aus allen diesen Gründen mengt man die wasserhaltigen Fette meist noch mit anderen Salbengrundlagen, das Lanolin z. B. mit Vaselin. Die Grundformel für eine Lanolin-Kühlsalbe wäre deshalb etwa die folgende:

Vaselin 20
Aq.
Lanolin anhydr. āā ad 100.

Statt des reinen Wassers nimmt man natürlich gerne auch medikamentöse, z. B. adstringierende Flüssigkeiten, wie Borwasser oder Solutio alumin. acet. ($^1/_4$—2%), weil man sich vorstellt, daß die Wirkung dann besser sei.

Statt Vaselin wird zur Konsistenzverbesserung auch Axungia benutzt oder Öl oder Glycerin oder Kombinationen solcher Salbengrundlagen (z. B. 20 Öl-20 Glycerin-Lanolin, Vaselin āā). Dadurch entstehen komplizierte Formeln, was den großen Nachteil hat, daß man bei Reizungen nicht weiß, welcher Stoff daran schuld ist, und daß man bei Zusatz von Medikamenten bezüglich Mischbarkeit, Verträglichkeit und Heilwirkung vor immer neue Überraschungen gestellt werden kann. Das ist denn auch der Grund, warum derartige Salben (z. B. das offizinelle Unguentum leniens [coldcream], das aus einer Mischung von Wachs, Walrat, Mandelöl und Wasser besteht und noch weitere 25% Wasser aufnehmen kann) bei der Behandlung der Hautkrankheiten durchaus nicht die Rolle spielen, die man theoretisch von ihnen erwarten könnte. Dasselbe gilt für die zahlreichen, von der pharmazeutischen Industrie angebotenen Kühlsalben und Hautcremes (Mitin, Mattan, Resorbin, Vasogen usw.). Allerdings besitzen wir in dem *Eucerin* eine Kühlsalbe, die ausschließlich aus Vaselin besteht, das durch einen geringen Zusatz von Lanolinderivaten des Lanolins eine dem reinen Lanolin etwa entsprechende Wasseraufnahmefähigkeit erhalten hat. Dies hat aber natürlich wieder den Nachteil des unvermengten Vaselins, bei akuten Hautkrankheiten häufig nicht vertragen zu werden.

Hierzu kommt außerdem noch die andere Schwierigkeit, daß die bisher angeführten Kühlsalben gar nicht wirklich kühlen, weil dabei die Wassertröpfchen in einem fettigen Milieu eingeschlossen sind und folglich nicht ordentlich verdunsten können (Wasser-in-Öl-Salben). Von einer wirklichen Kühlsalbe sollte man eigentlich verlangen, daß umgekehrt die Öltröpfchen in der Flüssigkeit suspendiert sind. Solche Öl-in-Wasser-Salben haben auch meist den Vorteil, daß sie auf der Haut keinen Fettglanz zurücklassen, also scheinbar verschwinden (vanishing cream). Sie sind aber infolge rascher Eintrocknung im Topfe noch weniger haltbar, und ihre Herstellung ist noch viel komplizierter. Oft ist Zufügung von sog. Emulgatoren nötig, um die Öltröpfchen am Zusammenfließen zu hindern. Außerdem kommt es natürlich bei diesen Salben zu unberechenbaren Entmischungen, Verhärtungen usw., sobald man chemisch wirksame Medikamente beifügt. Diese theoretisch so gut begründete Salbengrundlagen haben deshalb die einfachen Schminken und Ölpasten bei der Behandlung irritabler Dermatosen nicht verdrängen können.

Als Beispiel für einen vanishing cream möchte ich die *Lanettewachs-Salbe* anführen. Sie besteht aus 10—20% Lanettewachs N (im wesentlichen Cetylalkohol) und der gleichen Menge Öl in Wasser:

Cerae Lanette N
Ol. sesami āā 15
Aq. ad 100.

Für kosmetische Zwecke fügt man noch Walrat und Wachs hinzu (3—5%), um der Salbe eine größere ,,Glätte“ zu geben. Man muß im Interesse einer guten Konsistenz darauf achten, daß die festen und die flüssigen Fette einander in der Menge ungefähr entsprechen. Auch muß ein Desinfiziens zugesetzt werden (2 Salicyl, $^1/_2$ Nipagin), weil die Salbe sonst rasch schimmelt. Bei der Bereitung ist man in hohem Maße vom Apotheker abhängig; durch zu schnelles Abkühlen wird die Salbe körnig, so daß sie nochmals erwärmt werden muß; das Wasser darf nur langsam dazugetröpfelt werden. Medikamente werden erst nachträglich hinzugefügt, so daß ein Rezept z. B. folgendermaßen aussieht:

Cerae Lanette N
Ol. sesami āā 15
Nipagin. 0.5
Aq. ad 100
adde
Hydrarg. praec. alb.
Liq. carb. det. āā 10.

Dieses nachträgliche Hinzufügen der Medikamente hat aber den Nachteil, daß man komplizierte Berechnungen bei der Rezeptur durchführen muß, wenn man nicht den Überblick über die prozentuale Stärke der Zusatzmittel verlieren will.

Einen besonderen Platz nimmt als Salbengrundlage das *Glycerin*, ein Nebenprodukt der Stearin- und Seifenfabrikation, ein, weil es bei Salbenüberempfindlichkeit meist gut vertragen wird. Allerdings darf es nicht unvermischt angewendet werden, da es in reinem Zustand hygroskopisch ist und dadurch auf der Haut brennt und reizt. Es soll deshalb stets 20% Wasser enthalten. Seine Bedeutung für die Zubereitung der Schminken wurde schon oben gewürdigt. Es kann aber auch als Salbe zubereitet werden; und zwar dadurch, daß man 6 Amylum zufügt und kocht. Auf diese Weise entsteht das Unguentum glycerini:

Amyl. trit. 6
Aq. 20
Glycerin. pur. ad 100.

Natürlich reizt auch Glycerin bei manchen Menschen, wenn auch seltener wie Vaselin und Fett. Außerdem ist es etwas klebrig. In Fällen aber, die weder mit Salben noch mit Schminken behandelt werden können — weil die üblichen Salben nicht vertragen werden und weil Schminken oder Ölpasten zu stark austrocknen oder zu deutlich sichtbar sind (im Gesicht) — bietet die Glycerinsalbe eine wertvolle Hilfe.

Kühlpasten

(Wasserpasten).

Durch Zufügung konsistenzvermehrender Mengen indifferenten Puders zu Kühlsalben entstehen die *Kühlpasten*. So kann man z. B. dem oben beschriebenen Unguentum alum. acet. 20% Zink beifügen:

Zinc. oxyd.
Vaselin. āā 20
Lanolin. anhydr.
Sol. alumin. acet. (2%) āā ad 100.

Oder man kann eine Öl-in-Wasser-Kühlpaste dadurch herstellen, daß man der Lanettewachs-Salbe Puder zusetzt:

Cerae Lanette N
Ol. arachid. āā 10
Zinc. oxyd. 20
Aq. ad 100.

Entsprechendes läßt sich durch Zufügung von Flüssigkeit zu Zinkölen erreichen. Ein solches Kühlzinköl, das aus gleichen Teilen Leinöl, Kalkwasser, Zink und Kreide besteht, wurde schon von UNNA angegeben. Ein ähnliches, sehr einfaches Rezept, das sich besser eingeführt hat, besteht aus gleichen Teilen Olivenöl, Kalkwasser und Zink (POLANO). Es entspricht in seiner Wirkung dem gewöhnlichen Zinköl. Will man an Stelle des Kalkwassers eine *sauer* reagierende Flüssigkeit, z. B. Solutio alum. acet. verschreiben, dann muß man einen Emulgator beifügen (z. B. 2 Tropfen Acid. olein. und 2 Tropfen 30%ige Kalilauge auf je 10 g Öl).

Das POLANOsche Zinköl ist eine Wasser-in-Öl-Paste. Will man auf der gleichen Grundlage eine Öl-in-Wasser-Paste verschreiben, um stärker kühlend zu wirken, dann braucht man nur das Öl zu vermindern und die Flüssigkeit zu vermehren, und zwar im Verhältnis 1 Öl : 2 Zink : 3 Kalkwasser. Natürlich trocknet das Zinköl in dieser Zusammenstellung die Haut mehr aus.

Die *Indikationen* der Kühlsalben und Kühlpasten sind aus dem Gesagten unschwer abzuleiten. Infolge ihrer Kühlwirkung kommen sie für akute entzündliche Hautkrankheiten in Frage. Sie können dabei aber mit den Schminken und Zinkölen im allgemeinen nicht konkurrieren, weil ihre Kühlwirkung je nach ihrer Zusammensetzung sehr verschieden ist und weil auch im besten Falle — bei den Öl-in-Wasser-Salben — die in bunter Mischung verwendeten Fettbestandteile nicht selten chemisch reizen. Dadurch, daß die Kühlsalben meist aus einer großen Anzahl verschiedener Fette und Flüssigkeiten einschließlich Emulgatoren zusammengesetzt sind, ist die Wahrscheinlichkeit solcher Reizungen sogar besonders groß. Ist aber eine Reizung erfolgt, dann kann man niemals wissen, von welchem Stoff sie ausgeht; man muß folglich gewissermaßen von vorn anfangen und zu einer völlig anderen Salbengrundlage übergehen — oder eine Wiederholung der Reizung riskieren. Ebenso unsicher wie hinsichtlich der Reizwirkung bleibt unser Urteil hinsichtlich der Heilwirkung der den Kühlsalben beigefügten chemischen Medikamente. Schon die Mischung mit diesen macht oft die größten Schwierigkeiten, und ob ihr Effekt demjenigen gewöhnlicher Vaselinsalben entspricht, ist meist ganz unbekannt und läßt sich bei der komplizierten und wechselnden Zusammensetzung der Kühlsalben schwer feststellen. Während es bei den gewöhnlichen Salben meist gut möglich ist, die gewünschten Medikamente in ihnen planmäßig zu verstärken und zu kombinieren, kann man also mit den Kühlsalben nicht methodisch „arbeiten".

Besonders geeignet erscheinen die Kühlsalben für nichtirritable trockene Dermatosen, weil sie so wenig fetten, dadurch an unbedeckten Stellen nicht durch Glanz auffallen (vanishing cream) und an bedeckten die Wäsche schonen. Dementsprechend machen sie dann aber die Haut auch wieder nicht genügend geschmeidig und bringen, da sie eine schlechtere Deckschicht formen, wahrscheinlich auch die in ihnen inkorporierten Medikamente nicht zu einer gleich starken Wirkung. Handelt es sich um starke Medikamente, die Haut und Wäsche verfärben, dann bietet die angenehme Einschmierbarkeit der Kühlsalben praktisch sowieso keinen großen Vorteil mehr, weil die starken Salben meist mehr durch ihre Verfärbung belästigen als durch ihre Fettigkeit.

So groß deshalb auch die Bedeutung der Kühlsalben in der Kosmetik ist, zur Pflege der gesunden Haut, und so sehr man deshalb auch den Mißbrauch verstehen kann, der mit ihnen getrieben wird, so zweifelhaft und beschränkt ist vorläufig ihre Verwendbarkeit bei der Behandlung von Hautkrankheiten. Salbengrundlagen, die *kosmetisch* die besten sind, sind eben deshalb noch lange nicht *therapeutisch* die besten.

Die relativen *Kontraindikationen* der Kühlsalben und Kühlpasten folgen aus ihren Nachteilen: Bei akuten und nässenden Hautkrankheiten reizen sie häufiger wie Schminke und Zinköl, bei chronischen und schuppenden fetten sie zu wenig und wirken deshalb auch mit chemischen Zusätzen zu schwach. Hinderlich ist bei chronischen Hautleiden auch ihre geringe Haltbarkeit, so daß man sie immer wieder neu herstellen lassen muß, weil sie nach einiger Zeit im Topf eintrocknen und schimmeln.

Firnisse und Pflaster.

Außer den besprochenen Applikationsmitteln aus Flüssigkeit, Puder und Fett gibt es noch *andere Applikationsmittel*, die zur Aufnahme chemisch wirksamer Medikamente benutzt werden.

Vor allem sind das die *Firnisse*. Das sind zur Lösung bzw. Suspension von Heilmitteln benutzte Flüssigkeiten, die nach dem Aufpinseln auf die Haut rasch eintrocknen und dann einen festen Überzug zurücklassen. Über solchen Firnissen, die wasserunlösliche organische Stoffe enthalten, kann man sich vorsichtig waschen, ohne daß sie abgehen. Die meisten Medikamente wirken in Firnissen stärker als bei gewöhnlicher Einpinselung (Sublimat z. B. wirkt stärker in Kollodium als in Spiritus); dementsprechend reizen sie dann aber auch häufiger. Der Grund dafür liegt offenbar in dem Umstand, daß die Firnisse durch die undurchlässige Deckschicht, die sie bilden, eine stärkere Tiefenwirkung bedingen. Doch gibt es auch Medikamente, die (wie das Chrysarobin) zwar in Firnis mehr reizen, aber doch eine geringere Heilwirkung haben als z. B. in Zinkpaste; wie das zu erklären ist, weiß ich nicht. Die Vorteile der Behandlung mit Firnissen liegen in dem Umstand, daß sie sich auch an Hautstellen bequem anwenden lassen, wo Verbände schlecht anzubringen oder hinderlich sind, und daß sie die Kleidung schonen, weil sie schmutzende Medikamente nicht so leicht abgeben wie fette Salben und Pasten.

Die von den Dermatologen am meisten gebrauchten Firnisse sind Tinctura Benzoe, Traumaticin und Kollodium.

Tinctura Benzoë ist eine 10%ige Lösung von Benzoëharz in Alkohol. Sie wird zur Lösung von Teerpräparaten (Tumenol und Anthrarobin in der Arningschen

Pinselung) und Sublimat benutzt. Sie bildet nur einen losen, krümelig zerfallenden Überzug.

Traumaticin ist eine Lösung von 10 Guttapercha in Chloroform. Es wird allgemein als Suspensionsmittel für Chrysarobin bei der Psoriasis empfohlen, veranlaßt aber dabei oft ganz unangenehme Reizungen. Es bildet einen etwas besser zusammenhängenden, schmiegsamen Überzug, der sich jedoch ebenfalls ziemlich leicht abreibt.

Ein festes, gut haftendes Häutchen erhält man dagegen mit *Collodium elasticum*, einer dickflüssigen Lösung von Nitrocellulose in gleichen Teilen Alkohol und Äther mit Zusatz von 2% Ricinusöl, das die Elastizität des Häutchens erhöht. Kollodium dient vor allem als Lösungsmittel für Salicyl, um Hornmassen zu erweichen (Schwielen, Hühneraugen), aber auch für Chrysarobin und Pyrogallol zur Psoriasisbehandlung.

Die *Indikation* für die Firnisbehandlung bilden Krankheitsherde an frei getragenen Körperstellen, an denen man Verbände und Pflaster zu auffällig findet, und Krankheitsherde an Stellen, an denen Verbände und Pflaster schlecht halten, wie z. B. über den Gelenken. Sie empfehlen sich außerdem zur Schonung der Wäsche bei Ausschlägen, die in einzelnen wenigen Herden über Stamm und Glieder verstreut sind. Sehr praktisch sind sie, da sie nicht verrutschen können, bei Efflorescenzen, bei denen man das Heilmittel streng lokalisieren muß, weil es sonst die Umgebung reizt (z. B. Salicyl bei Schwielen). Unbrauchbar und darum *kontraindiziert* sind sie auf erodierten und ulcerierten Flächen, weil sie auf nässender Haut nicht haften, außerdem natürlich in behaartem Gebiet, weil sie die Haare verkleben.

Bei der *Applikation* der Firnisse ist zu beachten, daß die Haut gut trocken sein muß, und daß es nicht nötig und nicht wünschenswert ist, vor erneutem Einpinseln die noch haftenden Häutchen zu entfernen; es wird einfach über die vorhandenen Reste hingepinselt, genau so wie bei den Schminken.

Den Firnissen verwandt sind die Leime oder *Leimfirnisse*. Es sind Deckmittel, die bei hoher Temperatur flüssig sind, die daher heiß aufgetragen werden müssen, und die beim Erkalten fest werden und schrumpfen. Sie enthalten Leim, Gelatine oder Tragacanth als Bindemittel. Die häufigste Anwendung geschieht als Zinkleimverband zur Behandlung von Beingeschwüren, wobei durch die Schrumpfung des erkaltenden Leimes gleichzeitig eine Kompression des varicösen Unterschenkels zustande kommt.

Hier anzuschließen sind Salben, die keinen anderen Zweck haben als den, eine schützende Deckschicht zu bilden. Man kann sie darum *Salbenfirnisse* nennen. Sie können einen Schutz vor chemischen Stoffen (Gewerbeschutzsalben) oder einen Schutz vor Strahlen (Lichtschutzsalben) bezwecken. Den *Gewerbeschutzsalben* werden, um sie fester zu machen, Wachse oder selbst echte Firnisse zugesetzt. Sie haften so gut, daß sie auch das Werkobjekt nicht verschmutzen. Ihre Rezeptformeln sind meist außerordentlich kompliziert. Die *Lichtschutzsalben* sind meist gewöhnliche Vaselinsalben oder Kühlsalben, die lichtfilternde Stoffe enthalten (5 Tannin, 5 Cibazol, Ultrazeozon). Viel sauberer und praktischer aber ist es natürlich, zum Strahlenschutz wäßrige oder spirituöse Lösungen zu benutzen (mit 5 Cibazol oder 5 Para-amino-benzoësäure).

Zum Schluß haben wir noch die *Pflaster* zu besprechen. Das sind Heilmittel, die auf Gewebe gestrichen sind und Klebkraft besitzen. Die Klebkraft wird durch Harze erreicht (Colophonium, Dammarharz), die so häufig die Haut reizen, daß man sie bei medikamentösen Pflastern nur sparsam verwendet. Deshalb haften Pflaster, die Medikamente enthalten, meist ungenügend und müssen noch mit Leukoplast überklebt werden. Da die Pflaster eine ganz undurchlässige

Abdeckung bewirken, haben sie eine starke Tiefenwirkung. Sie werden deshalb gern als Salicylseifenpflaster zur Erweichung von Hornmassen und als Carbol-Quecksilberpflaster zur Behandlung furunkulöser Infiltrate gebraucht. Pflaster mit Teer, Chrysarobin oder Pyrogallol eignen sich auch gut zur Behandlung verstreuter Psoriasisherde. Sehr praktisch ist es bei Krankheitsherden geringeren Umfanges, die man mit Teer oder anderen schmutzenden Medikamenten behandeln will, diese erst rein oder in Form von Lösungen und Firnissen darauf zu pinseln und dann mit Leukoplast dachziegelartig zu bedecken. Das bietet nicht nur einen vorzüglichen Schutz für die Kleidung, sondern verstärkt auch die Tiefenwirkung des verwendeten Medikamentes durch den erzielten Luftabschluß und die dadurch bedingte Maceration. Natürlich besteht andernfalls bei dieser verstärkten Wirkung auch wieder eine erhöhte Gefahr der Reizung. Diese Behandlungsmethode eignet sich deshalb nur für sehr chronische Fälle.

Die *Indikationen* der Pflasterbehandlung stimmen mit denen der Firnisse im wesentlichen überein. Bei Medikamenten, die gut zentriert werden müssen, weil sie sonst die umgebende Haut angreifen (z. B. Salicyl bei Hühneraugen), sind Firnisse vorzuziehen, weil Pflaster verrutschen können. Eine besondere Verwendung finden die Pflaster noch zum Entfernen von Haaren. Das alte Pechpflaster, mit dem man die Haare verklebte, um sie nach dem Festwerden mit einem gewaltsamen Ruck herauszureißen, interessiert allerdings nur noch historisch wegen der Roheit der Methode; wir lernen dadurch die „gute alte Zeit“ kennen und die gegenwärtige böse mehr schätzen. Dagegen erscheint es praktisch, Haare, die durch Röntgenbestrahlung in ihrer Wurzel gelockert sind, an Leukoplaststreifen festzukleben und dann mit einem Ruck herauszuziehen, was bei richtiger Technik so gut wie schmerzlos geschehen kann.

Vor der *Applikation* von Pflastern ist die Haut mit Benzin oder Äther zu entfetten, weil das Pflaster sonst nicht klebt. Die Haare sind sorgfältig zu entfernen, weil sonst das spätere Wegnehmen des Pflasters schmerzhaft ist. Trotzdem bleibt bei gut klebendem Pflaster das Abnehmen unangenehm, falls es nicht mit einem raschen Ruck geschieht. Will man das Pflaster ganz schonend ablösen, dann muß man es mit Benzin durchtränken.

Die Zusatzmittel (Wirkstoffe).

Die Behandlung mit den Applikationsmitteln allein ist infolge ihrer mechanischen und physikalischen Wirkung von größter Wichtigkeit. In den meisten Fällen kommen wir jedoch auch bei der äußeren Behandlung nicht ohne *Chemotherapie* aus, d. h. wir müssen den chemisch indifferenten Grundstoffen einige Prozent chemisch wirksamer, differenter *Zusatzmittel*, Wirkstoffe, beifügen. Vollständige dermatologische Rezepte bestehen also aus den Mitteln, welche die Applikationsform bilden, vermehrt mit den chemotherapeutisch wirkenden Zusätzen.

Vorbemerkung über die Schreibweise von Rezepten.

In allen Lehrbüchern ist es üblich, die Rezepte so wiederzugeben, wie man sie für den Apotheker aufschreibt und dabei die Gesamtmenge in Betracht zu ziehen, die man vermutungsweise nötig haben könnte (bei Gesichtsausschlag z. B. 60 g Salbe, zur Behandlung des ganzen Körpers oder als Haarspiritus z. B. 200 g). Das hat den großen Nachteil, daß es, zumal bei zusammengesetzten Vorschriften, niemandem möglich ist, die Rezepte im Kopf zu behalten, weil sie immer wieder mit anderen Ziffern auftreten. Noch schlimmer aber ist, daß man auf diese Weise kein deutliches Gefühl für die „Stärke“ des Rezeptes bekommt, das man verschreibt, weil man den Anteil der wirksamen Heilmittel ja immer erst in Prozente umrechnen muß, wenn man mit anderen Rezepten vergleichen will. Dies ist höchst unerwünscht; es bedeutet geradezu eine Verleitung zu oberflächlichem Arbeiten. Der Dermatologe muß in jedem Augenblick wissen, wie stark er behandelt und folglich muß er Rezepte im Kopfe haben, die diese Stärke *angeben*. Es ist deshalb die Forderung einer gewissenhaften dermatologischen Therapie, daß in einem Lehrbuch wie auch im Notizbuch des Praktikers alle Rezepte auf 100 g Gesamtmenge umgerechnet sind, so daß alle Wirkstoffe in Prozenten erscheinen.

Im Interesse eines wirklichen Verständnisses unserer äußeren Therapie habe ich deshalb die künstliche Schwierigkeit, die man sich durch Verwendung wechselnder Gesamtmengen zu machen pflegt, vermieden und habe alles in Prozenten wiedergegeben. Dabei ergibt sich noch eine weitere Bequemlichkeit: daß man die Rezepte nämlich einfach hintereinanderschreiben kann. Aus dem folgenden Rezept

Acid. salicyl. 6
Tumenol 3
Zinc. oxyd. 12
Lanol.-Vasel. āā ad 60

wird dann 10% Salicyl, 5% Tumenol, 20% Zink, Lanol.-Vasel. Wenn nun aber doch alles in Prozenten angegeben wird, ist es überflüssig, das Prozentzeichen immer von neuem zu wiederholen, und das Rezept sieht dann einfach so aus: 10 Salicyl, 5 Tumenol, 20 Zink, Lan.-Vas.

Zweckmäßig ist es, sich dabei auch an eine bestimmte *Reihenfolge* zu halten, weil dann Irrtümer und Verlesen weniger leicht möglich sind. Ich beginne z. B. mit dem Farbkorrigens, nehme dann das vielgebrauchte Salicyl (vom ut aliquid zum Keratoplasticum bis zum Keratolyticum) und eventuelle Antiprurituosa und schließlich den eigentlichen Wirkstoff, der, wenn nötig, gefolgt wird von den Kombinationswirkstoffen. Man kann es natürlich auch anders machen; darauf kommt es nicht an. Das wesentliche ist, daß man sich eine Schreibweise zu eigen macht, die auf die denkbar einfachste Manier die Stärke und Zusammenstellung jedes Rezeptes zur unmittelbaren Anschauung bringt. Ich stelle mir vor, daß in 10 Jahren — oder vielleicht in 50 — diese Schreibweise allgemein angenommen sein wird, weil es unsinnig ist, es sich schwer zu machen, wenn man dabei auch noch den Nachteil mit in den Kauf nehmen muß, daß man keinen anschaulichen Begriff bekommt von dem, was man tut.

Antiekzematosa.

Die Zusatzmittel können sehr verschiedene Wirkungen bezwecken. Im Vordergrund des Interesses stehen für den Dermatologen diejenigen Mittel, welche *entzündungswidrig* wirken, die sog. *Antiekzematosa* und *Antisporiatica*. Denn sie werden bei der äußeren Behandlung am meisten gebraucht, und ihre Anwendung erfordert besondere Kenntnisse und Erfahrung. Warum die Antiekzematosa auf epidermidale und epidermido-cutane Hautentzündungen so günstig einwirken, darüber gibt es allerlei Theorien und Hypothesen. Für die Behandlung als solche hat man jedoch hieran nichts. Was man dagegen wissen muß, das ist die *Heilungswahrscheinlichkeit*, die jedes einzelne Mittel für bestimmte Fälle darbietet, sowie auch *die Wahrscheinlichkeit*, mit der es, statt zu heilen, *zu Reizung und Verschlimmerung* führt. Auf diesen rein empirischen Gegebenheiten ist in der Praxis unsere Therapie gegründet und soll sie gegründet sein.

Die Kenntnis der Antiekzematosa beginnt mit der Tatsache, daß sie *verschieden stark* wirken. Man kann geradezu eine Stufenleiter, eine *Skala* aufstellen, die mit den milden Mitteln beginnt und zu den stärkeren und stärksten übergeht. Das ist wichtig; denn bei allen akuten, d. h. leicht veränderlichen und reizbaren Leiden muß man natürlich im Beginn die mildesten Mittel wählen und erst, wenn diese vertragen wurden, stärkere benützen. Bei chronischen, schwer veränderlichen Dermatitiden muß man dagegen direkt mit starken anfangen, um mit zu milden Mitteln nicht unnötig Zeit zu verlieren.

Die Stärke der Mittel hängt natürlich von ihrer chemischen Natur ab, andererseits aber auch von ihrer Konzentration; d. h. es gibt Mittel, die bei einer Anwendung von wenigen Prozent zu den milden, bei höherer Konzentration zu den starken Antiekzematosa gehören. Im großen und ganzen ist aber trotzdem die Stellung eines Mittels innerhalb der Skala ziemlich deutlich bestimmt.

Zu den *milden* Antiekzematosa gehören vor allem Bor, Salicyl und Resorcin. *Borsäure* (2%) wird sozusagen rituell gebraucht, besonders bei Umschlägen und

Salben. Der Grund ist mir nicht ganz klar. Sie ist ein höchst unbedeutendes, leicht adstringierendes Desinfiziens. Man nimmt deshalb an, daß sie gebraucht wird, um das Kompressenwasser rein zu halten und die Salbe vor Zersetzung zu schützen. Das scheint aber kaum nötig, zumal die übliche Borsalbe aus Vaselin besteht und Vaselin sich sowieso nicht zersetzt. Die Verschreibung von Bor scheint mir denn auch vollkommen überflüssig. Daß es ein Antiekzematosum ist, ist durch nichts wahrscheinlich gemacht.

Dagegen ist vom *Salicyl* (Acidum salicylicum) anzunehmen, daß es in starker Verdünnung (0,1—2%) keratoplastisch wirkt, d. h. einen günstigen Einfluß auf die Neubildung der Hornschicht hat. Es ist deshalb für nässende akute Ekzeme geeignet. Das ist aber noch kein Grund, es gewohnheitsmäßig allen möglichen Umschlagwässern, Haarwässern, Pasten und Salben zuzufügen, als ob es nicht anders ginge. In höherer Konzentration (5—20%) wirkt Salicyl keratolytisch und bildet deshalb in dieser Form das wichtigste Kombinationsmittel für starke Antiekzematosa bei der Behandlung stark schuppender und keratotischer Hautleiden, sowie zur Intensivierung von Ätzbehandlungen. Ob es allein auch schon antiekzematös wirkt, ist nicht bekannt, ist aber doch wohl anzunehmen wegen der anscheinend günstigen Wirkung starker Salicylsalben auf manche squamösen Ekzeme.

Auch *Resorcin* (Di-oxy-phenol) wirkt in höheren Konzentrationen hornlösend und ätzend. In starker Verdünnung (0,1—2%) aber ist es in Umschlägen, Schminken und Pasten ein wichtiges Mittel zur Anfangsbehandlung der Ekzeme. Man erklärt das zum Teil durch seine adstringierende, zum andern Teil durch seine „reduzierende" Wirkung; mir ist aber niemals klar geworden, inwiefern dies seinen Einfluß auf den Entzündungsprozeß verständlich macht, zumal es oberflächliche Hautentzündungen gibt, bei denen Resorcin so gut wie überhaupt nicht wirkt (Psoriasis).

Dem Resorcin steht hinsichtlich Wirkung und Indikation der *Schwefel* nahe, der in Form eines feinen Puders (Sulfur praecipitatum) gebraucht wird. Trotzdem man ihn in höheren Konzentrationen zur Verstärkung von Schälwirkungen und als Desinfiziens (Pyodermien, Trichophytien, Scabies) benutzt, ist er doch gleichzeitig ein mildes Antiekzematosum, bei dem man mit 10% beginnen kann. Man muß allerdings damit rechnen, daß ziemlich viele Leute schwefelüberempfindlich sind, wenigstens in Holland; die entstehenden Reizungen haben oft craquelé-Charakter und sind oft Fernreizungen an nicht behandelten Körperstellen. Der Schwefel wird Schminken, Pasten und Salben zugefügt. In Wasser und Haarspiritus ist er leider nur ungenügend verwendbar, da er unlöslich ist; wasserlösliche Schwefelpräparate, welche die Industrie empfiehlt, haben sich noch nicht eingeführt. Für besonders geeignet gilt der Schwefel zur Behandlung erythemato-squamöser (besonders sog. seborrhoischer) und intertriginöser Ekzeme. Durch Zersetzung zu Schwefelwasserstoff strömt er, besonders an intertriginösen Stellen, einen unangenehmen, jedoch wenig intensiven Geruch nach faulen Eiern aus.

Den Übergang zwischen dem Schwefel und den Teeren bilden *Ichthyol und Tumenol*, zähe schwarze Flüssigkeiten, die aus bituminösem Gestein gewonnen sind, wenig riechen und in Schminken und Pasten mit Zink gemischt auch nur wenig färben. Sie sind deshalb die gegebenen Mittel für den Übergang zwischen indifferenter und Teerbehandlung. Dadurch daß die Schminken, Pasten und Zinksalben schon bei 2—3% einen leicht bräunlichen, beigen Ton verleihen, nehmen sie diesen ihre auffallende weiße Farbe und bilden dadurch ein wichtiges Hilfsmittel bei der ambulanten Gesichtsbehandlung. Durch weitere Zufügung von etwas Zinnober ($^1/_2$%) kann man den Pasten und Zinksalben einigermaßen

Hautfarbe geben. Ichthyol (Ammonium sulfo-ichthyolicum) ist das schwächere von beiden Präparaten und reizt nur höchst selten (meist 2—20%). Tumenol (Tumenolammonium) entspricht in seiner Wirkung schon durchaus den Teeren (ebenfalls 2—20%) und wirkt auch stark antipruriginös.

Ein schwaches, in manchen Fällen aber doch sehr wirksames Antiekzematosum ist auch das *Quecksilber* in der Form des weißen Quecksilberpuders (Hydrargyrum praecipitatum album 10—20%), oder des, nur an den Augenlidern gebräuchlichen gelben Quecksilberoxyds (Hydrargyrum oxydatum flavum, 2—5%). Natürlich muß man dabei das Risiko der Quecksilberidiosynkrasie einkalkulieren, die ja verhältnismäßig häufig ist.

Diesen schwächeren Mitteln unserer Skala reihen sich noch eine Anzahl Medikamente an, die ebenfalls zur Behandlung banaler Hautentzündungen gebraucht werden, trotzdem man noch gar nicht sicher weiß, ob sie überhaupt Antiekzematosa sind. Das ist z. B. das *Tannin* (Acidum tannicum, 2—5%), ein Adstringens, das gewiß nur ausnahmsweise eine antiekzematöse Wirkung entfaltet, und das *Pellidol* (2%), ein granulationsanregendes Mittel, von dem eine Wirkung auf Ekzeme überhaupt nicht sicher bekannt ist. Auch *Wismut* (Bismutum subnitricum, Bismutum subgallicum = Dermatol 10%), ebenfalls ein Adstringens, *Benzoë* (Acidum benzoicum, 10%) und viele andere Präparate werden zur Ekzembehandlung gebraucht, ohne daß man etwas Sicheres über ihre Heilungschancen weiß.

Viel besser bekannt und zuverlässiger ist die Wirkung der *stärkeren Mittel* unserer Skala, der eigentlichen Antiekzematosa. Sie sind ausnahmslos Teere bzw. Präparate, die Phenole enthalten oder dem Phenol nahestehen. Das *Resorcin* (Di-oxy-phenol) erwähnten wir schon. Das *Phenol* selbst (Acidum carbolicum, 2%) wird wenig gebraucht, da es in wäßriger Lösung als Umschlag bei offenen Stellen Gangrän machen kann, ist aber in Spiritus, Schminke und Paste gut bewährt, besonders auch als Antipruriginosum.

Im Mittelpunkt stehen die *Teerpräparate*. Teere sind komplex zusammengesetzte, durch trockene Destillation von Holz oder Steinkohle gewonnene Substanzen, die hauptsächlich Phenole und cyclische Kohlenwasserstoffe enthalten. Sie adstringieren die Gefäße, lähmen die Nervenendigungen und wirken parasitentötend. Vor allem aber wirken sie eben erfahrungsgemäß antiekzematös. Sie führen nicht selten zu Reizungen und sind deshalb bei akuten Ekzemen als Routinebehandlung kontraindiziert, bei allen chronischen jedoch das unentbehrliche Mittel der Wahl. Bei ausgedehnter Anwendung können sie zu Vergiftungserscheinungen führen (Braunfärbung des Harnes, Albuminurie, Koma), eine Gefahr, die aber meist stark überschätzt wird. Im Gesicht lassen sie sich nur mit Vorsicht anwenden, weil einige von ihnen die Haut gegen Licht sensibilisieren. Bei längerem Gebrauch können sie schmerzlose chronische Follikelentzündungen machen (Teeracne) und Teerkeratosen, im Tierexperiment sogar Hautcarcinome, was aber bei therapeutischer Anwendung praktisch nicht in Frage kommt.

Von den *Holzteeren* wird am meisten der *Birkenteer* (Oleum rusci, Oleum betulae, 2—20% bis rein) gebraucht, trotzdem er stark und unangenehm riecht. Er ist auch ein Bestandteil der klassischen WILKINSONschen Salbe, für die verschiedene Formeln angegeben werden, und die außer zur Ekzem- und Psoriasisbehandlung früher auch viel zur Scabiesbehandlung benutzt wurde; sie enthält außer dem Teer Schwefel und Seife (z. B. 10 ol. rusci, 20 sulf. praec., 30 sapon. virid., Vasel.). Noch energischer wirkt *Buchenteer* (Oleum fagi) und Nadelholzteer (Pix liquida). Schon auf normaler Haut erzeugen die mit dem letzteren gemachten Läppchenproben in meiner Beobachtung meistens ein Erythem. Will man eine mildere Teerwirkung, dann kann man *Wacholderteer* (Oleum cadini) verschreiben, der auch weniger färbt, aber doch ebenfalls zu stark riecht.

Das beste Antieczematosum unter den Teeren ist ohne Zweifel der *Steinkohlenteer* (Oleum lithanthracis oder Pix lithanthracis; Liantral = Benzolextrakt von Oleum lithanthracis). Auch er wird in Pasten, Salben, Tinkturen und rein verwendet. Allerdings führt er bei energischem Gebrauch regelmäßig zu Teerfollikulitiden. Will man eine milde Steinkohlenteerwirkung, dann verwendet man *Liquor carbonis* detergens (20% bis rein), eine Lösung von Steinkohlenteer in Quillajatinktur, die auch im Gesicht angewendet werden kann, weil sie nur wenig verfärbt und nicht zu Lichtsensibilisierung führt.

Außerdem gibt es natürlich noch eine große Anzahl von Teerpräparaten, die durch die Industrie angeboten werden, z. B. Anthrasol, das ziemlich farblos ist, aber stark riecht. β-Naphthol, das wegen seiner Giftigkeit nicht beliebt ist, Cadogel, Epicarin usw. Auch hier ist es deshalb ratsam, sich auf einige wenige Präparate zu beschränken, um die Mittel, mit denen man arbeitet, aus eigener Erfahrung gut kennen zu lernen. Ein Nachteil der Teerbehandlung ist, daß die Qualität der Präparate je nach der Bezugsquelle verschieden sein kann. Dies kann Anlaß sein, Fabrikpräparate den Naturprodukten vorzuziehen. Leider kann man sich aber auf eine gleichbleibende Qualität der Fabrikpräparate auch nicht verlassen, am wenigsten in der gegenwärtigen Zeit, die durch die Sozialisierung von Produktion und Handel, den Fabriken den Bezug ihrer Rohstoffe in der gewünschten Qualität erschwert.

Die *stärksten Mittel* zur Behandlung oberflächlicher Hautentzündungen werden durch das Pyrogallol und das Chrysarobin repräsentiert. Da sie bei energischer Anwendung regelmäßig zu Hautreizungen führen, bildet ihr hauptsächlichstes Indikationsgebiet die typisch nichtirritable Psoriasis; sie sind deshalb mehr als *Antipsoriatica* wie als Antiekzematosa zu bezeichnen. Bei der Behandlung sehr chronischer Ekzeme sind sie aber nicht zu entbehren.

Das *Pyrogallol* (Acidum pyrogallicum, Tri-oxy-benzol, 2—20%) ist dem Phenol nahe verwandt. Es wirkt nicht nur antiekzematös und antipsoriatisch, sondern auch stark antiparasitär. Auf Erosionen und Geschwüren entfaltet es eine energische Ätzwirkung. Wenn offene Hautstellen von größerem Umfang damit behandelt werden, können auch Allgemeinvergiftungen vorkommen; bei Verwendung auf unverletzter Haut ist es in dieser Hinsicht jedoch harmlos. Bei ausgedehntem Gebrauch 10%iger Salben und Tinkturen führt es ziemlich regelmäßig nach 8—10 Tagen zu einer schmerzhaften pustulösen Reizung, die unter Zinköl nur langsam wieder verschwindet. Trotzdem frischbereitetes Pyrogallolvaselin fast farblos aussieht, färbt es Haut, Finger und Wäsche schwarz. Es muß deshalb mit einer Zahnbürste eingeschmiert werden, oder man muß die Finger mit Gummifingerlingen schützen. Helle Haare werden grau bis schwarz gefärbt, dürfen deshalb nicht mit Pyrogallol behandelt werden; bei dunklen Haaren ist es dagegen gut zu gebrauchen, nur muß man natürlich Kopfkissen und Kopfbedeckungen schützen. Pyrogallol wird hauptsächlich in Salben verwendet. Für psoriatische Restherde und resistenten verrukösen Lichen ruber empfehle ich es auch in Kollodium, in welcher Form es aber heftige und hartnäckige Reizungen verursachen kann. Für Gesicht und Hände kommt es wegen der Verfärbung natürlich nur bei Klinikbehandlung in Frage.

Ein weniger verfärbendes, aber auch viel schwächer wirkendes, bei Psoriasis meist ganz wirkungsloses Pyrogallusderivat ist das *Lenigallol* (Pyrogalloltriacetat). Es wird gelegentlich als adstringierendes Antiekzematosum bei vesiculösen Handekzemen gebraucht (5% in Zinkpaste). Bei der Ätzbehandlung des Lupus war es dem Pyrogallol nahezu gleichwertig und im praktischen Gebrauch infolge seiner Schmerzlosigkeit und Ungiftigkeit weit überlegen.

Das wirksamste Antipsoriaticum ist das *Chrysarobin*. Es ist ein bräunliches Pulver, das in Indien und Südamerika aus der Rinde eines Baumes gewonnen wird, und das hauptsächlich Anthranole der Chrysophansäure enthält. Seine stark antiparasitäre Wirkung war schon den Indianern bekannt, die es zur Behandlung von Pilzkrankheiten der Haut benutzten. Zur Erklärung seiner hervorragenden antipsoriatischen Wirkung genügt der Hinweis auf seine reduzierenden Eigenschaften nicht, weil es stärkere Reduktionsmittel, wie das Resorcin, gibt, die weniger ausrichten. Bei Auftragen auf die Haut in steigenden Konzentrationen (0,1—20% in Zinkpaste, Salbe oder Firnis) führt Chrysarobin früher oder später zu einer „explosiven" Entzündung, die plötzlich auftritt, aber unter Bedeckung mit Schminke meist ebenso plötzlich wieder verschwindet. Fette Salben verschlimmern die Chrysarobinreizung. In einzelnen Fällen, besonders bei akut aufgetretener Psoriasis, entwickelt sich aus der Reizung eine selbständig fortschreitende Dermatitis, die eine frische Psoriasisaussaat provozieren und selbst zu einer schweren, fieberhaften, universellen Erythrodermie führen kann. Man beginnt deshalb mit schwachen Salben, muß aber die Konzentration regelmäßig erhöhen, weil sich die Haut an das Mittel rasch gewöhnt, und es dann keine Wirkung mehr hat. Kommt Chrysarobin in das Auge, dann entsteht eine quäleude Conjunctivitis, die selbst zu Hornhautgeschwüren führen kann, wenn die Kur nicht sofort unterbrochen wird. Die Augen müssen darum beschützt werden (waschbare Handschuhe, nachts Autobrillen). Zur methodischen Durchführung einer Chrysarobinkur gehört folglich Umsicht und Erfahrung. Eine solche Kur kann überhaupt nur in der Klinik durchgeführt werden. Das ist besonders auch deshalb der Fall, weil Chrysarobin Haut und Wäsche violettbraun verfärbt und weil es diese Farbe bei stärkeren Kuren auch an alle Gebrauchsgegenstände des Patienten abgibt. Ordnungsmäßige Chrysarobinkuren erfordern deshalb besondere Vorbereitungen: außer Handschuhen und Brillen Hemden und Hosen, die an Hand- und Fußgelenken zugebunden werden können, und apartes, eventuell braunes Bettzeug, das getrennt von der übrigen Krankenhauswäsche gewaschen werden muß. Im Gesicht kann Chrysarobin wegen der Gefahr für die Augen nicht angewendet werden; ebensowenig am behaarten Kopf, weil es die Haare braunviolett verfärbt.

In allen Lehrbüchern kann man lesen, daß Chrysarobin gern die Niere angreift und Albuminurie macht. Das ist unrichtig. Viel leichter kann man Nierenreizungen durch Salicylsalben wahrnehmen, hauptsächlich bei Kindern, ausnahmsweise auch durch Teer, falls der ganze Körper damit eingeschmiert wird. Das Chrysarobin ist kein Nierengift, sondern ein Nervengift. Allerdings weiß man das letztere nur aus Tierversuchen, denn in der Praxis ist es für alle inwendigen Organe harmlos, auch für die Nerven. Ich selbst habe bei jahrzehntelangem regelmäßigem Gebrauch von 20 Chrysarobinpaste über den ganzen Körper niemals eine interne Vergiftungserscheinung wahrgenommen.

Dem Chrysarobin im großen und ganzen gleichwertig ist das teurere *Cignolin* (Di-oxy-anthranol), ein synthetisch hergestelltes Präparat, das sich chemisch nur wenig von dem Hauptbestandteil des Chrysarobins unterscheidet. Es teilt alle Vorzüge und Nachteile des Chrysarobins. Da es aber im allgemeinen noch etwas stärker wirkt, kann es in geringen Konzentrationen auch etwas besser zu ambulanten Kuren benutzt werden. Es gibt Menschen, die gegen Chrysarobin überempfindlich sind, nicht aber gegen Cignolin, und umgekehrt; infolgedessen hat man für manche Fälle Cignolin, für andere Chrysarobin nötig. Auch hilft bei manchen das eine, bei anderen das andere Mittel besser. Cignolin ist also in der

Praxis der Psoriasisbehandlung ganz unentbehrlich. Die Angabe, daß es weniger verfärbt und weniger leicht Conjunctivitis macht, ist allerdings wohl unrichtig; Conjunctivitis wird bei ihm bloß seltener gesehen, weil es üblich ist, es in geringerer Konzentration zu verschreiben.

Manche Dermatologen sind der Meinung, daß Chrysarobin und Cignolin besser wirken, wenn man sie Reizungen machen läßt (durch Anwendung in Salbe statt in Paste oder durch Zufügung von Salicyl). Das ist offenbar nicht richtig; auf jeden Fall sind absichtliche Reizungen unnötig und nicht allzu selten gefährlich. Einer großen Beliebtheit erfreut sich bei der Behandlung resistenter Psoriasis seit einem Menschenalter die DREUWsche Salbe, bei der das Chrysarobin mit Salicyl, Seife und Teer gemischt ist (10 Salic., 20 Sapo vir., 20 Chrysar., 20 Ol. rusci, Lanol., Vasel. āā). Die DREUWsche Salbe wirkt aber weniger kräftig wie eine gleich starke Chrysarobin-Zinksalbe und hat dabei auch noch den Nachteil, daß sie stärker verfärbt und häufiger reizt.

Höchst wichtig für die Behandlung chronischer resistenter Ekzeme und psoriatischer Restherde ist das *Salicyl* (Acidum salicylicum), trotzdem es fraglich ist, ob es überhaupt eine antiekzematöse Wirkung ausübt; allerdings scheinen hochprozentige Salicylsalben auf manche squamöse Ekzeme spezifisch zu wirken. Die eigentliche Bedeutung des Salicyls für die äußere Therapie liegt jedoch darin, daß es durch seine Eigenschaft, in höheren Konzentrationen (5—20%) Keratin zu lösen, für die Antiekzematosa gewissermaßen eine Gleitschiene bildet, die ihnen den Weg in die Tiefe erleichtert. Dies erscheint um so notwendiger, als bei chronischen Oberflächenentzündungen fast immer auch Hyperkeratose oder Parakeratose vorhanden ist. Das Salicyl wird zur Behandlung chronischer Ekzeme also fast niemals allein, sondern in Kombination mit den genannten Mitteln verwendet. Mit Quecksilberpräcipitat darf es jedoch in höherer Konzentration nicht gemischt werden, weil dann Sublimat entsteht, das stark reizen kann. Anwesenheit von Zinkoxyd beeinträchtigt die keratolytische Wirkung des Salicyls. Es wird deshalb zur Verstärkung der Antiekzematosa in fetten Salben, Tinkturen und Firnissen verschrieben.

Andere Zusatzmittel.

Außer den entzündungswidrigen Mitteln, den Antiekzematosa, gibt es noch eine große Anzahl anderer chemisch wirksamer Stoffe, die man zum Zweck äußerer Behandlung den beschriebenen Applikationsmitteln beifügt. Die wichtigsten von ihnen sollen hier noch kurz besprochen werden.

Adstringierende Mittel. Ätzmittel erzeugen in schwachen Konzentrationen auf erodierten und ulcerierten Hautflächen eine feine, mit dem bloßen Auge nicht sichtbare Kruste, die die erkrankte Haut komprimiert, anämisiert und mechanisch schützt, wodurch die Exsudation vermindert und die Epithelialisierung erleichtert wird. Medikamente, die diese Wirkung haben, nennt man Adstringentia. In diesem Sinne werden in der Dermatologie am häufigsten gebraucht Bor, Salicyl, Resorcin, Tannin, Wismut, Kalium permanganicum, Aluminium aceticum (BUROW) und Plumbum subaceticum (GOULARD). Sie werden 0,1 bis 2%ig in Form von Umschlägen, zuweilen auch in Kühlsalben verwendet. Als kräftigstes Adstringens gilt das Argentum nitricum, das in wäßriger Lösung (Sol. arg. nitr. 1—10%) zum Betupfen von Erosionen und Rhagaden benutzt wird.

Granulationsanregende Mittel. Zum Teil werden die gleichen Mittel — in etwas höheren Konzentrationen oder durch energischere Applikation — zur Anregung der Überhäutung bei Geschwüren gebraucht, in erster Linie das Argentum nitricum in wäßrigen Lösungen zur Einpinselung (bis 10%) oder als Salbenverband in Pasta bzw. in Vaselin (1—2%), dem dann zur Lösung des Argentum Perubalsam beigefügt wird (1 Arg. nitr., 10 balsam. peruv., Vasel. = Schwarzsalbe oder Billrothsalbe). Andere granulationsfördernde Mittel, die in Pasten und Salben viel verwendet werden, sind Pellidol, Scharlachrot, Granugenol und Chlorophyll.

Ätzende Mittel. In noch stärkerer Konzentration wird das Argentum nitricum auch zur Ätzung verwendet (für Granulationen in der Form des Höllensteinstiftes). Spitze Kondylome werden mit Alaun, Tannin, Resorcin, Summitates sabinae oder Podophyllin eingepudert (meist rein oder 50%), senile Warzen und Xanthome mit konzentrierter Trichloressigsäure betupft. Eine sehr energische, elektive (d. h. hauptsächlich das kranke Gewebe zerstörende) Ätzung erzielt man bei der Behandlung der lupösen Tuberkulose durch sorgfältige Salbenverbände mit 10 Pyrogallol-Vaselin oder besser (weil weniger schmerzhaft) mit 20 Lenigallol-Vaselin, eventuell in Kombination mit 10 Salicyl. Zur Ätzung von Schleimhautlupus wird Pyrogallol in Spiritus benutzt (50%) oder Milchsäure (75%).

Keratolytische Mittel. Eine wichtige Rolle spielt — auch bei der Behandlung alter Ekzeme — die Lösung der Hornschicht. Sie geschieht am häufigsten durch Salicyl in der schon beschriebenen Weise. Aber auch zur Erweichung von Schwielen, Hühneraugen und anderen umschriebenen Hornbildungen wird Salicyl in Form von Salben, Pflastern und Firnissen angewandt. Durch Behandlung größerer Flächen wird das Salicyl in Spiritus und in Salbe zur Schälung benutzt, z. B. bei oberflächlichen Pilzkrankheiten, Ichthyosis, Keratosis palmaris). Andere Schälmittel sind Resorcin (40 Resorcinpasta) und β-Naphthol (10 β-Naphthol, 20 Sapon vir., 50 Sulf. praec., Vas.); sie werden in Pasten (zum Teil mit anderen keratolytisch wirkenden Mitteln kombiniert) bei der Acne zu regelrechten „Schälkuren" benutzt. Eine besonders starke hornlösende Wirkung hat auch die Seife, zumal die salbenartig weiche Kaliseife (Sapo viridis). Sie wird aber nicht so viel verwendet wie das Salicyl, auch weil sie sich weniger leicht dosieren läßt.

Antiparasitäre Mittel. Zur Desinfektion der erkrankten Haut dienen hauptsächlich Quecksilber, Jod und Schwefel. Das Quecksilber wird als Präcipitat (in Salben, 10—$33^1/_3$%) oder als Sublimat (in wäßriger und spirituöser Lösung und in Salben, bis 2% und höher) angewandt, das Jod in spirituöser Lösung als Jodtinktur (2—10%). Das wichtigste Indikationsgebiet für die Quecksilberdesinfektion bilden die Pilzkrankheiten, für die Joddesinfektion Pilzkrankheiten und Pyodermien. Viel stärker freilich wirkt bei Pyodermien, besonders bei follikulären, der Schwefel, trotzdem er in vitro den anderen genannten Desinfizienzien unterlegen ist. Ich verwende ihn gern in Verbindung mit Alkoholabwaschungen als $33^1/_3$ Sulfur-Vaselin bei Furunkulose, besonders auch zur Verhütung der Rezidive. Noch schneller wirken bei Strepto- und Staphylokokkeninfektionen der Haut oft Salben mit Sulfonamiden oder Penicillin, dürfen aber wegen der Gefahr der Sensibilisierung nur mit großer Vorsicht angewendet werden. Von Sulfonamidsalben gilt vorläufig die Regel, daß man sie nicht länger als 5 Tage benutzen läßt. Penicillin wird besser überhaupt nicht in Salben verwendet, falls nicht ein ganz besonderer Grund dazu vorliegt. Übrigens schützen Sulfonamide intern und Penicillininjektionen oft nicht vor Rezidiven (z. B. bei Furunkulose), so daß dann zur Nachbehandlung der Sulfur ganz unentbehrlich ist. Ein altes Mittel, das sich bei der Behandlung von Pyodermien und zur Reinigung verschmutzter Geschwüre oft überraschend bewährt, ist das Bleioxyd in Form des Unguentum diachylon (Emplastr. plumb. oxyd., Vasel. āā). Als starke Desinfizientia für infektiöse Geschwüre werden außerdem besonders Jodoform, Rivanol (Hautdiphtherie) und reine Carbolsäure benutzt. Im übrigen wirken alle stärkeren Antiekzematosa gleichzeitig antiparasitär, besonders die Teere, das Carbol (2%) und das Chrysarobin, und sind deshalb auch zur Behandlung von Pilzkrankheiten und anderen oberflächlichen Hautinfektionen geeignet, die Teere allerdings *nicht* zur Behandlung follikulärer Pyodermien, da sie durch ihre schädigende Einwirkung auf die Follikel (Teeracne) das Auftreten von Rezidiven befördern. Zu weiterer Verstärkung der antiparasitären Wirkung werden die meisten der genannten Medikamente mit 5—20 Salicyl kombiniert. Natürlich können die gleichen Mittel gegebenenfalls auch zu prophylaktischen Zwecken benutzt werden. Vom Schwefel erwähnten wir das schon; zur Verhütung von Syphilis werden Quecksilber (Sublimatwaschung und Kalomelsalbe) und Chinin (30 Chinin. sulf., Eucer.) empfohlen, sind aber begreiflicherweise unzuverlässig.

Hautreizende Mittel. Von den genannten Mitteln werden einige auch zur Erzeugung von Hautreizungen benutzt. Solche Hautreizungen sind besonders gebräuchlich zur Anregung des Haarwachstums. Zum Teil beruht hierauf wohl schon der Gebrauch von Teerpräparaten, Sublimat und Tinctura capsici als Zusatz zu Haarwässern. Reizungen bis zu sichtbarer Erythemerzeugung und Schuppung erzielt man durch Einpinselung von Sublimattinktur (2% und mehr in Spir. dil.) und Jodtinktur (2—10%) bei der Alopecia areata. Kräftige Einpinselungen mit Jodtinktur bis zu deutlicher oberflächlicher Reizung werden außerdem zur rascheren Resorption tiefer Infiltrate verwendet. Eine Hautreizung, die zu typischer Blasenbildung führt, wird durch Cantharidin (in Salbe oder Pflaster, sog. Zugpflaster) erzielt.

Gefäßverengende Mittel. Manchen chemischen Stoffen schreibt man auch eine gefäßverengende Wirkung zu, z. B. dem Ichthyol, weshalb man es in Pasta, Salbe oder rein bei der Rosacea benutzt. Allerdings habe ich eine Wirkung davon auf teleangiektatische Hautrötung noch niemals gesehen. Ohne Zweifel haben Campher (2—10 camph. trit. in Spiritus oder Salbe), Monochlorbenzol (10% in Spiritus) und Formalin (2—15% in Spiritus oder Salbe) einen Einfluß auf die Gefäße und werden deshalb bei Perniones gebraucht.

Sekretionshemmende Mittel. Das Formalin wird mit Erfolg auch zur Hemmung der *Schweißsekretion* verwendet, bald als Spiritus (2—20%), bald als Puder, eventuell in Kombination mit Tannin (Tannoform). Allerdings sieht man dabei auch häufig Reizungen. Demselben Zweck dienen noch andere chemische Stoffe, z. B. Aluminiumchlorid (Odorono). Viel unsicherer ist die Wirkung von Chemikalien auf die *Talgsekretion.* Es werden hauptsächlich Tannin und Alaun empfohlen; ich habe mich von ihrer Wirkung aber nicht überzeugen können. Dagegen ist von Seifenwaschungen bekannt, daß sie die Talgsekretion anregen, so daß z. B. fettes Haar durch häufiges Waschen zwar zuerst trocken erscheint, danach aber um so schneller wieder fett wird. Es ist deshalb üblich, bei fettem Haar nicht häufiger als einmal in 6 Wochen waschen zu lassen und sich in der Zwischenzeit mit Entfetten durch Petroläther oder durch abendliches Einpudern mit morgendlichem Ausbürsten zu helfen.

Juckstillende Mittel. Sie werden „Antipruriginosa" genannt. Dies ist aber eine ganz verkehrte Wortbildung. Es bedeutet dem Wortsinne nach gegen die Prurigo (vgl. S. 56), wird aber hier gebraucht in dem allgemeineren Sinne: gegen das Jucken (Pruritus). Es müßte also *Antiprurituosa* heißen. Juckstillend wirkt alles, was die Gefäße verengt, folglich alle Maßnahmen, die abkühlen, wie permeable Umschläge, Spiritusabtupfung, Einpudern. Als Hausmittel werden außerdem Essig, Citronenabreibungen und Salmiakgeist benutzt. Die wichtigsten chemischen Substanzen zur Linderung des Juckreizes sind Campherpräparate, besonders Menthol ($^1/_2$—2%), Thymol ($^1/_4$—2%), Calmitol (10% bis rein), neuerdings auch Antihistaminsalben. Ein starkes Antipruritusum ist die Carbolsäure (1—2%); auch die Wirkung des Resorcins (1—2%) ist oft sehr eindrucksvoll. Alle diese Medikamente werden in Spiritus, Schminken und Pasten verschrieben. Zur Juckstillung werden auch Mittel benutzt, die örtlich betäuben, besonders Novocain, Stovain, Anästhesin. Von ihnen ist aber nur auf erodierter Haut und auf der Schleimhaut eine Wirkung zu erwarten und auch dann natürlich nur eine vorübergehende.

Bleichende Mittel. Die schwarzen Köpfchen der Komedonen können mit Wasserstoffsuperoxyd (in Lösung oder in Salbe) gebleicht werden, Hyperpigmentierungen durch Sublimat (1—2% in Salbe). Durch Gebrauch lichtabsorbierender Stoffe kann Hyperpigmentierungen auch vorgebeugt werden. Am besten bewährt haben sich dabei Tannin (5 ac. Tann.-Euc.), Cibazol (5 Cib., Spir. dil.) und Para-amino-benzoesäure (5 PAB, Spir. dil.).

Färbende Mittel. Färbende Chemikalien werden hauptsächlich in der *Kosmetik* gebraucht (Haarfarben, Lippenstifte, Rouge); in der Dermatologie spielen sie meist nur dadurch eine Rolle, daß sie zur Ursache von Hautaffektionen werden. Außerdem treten Verfärbungen der Haut häufig als unerwünschte Nebenwirkungen beim Gebrauch dermatologischer Medikamente auf, besonders durch Chrysarobin, Pyrogallol, Teer und Sublimat, worauf oben schon hingewiesen wurde. Die einzige Hautkrankheit, die dem dermatologischen Praktiker den Wunsch zu künstlicher Färbung öfter nahelegt, ist die Vitiligo; dabei erzielen manche Patienten durch sorgfältiges Einreiben der hellen Flecke mit Kaliumpermanagnat (etwa 0,5% in Wasser) einen ganz ordentlichen kosmetischen Erfolg. Größere praktische Bedeutung hat die Zufügung roter und brauner, chemisch meist indifferenter Substanzen zu Pudern, Schminken und Pasten, um durch Erzielung annähernd hautfarbener Applikationsmittel eine Gesichtsbehandlung ohne Berufsstörung leichter möglich zu machen. Davon war bereits oben die Rede (S. 172 und 188).

Die Anwendung der Mittel.

Es ist nichts Ungewöhnliches, zur äußeren Behandlung von Hautkrankheiten einfach irgendwelche, mehr oder weniger komplizierten Rezeptformeln vorzuschreiben, die man als Student gelernt oder in einem Buch gefunden hat, und dann abzuwarten, was das gibt. Es ist auch kein Zweifel, daß diese primitive Behandlungsmethode häufig genügt; ein Teil der Ekzeme verschwindet rasch wieder, wenn der Patient aus eigenem Antrieb oder auf den Rat der Nachbarin etwas Ichthyolpaste daraufschmiert, sie mit Umschlägen kühlt oder mit Borvaselin einfettet; dasselbe läßt sich mit einem Rezept erreichen, das aus einem dermatologischen Lehrbuch abgeschrieben ist. Ein anderer Teil der Ekzeme aber verschwindet nicht, sondern erfährt Reizungen und breitet sich aus oder wird zum mindesten chronisch und bietet dann jeder Behandlung hartnäckigen Widerstand. Das sind aber die Fälle, die in der Sprechstunde des Hautarztes erscheinen und die der Grund dafür sind, warum die äußere Behandlung der Hautkrankheiten ein Studium ist, das gelernt sein will. Freilich kann man auch bei ihnen mit dem Verschreiben irgendeines „altbewährten“ Rezeptes, z. B. der WILKINSONschen Salbe, einen Zufallserfolg haben; ebensogut kann man aber Unglück damit anrichten. Der Laie freilich stellt sich die Sache meist so vor, daß der Arzt nichts weiter tut, als erst dieses und dann jenes Rezept „auszuprobieren“. Dem Dermatologen aber, der etwas gelernt hat, geschieht damit Unrecht.

Natürlich kann man geistreich sagen, daß *jede* Therapie „ein Versuch mit zweifelhaften Mitteln“ sei; denn 100% Erfolgssicherheit kann niemals garantiert werden. Es ist aber ein großer Unterschied, ob man ein Mittel anwendet, dessen Heilkraft mehr oder weniger unbekannt ist, oder ein Mittel, von dem die Erfahrung gelehrt hat, daß es imstande ist, Fälle der vorliegenden Art zu bessern und zu heilen. Nur im ersten Fall sollte man von „Versuch", experimentum, sprechen; im andern liegt eine vernünftige, auf Erfahrung, d. h. auf *frühere* Versuche gegründete Therapie vor. Dies gilt, trotzdem auch die am besten begründete Therapie niemals volle Sicherheit bietet, und außerdem noch ein Risiko enthält, da jedes Mittel, das Heilkraft besitzt, ja auch toxische Nebenwirkungen machen kann. Es ist aber eine ganz falsche Meinung der Laien und mancher Ärzte, daß dieser Unsicherheitsfaktor nun gerade eine Eigenheit der Dermatotherapie sei. Auch wenn man bloß eine Aspirintablette verschreibt, kann man vorher nie wissen, ob der Patient nicht eine Salicylidiosynkrasie hat und an den unangenehmsten Vergiftungserscheinungen erkrankt, so selten das auch vorkommt. Und so zauberhaft dieses Mittel beim akuten Gelenkrheumatismus oft wirkt: daneben stehen die Versager, die den Arzt veranlassen, zu *anderen* bewährten Mitteln (Pyramidon, Atophan usw.) überzugehen. Richtig ist allerdings, daß bei der äußeren Behandlung den individuellen Verschiedenheiten der Reaktion ein noch breiterer Raum zukommt als bei der Behandlung per os und per injectionem. Der Dermatologe muß also *noch mehr* individualisieren. Und wie schon der Internist bei allen nicht indifferenten Mitteln mit einer kleineren Dosis beginnt, um sich erst einmal von der Verträglichkeit in dem betreffenden Fall zu überzeugen, so muß auch der Dermatologe erst einmal die Empfindlichkeit der Haut *untersuchen*, bevor er zur Anwendung stärker wirkender Salben übergeht. In der *gewissenhaften und methodischen Untersuchung der Reaktionen der kranken Haut* liegt die Kunst des Dermatotherapeuten, nicht in einer Intuition, die ihm sagt, welche Salbe die richtige sei. Diese „Kunst" ist deshalb lehrbar. Ihr Prinzip besteht darin, anfangs milde Medikamente (mild hinsichtlich ihrer Verträglichkeit und Heilwirkung) in dem gegebenen Falle zu prüfen und nach Maßgabe dieses Ergebnisses systematisch zu stärkeren und schließlich zu stärksten Medikamenten überzugehen. So soll also jede therapeutische Verordnung gleichzeitig den Wert einer funktionellen Prüfung der Haut haben. Bei jedem weiteren Schritt kann Überempfindlichkeit oder resistentes Verhalten den Behandlungsplan ändern. Eine gewissenhafte dermatologische Therapie erfordert deshalb eine regelmäßige tägliche, halbwöchentliche oder wöchentliche Kontrolle des Patienten.

Jeder Verordnung von Heilmitteln hat natürlich eine eingehende *Therapieanamnese* vorauszugehen. Diese hat, soweit möglich, festzustellen, welche Behandlungsmaßnahmen und welche Salben und Medikamente bisher benutzt worden sind, und welche Erfahrungen damit im einzelnen gemacht werden konnten. Besonders zweckmäßig ist es in vielen Fällen, sich die Rezepte der gebrauchten Salben vom Patienten mitbringen und sich dann über deren Wirkung im einzelnen berichten zu lassen. Auf diese Weise kommt man häufig zur Kenntnis bestimmter Überempfindlichkeiten (z. B. gegen Vaselin oder gegen Hg oder gegen Sulfur) und, was fast noch wichtiger ist, zur Kenntnis von Salben und Medikamenten, die gut vertragen, eventuell selbst angenehm empfunden wurden, ohne doch aber eine vollständige Heilung bringen zu können. Dies sind dann die Salben und Medikamente, mit denen man zweckmäßigerweise die Behandlung beginnt in der Absicht, durch Erhöhung der Konzentration, durch Verwendung intensiverer Applikationsweisen oder durch Kombination mit anderen Mitteln die Heilung zu erzwingen.

Bevor man soweit ist, sollte man freilich die erste Frage jeder Therapie nicht vergessen: ob man *überhaupt behandeln* darf. Diese Frage spielt gerade in der Dermatologie eine Rolle, weil es sich hier nicht selten um Affektionen handelt, die wenig Beschwerden machen, so daß die Behandlung ärger sein kann als die Krankheit. Ist dennoch der Wunsch nach Behandlung von seiten des Kranken groß, dann ist ihre Ablehnung allerdings verantwortungsvoll; treibt man dadurch doch den Patienten geradezu in die Arme von Quacksalbern, die ihn dann ausbeuten oder gar gefährlichen, besonders kosmetisch gefährlichen Methoden ausliefern. In solchen Fällen wirft sich deshalb die Frage auf, inwieweit der Arzt verpflichtet ist, den Patienten mit an sich nutzlosen Heilmaßnahmen (z. B. mit Salicylspiritusabtupfungen oder Terpentininjektionen) zu beruhigen und hinzuhalten. Inwieweit so etwas berechtigt ist, läßt sich natürlich nur von Fall zu Fall entscheiden. Sicher aber liegt es nicht so ganz selten im Interesse des Patienten, wenn der Arzt dem alten Rate folgt: ut aliquid fieri videatur (man sehe zu, daß etwas geschieht). Um so mehr aber sollten wir uns darüber klar sein, welche Gefahren für eine verantwortungsbewußte Therapie diese Regel enthält, weil daraus nur zu leicht die Gewohnheit entsteht, routinemäßig wirkungslose Medikamente vorzuschreiben und zum Schlusse dabei sich noch selber weiszumachen — zumal bei Krankheiten mit wechselvollem Spontanverlauf, sowie bei gleichzeitigem Gebrauch anderer Heilmaßnahmen —, daß man damit die schönsten Heilerfolge erziele. Ich habe deshalb immer empfohlen, auf die ut-aliquid-fieri-Therapie in Fällen, wo sie indiziert erscheint, nicht zu verzichten, in der Krankengeschichte dabei aber stets ein „u. a. f.“ beizufügen, um sich unentwegt vor Augen zu halten, daß man nur Scheintherapie treibt.

Eine vorübergehende Scheintherapie ist öfters auch nötig, um eine gute *Vorbeobachtung* möglich zu machen. Manche Krankheitsfälle sind durch die bereits stattgefundene Behandlung so verändert, daß sie unkenntlich sind; eine vorübergehende Scheinbehandlung mit Spiritusabtupfungen oder indifferenten Kompressen kann deshalb schon *für die Diagnose* nötig sein. Viel häufiger aber haben wir Grund, mit unserer Behandlung erst einmal abzuwarten, um die *therapeutischen* Notwendigkeiten besser beurteilen zu können. Denn dazu müssen wir doch erst einmal wissen, wie die Krankheit eigentlich weiter verläuft, wenn *nichts* damit geschieht. Wer das unterläßt, kann großen Täuschungen anheimfallen. So bilden sich manche Ärzte ein, daß sie gute Heilmethoden besäßen, weil sie gewöhnt sind, diese bei spontan heilenden Krankheiten anzuwenden (z. B. Furunkel, Herpes, Pityriasis rosea). Andere sind glücklich über die Wirkung bestimmter Zusatzmittel, weil sie nicht daran denken, daß das Applikationsmittel allein schon die gleiche Wirkung haben kann. Die Notwendigkeit, sich hier keinen Täuschungen hinzugeben, besteht besonders bei den therapeutisch schwierigeren Fällen, die ins Krankenhaus aufgenommen werden. Gerade bei ihnen ist aber auch eine gewissenhafte Vorbeobachtung am leichtesten durchführbar. Man sollte es sich deshalb zur Regel machen, in der Klinik alle Krankheitsfälle, deren spontaner Verlauf nicht gut genug bekannt ist, in den ersten Tagen nicht zu behandeln, oder bloß auf der einen Seite, um diese mit der anderen, unbehandelten vergleichen zu können. Dann wird sich herausstellen, daß manche Hautausschläge (manche Ekzeme, Prurigo, Strophulus) im Krankenhaus auch ohne Behandlung überraschend schnell abheilen (Abb. 346), und daß andere (Ekzeme, Pemphigus) sich wenigstens in der ersten Zeit auffallend beruhigen und bessern.

Die Feststellung der *Sanatio spontanea* in der Klinik ist praktisch sehr wichtig, besonders bei gewissen chronischen Ekzemen (Prurigo vulgaris der Franzosen, spätexsudatives Ekzematoid von Rost). Bei diesen Fällen, die durch ihre spontane Heilung in der Klinik einen so unschuldigen Eindruck machen, ist nämlich die Prognose gerade ungünstig. Es ist bei ihnen die Regel, daß sie schon wenige

Tage nach der Entlassung ein Rezidiv bekommen, welches das Vertrauen zun Arzt erschüttert, wenn er es nicht vorausgesagt hat. Die Spontanheilung be

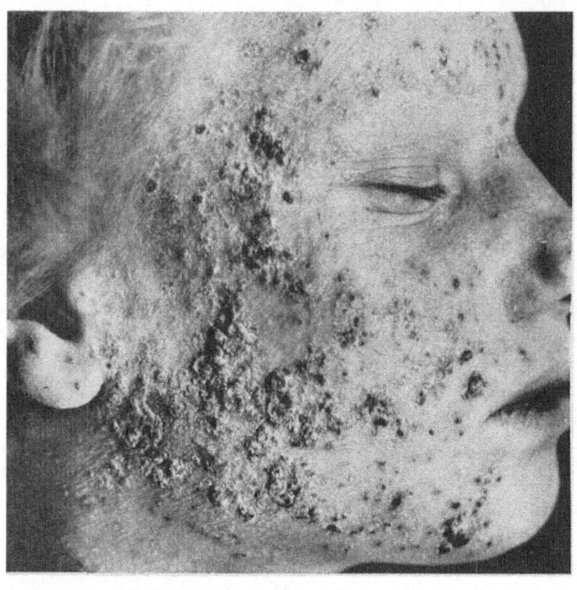

a

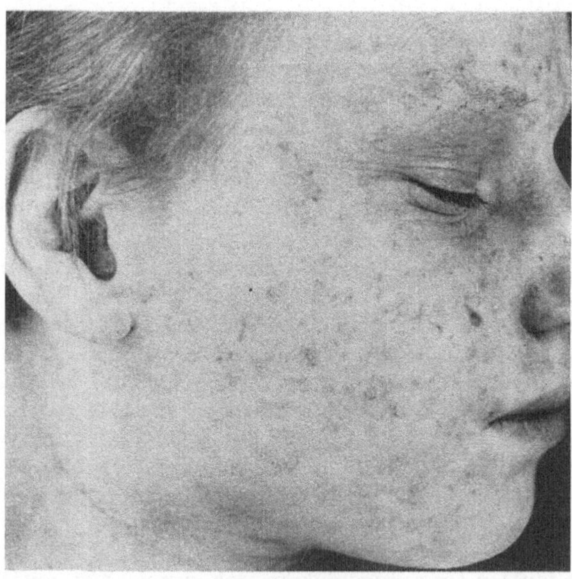

b

Abb. 346a u. b. Sanatio spontanae bei Krankenhausaufnahme. (Eczema pruriginosum.)

der Krankenhausaufnahme und die Rezidivneigung bei Rückkehr in die Häus lichkeit kann so ausgesprochen sein, daß man die Kranken mehrmals hinter einander in der Klinik spontan abheilen und zu Hause rezidivieren lassen kan

(Abb. 346). Die Hausrezidive sind vermutlich durch Hausallergene bedingt, wenngleich deren Nachweis noch nicht gelungen ist. Sie treten auch auf, wenn die

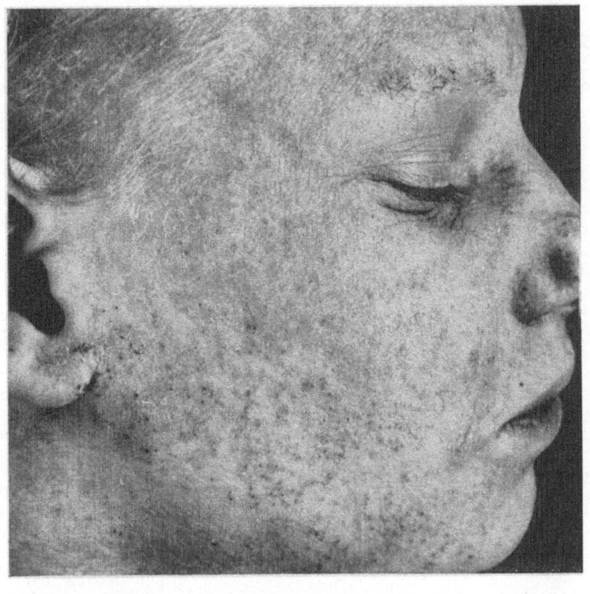

c

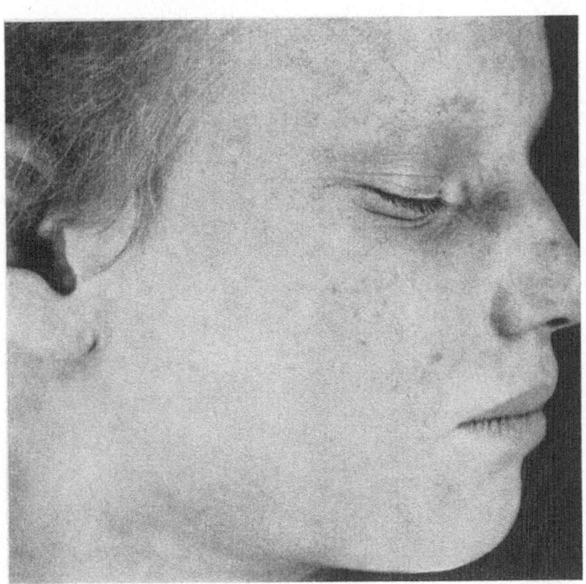

d

Abb. 346c u. d. Rezidiv 5 Tage nach Entlassung (c), neue Sanatio spontanae bei zweiter Aufnahme (d).

betreffenden Kranken in der Klinik eine indifferente Behandlung durchgemacht haben, was in praxi wohl der häufigste Fall ist. Dagegen lassen sie sich durch differente Behandlung, z. B. durch Teerbehandlung, oft verhüten (Abb. 347). Die

Teerbehandlung desensibilisiert also die Haut. Die Aussicht auf Rezidivfreihe kann weiter dadurch erhöht werden, daß man zu Hause mit geeigneten Mittel

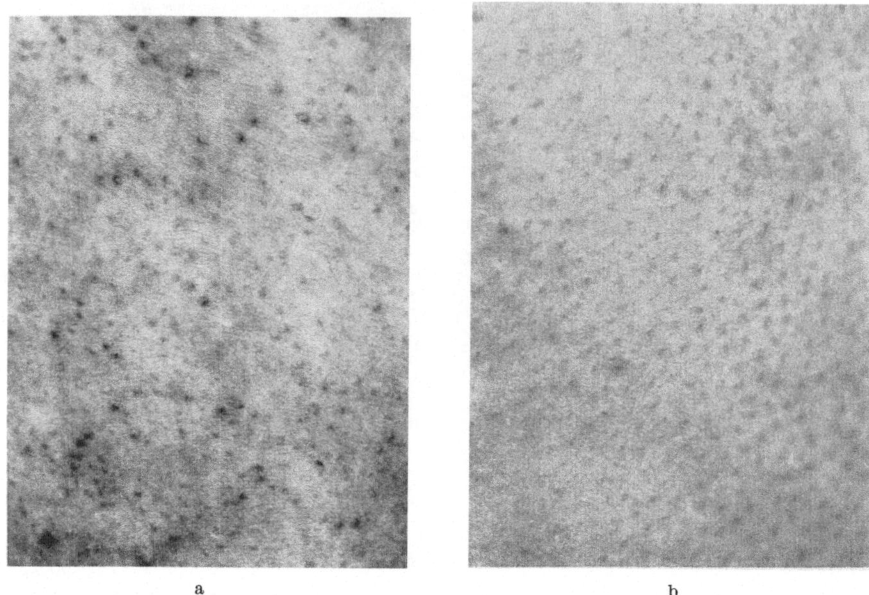

a b

Abb. 347a u. b. Verhütung von Rezidiv (Immunisierung) durch Teerbehandlung (Rezidiv nach Schmink kein Rezidiv nach Liantral).

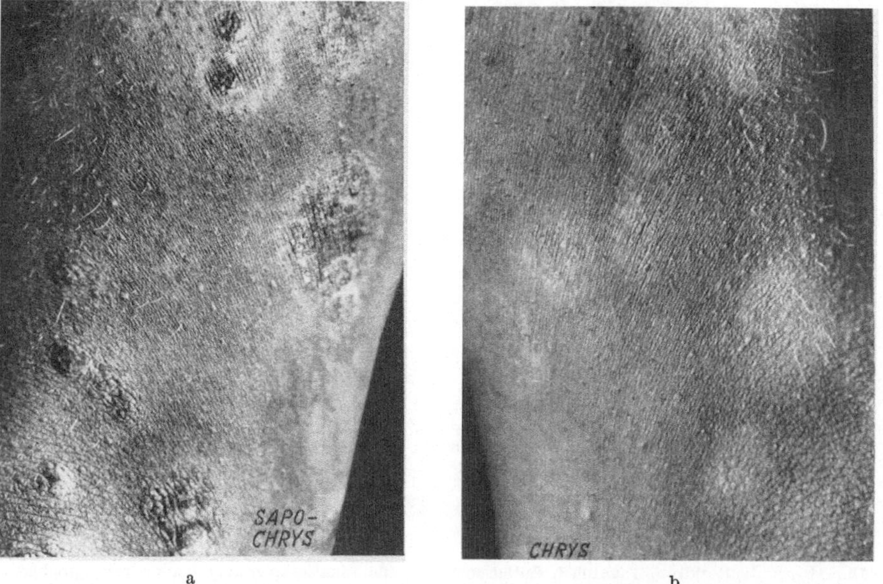

a b

Abb. 348a u. b. Heilhemmung durch Seifen-Chrysarobinpaste, Heilung unter Zinkpaste.

*nach*behandeln läßt. Das alles kann aber nur planmäßig geschehen, wenn ma durch gute Vorbeobachtung die Spontanheilung in der Klinik nicht übersehen hat

Führt man die Vorbeobachtung als Einseitenbehandlung durch, dann kann man auch die Fälle kennenlernen, in denen die (indifferente) Behandlung zwar keine Heilung erzielt, aber doch den Ausschlag am *Fortschreiten hindert.* In diesen Fällen können neue Stellen auftreten, sobald man die Behandlung unterbricht. Man kann das deshalb auch so ausdrücken, daß man sagt: Nichtbehandeln (bzw. Unterbrechung der Behandlung) provoziert.

Eine Behandlung kann aber nicht nur unnötig sein (bei der Sanatio spontanea), oder zwar zweckmäßig, jedoch ungenügend (wenn sie nicht bessert, aber doch ein Fortschreiten verhütet), sondern sie kann auch *schädlich* sein dadurch, daß sie die Spontanheilung verhindert. Eine solche *Heilhemmung* kann man freilich nur wahrnehmen, wenn man die eine Seite anfangs unbehandelt läßt. Bei Behandlung des ganzen Körpers würde man die Tatsache, daß der Ausschlag nicht besser wird, nicht als Folge der Behandlung erkennen, sondern für die Folge einer zu *schwachen* Behandlung halten. Eine Heilhemmung durch äußere Behandlung liegt z. B. vor, wenn ein Ekzem auf der indifferent behandelten Seite abheilt, während es auf der anderen unter leichter Teer- und Chrysarobinanwendung bestehen bleibt. Bei leichten Psoriasisfällen, die sich auf bloße Zinkpaste besserten, hielt eine Zinkpaste, die durch Seife unwirksam gemachtes Chrysarobin enthielt, die Heilung auf der anderen Seite in mehreren Fällen hintan (Abb. 348).

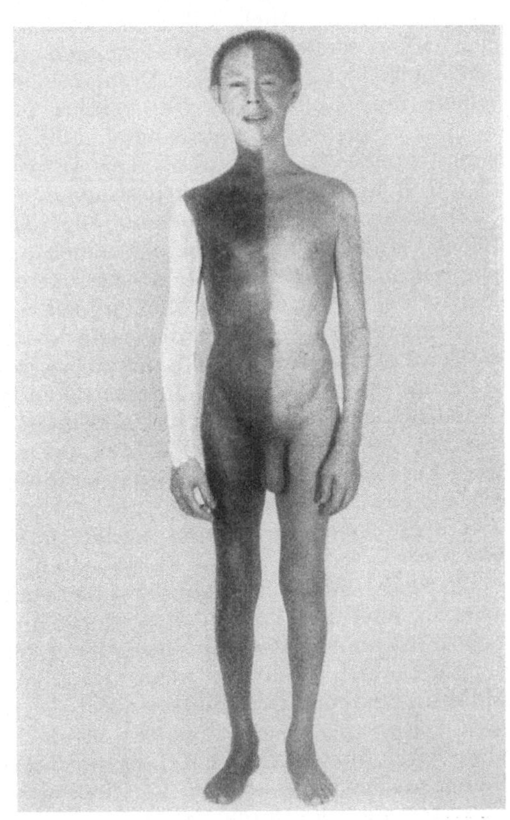

Abb. 349. Einseitenbehandlung (8-Felder-Methode).

Daß man einen Kranken *behandelt,* versteht sich also durchaus nicht von selbst, zumal nicht am Anfang. Bei therapeutisch schwierigen Leiden ist es viel richtiger, erst einmal abzuwarten. Bei dieser Vorbeobachtung hat man — wie bei allen weiteren Beobachtungen — als Dermatologe eine außerordentliche Hilfe in dem Umstand, daß man ausgedehntere Hautkrankheiten einseitig unbehandelt lassen bzw. auf beiden Seiten verschieden behandeln kann. Dadurch hat man für jede vorgenommene Behandlungsmethode eine Kontrolle, die ihren Erfolg oder Mißerfolg exakt beurteilen läßt. Die *Einseitenbehandlung* (Abb. 349) ist deshalb meiner Meinung nach bei allen therapeutisch schwierigen Fällen, die äußerlich behandelt werden, unentbehrlich. Diese Methode ermöglicht nicht nur eine zuverlässige Beantwortung der Frage, ob eine Behandlung überhaupt nötig ist, sondern sie erlaubt auch in jedem einzelnen Fall zu untersuchen, welche Mittel von dem betreffenden Patienten am besten vertragen werden und welche bei ihm am besten helfen. Die Einseitenbehandlung (Rechts-Links-Behandlung,

Simultantherapie[1]), ermöglicht uns also die Durchführung einer individuellen *„reaktionsgemäßen" Therapie.* Wer sie in schwierigen Fällen unterläßt, muß darauf gefaßt sein, geradezu grotesken Irrtümern über die Wirkung der von ihm benutzten Heilmittel zum Opfer zu fallen.

Allerdings darf man sich nicht vorstellen, daß man bei der Einseitenbehandlung das, was man wissen muß, von der Kontrollseite einfach ablesen kann. Die richtige Durchführung der Methode und die Beurteilung ihrer Resultate ist nicht ganz leicht. Mich selbst hat es 6 Jahre fruchtloser Versuche gekostet, bis ich endlich wußte, wie man es machen muß. Deshalb haben auch die gelegentlichen Beobachtungen früherer Dermatologen bei einseitiger Behandlung niemals zu einem brauchbaren Resultat geführt. *Auch diese Methode* will eben *erlernt* sein. Vor allem muß man sie regelmäßig und systematisch anwenden, um Erfahrung damit zu bekommen. Die Verwertung der erzielten Beobachtungen muß mit Sorgfalt und Kritik geschehen.

Man kann die Einseitenbehandlung als Rechts-Links-Versuch, als 6- bzw. 8-Felder-Versuch und als Kreuz-Versuch anwenden. Stets aber muß man sich davor hüten, *zu kleine Felder* abzustecken. Ein Vergleich nichtsymmetrischer Felder ist wegen der erhöhten Fehlerquellen, die er mit sich bringt, grundsätzlich unzulässig. Auf Überschmieren benachbarter Felder ist zu achten, bei auftretenden Reizungen auf Wanderung, Überspringen auf symmetrische Hautbezirke und Fernreizungen. Bei der Rechts-Links-Behandlung der Beine müssen auch im Bett *Hosen* getragen werden (Unterhosen oder Pyjama), um das Verschmieren der Salbe von dem einen Bein auf das andere zu verhüten. Vor allem aber müssen alle wichtigen Beobachtungen, soweit möglich, *durch Wiederholung bzw. durch Umkehrung des Versuchs* gesichert werden.

Stets muß man gut darauf achten, daß die rechts bzw. links verwendeten Mittel *nicht mehr als einen Unterschied* aufweisen. So darf man z. B. nicht auf der einen Seite mit Zinköl, auf der andern mit Teerzinkpaste behandeln, sondern stets mit Zinköl und Teerzinköl bzw. mit Zinkpaste und Teerzinkpaste. Andernfalls bekommt man eine „Gleichung mit zwei Unbekannten", wodurch die Beurteilung unendlich erschwert, wenn nicht unmöglich gemacht wird. Um deutliche Resultate zu bekommen, muß man auf der differenten Seite (gegebenenfalls auf beiden Seiten) *maximal* behandeln. Unbedeutende Unterschiede zwischen den beiden Seiten dürfen nicht beachtet und nicht registriert werden, weil das Protokollieren unsicherer Resultate Verwirrung stiftet.

Die *Zeit* für die Durchführung des Versuches darf nicht zu kurz bemessen werden; sie muß mindestens 14 Tage betragen. Nach ihrem Ablauf muß eine behandlungsfreie *Nachbeobachtungsperiode* folgen. Eine ordnungsgemäße Durchführung der Einseitenbehandlung ist nicht möglich ohne Benutzung von *Therapieformularen,* in denen eigene Kolumnen vorhanden sind für die Behandlung von

[1] Der Ausdruck „Simultanbehandlung" (auch simultaneous paired comparison method) ist nicht glücklich. Oft — zumal am Anfang — handelt es sich ja wirklich nur um die Behandlung der *einen* Seite. Aber auch wenn beide Seiten eine Behandlung bekommen, pflegt man dabei im Prinzip doch von *einem* Mittel auszugehen, zu dem das andere bloß die Kontrolle bildet. Außerdem kommt es auch dann, wenn also keine *reine* Einseitenbehandlung vorliegt, nicht darauf an, daß 2 Hautstellen *gleichzeitig* („simultan") behandelt werden, sondern gleichzeitig *mit verschiedenen Mitteln.* Und schließlich sollte es ein leitender Gesichtspunkt bleiben, daß es nicht eine beliebige Hautstelle, sondern eine *Körperseite* ist, die — mit oder ohne Kontrollbehandlung der anderen Seite — behandelt wird. Denn Vergleiche nichtsymmetrischer Hautstellen, also Vergleiche in vertikaler Richtung, sind unzulässig, falls nicht ausnahmsweise besondere Umstände dazu veranlassen.

Der Ausdruck *„Rechts-Links-Behandlung"* ist aus den angeführten Gründen ebenfalls nicht ganz korrekt. Er gibt aber zum mindesten das Wesentliche des Prinzips richtig wieder und hat außerdem die Anschaulichkeit und eine gewisse humoristische Note für sich.

Armen, Rumpf, Beinen, Gesicht und sonstigen Regionen, jedesmal getrennt in „Rechts“ und „Links“ (Abb. 350). Die Unterschiede zwischen den beiden Seiten werden zweckmäßigerweise durch Zeichen (z. B. <, bzw. =, bzw. >) eingetragen und die Befunde rückseitig aufgeschrieben oder während der Visite einer Sekretärin diktiert.

Untersuchungen von Wert sind mit dieser Methode nicht durchführbar ohne geübte, interessierte und zuverlässige *Krankenschwestern*. Die erzielten Beobachtungsresultate müssen, wenn man allgemeine Schlüsse daraus ziehen will, einer *statistischen Betrachtung* unterzogen werden. Wenn man das alles beachtet, kann man mit dieser Methode sicher viel wirksamer behandeln als auf die kontrollelose und daher eigentlich blinde, bisher allgemein übliche Weise.

Nach der Vorbeobachtung — bzw. bei Einseitenbehandlung gleichzeitig mit dieser — beginnt die Behandlung *allein* mit den Applikationsmitteln, also allein physikalisch-mechanisch. Ich nenne das die (chemisch) *indifferente Anbehandlung*. Ihre Aufgabe ist es, festzustellen, welche Applikationsform in dem betreffenden Fall am besten vertragen wird und am schnellsten hilft. Allerdings bestehen für die Wahl der Applikationsform allgemein gültige Regeln, auf die oben schon hingewiesen wurde, z. B. daß bei akuten, besonders nässenden Dermatitiden Salben und Pasten oft reizen, Schminke und Zinköl meist nicht (Abb. 351); im einzelnen Falle kann das aber auch umgekehrt sein: es kann z. B. Zinkvaselin gerade besser vertragen werden wie Schminke (Abb. 352). Durch methodische Einseitenbehandlung läßt sich das leicht ausmachen. Hat man auf diese Weise festgestellt, welches Applikationsmittel für

THERAPIEFORMULIER PROF. SIEMENS. KLINIEK VOOR HUIDZIEKTEN

Naam: JANSEN, PIETER No. 50·301 Vel (1.) Hg.
Diagn.: Ekz. prur. ? Local.: Gesicht, Ellbogen, Stamm.
Sedert: 12 Jahren. Efflor.: pap.-eros., lich.

1950	ARMEN R	ARMEN L	LICHAAM R	LICHAAM L	BENEN R	BENEN L	Gesicht R L	R L	INT. THER.	INT. ONDERZOEK	DERM. GEGEVENS
3.11.	⊖	10 Zink.Vas	⊖	10 Zink.Vas	⊖	⊖	10 Zink-Vas		Antall. 3×1	Blut.	
4.11.		"		"			"		"	Texte.	
5.11.				"			"		"		
6.11.			x) <	"			"		"		x) auch R. besser
7.11.	10 Z. Vas.	Lig. caus.	10 Z. Vas.	25 Lia. Z. Vas.			"		"		
8.11.	"	"	"	"			"		⊖		
9.11.	"	"	"	"			"				
10.11.	"	"	" <	"			"				
11.11.	" =	"	33 Sulf. Vas.	"			⊖				
12.11.	"	"	"	"							
13.11.	"	"	"	"							
14.11.	"	"	"	"							
15.11.	"	"	"	"							
16.11.	"	"	x)	"							x) noch sag. Reste, sonst geheilt.

Abb. 350. Therapieformular für die Rechts-Links-Behandlung.

den vorliegenden Fall das beste ist, erweist sich die Behandlung damit abe als ungenügend, dann geht man zur eigentlichen Therapie über, indem ma

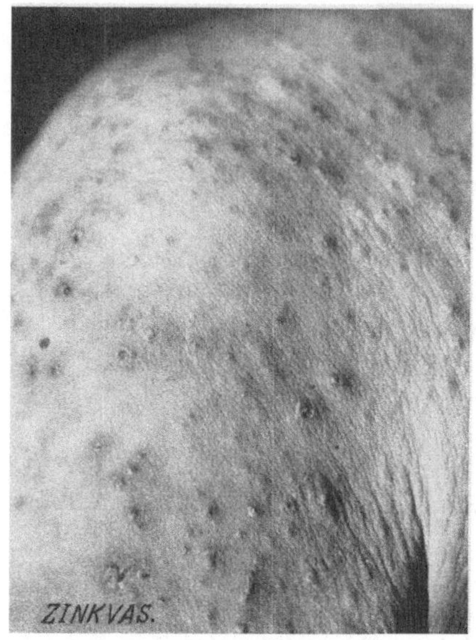

a

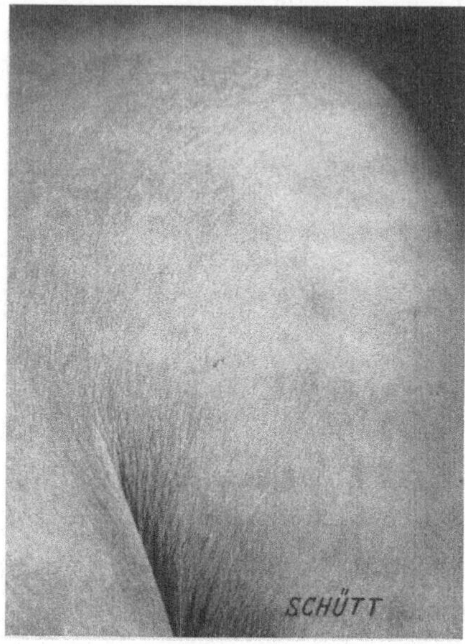

b

Abb. 351a u. b. Typische Reaktion bei akutem Ekzem: Zinkvaselin reizt, Schminke heilt.

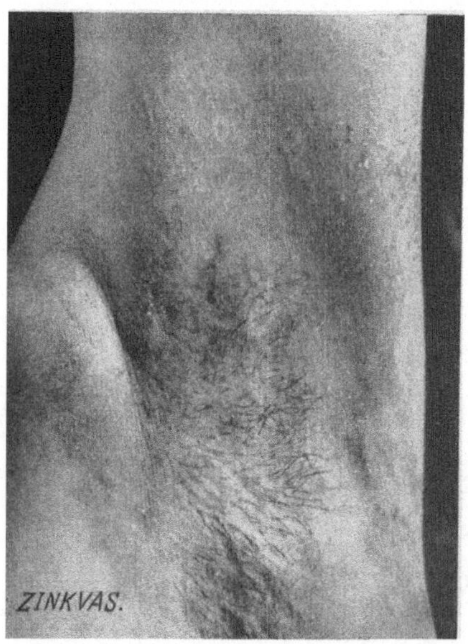

a

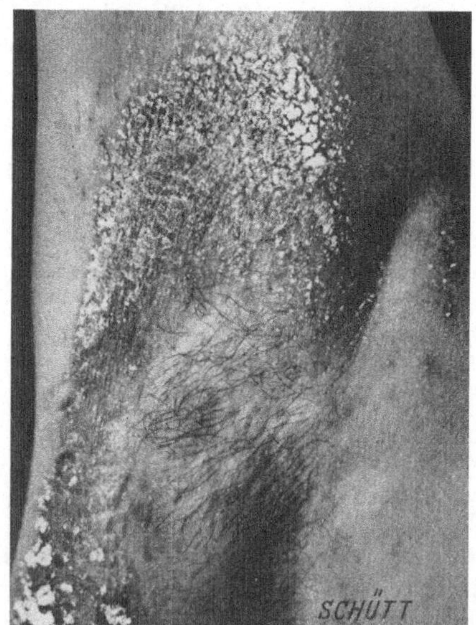

b

Abb. 352a u. b. Atypische Reaktion bei akutem Ekzem: Zinkvaselin besser wie Schminke.

der als gut erkannten Applikationsform *chemisch wirksame Mittel* (Zusatzmittel, Wirkstoffe) beifügt.

Bevor man das tut, ist es aber zweckmäßig, von denjenigen Zusatzmitteln, die man hauptsächlich anzuwenden gedenkt, sog. Läppchenproben zu machen.

Auf diese Weise kann man spezifische Überempfindlichkeiten feststellen (z. B. Quecksilberüberempfindlichkeit) und dadurch dem Patienten spätere Reizungen ersparen. Auf Vorbeobachtung und indifferente Anbehandlung folgt also die *Heilmitteltestung*.

Die Heilmitteltestung wird so durchgeführt, daß mit den betreffenden Mitteln linsengroße Läppchen beschickt und mit Leukoplast auf die Haut geklebt werden. Sie bleiben 24 Std liegen; das Resultat wird nach 48 Std abgelesen. Für die Testung benutze ich eine Standard-Testreihe, die aus verschiedenen Teerpräparaten, Resorcin, Schwefel und Quecksilber besteht (Abb. 353). Die auf diese Weise festgestellten Überempfindlichkeiten können sehr unerwartet sein. So hatte ich z. B. einen Psoriasispatienten, der die stärksten Mittel (33 Hg, 20 Chrysarobin, 10 Pyrogallol, 10 Holzteer) anstandslos vertrug, auf Steinkohlenteer (Liq. carb. det. und Lianthral) aber mit heftigen Entzündungen reagierte (Abb. 354).

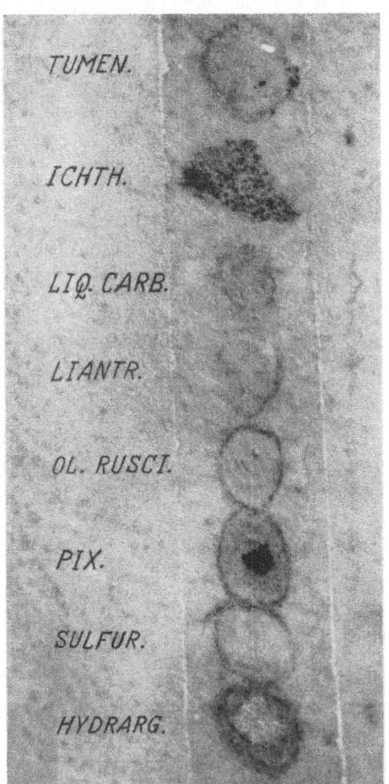

Abb. 353. Standard-Testreihe.

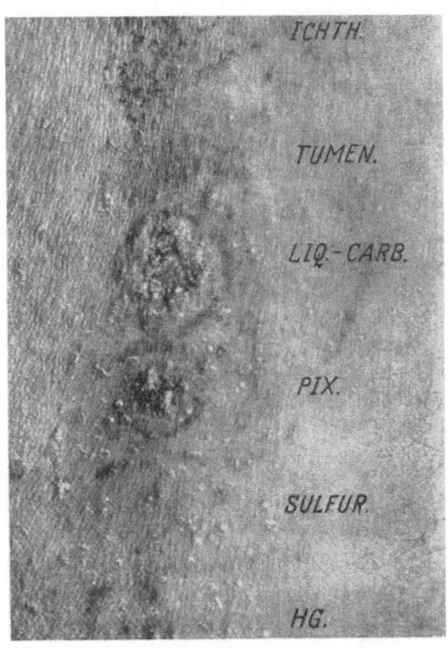

Abb. 354. Testreihe bei Steinkohlenteerüberempfindlichkeit.

Um keine Zeit zu verlieren, wird man die Heilmitteltestung natürlich schon während der indifferenten Anbehandlung durchführen. Dann ist man endlich so weit, daß man mit einer reaktionsgemäßen *Chemotherapie* beginnen kann. Da uns hierfür stets zahlreiche Präparate zur Verfügung stehen, erfordert die *Wahl des Präparates* eine ganze Reihe grundsätzlicher Erwägungen. Natürlich sind es zwei Eigenschaften des Heilmittels, die bei dieser Wahl die entscheidende Rolle spielen: seine *Heilkraft* und seine *Giftigkeit* (Toxicität, Reizwirkung). Das gilt in der Medizin ganz allgemein. In der Dermatologie müssen wir aber häufig auch noch auf Eigenschaften Rücksicht nehmen, die mit dem eigentlichen Zweck, der Heilung, gar nichts zu tun haben, nämlich auf die *Verfärbung*, die die Heilmittel machen, und auf ihren *Geruch*.

Manche ausgezeichnete Heilmittel können in bestimmten Fällen einfach nicht angewendet werden wegen der durch sie bedingten *Verfärbung.* Das gilt natürlich besonders für die Behandlung unbedeckter Körperteile (besonders Gesicht und Hände), wenn sie ambulant und ohne Berufsstörung erfolgen soll. Der Dermatologe muß deshalb die Farbkraft der Medikamente, die er verschreibt, gut kennen. Nah verwandte Präparate können sehr verschieden starke Verfärbungen machen, z. B. Pyrogallol und Lenigallol (= essigsaures Pyrogallol), während andere einander nahestehende Präparate, wie Chrysarobin und Cignolin, etwa gleich stark verfärben, trotzdem in allen Büchern steht, daß ein großer Unterschied zugunsten des Cignolins bestünde. Gleichzeitig mit der Verfärbung — oder auch unabhängig von ihr — bringen manche Präparate eine *Schälung* zustande (z. B. Resorcin), die ihre Anwendung ebenso erschwert.

Selbstverständlich sind Verfärbung und Schälung auch von der *Konzentration* des verwendeten Medikamentes abhängig und von der *Applikationsform,* in der man es verschreibt. Ichthyol z. B. ist pechschwarz. Gebraucht man es 10%ig in Salbe, wie es noch vielfach zur Pyodermiebehandlung üblich ist, wird alles beschmutzt. Gebraucht man es dagegen in Paste oder Schminke, dann zeigt sich nur noch ein mäßig dunkles Braun. Verschreibt man es 2 oder 3%ig, dann genügt schon ein Zusatz von 10 Zink, um eine hellbraune Salbe zu erhalten, die etwa Hautfarbe hat. Durch einen entsprechenden Zusatz von Ichthyol zu Zinksalben und Schminken kann man daher deren Anwendbarkeit im Gesicht erleichtern, da die grellweiße Farbe von Schminke und Zinköl bei ambulanter Behandlung zu regelmäßiger Säuberung und Therapieunterbrechung nötigt. Umgekehrt machen kleine Zinkbeigaben aus dem Pyrogallol einen Stoff, der schon bei 1%iger Verordnung alles schwarz macht.

Ebenso abhängig wie vom Applikationsmittel ist die Farbwirkung der Zusatzmittel natürlich auch von der Kombination mit anderen Medikamenten. So wird behauptet, daß Pyrogallol viel weniger verfärbt, wenn man ihm Säure (Citronensäure) beifügt (wovon ich mich allerdings nicht habe überzeugen können). Chrysarobin wird durch Zusatz von Seife (Alkali) tiefschwarz. Die Folgen, welche die Kombination verschiedener Präparate hinsichtlich der Verfärbung hat, müssen einem also einigermaßen bekannt sein, wenn man bei der Behandlung keine unangenehmen Überraschungen erleben will.

An bedeckten Körperstellen spielt die Verfärbung der Haut natürlich keine Rolle, wohl aber der Umstand, ob das auf die Haut geschmierte Mittel viel oder wenig an die Kleider abgibt. Auch dies hängt zum Teil von der Applikationsform ab. Verfärbende Mittel in fetten Salben beschmutzen die Wäsche noch mehr wie in Pasten. Durch Anwendung von Kollodium lassen sich manche verfärbende Medikamente (z. B. Pyrogallol) so auf der Haut fixieren, daß sie, trotz starker Heilwirkung, nur wenig an die Wäsche abgeben. Firnisse und Tinkturen lassen sich auch mit Pflaster überkleben, wodurch alle Unannehmlichkeiten mit einem Schlage behoben sind; doch läßt sich diese Methode natürlich nur bei vereinzelten und kleinen Herden anwenden. Beim Pyrogallol und beim Chrysarobin nimmt die Beschmutzung der Wäsche solche Formen an, daß sie zu einem eigenen Problem wird. Natürlich kann man solche Salben dann nicht mit den Fingern einschmieren, weil dadurch Hände und Nägel schwarz werden; man trägt sie darum mit Zahnbürsten auf die Haut auf. Hält man eine ambulante Behandlung noch für durchführbar, dann muß man damit beginnen, daß man den Patienten seine Unter- und Bettwäsche sortieren läßt; er muß die schlechtesten Stücke heraussuchen und während der Kur nur diese tragen. Auch muß die Chrysarobin- bzw. Pyrogallolwäsche gesondert gewaschen werden, weil sonst die Wäsche der ganzen Familie verdorben wird. Zu einer stärkeren Chrysarobinkur größerer Hautflächen genügen aber auch diese Vorsichtsmaßregeln noch nicht. Denn das Chrysarobin dringt überall durch und färbt Bettstellen, Möbel und Gebrauchsgegenstände violett. Bei ausgedehnteren Chrysarobinkuren bildet deshalb *die Verfärbung allein schon* eine zwingende Indikation zur Krankenhausaufnahme. Freilich muß dann auch dort alles für diese Behandlung vorbereitet sein. Die Kranken müssen nicht nur eigene, eventuell braune Leib- und Bettwäsche erhalten, die gesondert gewaschen wird, und Kleider, die sich an Hand- und Fußgelenken zubinden lassen; außerdem müssen sie des Nachts auch Handschuhe und Schutzbrillen tragen, um die Konjunktiven zu schützen. Es ist also ein eigener „chrysarobin-dress" nötig. Stärkere Psoriasiskuren können deshalb im allgemeinen auch nur auf dermatologischen Spezialabteilungen durchgeführt werden.

Eine Besonderheit mancher Präparate ist es, daß sie zwar einen farblosen Eindruck machen, daß sich die Verfärbung aber noch nachträglich einstellt, nach Tagen oder gar Wochen. Das ist z. B. vom Argentum nitricum bekannt, ist aber auch bei der Behandlung mit Quecksilber von praktischer Bedeutung. Das Behandeln der Haare mit starken Quecksilberpräcipitatsalben oder mit Sublimatspiritus erscheint anfangs unschuldig. Unter dem Einfluß des Lichtes stellt sich aber nach Tagen und Wochen eine überaus häßliche, graublaue Verfärbung der Fingernägel ein, die sich mit keinem Mittel mehr entfernen läßt; darum ist es nötig, den Patienten bei dieser Behandlung von Anfang an Gummifingerlinge benutzen zu lassen. Es gibt aber auch Verfärbungen, die nur unter ganz besonderen Umständen auftreten. So muß man wissen, daß mit Sublimatspiritus behandelte Haare durch Anlegen von Dauerwellen plötzlich grünschwarz werden — durch Bildung von Quecksilbersulfid —, weshalb man hellblonde und weißhaarige Patienten von vornherein hierauf aufmerksam machen muß, wenn man nicht peinlichste Überraschungen erleben will.

Von entscheidendem Einfluß auf die Anwendbarkeit mancher Präparate ist auch ihr *Geruch*. Der Birkenteer (Oleum rusci), das klassische Teerpräparat für die Behandlung chronischer Ekzeme, riecht z. B. so stark, daß er bei ausgedehnteren Hautkrankheiten ambulant gar nicht verwendet werden kann; beim Steinkohlenteer besteht dieser Übelstand dagegen nicht. Manche Präparate, wie der Schwefel, riechen nur, wenn sie warm werden, also z. B. bei Verwendung an intertriginösen Körperstellen. Bei anderen, z. B. Carbolsäure, verflüchtigt sich der Geruch an Körper und Händen rasch, so daß er wenig stört; in den Haaren setzt er sich aber so sehr fest, daß der Zusatz von 2 Carbol zu Haarspiritus einfach unmöglich ist. Auch auf den *Geruch* der Zusatzmittel muß also in vielen Fällen Rücksicht genommen werden.

Der wichtigste Punkt bei der Wahl des Präparates ist aber natürlich seine *toxische* und seine *heilende* Wirkung. Hinsichtlich der Reizwirkung hat jedes Präparat seine eigene Regel; das ist die *normale Reizwirkung*. Ihre Häufigkeit und Stärke geht im allgemeinen, wenn auch nicht ausnahmslos, parallel mit der Stärke der Heilwirkung, d. h. Präparate mit kräftiger antiekzematöser und antipsoriatischer Wirkung reizen auch häufiger. Darum treffen wir bei den stärksten Präparaten unserer Skala (Quecksilber, Teer, Pyrogallol, Chrysarobin) Reizungen am häufigsten an. Dabei können sich nah verwandte Präparate jedoch wieder sehr verschieden verhalten. Sublimat reizt z. B. in Konzentrationen von mehr als 2% ziemlich regelmäßig, Kalomel praktisch nie. 10 Pyrogallol führt in der Mehrzahl der Fälle zur Reizung, 20 Lenigallol äußerst selten. Wie die Häufigkeit, so ist auch die *Art* der Reizung für jedes Medikament kennzeichnend. Wir erwähnten schon die „explosive" erythematöse Reizung beim Chrysarobin (Abb. 355), die tardive, erst nach 8—10 Tagen auftretende, pustulöse Reizung beim Pyrogallol (Abb. 356), die Neigung zu erythemato-squamösen „Fernreizungen“, oft von craquelé-Charakter, beim Schwefel (Abb. 357), wobei merkwürdigerweise die behandelten Hautstellen selber oft von der Reizung verschont bleiben. Die Teere, besonders Steinkohlenteer, führen bei längerer Anwendung

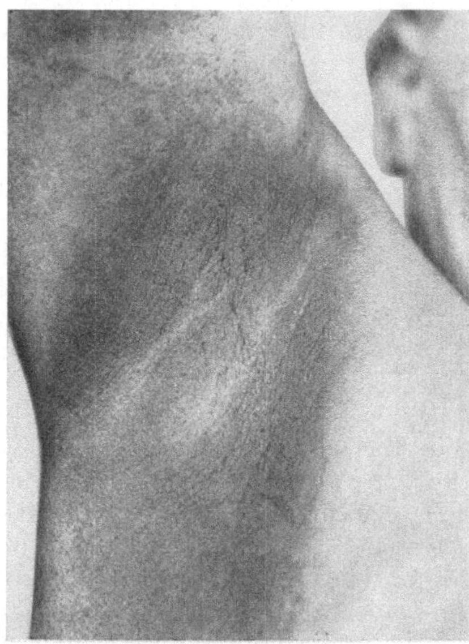

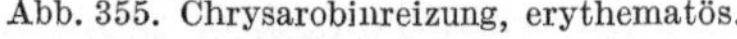

Abb. 355. Chrysarobinreizung, erythematös.

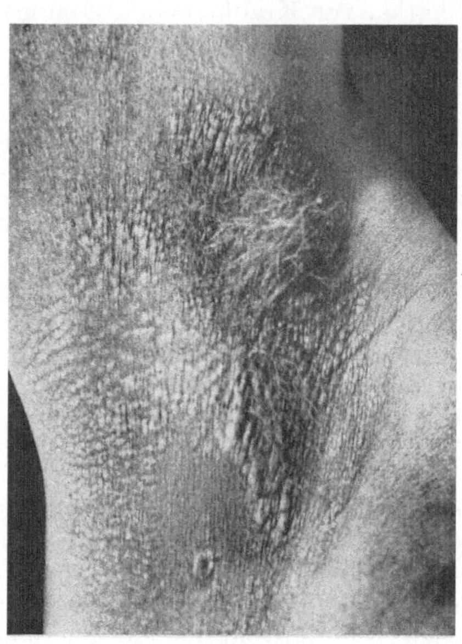

Abb. 356. Pyrogallolreizung, pustulös.

häufig zu chronisch-papulösen Follikelentzündungen, der sog. Teeracne, die keine Beschwerden macht, aber nur sehr langsam wieder verschwindet (Abb. 358). In anderen Fällen entstehen Komedonen, follikuläre Eiterungen, follikuläre

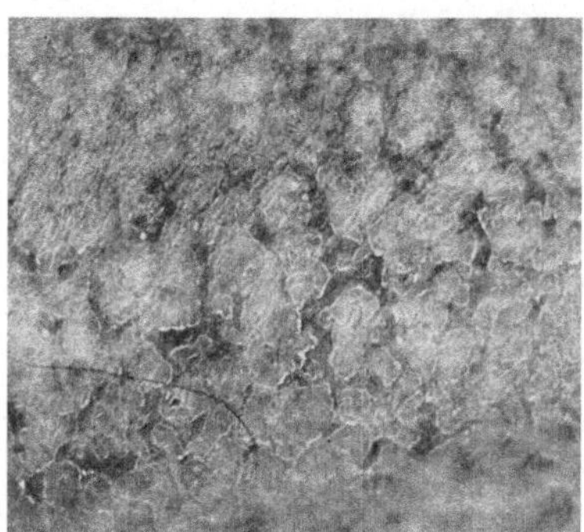

Abb. 357. Fernreizung in craquelé-Form durch Schwefel.

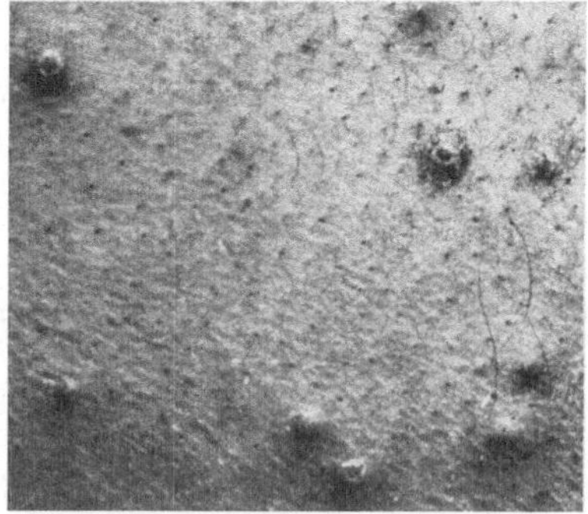

Abb. 358. Chronische Follikulitiden durch Steinkohlenteer (sog. Teeracne).

Keratosen oder auch diffuse (ichthyosisähnliche squamöse bis verruköse) Hornschichtverdickungen (Abb. 359).

Die Empfindlichkeit der Haut ist an verschiedenen Körperstellen natürlich nicht dieselbe. Auch in dieser Hinsicht haben die einzelnen Medikamente oft eine ganz besondere Eigenart. Pyrogallol- und Chrysarobinreizungen treten z. B. mit Vorliebe in den großen Gelenkbeugen auf, Steinkohlenteerreizungen besonders gern im Gesicht. Die Gefährlichkeit des Chrysarobins für die Schleimhaut des Auges wurde schon erwähnt. Es besteht also eine *Topographie der Reizwirkung*, deren Kenntnis oft von praktischer Bedeutung ist. Die toxische Wirkung der auf die Haut applizierten Medikamente kann sich natürlich auch auf *andere Organe* erstrecken. Salicyl-, Quecksilber- und Teersalben können bei ausgedehnter Anwendung Nierenreizung mit Albuminurie und Cylindrurie machen; dabei kann der Urin bei der Teerbehandlung durch Oxydation ausgeschiedener freier Phenole auch eine grünschwarze Farbe bekommen (Carbolharn). Bei Weiterbehandlung infolge fehlender Kontrolle können schwere Vergiftungen entstehen (Nephrose, Koma). Chrysarobin dagegen ist für die Nieren ungefährlich, trotzdem in allen Büchern das Gegenteil steht (vgl. S. 191). Quecksilbersalben können, auch ohne die Haut zu reizen, durch Resorption eine heftige Zahnfleischentzündung

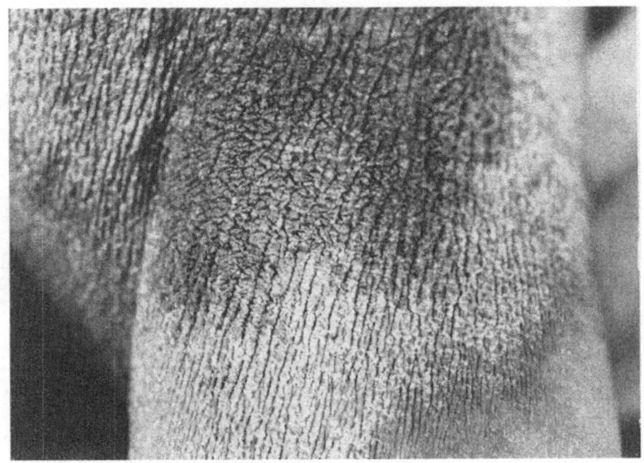

Abb. 359. Körnige Keratose durch Steinkohlenteer (am Oberarm).

machen, die ja auch als Folge von Quecksilberinjektionen und von Schmierkuren mit grauer Salbe von der Syphilisbehandlung her gut bekannt ist. Pyrogallol macht nicht nur Nierenreizung, sondern ist auch ein Blutgift; diese toxische Wirkung kommt aber nur bei Ätzbehandlung von Wundflächen vor (Lupus), nicht bei Einreibung in die unbeschädigte Haut, weil dabei zu wenig resorbiert wird.

Die bisher besprochenen Reizwirkungen sind gewissermaßen Eigenschaften der betreffenden Medikamente. Es gibt aber auch Reizungen, bei deren Entstehung nicht so sehr das Medikament, als vielmehr *eine besondere Empfindlichkeit des Patienten* die hervorstechendste Ursache ist. Solche atypischen, oft sehr *spezifischen Überempfindlichkeiten* können den allerharmlosesten und mildesten Medikamenten gegenüber bestehen, sogar gegenüber Borsäure, die ja im allgemeinen selbst von den empfindlichsten Ekzemen gut vertragen wird (Abb. 360). Bei bestimmten Medikamenten kommen spezifische Überempfindlichkeiten relativ häufig vor, so daß man immer damit rechnen muß, z. B. beim Quecksilber. Manche werden in dem einen Lande häufiger angetroffen wie in einem anderen (z. B. Sulfurüberempfindlichkeit von mir viel häufiger in Leiden wie in München beobachtet). Die Überempfindlichkeit kann *polyvalent* sein, sich also gegen viele verschiedene Präparate gleichzeitig richten, oder sie kann *monovalent*, streng spezifisch sein, so daß auch von chemisch sehr nah verwandten Präparaten nur das eine reizt, das andere nicht, z. B. nur Steinkohlenteer, nicht aber Holzteer, nur Chrysarobin, nicht aber Cignolin, oder umgekehrt nur Cignolin, nicht aber Chrysarobin. Durch die Heilmitteltestung gelingt es, solche Überempfindlichkeiten, wenn sie ausgesprochen sind, auf schonende Weise festzustellen.

Schwieriger werden die Verhältnisse dadurch, daß Überempfindlichkeiten, die am Anfang der Behandlung nicht vorhanden sind, im Laufe der Behandlung, offenbar auch *durch die Behandlung*, auftreten können. Wir sprechen dann von „geweckter" Überempfindlichkeit oder *Sensibilisierung*. Bei manchen Präparaten ist eine solche Sensibilisierung so häufig, daß sie im allgemeinen überhaupt nicht oder nur wenige Tage hintereinander in Salbenform angewendet werden

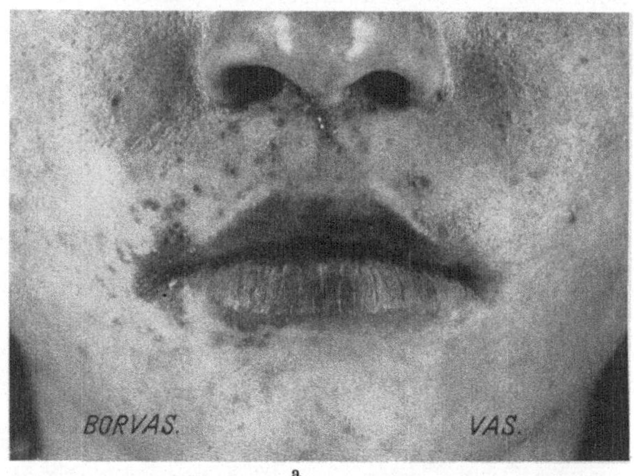

a

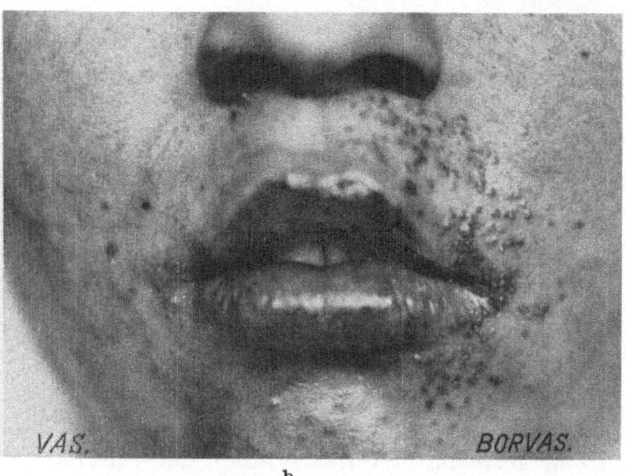

b

Abb. 360a u. b. Borsäureüberempfindlichkeit (Borvaselinseite gereizt, Vaselinseite nicht. Erst Bor rechts, dann in Umkehrung Bor links).

dürfen. Das gilt z. B. für die Sulfonamide und das Penicillin. Aber auch die allergebräuchlichsten Antieczematosa können Überempfindlichkeiten erzeugen. So sah ich einen Patienten, dessen ausgedehntes Ekzem auf Tumenol bis auf einen Rest an der Wade abheilte, der in diesem Augenblick aber eine so starke Tumenolüberempfindlichkeit bekam, daß einer Tumenolreizung am Unterschenkel eine Neuaussaat über den ganzen Körper folgte, die, da nun auch andere Teerpräparate reizten, nur noch mit Sulfur zu bezwingen war. Natürlich kann man dasselbe auch bei weniger reizbaren Hautkrankheiten wahrnehmen, wie z. B. bei einer Acnepatientin, die ich monatelang mit gutem Erfolg mit 20 Quecksilberpräcipitat behandelte, und die dann plötzlich so Hg-überempfindlich wurde, daß sich schon auf 1 Hg-Schminke die heftigste Entzündung einstellte. Mit der einmaligen Feststellung der Heilmittelüberempfindlichkeit ist also die diesbezügliche Beobachtung für den Dermatologen nicht abgeschlossen, sondern er muß während der ganzen Dauer der Behandlung die Reaktionen seines Patienten immer wieder mit unermüdeter Sorgfalt beobachten und, wenn nötig, von neuem testen.

Übrigens können unter der Behandlung auch rein *örtliche* Überempfindlichkeiten entstehen, z. B. dadurch, daß gleich im Beginn zu stark behandelt und damit eine Reizung hervorgerufen wurde. So trat z. B. eine Reizung durch 2 Liantral-Paste bei einem Knaben nur auf der linken Stirnseite auf, die auf 20 Liantral-Schminke und reines Liantral bereits zwei Reizungen durchgemacht hatte, während die rechte, mit milderen Mitteln vorbehandelte Seite ruhig blieb (Abb. 361).

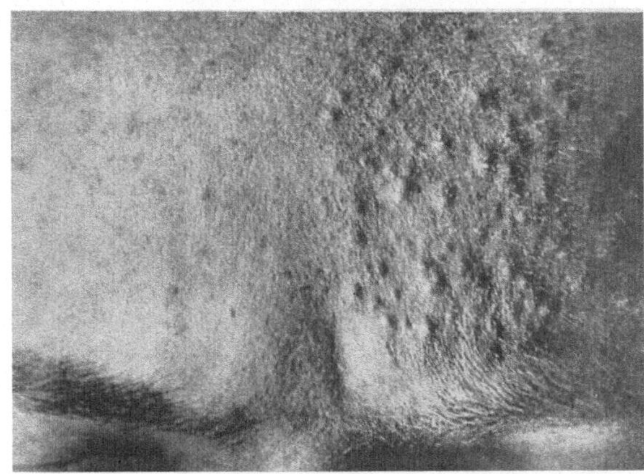

Abb. 361. Örtliche Überempfindlichkeit (gegen Steinkohlenteer, an der Stirn).

Die Sensibilisierungen, von denen wir bisher sprachen, richteten sich gegen den gleichen Stoff, durch den sie verursacht wurden; sie waren homotyp. Es gibt aber auch *heterotype Sensibilisierungen*, z. B. sah ich nach Behandlung mit Eosinspiritus eine Überempfindlichkeit gegen Pellidol auftreten, die vorher nicht bestanden hatte. Selbst gegen das Chrysarobin, das doch das typische Vorbild eines *desensibilisierenden* Medikamentes ist (s. unten), kann auf diese Weise eine Überempfindlichkeit entstehen. So hatte ich einen Psoriasispatienten, der nach anfänglicher geringer Reizung durch 2 Chrysarobinpaste, 20 Chrysarobinpaste, sowie auch 25 Liantral, 10 Pyrogallol und 33 Quecksilberpräcipitat anstandslos vertrug, der aber, nachdem er eine Sublimatreizung durchgemacht hatte, bereits auf 0,2 Chrysarobinpaste eine nässende und auch noch auf 0,05% eine schmerzhafte erythematöse Reizung bekam. Eine praktische Rolle spielt besonders die Sensibilisierung *gegen Licht*, die durch bestimmte chemische Präparate, z. B. Eosin, Steinkohlenteer, Sulfonamide regelmäßig zustande kommt. Darum darf man mit diesen Präparaten nicht im Gesicht behandeln, besonders nicht im Sommer und nicht in den Tropen. Die Sensibilisierung kann bei einer bestimmten Applikationsform häufig, bei einer anderen ganz unbekannt sein, wie z. B. beim Cibazol, dessen Anwendung in Salbe gefährlich, in Spiritus aber so harmlos ist, daß es sogar gerade bei Sonnenbädern (als Lichtschutzfilter) gebraucht wird. Natürlich können sich auch hier wieder verwandte Präparate sehr verschieden verhalten. Nach Steinkohlenteerextrakt in Benzol tritt z. B. regelmäßig Lichtsensibilisierung auf, nach einem Extrakt desselben Teers in Quillajatinktur (Liquor carbonis detergens) dagegen nicht. Für die richtige Wahl der einzuschlagenden Behandlung kann das natürlich entscheidend sein.

So wie im Laufe der Behandlung eine Sensibilisierung auftreten kann, so auch umgekehrt eine *Desensibilisierung*. Das ist sogar bei vielen Heilmitteln, wie beim Chrysarobin, ganz regelmäßig der Fall, so daß wir bei jeder Chrysarobinkur mit dieser „Gewöhnung“ von vornherein rechnen. Wir fangen deshalb mit geringen Konzentrationen an und gehen erst zu stärkeren über, wenn die schwachen eine Zeitlang angewendet wurden. Wegen der Gewöhnung an das Mittel dürfen wir aber bei den niedrigen Konzentrationen auch nicht zu lange stehen bleiben. Eine Chrysarobinpaste von bestimmter Stärke, an die sich die Haut gewöhnt hat, übt nämlich auch meist keine Heilkraft mehr aus; die Gewöhnung an das Heilmittel ist deshalb der eigentliche Grund für die chronisch-progressiven Chrysarobinkuren, die bei der Psoriasis gebräuchlich sind.

Daß auch die Gewöhnung an ein bestimmtes Medikament mit einer Gewöhnung an andere, besonders an verwandte Medikamente Hand in Hand gehen, also ebenfalls *heterotyp* (polyvalent) sein kann, versteht sich von selbst. So konnte ich z. B. eine cignolinüberempfindliche Patientin durch Anwendung hochprozentiger Chrysarobinpasten dahin bringen, daß sie Cignolin vertrug.

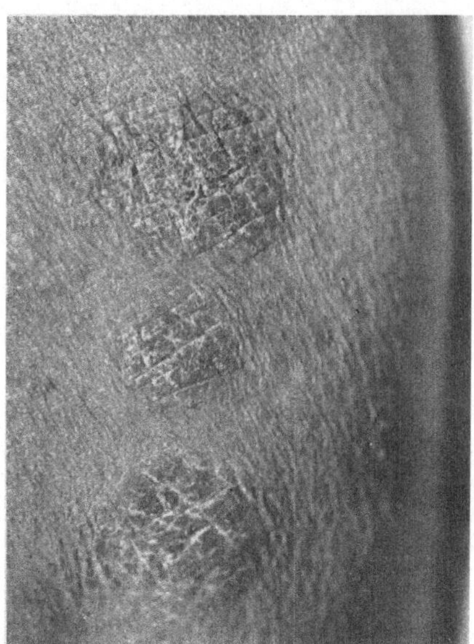

Abb. 362. Reizprovokation von Psoriasis durch positive Pyrogallolteste.

Die Unverträglichkeit von Medikamenten auf der Haut braucht sich aber nicht nur in Reizungen zu äußern, sie kann auch zu *Provokationen* führen, d. h. die gereizten Stellen können in charakteristische Efflorescenzen der betreffenden Krankheit übergehen. Das ist z. B. bei der Psoriasis der Fall, wenn an der Stelle positiver Pyrogallolteste neue Psoriasisherde entstehen (Abb. 362). Es ist dies eine Form der ,,Reizprovokation'', die wir schon oben besprochen haben (S. 121).

Eine Ausbreitung der Krankheitsherde kann aber auch durch Behandlung hervorgerufen werden, ohne daß dabei eine Reizung feststellbar war. Ich habe das als *stumme Provokation* bezeichnet. Sie läßt sich natürlich allein bei Einseitenbehandlung feststellen. So sahen wir z. B. das Fortschreiten einer Psoriasis auf der mit $^1/_2$ Chrysarobinpaste behandelten Seite, während die andere, mit der Paste allein behandelten Seite sich stationär verhielt (Abb. 363). Von einer Chrysarobinreizung war nichts wahrzunehmen; eine Chrysarobinüberempfindlichkeit bestand nicht.

Dies alles zeigt, daß wir dasjenige Medikament, welches die größte Heilungschance hat, durchaus nicht immer ohne weiteres anwenden dürfen. Wie in der übrigen Medizin müssen hauptsächlich *Vergiftungsgefahr und Heilungschance gegeneinander abgewogen* werden. Bei größerer Vergiftungsgefahr wird man ein weniger gutes Mittel, das unschuldig ist, vorziehen. Soweit aber Verfärbung, Geruch und Giftigkeit der Mittel unsere Wahl nicht beeinflussen, muß man natürlich stets dasjenige Präparat wählen, das bei der vorliegenden Krankheit die größte Heilungschance bietet. Die *durchschnittliche Heilungswahrscheinlichkeit* unserer Medikamente bei den einzelnen Krankheiten ist ja vielfach gut bekannt: Resorcin und Schwefel sind z. B. für viele Ekzeme hervorragende Mittel, auf die Psoriasis haben sie keinen oder so gut wie keinen Einfluß. Man wird also nicht nur regelmäßig von milden zu stärkeren Mitteln übergehen, sondern man wird auch für jede Krankheit und für jedes Stadium, soweit möglich, das Mittel aussuchen, das dafür als das aussichtsreichste bekannt ist. Erweist sich nun aber der vorliegende Fall hiergegen wider Erwarten als refraktär, dann muß man auf weniger bewährte Mittel zurückgreifen, so daß man im Laufe einer längeren Behandlung von den Mitteln mit größter Heilungschance allmählich immer mehr zu solchen mit kleiner und kleinster Heilungswahrscheinlichkeit abgleitet. Bei den meisten Ekzemen wird man z. B. die differente Behandlung mit Teer beginnen, der das zuverlässigste Antieczematosum ist. Zeigt sich der Fall hiergegen überempfindlich oder refraktär, dann wird man — falls nicht wegen des sehr chronischen Zustandes die Antipsoriatica in Frage kommen — nacheinander Carbol, Resorcin, Schwefel, Quecksilber anwenden, weil dieses die Mittel sind, die zwar nicht so regelmäßig wie Teer, aber doch noch sehr häufig antiekzematös wirken. Erweist sich der Fall auch hiergegen empfindlich oder resistent, dann wird man z. B. Tannin verschreiben, d. h. ein Mittel, das zwar

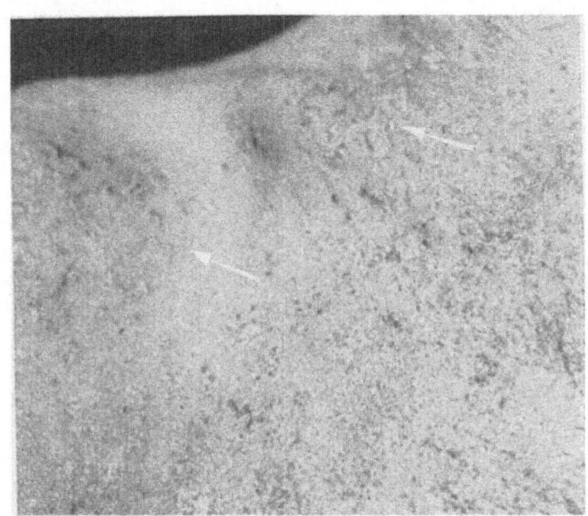

a (rechts)

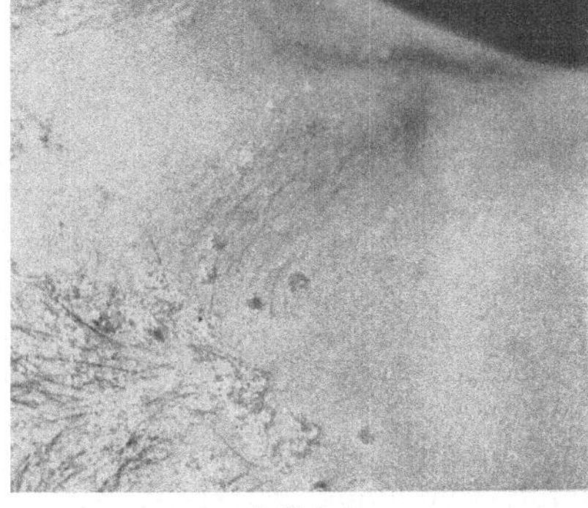

b (links)

Abb. 363a u. b. Stumme Provokation (durch $^1/_2$ Chrysarobinpaste rechts).

nicht eigentlich ein Antieczematosum ist, von dem wir aber wissen, daß gelegentlich einmal ein Ekzem darauf anspricht. Bleibt auch dies vergeblich, so wird man Medikamente heranziehen, von denen überhaupt nicht sicher bekannt ist, ob sie antiekzematös wirken können, von denen aber die allgemeine Meinung annimmt, daß das gelegentlich doch der Fall ist, z. B. Pellidol oder Jod. Im Interesse des Patienten muß man sich sehr davor hüten, den umgekehrten Weg einzuschlagen, und erst einmal Medikamente mit mittlerer oder geringer Heilungshäufigkeit durchzuprobieren (z.B. Hg oder Tannin), bevor man zu den relativ zuverlässigsten übergeht.

Die Sachlage wird noch dadurch kompliziert, daß die medikamentöse Beeinflußbarkeit mancher Hautkrankheiten an verschiedenen Körperstellen verschieden groß ist. Wie wir eine Topographie der Reizung kennen, so gibt es auch eine *Topographie der Heilwirkung*. Quecksilberpräcipitat und Liquor carbonis sind z. B. meist imstande, die Psoriasisherde im Gesicht zu heilen, während diejenigen an den Ellbogen und Knien nur selten darauf verschwinden.

Zur Durchführung einer ordentlichen Behandlung muß man also wissen, wie groß die Heilungswahrscheinlichkeit des zu verwendenden Präparates im Vergleich zu anderen Präparaten bei der vorliegenden Krankheit ist. Chronisch-papulöse Ekzeme werden z. B. häufiger und schneller durch Steinkohlenteer als durch Holzteer geheilt, die Psoriasis läßt sich durch Pyrogallol ziemlich regelmäßig, durch Lenigallol nur ganz ausnahmsweise beeinflussen. Durch die Kenntnis dieser *vergleichenden Heilwirkung* unserer Medikamente ist uns aber der Weg der Therapie in einem bestimmten Falle immer noch nicht genügend vorgezeichnet. Außer dieser *normalen Heilreaktion* (Abb. 364) bestehen nämlich in manchen Fällen atypische oder *spezifische Heilreaktionen*, die wir durch systematische Untersuchung auffinden müssen. Das sicherste Mittel gegen Psoriasis ist z. B. das Chrysarobin. Ich kenne aber einen Fall, in dem Chrysarobin nicht wirkt, ebensowenig Pyrogallol, Hg und Ol. rusci, während seit zwei Jahrzehnten jedes Rezidiv durch Steinkohlenteer rasch zum Verschwinden gebracht werden konnte. In einem anderen Fall, in dem alle übrigen gebräuchlichen Antipsoriatica und auch Röntgenbestrahlungen erfolglos angewandt waren, konnten seit 25 Jahren zahlreiche kleine Rezidive an den Unterschenkeln durch Pyrogallol jedesmal sofort wieder beseitigt werden. Zur schnellen Feststellung dieser spezifischen Heilreaktionen ist die Einseitenbehandlung das unentbehrliche Hilfsmittel.

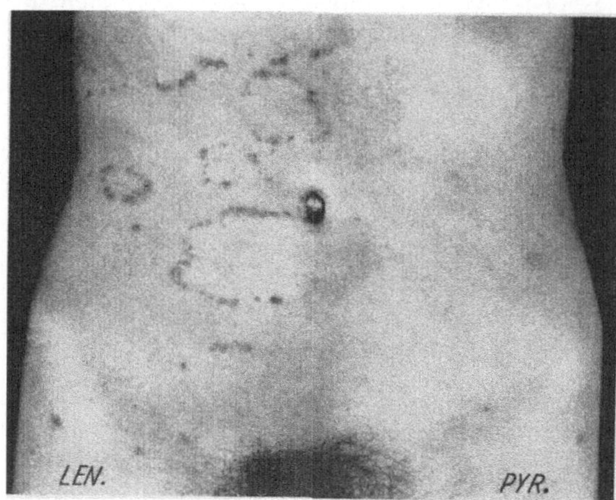

Abb. 364. Normale Heilreaktion: Psoriasis durch Pyrogallol geheilt (links), durch Lenigallol nicht (rechts).

Die spezifische Heilreaktion kann einen sehr ungewöhnlichen Charakter tragen. Es kann vorkommen, daß ein fast regelmäßig zur Heilung führendes Mittel versagt (z. B. Pyrogallol bei Psoriasis), während ein anderes, meist unwirksames Mittel (z. B. Lenigallol) Heilung erzielt. Ich habe das als *paradoxe Heilreaktion* bezeichnet (Abb. 365).

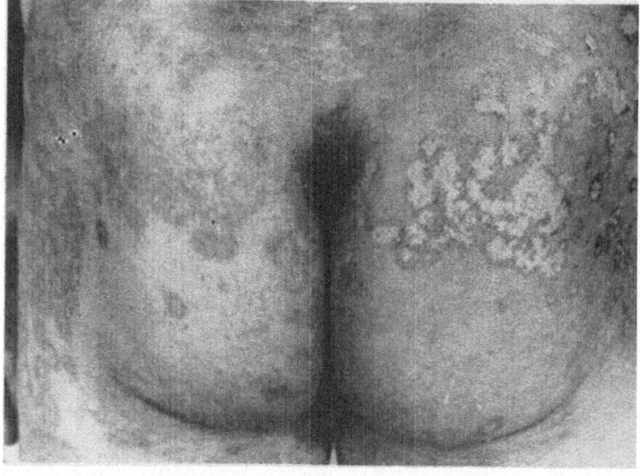

Abb. 365. Paradoxe Heilreaktion: Psoriasis durch Lenigallol geheilt (links), durch Pyrogallol noch squamös (rechts).

Natürlich können individuelle Heilreaktionen auch *örtlich begrenzt* sein. So kann es vorkommen, daß eine Psoriasis auf Chrysarobinpaste am Rumpf schneller heilt wie an den Oberschenkeln, oder daß ein Ekzem, trotzdem es überall die gleiche Erscheinungsform zeigt, am Rumpf Zinkvaselin besser verträgt wie Schminke, an den Gliedmaßen Schminke besser wie Zinkvaselin. Einmal sah ich eine Psoriasis am Oberschenkel viel rascher

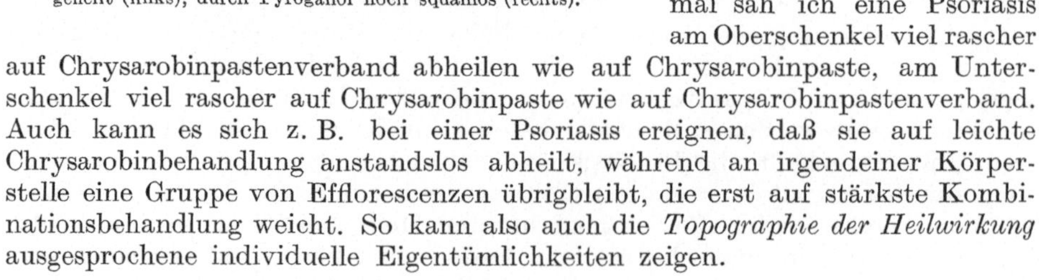

auf Chrysarobinpastenverband abheilen wie auf Chrysarobinpaste, am Unterschenkel viel rascher auf Chrysarobinpaste wie auf Chrysarobinpastenverband. Auch kann es sich z. B. bei einer Psoriasis ereignen, daß sie auf leichte Chrysarobinbehandlung anstandslos abheilt, während an irgendeiner Körperstelle eine Gruppe von Efflorescenzen übrigbleibt, die erst auf stärkste Kombinationsbehandlung weicht. So kann also auch die *Topographie der Heilwirkung* ausgesprochene individuelle Eigentümlichkeiten zeigen.

Wie Überempfindlichkeiten auftreten und verschwinden können, so ist auch die Heilreaktion *keine unveränderliche Eigenschaft* der Haut. Für das Neuauftreten einer Heilreaktion, die vorher nicht bestand, ist mir allerdings kein Beispiel bekannt. Das *Verlöschen einer* ursprünglich vorhandenen *Heilreaktion* kann aber öfters beobachtet werden, z. B. bei der Acne, wenn sie auf Resorcin bis auf kleine Reste verschwindet und dann trotz Fortsetzung der Behandlung von neuem auftritt, oder bei der Psoriasis, wenn am Ende einer erfolgreichen Chrysarobinkur einzelne neue Herde zum Vorschein kommen, die nun auf Chrysarobin überhaupt nicht mehr reagieren. Wir sprechen dann von Refraktärwerden

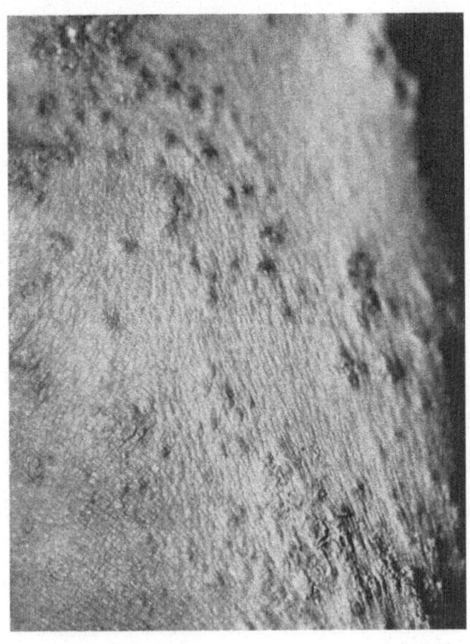

a

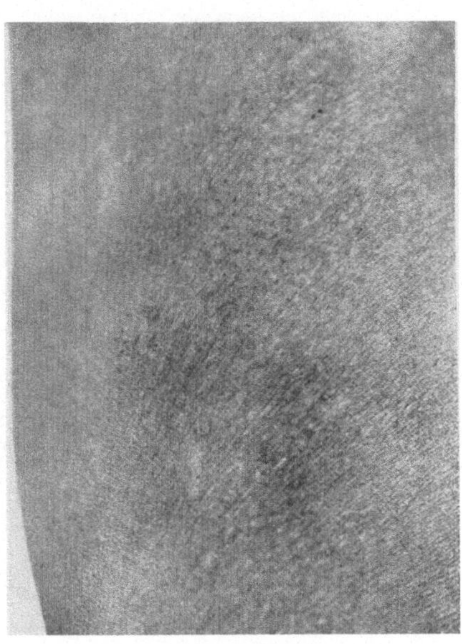

b

Abb. 366a u. b. Immunisierung (Rezidiv nach Holzteer, kein Rezidiv nach Steinkohlenteer).

oder *Resistentwerden* des betreffenden Hautausschlages. Dies nötigt uns natürlich zu einem Wechsel des Präparates, und zwar auch in der Hoffnung, daß nach einer längeren Zwischenbehandlung mit anderen Mitteln die Resistenz verschwinden und sich die Heilreaktion auf das ursprüngliche Mittel wieder einstellen werde. In welchem Maße diese Hoffnung berechtigt ist, wissen wir freilich noch nicht.

Bei Leiden mit Rezidivneigung (Psoriasis, Ekzeme) wollen wir durch unsere Behandlung nicht nur den vorhandenen Ausschlag zum Verschwinden bringen, sondern wir wollen dadurch auch die Haut so „umstimmen", daß Neuausbrüche ausbleiben; wir wollen eine Dauerwirkung, eine *Immunisierung* erreichen. Die Heilwirkung und die immunisierende Wirkung eines Präparates brauchen nicht miteinander parallel zu gehen. Manche Ekzeme heilen auf indifferente Behandlung genau so rasch wie auf Teerbehandlung; nach der indifferenten Behandlung stellen sich aber Rezidive ein, die nach der Teerbehandlung ausbleiben; darauf hatten wir oben schon hingewiesen (Abb. 347, S. 200). Entsprechendes kann man beobachten, wenn man die eine Seite mit Holzteer, die andere mit Steinkohlenteer behandelt; wir sahen dann das Rezidiv allein auf der Holzteerseite auftreten (Abb. 366). Grundsätzlich wichtig ist auch die Tatsache, daß die Zufügung bestimmter Präparate zu einer Salbe bzw. die Vorbehandlung mit ihnen die Wirkung haben kann, zwar nicht die Heilung zu beeinträchtigen, wohl aber die Immunisierung zu hindern. Eine solche *Hinderung der Immunisierung* sahen wir bei einem Psoriasispatienten, der nach einer erfolglosen Vorbehandlung mit Schwefel-Vaselin und Schwefel-Seifen-Vaselin auf Cignolinpaste rasch abheilte, nach kurzer Zeit aber auf der mit Seife vorbehandelten Seite ein ausgedehntes Rezidiv bekam, während die andere Seite frei blieb (Abb. 367). Auch die Unterschiede hinsichtlich der immunisierenden Wirkung müssen uns also bei der Auswahl der Präparate leiten. Unsere Kenntnisse darüber müssen allerdings durch systematische Einseitenbehandlung erst noch weiter entwickelt werden.

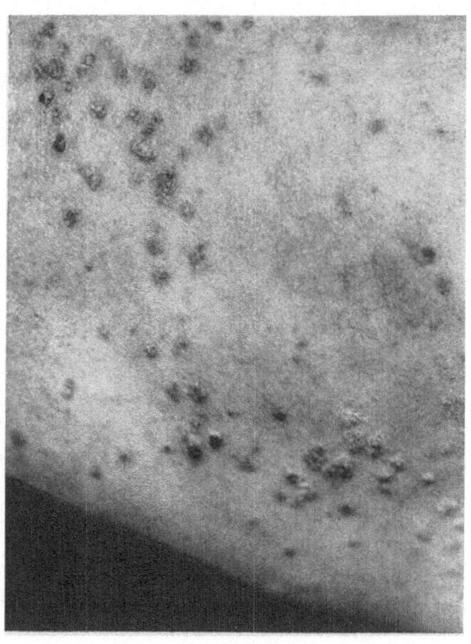

a

b

Abb. 367a u. b. Verhinderung der Chrysarobinimmunisierung durch Vorbehandlung mit Seife (Rezidiv nur auf der mit Seife vorbehandelten Seite).

Dies alles betraf die Wahl des Präparates. Außerdem aber müssen wir in jedem Falle auch noch seine optimale *Konzentration* bestimmen. Ist doch die Höhe der Dosis auch sonst in der Medizin von der größten Wichtigkeit. Sind wir zu vorsichtig, dann verlieren wir Zeit mit wirkungsloser Behandlung; behandeln wir zu stark, dann riskieren wir Toxikosen, in unserem Fall vor allem Reizung, geweckte Überempfindlichkeit und Provokation. Bei der Bestimmung der Konzentration treten uns dieselben Fragen entgegen, die uns schon bei der Wahl des Präparates beschäftigt haben. Schon die Verfärbung und der Geruch hängen natürlich auch von der Konzentration des Heilmittels ab; vor allem aber ist die Konzentration von Einfluß auf die irritierende und die heilende Wirkung.

Die *Reiz*wirkung nimmt natürlich mit steigender Konzentration zu. Das ist ja der Grund dafür, warum man in der Ekzembehandlung bei jedem differenten Medikament mit niedrigen Konzentrationen beginnt und erst zu höheren übergeht, wenn sich die Verträglichkeit der ersteren erwiesen bzw. die Haut sich daran gewöhnt hat.

Auch die *Heil*wirkung wird meist mit steigender Konzentration stärker. Wir werden deshalb bei jeder chronischen Behandlung die Konzentration systematisch erhöhen, so weit es nur geht. Doch haben wir Dermatologen dabei mit dem Umstand zu rechnen, daß manche unserer Medikamente in höherer

Konzentration nicht nur stärker, sondern überhaupt ganz anders wirken wie in niedriger. So erwähnten wir schon, daß viele Adstringentia in höherer Konzentration Ätzmittel sind (Argent. nitr., Resorcin), daß also dasselbe Medikament in schwacher Dosis die Bildung neuen Epithels befördert, in starker selbst das vorhandene zerstört. Analog verhält sich das Salicyl, das bekanntermaßen 2%ig „keratoplastisch", hornbildend, 10%ig „keratolytisch", hornzerstörend wirkt. Außerdem kann die Wirkung eines Medikamentes in der gleichen Konzentration auf unverletzter und auf erosiv-ulceröser Haut eine ganz verschiedene sein. Das ist z. B. beim Pyrogallol der Fall, das in 10%iger Salbe auf unverletzter Haut ein Antieczematosum und Antipsoriaticum, auf erodierter ein starkes Ätzmittel ist. Man muß sich deshalb hüten, die Pyrogallolbehandlung fortzusetzen, wenn bei einer Psoriasis Fissuren auftreten.

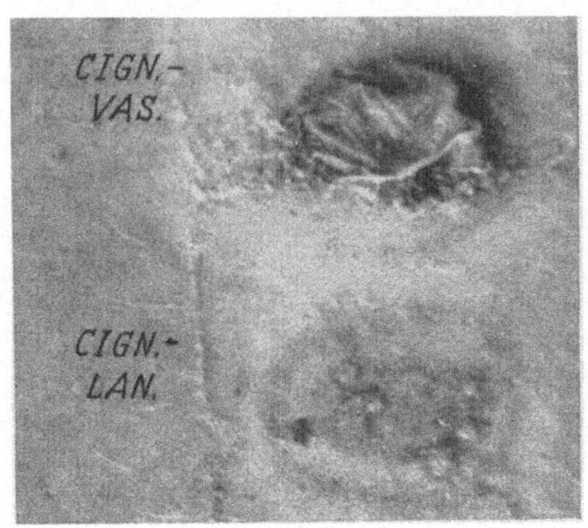

a

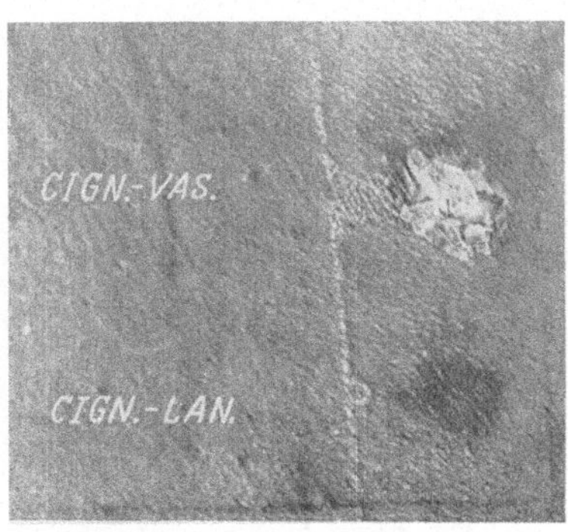

b

Abb. 368a u. b. Cignolinreizung in Vaselin, nicht in Lanolin.

Auch die *Wahl der Applikationsform* ist für die Wirkung des Zusatzmittels von Bedeutung, und zwar auch hier hinsichtlich Verfärbung, Reizung und Heilwirkung. Wie schon erwähnt, schmutzt z. B. Pyrogallol in Kollodium viel weniger als in Salbe. Chrysarobin reizt in Traumaticin viel stärker als in Paste, heilt aber trotzdem weniger gut. Bei Pasten und Salben kann schon die Art des verwendeten Fettes einen entscheidenden Einfluß haben. So reizen Chrysarobin und Cignolin in Lanolin und Lanolinpaste fast niemals, in Vaselin und Vaselinpaste ziemlich regelmäßig. Der Unterschied ist so groß, daß er sich auch an Testen wahrnehmen läßt (Abb. 368). Entsprechend kann durch die Art des verwendeten Fettes die *Heil*wirkung beeinflußt werden. So wirken Chrysarobin und Cignolin bei der Psoriasis in Vaselin erheblich stärker als in Lanolin (Abb. 369). Solche Unterschiede müssen also beachtet werden, wenn man das Optimum der Wirkung erreichen will.

Übrigens ist auch die *Resorption* vieler Medikamente und daher die Möglichkeit zu Vergiftungserscheinungen an anderen Organen von der verwendeten Salbengrundlage abhängig. So wird z. B. vom Salicyl in Eucerin viel mehr resorbiert wie in Schweinefett. Man muß sich jedoch davor hüten, hieraus den Schluß zu ziehen, daß Salicyleucerin deshalb auch besser dermatotherapeutisch z. B. besser keratolytisch wirken müßte als Salicylaxungia. Es hat sich vielmehr herausgestellt, daß die Resorbierbarkeit und die dermatologische Heilwirkung sich auch reziprok verhalten können. Man erklärt sich das mit Hilfe der Vorstellung, daß leicht resorbierte Medikamente zu schnell durch die Haut hindurchgehen, um dort einen gehörigen Effekt ausüben zu können.

Eine sehr wichtige und vielseitige Frage ist schließlich noch die der *Kombination* verschiedener Heilmittel in Salben und anderen Applikationsformen. Vielfach denkt man darüber gar nicht weiter nach, sondern mischt einfach die

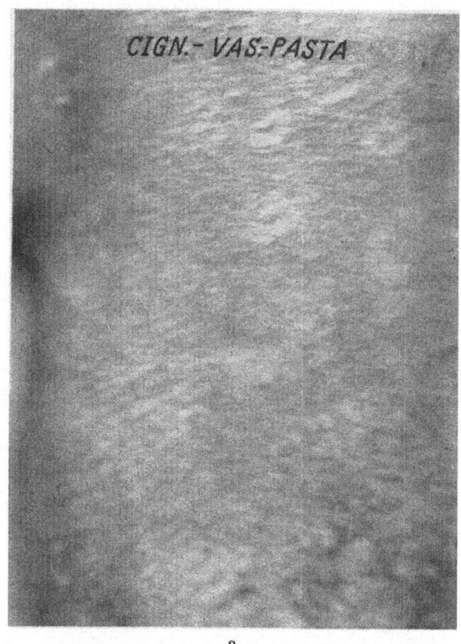

a

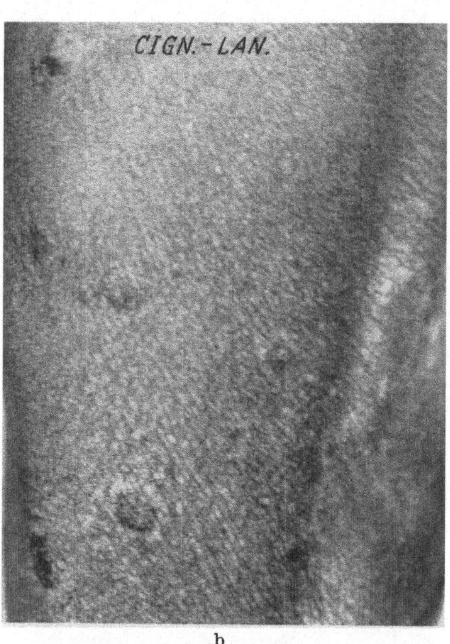

b

Abb. 369a u. b. Bessere Heilung durch Cignolin-Vaselin als durch Cignolin-Lanolin.

Mittel miteinander, die man in dem betreffenden Fall für angebracht hält. Hierbei sollte man aber bedenken, daß sich zwei chemische Mittel — von Farbreaktionen ganz abgesehen — hinsichtlich der therapeutischen Verwendbarkeit in vierfacher Weise beeinflussen können:

Abb. 370. Bullöse Reizung durch Kombination von Salicyl mit Quecksilberpräcipitat.

1. Durch die Kombinationen kann die *Reizwirkung verstärkt* werden. Das ist z. B. der Fall, wenn man Jod und Hg zusammenbringt, und wird denn auch im Unguentum Rochardi, das gleichzeitig Jod und Kalomel enthält, zur Erzielung starker Hautreizungen benutzt. Weniger bekannt ist, daß in höheren Konzentrationen auch Salicyl mit Quecksilberpräcipitat starke Reizungen hervorruft, weil dabei Sublimat entsteht (Abb. 370). Das ist von praktischer Wichtigkeit, weil ja das Salicyl, wie schon oben erwähnt, wegen seiner hornlösenden Eigenschaft ganz allgemein zur Verstärkung anderer Heilmittel gebraucht wird. Aber auch ohne Entstehung neuer chemischer Körper wirkt Salicyl bei vielen Medikamenten reizverstärkend (z. B. bei Sublimat, Resorcin, Chrysarobin), vermutlich weil es die Hornschicht beschädigt.

2. Durch die Kombination kann die *Reizwirkung abgeschwächt* werden. Das kann gelegentlich schon durch bloße Zufügung eines Medikamentes zu einem Applikationsmittel geschehen. So konnte ich eine Ekzempatientin untersuchen, bei der Vaselin und Axungia nässende Reizungen hervorriefen, die Reizungen

aber regelmäßig ausblieben, wenn man diesen Salben 2% Borsäure zufügte (Abb. 371). Eine völlige Aufhebung der Reizwirkung erhält man bei Chrysarobinsalben, wenn man ihnen Seife zufügt. Das erklärt sich dadurch, daß Chrysarobin durch Alkalien zersetzt wird.

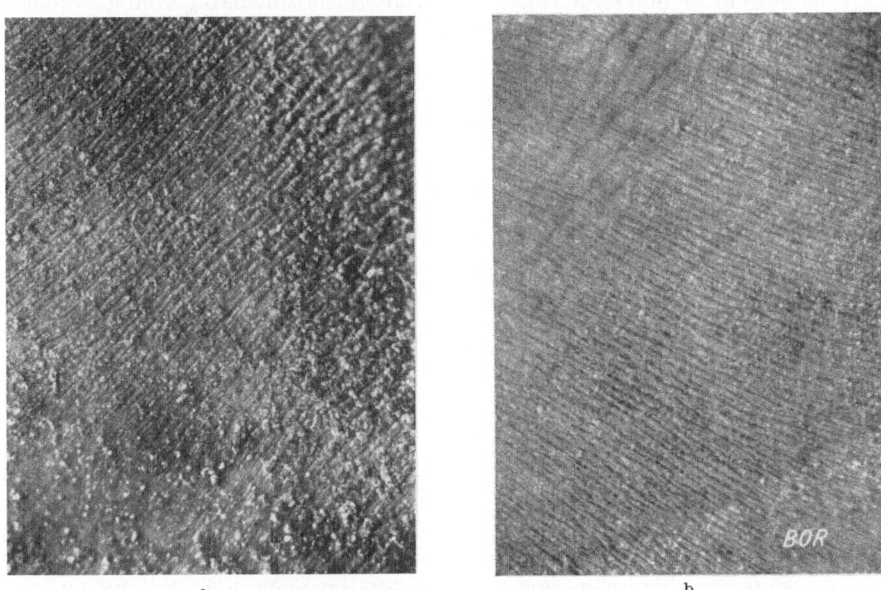

a b

Abb. 371a u. b. Verhinderung einer Salbenreizung durch Zufügung von Borsäure.

3. Durch die Kombination kann die *Heilwirkung verstärkt* werden. Das bekannteste und praktisch wichtigste Beispiel hierfür ist die Kombination der verschiedensten Antieczematosa, besonders Schwefel und Teer, mit Salicyl (Abb. 372).

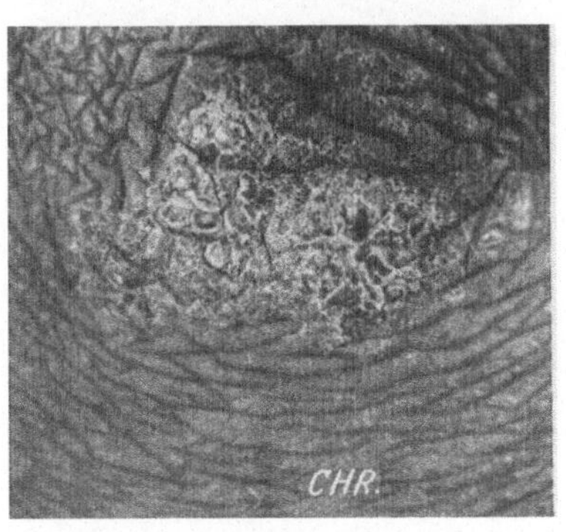

a

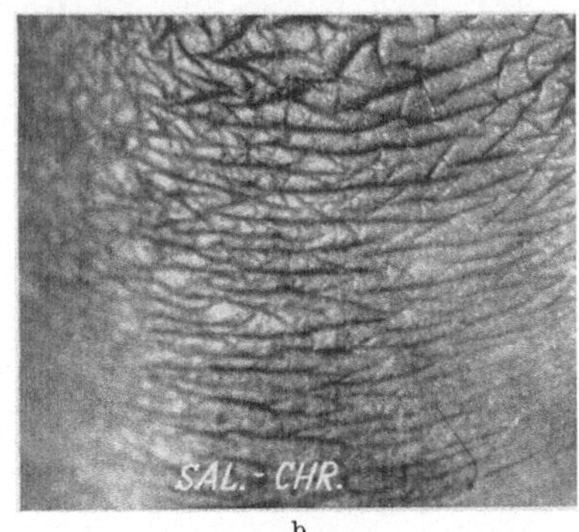

b

Abb. 372a u. b. Verstärkung der Heilwirkung des Chrysarobins durch Kombination mit Salicyl.

Gegebenenfalls kann die Verstärkung der Wirkung auch dadurch erzielt werden, daß man beide Mittel nacheinander anwendet, daß man z. B. erst mit Salicyl schält, dann Teer appliziert, dann wieder Salicyl anwendet usw.

4. Durch die Kombination kann die *Heilwirkung abgeschwächt* oder selbst aufgehoben werden. Das ist z. B. der Fall, wenn man dem Chrysarobin Seife zufügt, weil dadurch nicht nur die Reizwirkung, sondern auch die Heilwirkung des Chrysarobins verschwindet (Abb. 373).

Natürlich geht die Beeinflussung von Reizwirkung und Heilwirkung nicht immer parallel. Das Chrysarobin reizt z. B. in Traumatizin viel häufiger, heilt aber gleichzeitig die Psoriasis viel seltener wie in Paste. Entsprechend wird durch die Kombination von Chrysarobin mit Salicyl die Reizwirkung des Chrysarobins bedeutend, seine Heilwirkung aber nur verhältnismäßig wenig verstärkt.

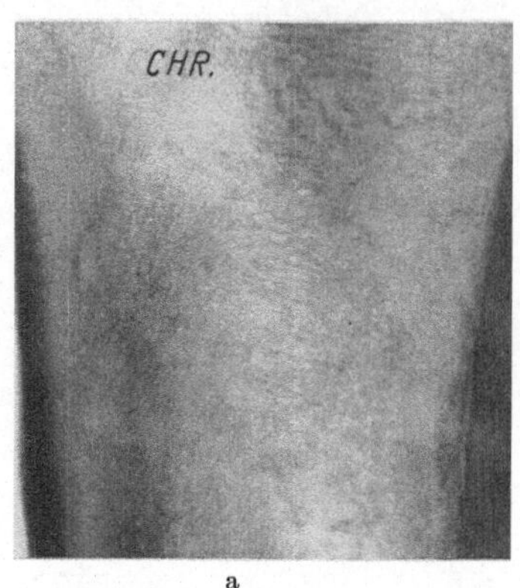

a

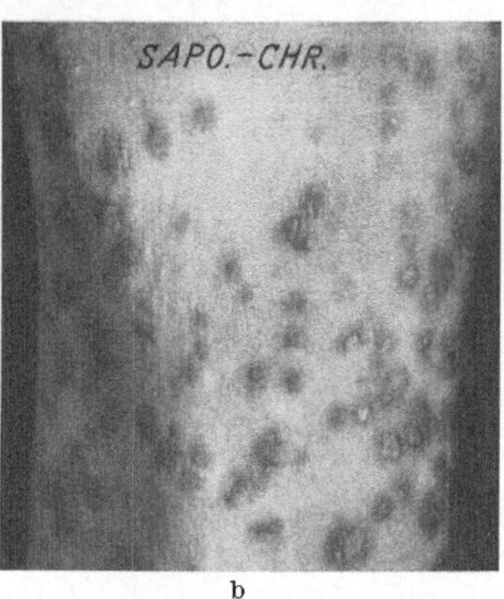

b

Abb. 373a u. b. Verhinderung der Heilwirkung des Chrysarobins durch Kombination mit Seife.

Dieselben Probleme treten in noch höherem Maße auf, wenn wir mit Dreifach- und überhaupt mit *Mehrfachkombinationen* arbeiten. Wenn man z. B. zum Chrysarobin Seife zufügt, verschwindet, wie schon gesagt, die Chrysarobinwirkung. Setzt man der Chrysarobin-Seifen-Salbe aber noch Salicyl zu, dann ist die Chrysarobinwirkung plötzlich wieder da. Dies ist das Prinzip der

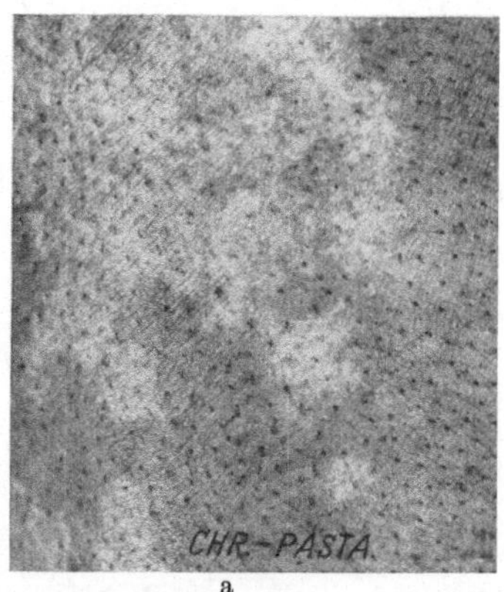

a

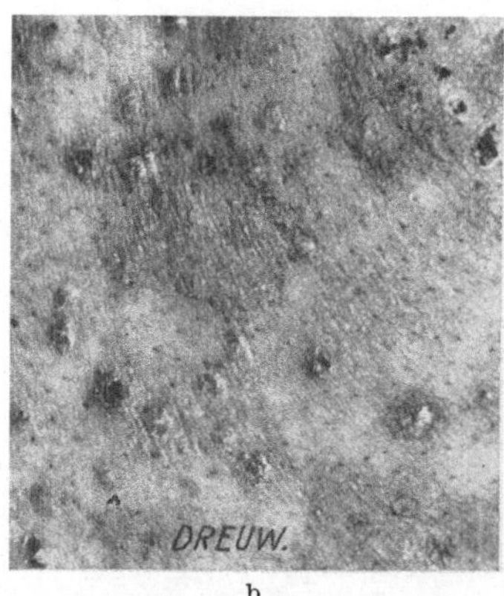

b

Abb. 374 a u. b. Verminderung der Heilwirkung des Chrysarobins durch Kombination mit Seifen-Salicyl.

vielverwendeten Dreuwschen Psoriasissalbe. Wer also auf den Gedanken käme, aus dieser Salbe das Salicyl wegzulassen (z. B. wegen einer Salicylüberempfindlichkeit des Patienten), würde mit einem vollkommen wirkungslosen Produkt behandeln. Obwohl aber der Salicylzusatz das Seifen-Chrysarobin wieder wirksam macht, wird dadurch doch die Heilkraft der ursprünglichen Chrysarobinpaste nicht völlig wiederhergestellt (Abb. 374). Außerdem bewirkt der Seifen-Salicyl-Zusatz noch, daß die Salbe mehr färbt, mehr schält und mehr reizt. Die geistreich zusammengestellte Dreuwsche Salbe, d. h. die Seifen-Salicyl-Chrysarobin-

Paste, ist also der einfachen Chrysarobinpaste in vielfacher Weise unterlegen. Zu den genannten Nachteilen der Dreuwschen Salbe kommt aber noch der weitere, daß der Seifen-Salicyl-Zusatz auch die *Immunisierung* behindert: Konnten wir doch mehrfach Psoriatiker beobachten, die auf der Dreuw-Seite ein Rezidiv bekamen, während die mit einfacher Chrysarobin (Teer-)Salbe behandelte Seite frei blieb (Abb. 375). Dies zeigt uns deutlich, wie man sich der Gefahr therapeutischer Mißerfolge ausliefert, wenn man zu freigebig kombiniert. Die Kombination von Heilmitteln ist eine verantwortungsvolle Sache, und es ist die Aufgabe der Dermatotherapie, jede einzelne Kombination hinsichtlich ihrer

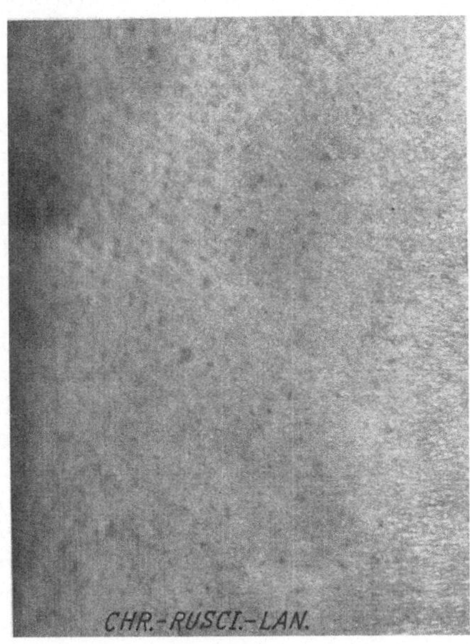

a

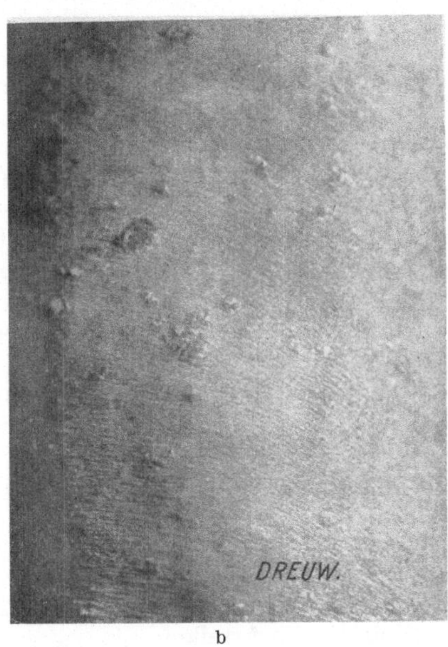

b

Abb. 375a u. b. Verhinderung der Immunisierung durch Kombination des Chrysarobins mit Seifen-Salicyl = Dreuwsche Salbe. (Rezidiv allein an der Dreuw-Seite.)

Wirkung gesondert zu untersuchen. Wer seine Heilmittel disziplinlos miteinander mengt, endet am Schlusse bei jenen ellenlangen Kombinationsrezepten des Mittelalters, die man als shotgun-reception bezeichnet hat, in Anspielung auf die Hoffnung des schlechten Schützen, daß wenigstens eines seiner vielen Schrotkörner doch noch treffen möchte. Wir haben nun aber gesehen, daß da, wo mit wirklich wirksamen, chemisch aktiven Mitteln behandelt wird, die Schrotkörner nicht einmal immer Schrotkörner bleiben. Je größer die Zahl der Kombinationen in einer Salbe ist, desto mehr nähert man sich folglich der Quacksalberei, d. h. in diesem Falle, der Behandlung mit Heilmaßnahmen, deren Wirkung schwer oder gar nicht vorauszusagen ist.

Zusammenfassend spielt sich die *methodische äußere Behandlung* der Hautkrankheiten also folgendermaßen ab:

1. Vorbeobachtung,
2. indifferente Anbehandlung (bloß mit den Applikationsformen),
3. gleichzeitig Heilmitteltestung,
4. Behandlung mit chemotherapeutischen Mitteln. Bei dieser wird mit milden Medikamenten in niedrigen Konzentrationen begonnen, und zwar, soweit möglich, mit dem Mittel, das die größte Heilungswahrscheinlichkeit bietet. Solange

die Heilung fortschreitet, wird unverändert weiter behandelt. Never change a winning team! Bei ungenügendem Heilerfolg bei guter Verträglichkeit wird dagegen unablässig verstärkt, bis an die Grenze des Möglichen. Schließlich wird die Verstärkung durch Kombinationen zu ihrem Höhepunkt gebracht.

Es versteht sich von selbst, daß diese Behandlung die gleichzeitige Anwendung anderer bewährter Methoden (Bestrahlungen, interne Behandlung, chirurgische Eingriffe) nicht ausschließt, in vielen Fällen sogar zur Pflicht macht.

Wie zu ersehen, ist diese Art der Behandlung jeweils auf ein bestimmtes *Heilmittel* eingestellt, das erst zu maximaler Konzentration gebracht und schließlich nacheinander mit anderen kombiniert wird. Das ist, so logisch es auch erscheint, durchaus nicht die allgemein übliche Therapie. Vielmehr ist es noch ein verbreiteter Brauch, mit fertigen „*Rezepten*" zu behandeln, d. h. mit Kombinationen verschiedener Grundstoffe mit verschiedenen Wirkstoffen, die irgendwo einmal irgendwer angegeben hat, und die sich nun von Lehrbuch zu Lehrbuch und von Klinik zu Klinik forterben (z. B. LASSARsche Paste, ARNINGsche Pinselung, DREUWsche Salbe usw.). Dies hat einige schwerwiegende Nachteile. Rezepte enthalten häufig auch Mittel, von denen nirgends angegeben wird, warum sie darin sind (z. B. Salicyl in der LASSARschen Paste). Durch das Behandeln mit solchen Rezepten wird deshalb der Arzt daran gewöhnt, blindlings den verba magistri bzw. den verba auctorum zu folgen. Das finde ich ganz unmodern. Der Arzt soll bei allem, was er tut, gut wissen, warum er es tut. Das Behandeln mit solchen Rezepten dagegen schläfert die Kritik und das Verantwortungsgefühl des Therapeuten ein; es demoralisiert sein ärztliches Gewissen. Das Behandeln mit fertigen Rezepten ist deshalb eine Unsitte, die aufhören muß. Wir müssen unser ganzes Interesse *dem wirksamen Heilmittel* zuwenden. Wem daran gelegen ist, die junge Ärztegeneration zu einer wirklich wissenschaftlichen Einsicht in ihre therapeutischen Maßnahmen zu erziehen, muß deshalb das blinde Weitergeben von Rezepten, die nicht *in allen Einzelheiten* sachlich begründet sind, aufs schärfste verurteilen.

Freilich braucht der Dermatologe dennoch eine Anzahl Rezeptformeln, nämlich für die *Applikationsformen.* Das ist aber eine ganz andere Sache. Hier handelt es sich um *chemisch unwirksame* Stoffe, die in bestimmten Mengenverhältnissen gemischt werden müssen, weil sie sonst diejenige halbfeste Konsistenz nicht bekommen, um derentwillen man sie anwendet. Dies darf den Arzt aber nicht dazu verführen, nun auch bei chemisch wirksamen Mitteln in Rezeptform zu denken und deren traditionell überlieferte Kombinationen und geheimnisvolle Zusätze widerspruchslos hinzunehmen. Das haben wir auch gar nicht mehr nötig. Seit die außerordentliche Leistungsfähigkeit der *Einseitenmethode* für das Studium unserer äußeren Therapie entdeckt und ins rechte Licht gestellt ist, besteht die Möglichkeit, die Heilkraft jedes Medikamentes, wenn sie nicht von vornherein augenfällig ist, mit Hilfe dieser Methode klinisch-experimentell genau zu prüfen. Das aber ist besonders nötig bei allen *Kombinationsrezepten*, die historisch auf uns gekommen sind. Hier haben wir die Aufgabe, alle vorhandenen Bestandteile, sowohl die theoretisch begründeten wie die theoretisch nicht begründeten, nacheinander wegzulassen und im Rechts-Links-Versuch zu untersuchen, ob das so erhaltene „Rumpfrezept" nicht dieselbe Wirkung — oder gar eine bessere — wie das ursprüngliche hat. Wie die klinisch-experimentelle Analyse der DREUWschen Salbe gezeigt hat, läßt sich erwarten, daß wir dann dahin kommen werden, mit sehr viel einfacheren und durchsichtigeren Vorschriften zu behandeln wie bisher.

Das Rezeptenunwesen verleitet uns aber nicht nur zu unsolidem Arbeiten, indem es uns daran gewöhnt, mit geheimnisvollen Zusätzen und mit empirisch nicht untersuchten Kombinationen zu behandeln: es hat auch den weiteren großen Nachteil, daß es uns hindert, unsere wirksamen Heilmittel *in maximaler Stärke* anzuwenden; dadurch wird es zur Quelle ungenügender Heilerfolge. Die Rezeptvorschriften haben nämlich auch die Eigentümlichkeit, daß für das wirksame Heilmittel ein bestimmter Prozentgehalt angegeben wird; oft ist es eine kleine Skala, die dann bei einer bestimmten Konzentration aufhört (z. B. 2—10%). Das ist falsch. Wenn wir für eine bestimmte Krankheit ein wirksames Medikament haben, dann muß es auch unser Bestreben sein, es in voller Stärke zur Anwendung zu bringen. Die Grenze darf nicht durch die Empfehlung irgend eines Lehrbuchverfassers vorgezeichnet sein, sondern allein durch die Eigenschaften des Mittels, die eine weitere Erhöhung der Konzentration unmöglich machen (Geruch, Verfärbung, ätzende oder sonstige toxische Wirkung, Unmöglichkeit der Inkorporierung in ein geeignetes Anwendungsmittel). Auf Namhaftmachung der Grenzen dieser maximalen Anwendung in den verschiedenen Applikationsformen sollte in den Lehrbüchern der Schwerpunkt gelegt werden (besonders auch auf die Feststellung, inwieweit das Mittel „rein“ angewendet werden kann), nicht aber auf die Angabe gleichsam „offizineller“ Prozentsätze. Es gibt Kliniken, in denen auf den Krankengeschichten einfach „Teerpaste“ steht, weil diese ja doch nie anders als z. B. in 2%iger Konzentration verschrieben wird.

Das ist die Schuld der Rezeptensuggestion, unter der wir groß geworden sind. Wir müssen davon loskommen. An die Stelle einer „Behandlung mit Rezepten“, die ein Überbleibsel der magischen Medizin des Mittelalters ist, muß ganz allgemein die „Behandlung mit wirksamen Heilmitteln“ treten. Wir sollten es ablehnen, Zusätze zu verwenden, deren therapeutische Bedeutung uns unbekannt ist, weil sie der Erfinder bzw. der Weitergeber des Rezeptes nicht mitteilt. Wir sollten es ablehnen, Kombinationen von Heilmitteln zu gebrauchen, die nicht einzeln, wie auch im Zusammenhang, in ihrer Wirkung klinisch-experimentell geprüft sind. Und wir sollten es ablehnen, uns in das Prokrustesbett von Prozentangaben spannen zu lassen, wenn wir annehmen können, daß damit die mögliche maximale Anwendung und maximale Heilwirkung des betreffenden Mittels noch nicht erreicht ist. So werden wir nicht nur uns zu einem erhöhten therapeutischen Verantwortungsgefühl erziehen, sondern auch unseren Patienten am besten dienen.

Physikalische Heilmethoden.

Unsere physikalischen Heilmethoden lassen sich im wesentlichen einordnen in das umfangreiche Gebiet der *elektromagnetischen Strahlungen*, weshalb ich eine Übersicht über diese mit Angabe der jeweiligen Wellenlängen voraufschicke:

Galvanischer Strom (Gleichstrom)	∞
Faradischer Strom (niederfrequenter Wechselstrom)	5000—1000 km
Diathermie (hochfrequenter Wechselstrom)	600—6 m
Wärmestrahlen (einschließlich Ultrarotstrahlen)	0,4—0,0007 mm
Sichtbare Lichtstrahlen	7000—4000 Å[1]
Ultraviolett-Strahlen	4000—40 Å
Bucky-Strahlen	2,5—1,5 Å
Gamma-Strahlen des Radiums	0,3—0,0006 Å

[1] Å = 1 Ångström-Einheit = 10^{-8} cm.

Gleichstrom und Wechselstrom.

Der *galvanische Strom* wird in der Dermiatrie außer zu kleinchirurgischen Maßnahmen (Galvanokaustik) wenig gebraucht. In der Form der *Jontophorese* (Kataphorese) versucht man damit bestimmte Medikamente tiefer in die Haut einzuführen (Ichthyol, Jod, Cocain, Histamin), hat aber meist nur ungenügende Erfolge erzielt.

Die *Elektrolyse*, die auf der Ätzwirkung von Alkalien, Säuren und Salzen durch Übertritt des galvanischen Stroms von metallischen zu flüssigen Leitern beruht, spielt in der dermatologischen Chirurgie eine Rolle und wird deshalb weiter unten besprochen.

Vielseitiger ist die Verwendung von *Wechselstrom*.

Bei der *Hochfrequenzbehandlung* reizt man die Haut durch Funken, die aus luftleeren Glasröhren überspringen. Sie wird bei Alopecien und zur Behandlung von Warzen benutzt, ist aber entbehrlich. Manche Friseure benutzen sie zum Broterwerb.

Größere Bedeutung kommt der *Diathermie* zu, bei der die Frequenz des Stromwechsels so groß ist, daß das Gefühl der Elektrisierung aufhört ($\pm$ 1 Million je Sekunde) und stärkere Wärmeentwicklung im Gewebe entsteht. Diese Wärmeentwicklung kann bei geeigneten Elektroden so gesteigert werden, daß Koagulation eintritt, so daß man das Gewebe ohne Auftreten einer parenchymatösen Blutung mit der Nadel schneiden kann (Elektrokoagulation, Kaltkaustik). Nimmt man statt der Nadel eine Drahtschlinge, dann kann man die Haut schichtenweise abtragen. Ich komme darauf bei Besprechung der chirurgischen Eingriffe zurück.

Bei den *Kurzwellen* ist die Stromwechselfrequenz eine noch höhere (10 bis 100 Millionen je Sekunde); sie entsprechen Wellenlängen von 100—10 m und weniger. Sie werden für Durchwärmung in der Tiefe gebraucht und kommen daher für die Dermatologie im allgemeinen nicht in Betracht.

Wärmebehandlung.

Die Wärmebehandlung geschieht in der Dermatologie am häufigsten als *impermeabler feuchter Verband* (Prießnitzverband) und wurde deshalb schon oben besprochen (S. 170). Durch weitere Applikation einer Wärmequelle über die feuchte Verbandlage hin (heiße Leinsamenkuchen, Thermophor) bekommt man den *Dunstverband*. *Trockene Hitze* (Thermophor allein, Heißluft, Diathermie, Kurzwellen) ist in der Dermatologie weniger gebräuchlich und wohl im allgemeinen auch weniger wirksam. Doch hat die feuchte Hitze den Nachteil, daß dadurch die Haut maceriert wird, was einerseits zu Reizungen, andererseits zu Keimverschleppung und Autoinoculationen führen kann. Bei irritabler Haut (Ekzemen) kommen impermeable Verbände daher nicht in Frage, und bei infektiösen Prozessen (Pyodermien, Mykosen) ist es notwendig, desinfizierende Lösungen zu verwenden (Sol. alum. acet., Resorcin), die Umgebung mit Pasten abzudecken, oder überhaupt das feuchte Läppchen über eine Lage desinfizierender Salbe (20 Hg-Vas., 33 Sulf.-Vas.) hinzulegen. Die wichtigsten Indikationen für solche Verbände bilden die tiefe Trichophytie, schmerzhafte Furunkel und Paronychien; außerdem Lymphangitiden. Gleichzeitige interne Behandlung mit Sulfonamiden und Penicillin darf, wenn aussichtsreich, nicht unterlassen werden.

Ganz vorübergehende Wärmeanwendung in Form von *Abtupfungen mit heißem Wasser* wirkt bei intertriginösen Ekzemen (aber meist nur bei diesen) und zu vorübergehender Linderung des Juckreizes bei nichtekzematösen Hautkrankheiten oft günstig. Bei den intertriginösen Ekzemen läßt man einfach einen gut nassen Schwamm oder zusammengefalteten Waschlappen dreimal gegen die betreffende Stelle andrücken; danach wird eingesalbt. Das Wasser läßt man so warm wie möglich nehmen; heißes Wasser wird besser vertragen wie kaltes. Bei Pruritus wirken dagegen in manchen Fällen gerade lauwarme Abduschungen am besten.

Eine andere Form feuchter Wärme sind die *Dampfduschen*, die zur Unterstützung der Acnebehandlung gebraucht werden. Sie werden auf einfache Weise so vorgenommen, daß man das Gesicht über einen Topf mit kochendem Wasser hält, wobei man über Kopf und Topf ein Handtuch deckt. Doch sind auch Apparate dafür im Gebrauch, große Glasglocken, die die Behandlung leichter durchführbar machen. Von ihrer Wirkung darf man sich im allgemeinen nicht viel versprechen.

Zur Behandlung chronischer Zirkulationsstörungen werden gelegentlich *Heißluftapparate* verwendet. Bei denselben Leiden wird auch *Massage* empfohlen, deren Besprechung ich hier anschließen will, weil sie ähnlich wie die Wärmeanwendung zu einer tiefergehenden Hyperämie und überhaupt zu einer Anregung der Blutzirkulation führt. Die Massage kommt deshalb bei Perniones, chronischen Ödemen und Elephantiasis, Keloiden und Narben, und bei Sklerodermie in Betracht. Eine größere Rolle spielt sie in der Kosmetik zur Entfernung örtlicher Fettanhäufung und Runzeln, trotzdem ihr Erfolg offenbar nur sehr beschränkt ist. Sie wird stets mit Öl oder Vaselin ausgeführt. Die Richtung, in der man streicht, ist besonders im Gesicht von Bedeutung (an Stirn, Augen und Oberlippe nach außen, an Nase und Wangenseiten von oben nach unten und umgekehrt, an Schläfe und Kinn nach unten).

Kältebehandlung.

Eine intensive Kälteanwendung geschieht durch *Kohlensäureschnee*, der in röhrenförmigen Behältern zu Säulchen gepreßt und dann auf die Haut aufgedrückt wird. Ein besonderer Apparat, der Kryokautère, in dem der Kohlensäureschnee mit Aceton gemischt und dadurch eine noch tiefere Temperatur erzielt wird, scheint mir keine wesentlichen Vorteile zu bieten. Mit dem Aufdrücken des Kohlensäureschnees entsteht auf der Haut eine gefrorene weiße Platte, die in wenigen Minuten wieder auftaut und von einer erythematösen Urtica, bei energischer Anwendung von einer Frostblase gefolgt wird; am Grunde der Blase tritt eine oberflächliche Nekrose auf. Der Schmerz ist erträglich. Die Intensität der Wirkung hängt von dem ausgeübten Druck und der Dauer der Anwendung ab. Wenn man sich Mühe gibt, stets denselben mittleren Druck einzuhalten, kann man deshalb durch Messen der Zeit die Behandlung praktisch ausreichend dosieren. Zu vorsichtigem Gefrieren beginnt man mit 3 sec und steigt systematisch alle 1—2 Wochen nach Maßgabe der Reaktion. Da örtliche Gewöhnung eintritt, ist Steigerung der Behandlungszeit notwendig. Die Messung der Sekundenzahl wird durch ein Metronom außerordentlich erleichtert, da es hinderlich ist, während der Behandlung auf eine Uhr sehen zu müssen. Haare, auch wenn es nur feine Lanugos sind, behindern die Kältewirkung in hohem Maße; gegebenenfalls muß man also vorher rasieren. Die Haut des Gesichtes und der Beugen ist empfindlicher wie die an den Streckseiten. Besonders empfindlich ist die Haut von Säuglingen und Kleinkindern. Bei einem Jungen von 4 Jahren sah ich schon nach 4 sec im Gesicht eine leichte Atrophie auftreten.

Die Kohlensäureschneebehandlung bietet viel größere kosmetische Gefahren, als in den Lehrbüchern im allgemeinen zum Ausdruck kommt. Die depigmentierten und anämischen weißen Flecke und die Atrophien, die zurückbleiben können, sind außerordentlich häßlich und auffallend, weil sie die kreisrunde (oder eckige) Form des aufgedrückten Schneecylinders zeigen. Besonders fatal ist dies oft, wenn die Aufbleichung in teleangiektatischem Gebiet stattgefunden hat (Naevi vasculosi) und zwischen den aufgehellten Stellen rote Streifen stehen bleiben, was sich auch bei Verwendung eckiger Cylinder nicht vermeiden läßt. Hat die Behandlung zu glänzenden, fein fältelnden Atrophien geführt, ist das Unglück natürlich noch größer. Die Behandlung mit Kohlensäureschnee ist deshalb, jedenfalls bei kosmetischen Leiden, eine verantwortungsvolle Sache.

Die wichtigste Indikation für die Kohlensäureschneebehandlung bilden manche Gefäß- und manche Pigmentmäler. Von den Gefäßmälern kommen nur die kleinen erhabenen (Angiome) in Frage. Die ausgedehnteren, besonders aben die flachen (Naevi flammei), geben niemals eine gleichmäßige Aufhellung, sondern statt dessen außerordentlich häßliche fleckige Entstellungen; die Kohlensäureschneebehandlung ist bei ihnen also kontraindiziert. Auch für Lentigines im Gesicht und für Teleangiektasiae aranae ist das Verfahren wegen der weißen Kreise, die leicht zurückbleiben, kosmetisch bedenklich! Dagegen sprechen manche erhabenen Pigmentmäler viel besser darauf an als auf den Mikrobrennen (s. unten). Wechselnd ist der Erfolg bei Keloiden und Xanthomen. Sehr geeignet dagegen ist die Methode für vereinzelte kleinere Herde von Lupus erythematodes, allerdings muß man dabei mit sehr niedrigen Anwendungszeiten arbeiten (mit 1 sec beginnen), weil sonst — wie bekanntlich bei jeder Behandlungsart dieser Krankheit — Disseminierung mit ihren fatalen Folgen auftreten kann. So angewendet kann aber die Methode dem Patienten die langdauernden Injektionskuren ersparen. Höhere Dosen (bis 60 sec und mehr) dürfen und müssen dagegen bei Verrucae vulgares angewendet werden; doch hat die Methode hier den Nachteil, daß sie bei zahlreicheren Warzen sehr viel Zeit kostet, und daß auch die richtige Dosierung sehr schwierig zu beurteilen ist, weil sie ja nach der Dicke der Warze und ihrer Hornschicht verschieden sein muß. Aus dem letzteren Grunde ist auch der Erfolg sehr wechselnd. Doch hat man diesen angeblich dadurch verbessern können, daß man in unmittelbarem Anschluß an die Kohlensäureschneebehandlung Röntgen- oder Radiumbestrahlung folgen läßt, ein Verfahren, das sich auch bei Hühneraugen bewährt haben soll. Besser eignen sich plane und seborrhoische Warzen, sowie senile Keratosen, bei denen man aber vorher die dicke Hornmasse entfernen muß. Die energischste Kältebehandlung erfordern die Epitheliome; natürlich kommen dafür nur ganz oberflächliche Formen in Frage. Die Behandlung muß zu einer Nekrose führen; daß dadurch eine Atrophie entsteht, ist im allgemeinen kein Einwand, da es sich meist um alte Leute handelt und die anderen in Frage kommenden Methoden (Operation, Röntgen, Radium) ebenfalls meist Atrophien und Narben zurücklassen.

Eine kurzdauernde Gefrierbehandlung der Haut kann man auch durch *Chloräthylspray* erreichen. Das Verfahren ist bei Naevus flammeus, Alopecia areata, Psoriasis und Lupus erythematodes empfohlen worden, ist aber wohl im allgemeinen wenig aussichtsreich. Ganz sicher ist es beim Naevus flammeus wirkungslos und daher abzulehnen.

Lichtbehandlung.

Bei den *Lichtstrahlen* haben, umgekehrt wie bei den Röntgenstrahlen, diejenigen mit der größten Wellenlänge die stärkste Penetrationskraft. Die roten Strahlen dringen deshalb am meisten in die Tiefe, die violetten werden schon in 1 mm, die ultravioletten in 0,1 mm Tiefe größtenteils absorbiert. Trotzdem üben gerade diese oberflächlichen Strahlen die stärkste Wirkung auf die Haut aus und werden deshalb zu therapeutischen Zwecken in erster Linie verwendet.

Langwellige Lichtstrahlen werden mit Hilfe der *Solluxlampe* (Rotlampe) verabfolgt. Es handelt sich dabei aber im wesentlichen wohl nur um eine Wärmewirkung. Die Behandlung mit dieser Lampe hat deshalb wenig Bedeutung. Sie wird bei Furunkeln und schlecht heilenden Ulcera angewendet. Daß sich mit Rotlicht die Narbenbildung bei der Variola verbessern ließ, ist wohl nur dem Umstand zu danken, daß es mit seiner Hilfe möglich war, alle wirklich wirksamen Strahlen auszuschalten.

Zur Anwendung der wirksamen kurzwelligen Strahlen des Sonnenspektrums sind verschiedene Lampen im Gebrauch. Natürliche *Sonnenbestrahlungen* kommen für dermato-therapeutische Zwecke praktisch nicht in Frage. Zwar halten ja viele Menschen die Sonnenstrahlen für ein Allheilmittel und setzen sich deshalb mit Begeisterung auch gerade dann der Sonne aus, wenn sie eine Hautkrankheit haben. Diesen schönen Wahn muß ihnen aber der umsichtige Arzt durch geeignete Aufklärung rauben. Sind Sonnenbäder doch schon für den gesunden Menschen bedenklich, weil sich die notwendig einzuhaltende Grenze dabei so schwer finden läßt, daß häufig Hautverbrennungen, Müdigkeit, Kopfschmerzen und Nervosität auftreten. Für viele Hautkranke aber ist die Sonnenanbeterei geradezu verhängnisvoll; denn die meisten Ekzeme vertragen die Sonne ganz und gar nicht, und bei manchen Krankheiten kann die Behandlung sogar zu Verschlimmerungen (Psoriasis), zu Narben (Hydroa, Xeroderma) oder gar zu lebensbedrohenden Ausbrüchen (Lupus erythematodes) führen. Auch bei denjenigen Hautkrankheiten aber, die durch Sonnenbestrahlung besser werden können (Acne, Rosacea, Alopecia) tritt dieser Erfolg meist nicht ein, weil das Sonnenlicht, zumal im Tiefland, viel zu schwach ist und viel zu sehr wechselt. Da bei den genannten Hautkrankheiten ein guter Heilerfolg nur bei Erzielung erythematöser Bestrahlungsreaktionen erwartet werden kann, kann eben von der natürlichen Sonnenbestrahlung *nichts* erwartet werden. Die Sonnenbestrahlung läßt sich eben nicht dosieren! Wie auch sonst so oft, zeigt sich darum auch hier zum Schmerze aller ernsten Naturfreunde das künstliche Heilverfahren dem natürlichen weit überlegen.

Die Behandlung mit künstlichen Lichtquellen, die alle viel reicher an ultravioletten Strahlen und daher an sich schon viel wirkungsvoller sind wie das Sonnenlicht, kann als *Bestrahlung auf Abstand* durchgeführt werden oder als *Kompressionsbestrahlung*. Zur *Bestrahlung auf Abstand* werden hauptsächlich Quecksilberdampflampen benutzt, für begrenzte Hautfelder (Gesicht, Hände, solitäre Geschwüre) in erster Linie die *Bach-Lampe*. Die Voraussetzung einer guten Wirkung ist eine genaue Dosierung; eine solche kann aber hier nicht mit bestimmten Zahlen angegeben werden, weil wir mit zwei sehr veränderlichen Größen zu rechnen haben: mit der Stärke der Lampe, die mit der Anzahl der Brennstunden abnimmt, und mit der Empfindlichkeit des Patienten, die nicht nur individuell sehr verschieden ist, sondern auch von der vorhergegangenen Lichtexposition, und demzufolge auch von der Jahreszeit abhängt. Messungen mit den verschiedenen dazu angebotenen Dosimetern sind deshalb entbehrlich. Man bestrahlt einfach mit dem kürzesten Abstand, den die Größe des Feldes und die Hitzeausstrahlung der Lampe zuläßt (meist 30 cm) und beginnt nach Schätzung mit einer niedrigen Bestrahlungszeit ($^1/_2$—2 min). Die folgende Bestrahlungszeit wählt man nach der aufgetretenen Reaktion. Auf diese Weise gelingt es, rasch diejenige Bestrahlungszeit zu finden, die bei dem betreffenden Patienten ein deutliches Erythem mit nachfolgender Schuppung auslöst, ohne doch zu stärkerer unangenehmer Verbrennung zu führen. Da die Haut sich an die Bestrahlung gewöhnt, muß man vor jeder neuen Bestrahlung nach der Reaktion fragen und bei deren Ausbleiben die Bestrahlungszeit steigern. Auf diese Weise kommt man bald zu einer Bestrahlungszeit, bei der keine Gewöhnung mehr eintritt, so daß schließlich bei dem betreffenden Patienten dieselbe Bestrahlungszeit immer wieder dieselbe Erythemreaktion auslöst. Voraussetzung dieser Methode ist allerdings, daß der einmal gewählte Abstand unverändert festgehalten wird. Dazu ist es nötig, ihn genau zu messen, weil schon kleine Verschiedenheiten im Abstand von der Lichtquelle große Verschiedenheiten in der Strahlungsintensität bedingen (Abnahme der Bestrahlungsintensität im Quadrat der Entfernung). Die Lampe muß deshalb mit einem fest montierten Abstandsmesser (z. B. einem eisernen Bügel) versehen sein; das freihändige Messen mit Metall- oder Holzstäben genügt nicht. Eine zweite Voraussetzung ist, daß auch die Pause zwischen den einzelnen Bestrahlungen immer wieder dieselbe ist. Die Gewöhnung an die Strahlen nimmt nämlich nach dem Abklingen der Reaktion mit jedem Tage ab. Bei größeren Pausen würde dadurch die Reaktion zu stark, bei kleineren zu schwach ausfallen. Für dermato-therapeutische Zwecke ist es deshalb im allgemeinen empfehlenswert, nur einmal wöchentlich zu bestrahlen. Häufigere Bestrahlungen haben stärkere Pigmentierung und Hornschichtverdickung zur Folge, wodurch die Auslösung der Reaktion immer mehr erschwert wird. Von Wichtigkeit ist es noch, daß man den Patienten während der Bestrahlungskur ermahnt, sich nicht unnötig der Sonne auszusetzen, weil dadurch erhöhte Gewöhnung eintreten und infolge davon die Auslösung der Bestrahlungsreaktion verhindert werden kann. Sieht man dagegen bei einer bestimmten Krankheit den Heilfaktor nicht in der Erythemauslösung sondern in der Pigmentbildung, dann muß man natürlich gerade kurz hintereinander bestrahlen (täglich oder jeden zweiten Tag). Außerdem ist es dann zu empfehlen, in Kombination mit dem Quarzlicht (oder ausschließlich) eine Kohlenbogenlampe zu benutzen, weil diese stärker pigmentiert.

Die Indikationen für die Ultraviolettbestrahlung werden vielfach zu weit gestellt. Eine wesentliche Besserung ist dadurch hauptsächlich zu erwarten bei Acne, Rosacea, verschiedenen Formen von Alopecie, Perniones und Tuberkuliden. Acne und Rosacea lassen sich aber ohne dieses zeitraubende Hilfsmittel mit Salben meist viel besser heilen. Auch bei Alopecia areata tut man gut, erst einmal mit den viel einfacher anzuwendenden Tinkturen zu beginnen. Bei dem gewöhnlichen prämaturen Haarausfall (Glatzenbildung) hat die Höhensonne zur Verwunderung der Laien überhaupt keine Wirkung. Bei Lupus erythematodes möchte ich aber vor der Lichtbehandlung direkt warnen, weil bei der Schwierigkeit einer wirklich exakten Dosierung sich stärkere Reaktionen nicht immer vermeiden lassen, solche Reaktionen aber bei dieser reizbaren Krankheit zu Generalisierung und Exitus führen können.

Eine Quecksilberdampflampe, die Bestrahlungen des ganzen Körpers ermöglicht, ist die *Jesionek-Lampe*. Die Ganzbestrahlungen geschehen am besten mit 4 Lampen gleichzeitig als *Wandel-Lichtbad*. Die Lampen werden in einem Viereck aufgestellt, in welchem die Kranken völlig entkleidet auf einem am Boden eingezeichneten Kreis langsam herumlaufen, und zwar abwechselnd in der einen und dann wieder in der anderen Richtung. Auch hier muß vorsichtig begonnen und die Bestrahlungszeit regelmäßig erhöht werden. Manche Lichttherapeuten, die die Pigmentbildung für wichtiger halten wie die Erythemerzeugung, montieren im Zentrum des Kreises noch eine Kohlenbogenlampe.

Das Wandellichtbad hatte bisher eine beschränkte, aber dennoch sehr wichtige Indikation: die Tuberculosis luposa. Die örtlichen Behandlungsmethoden wirken bei diesem Leiden anscheinend besser, wenn gleichzeitig Ganzbestrahlungen durchgeführt werden; man erklärt das durch eine „Erhöhung der Abwehrkräfte“ durch die Lichtbehandlung. Die erkrankten Hautstellen selber werden im

Wandellichtbad abgedeckt. Seit der Lupus mit Vitamin D_2 behandelt wird, hat das Wandellichtbad den größten Teil seiner Bedeutung verloren; es kommt hauptsächlich noch für Tuberkulide in Frage.

Die *Kompressionsbestrahlung* mit Ultraviolettlicht ermöglicht eine mehr in die Tiefe gehende Strahlenwirkung, weil in der anämisch gedrückten Haut die roten Blutkörperchen fehlen, die einen großen Teil der ultravioletten Strahlen absorbieren. Zur Durchführung mäßig starker Kompressionsbestrahlungen dient die *Kromayer-Lampe*. Sie ist eine Quecksilberdampflampe mit einem Quarzfenster, das von der Lichtquelle durch eine Wasserkühlung getrennt ist. Das Quarzfenster wird folglich nicht heiß und kann direkt auf die Haut aufgesetzt werden. Die Indikationen sind grundsätzlich die gleichen wie bei der Bach-Lampe, doch können natürlich nur Krankheitsherde von beschränktem Umfang damit behandelt werden, da jedes einzelne Feld entsprechend der Größe des Quarzfensters nur einen Durchmesser von etwa 3 cm hat.

Die stärkste Wirkung durch Kompressionsbestrahlung erreicht man mit der *Finsen-Lampe*. Sie liefert ein durch Quarzlinsen gesammeltes Kohlenbogenlicht, das ebenfalls durch fließendes Wasser gekühlt wird. Das Bestrahlungsfeld ist noch kleiner wie das der Kromayer-Lampe (1 cm Durchmesser), die Reaktion bei richtig durchgeführter Bestrahlung regelmäßig eine Blase mit einer oberflächlichen Nekrose am Grunde. Trotzdem bleiben im schlimmsten Falle nur sehr feine, wenig störende Narben zurück.

Die ursprüngliche Finsen-Lampe ist ein umfangreicher Apparat mit 4 Röhren, so daß gleichzeitig 4 Patienten bestrahlt werden können. Wegen ihrer Kostspieligkeit begnügten sich deshalb viele mit der einfacheren *Finsen-Rheyn-Lampe*, die nur für einen Patienten berechnet ist, die aber weniger zuverlässige Resultate gibt. Eine Verbesserung der Finsen-Lampe stellte die *Lomholt-Lampe* dar, vor allem deshalb, weil sie kürzere Bestrahlungszeiten hatte.

Auch für die Finsen-Behandlung gab es im Grunde nur *eine* Indikation: die Tuberculosis luposa. Ihre große Bedeutung lag darin, daß sie von allen örtlichen Behandlungsmethoden bei dieser Krankheit die besten, kosmetisch am wenigsten störenden, manchmal so gut wie unsichtbaren Narben gab. Ihr Nachteil dagegen war, daß sie unendlich viel Zeit und Geduld erforderte. Infolge der Kleinheit der Felder und der langen Bestrahlungsdauer je Feld mußten die Patienten gewöhnlich den ganzen Tag — von morgens 9 bis abends 6 Uhr mit einer Mittagspause — unter der Lampe liegen und sich dieser Tortur monatebis jahrelang allwöchentlich unterziehen. Die Vitamin-D-Behandlung bedeutet deshalb für diese Patienten eine wahre Erlösung, Durch die Erfolge dieser Behandlung hat die Finsen-Lampe ihre Bedeutung verloren; sie kommt höchstens noch für die Behandlung vitamenrefraktärer Fälle in Frage. Es ist aber zu hoffen, daß ihr auch dieses Anwendungsgebiet durch weitere Vervollkommnung der Vitamin-D-Behandlung noch genommen wird.

Bucky-, Röntgen- und Radiumbehandlung.

Die Röntgenbestrahlung ist eine so wichtige und so verantwortungsvolle therapeutische Methode, daß jeder Arzt über ihre wesentlichen Indikationen und ihre Gefahren bei der Behandlung der Hautkrankheiten unterrichtet sein muß.

Gegenüber der äußeren dermatologischen Behandlung hat die Röntgenbehandlung den in die Augen springenden Vorteil, daß sie das monatelange zeitraubende Einschmieren und Verbinden erspart und keinen Schmutz und Gestank macht. Sie wirkt schneller und ist unendlich viel angenehmer. Auch hilft sie zuweilen noch in Fällen, die allen chemischen Mitteln Widerstand leisten. Dem steht aber gegenüber, daß sie nur bei circumscripten Affektionen bequem anzuwenden, und daß sie bei ungenügender Erfahrung und ungenügender Sorgfalt des Therapeuten äußerst gefährlich ist; auch kann sie bei ungenügendem Erfolg nicht nach Belieben verstärkt oder wiederholt werden.

Im Gegensatz zu der Lichtbehandlung muß bei der Röntgenbehandlung der Haut eine Reaktion meist vermieden werden. Diese Reaktion ist ein Röntgenerythem, das wellenförmig verläuft; es tritt um den 3., 14. und 40. Tag herum auf, allerdings mit erheblichen zeitlichen Schwankungen. Individuelle Empfindlichkeitsunterschiede bei verschiedenen Patienten, mit denen man praktisch rechnen müßte, kommen nicht vor. Allgemeine Reaktionen (Röntgenkater), vor denen die Patienten oft Angst haben, fehlen bei dem örtlichen und oberflächlichen Charakter der dermatologischen Bestrahlungen. Ist die Reaktion stärker, so entsteht eine bullöse Röntgendermatitis. Die größte Gefahr liegt aber darin, daß sich — auch ohne vorausgegangene Frühreaktion — nach Monaten, Jahren und Jahrzehnten ernste Spätfolgen einstellen können: atrophische und sklerotische Röntgennarben, die wegen ihrer durch Hyperpigmentierung, Depigmentierung und Teleangiektasien bedingten Buntheit denkbar auffallend und häßlich sind (Abb. 151, S. 73 u. Abb. 326, S. 152) und zu schweren Verstümmelungen führen können; Röntgenulcera, die allen Heilungsversuchen den größten Widerstand entgegensetzen; verruköse Röntgenkeratosen und therapeutisch unbeeinflußbare Schuppungen, die durch ihre Trockenheit und schmerzhafte Rhagadenbildung in hohem Maße behindern; und schließlich Röntgencarcinome, die sich an die Ulcera oder Keratosen anschließen und eine gefährliche Neigung haben, in die Tiefe zu dringen. Zum Schutze des Patienten vor solchen Schädigungen sind deshalb vielfache Sicherheitsmaßregeln nötig.

Die erste Voraussetzung einer verantwortungsvollen Röntgenbehandlung ist eine streustrahlen- und hochspannungssichere Apparatur, die zweite eine genaue Messung der Dosis. Die Dosierung soll ionometrisch erfolgen, so daß sie in internationalen Röntgeneinheiten (r) ausgedrückt werden kann, und muß in regelmäßigen Abständen kontrolliert werden. Bei der Vornahme der Bestrahlung ist auf sorgfältige Lagerung des Patienten zu achten, damit die Strahlen überall senkrecht auf den Krankheitsherd auffallen. Die gesunde Umgebung ist mit geeigneten Bleiplatten abzudecken, ebenso Hautstellen, die empfindlicher sind (behaarte Stellen, Lippenrot, Augen — wegen Katarakt als Spätfolge —, Hoden). Bei der Abgrenzung der Bestrahlungsfelder müssen Überschneidungen vermieden werden. Die richtige Einstellung des Feldes muß nach Beginn der Bestrahlung durch Kontrolle des Lichtkegels gesichert werden; zu diesem Zweck muß das Zimmer leicht verdunkelt sein. Natürlich muß für genaue Abstandsmessung durch eine geeignete Meßvorrichtung gesorgt und die Bestrahlungszeit durch eine Stoppuhr kontrolliert werden. Patient und Apparat dürfen während der Bestrahlung keinen Augenblick allein gelassen werden. Und schließlich müssen die anzuwendenden Bestrahlungszeiten sachkundig bestimmt und — wenn möglich — fraktioniert gegeben werden. Die verabfolgten Dosen sind auf ein geeignetes Formblatt unter Einzeichnung der bestrahlten Hautfelder sorgfältig einzutragen, um später erneute Bestrahlungen schon reichlich bestrahlter Stellen sicher vermeiden zu können. Wer auf alle diese Dinge nicht gewissenhaft achtet, versündigt sich an dem Patienten und schädigt den guten Ruf einer wertvollen Behandlungsmethode.

Gegen die Röntgenstrahlen sind nicht alle Zellen gleich empfindlich: die Röntgenstrahlen wirken elektiv. Zellen, die sich in rascher Teilung befinden, die Carcinomzellen, die Basalzellen der Haarpapille, aber auch die Endothelien, werden stärker geschädigt als die übrige Haut. Dadurch erklärt sich der Erfolg bei Carcinomen und manchen anderen Geschwülsten, sowie die Möglichkeit der Röntgenepilation. Da die harten Strahlen mit kurzer Wellenlänge tiefer in das Gewebe eindringen als die weichen, kann man durch Filterung mittels Aluminium- und Kupferplatten die stärkste Wirkung auf bestimmte Schichten der Haut konzentrieren; bei tiefer gehenden Prozessen (Abscessen, vielen Carcinomen) wird man infolgedessen Filter anwenden.

Bei oberflächlichen Hautkrankheiten (z. B. Ekzemen) bestrahlt man dagegen mit *weichen bis mittelharten Strahlen* (bis 80 kV) ungefiltert bzw. mit geringer Filterung ($^1/_2$—1 mm Aluminium). Man gibt gewöhnlich in einer Sitzung nicht mehr als 100—150 r und wiederholt diese Dosis, wenn nötig, 3—4mal in Abständen von etwa 10 Tagen, so daß die Gesamtdosis einer Serie 400—450 r nicht überschreitet (sog. Ekzemdosis). Die Fraktionierung hat den Vorteil, daß man bei leicht ansprechenden Krankheitsfällen sich mit einem Teil der Gesamtdosis begnügen kann, was von großem Vorteil ist, wenn später erneute Bestrahlungen erforderlich werden. Bei Fällen mit zweifelhafter Prognose kann es aber besser sein, die ganze Serie zu geben, um später genauer beurteilen zu können, wie weit man gehen darf. Eine derartige Serie läßt sich nach 3 Monaten ohne Risiko wiederholen. Eine zweite Wiederholung darf aber erst nach Ablauf eines Jahres erfolgen. Mit späteren Wiederholungen muß man noch zurückhaltender sein, da einmal bestrahlte Haut lebenslänglich empfindlicher bleibt, d. h. Röntgenschädigungen bei ihr leichter auftreten wie auf unbestrahlter Haut. Aus diesem Grund darf man überhaupt niemals ohne Not und niemals zu große Felder bestrahlen, weil man sich damit die Möglichkeit nehmen kann, Hautkrankheiten, die später auftreten könnten, mit Bestrahlungen zu behandeln. Auf dem behaarten Kopf darf die volle Serie nicht gegeben werden, weil ihr meist ein vorübergehender Haarausfall folgt; hier muß man sich mit 2—3 Sitzungen begnügen. Gesunde Haut zu prophylaktischen Zwecken zu bestrahlen ist verboten; die Röntgenstrahlen haben keine prophylaktische Wirkung.

Die Röntgenbehandlung hat den großen *Nachteil*, daß sie in vielen Fällen die Krankheit nur zeitweise unterdrückt, so daß nach etwa 6 Wochen das Rezidiv da ist. Der Kranke lebt dann also gewissermaßen nach der Bestrahlung einige Wochen lang ,,über seinen Stand". Bei Krankheiten mit großer Rezidivneigung, wie die Psoriasis, kann das den Arzt in eine schwierige Situation bringen, weil der Kranke, der einmal gesehen hat, daß es auch ohne Salbenschmiererei geht, nachdrücklich Neubestrahlungen verlangt. Man muß sich hüten, solchen Wünschen nachzugeben, wenn die Grenze der risikofreien Dosis erreicht ist. Aus diesem Grunde hat man aber mit der Röntgenbestrahlung leicht rezidivierender Krankheiten von vornherein zurückhaltend zu sein. Es ist nicht so selten vorgekommen, und ich habe es selbst wiederholt gesehen, daß Psoriatiker schließlich elend an Röntgenkrebsen zugrunde gegangen sind.

Aber auch bei Krankheiten, deren Rezidivneigung weniger groß ist (z. B. chronischen Ekzemen), sollte man mit der Indikation zur Röntgenbestrahlung zurückhaltend sein. Im Beginn der Röntgenära war es üblich, solche Fälle ohne weiteres unter die Röntgenröhre zu legen. Wenn aber danach Rezidive auftreten, ist es viel schwerer, dem Patienten die unangenehme äußere Behandlung zuzumuten, als im Beginn. Schon deshalb ist es richtiger, stets mit der Salbenbehandlung anzufangen und die Röntgenbehandlung für die Krankheitsreste aufzusparen, die auf die chemischen Mittel nicht weichen wollen. Vor allem aber werden auf diese Weise viel bessere Dauerresultate erreicht. Die Röntgenbehandlung gehört also ans Ende der Ekzembehandlung und nicht an den Anfang! Dies hat auch noch den Vorteil, daß man vor Beginn der Strahlenbehandlung die Reiz- und Heilwirkung der wichtigsten Medikamente untersuchen und folglich während der Bestrahlung, ohne unerwartete Reizungen fürchten zu müssen, kombiniert behandeln kann, und daß man außerdem in der Lage ist, eine für den betreffenden Fall geeignete Nachbehandlung vorzuschreiben, was einen weiteren wesentlichen Schutz vor Rezidiven gewährt. Die Bedenken, die man gegen die *gleichzeitige* Anwendung von Salben und Röntgenstrahlen früher gehabt hat, sind ungerechtfertigt. Im Gegenteil: Die Behandlung oberflächlicher chronischer Hautkrankheiten durch Röntgenbestrahlung muß stets in Gemeinschaft mit Salbenbehandlung erfolgen, oder kürzer gesagt: Bei Röntgenoberflächenbestrahlung muß stets kombiniert behandelt werden. Aus diesem Grunde gehört die Oberflächenbestrahlung nicht in die Hände des Röntgenologen, der zu sachgemäßer Salbenbehandlung nicht in der Lage ist und sich meist auch gar nicht damit befassen möchte, sondern allein in die Hände des Hautarztes. Übrigens ist dazu eine umfassende röntgenologische Ausbildung des bestrahlenden Dermatologen gar nicht erforderlich, weil die Oberflächenbestrahlung im Gegensatz zur Röntgentiefentherapie eine ganz einfache Sache ist, die an vielen dermatologischen Kliniken mit bestem Erfolg durch Laboranten und Schwestern ausgeführt wird. Dagegen meine ich, daß man die Tiefenbestrahlung in Zukunft von der Dermatologie wieder abtrennen sollte, da ihre Technik allmählich so kompliziert und ihre Apparatur so umfangreich und kostspielig geworden ist, daß sie schließlich doch nur noch in speziellen Strahleninstituten wirklich auf der Höhe bleiben kann.

Die wichtigste *Indikation* für weiche bis mittelharte Röntgenstrahlen bilden die mannigfachen Ekzeme, besonders die chronisch-papulösen und lichenifizierten. Auch Psoriasis und circumscripte Herde von Lichen ruber reagieren oft gut. Bei der Psoriasis sollte man aber aus den dargelegten Gründen im allgemeinen nur resistente Restherde behandeln, sowie die Nagelpsoriasis, weil diese auf äußere Behandlung meist nicht genügend anspricht (auf Röntgenbehandlung übrigens oft auch nicht). Von großer Bedeutung ist die Röntgenbehandlung für einzelne seltene Hautkrankheiten, die sich sonst schwer beeinflussen lassen (z. B. Folliculitis barbae, Granuloma fungoides), sowie als ultima ratio für allerlei circumscripte Entzündungsprozesse ohne sichere Diagnose. Bei Acne sollte man besser auf Bestrahlung verzichten (außer bei abscedierenden und keloidbildenden Formen), weil sie auf Röntgenbestrahlung gewöhnlich gar nicht reagiert, und weil außerdem eine methodische äußere Behandlung fast immer genügenden Erfolg hat. Überhaupt sollte man ganz allgemein Krankheiten, bei denen harmlosere Behandlungsmethoden erfolgreich sind, nur in besonderen Fällen röntgen. Ich habe schon zweimal Patienten gesehen (darunter eine Klavierlehrerin), deren Hände durch Irrtümer bei der Dosierung der Röntgenstrahlen aufs entsetzlichste verstümmelt waren, und bei denen diese verhängnisvolle Bestrahlung nur zur Beseitigung von ein paar unschuldigen Warzen hatte dienen sollen! Wichtig ist es zu wissen, daß die Röntgenstrahlen auf die meisten stabilen Hautanomalien (alle Sorten von Muttermälern einschließlich der vasculären, Ichthyosis, Keratosis palmoplantaris usw.) gar keinen Einfluß haben.

Dagegen hat sich die Röntgenbehandlung zu einem wahren Segen entwickelt bei den Mykosen behaarter Körpergegenden, besonders bei der Bartflechte und den Trichomykosen des behaarten Kopfes der Kinder. Diese Pilzkrankheiten, zumal die oberflächlichen, heilen nämlich meist nur, wenn man vor Anwendung der desinfizierenden Salben sämtliche Haare entfernt. Das ist aber durch manuelle Epilation nicht möglich, durch die früher angewandte Epilation mit Pechpflastern eine Tortur. Dagegen kann man durch Röntgenbestrahlung bei richtiger Technik schmerzlos eine *vorübergehende Epilation* erzielen. Dazu ist, je nach Maßgabe der verwendeten Apparatur, eine einmalige Dosis von etwa

375 r nötig (sog. Epilationsdosis). Sie wird in der Bartgegend in 4 Feldern gegeben, auf dem Kopf in 5 Feldern, die vorher gewissenhaft ausgemessen werden müssen; eine Abdeckung der Ränder unterbleibt hier, weil bei der Wölbung des Bestrahlungsgebietes die peripheren Teile der Felder eine zu kleine Dosis erhalten, wenn sich die Felder nicht überschneiden. Bei Fehlern oder Ungenauigkeiten in Abmessung und Einstellung der Felder entstehen atrophische Stellen, die lebenslang haarlos bleiben und eine dauernde Anklage gegen den Therapeuten bilden. Die Haare werden etwa 14 Tage nach der Bestrahlung so locker, daß sie großenteils von selbst ausfallen; der Rest muß rechtzeitig mit Pinzetten und Heftpflaster herausgezogen werden, was aber in diesem Augenblick leicht und schmerzlos gelingt. Die manuelle Epilation erfolgt in vorher angezeichneten Feldern. In kurzer Zeit ist der ganze Kopf nackt und glänzend wie ein Billardball. Gleichzeitig beginnt die desinfizierende Salbenbehandlung, während welcher der Kopf aber durch dauernde manuelle Nachepilation noch 3 Monate lang kahl gehalten werden muß. Alsdann läßt man die Haare wieder wachsen und kontrolliert die erfolgte Heilung noch durch mehrere Pilzuntersuchungen in monatlichen Abständen.

Merkwürdigerweise kann auf der kahlen Haut bei Alopecia areata die Epilationsdosis eine paradoxe Wirkung haben: nämlich daß auf den haarlosen Stellen der Haarwuchs sich wieder einstellt. Die gleiche Wirkung kann man durch Bucky-Strahlen (s. unten) erreichen. Das letztere Verfahren ist wegen des geringeren Risikos und der Möglichkeit von Wiederholungen der Bestrahlung vorzuziehen.

Natürlich hat man auch versucht, durch Erhöhung der Dosis die Röntgenstrahlen auch zu *Dauerepilationen* heranzuziehen, um damit örtliche Hypertrichosis zu heilen. Es hat sich aber herausgestellt, daß dies nicht möglich ist ohne gleichzeitige schwere Schädigung der Haut im Sinne der Röntgenatrophie. Vor der Behandlung der Hypertrichosis mit Röntgenstrahlen ist also zu warnen. Entsprechendes gilt für die Behandlung örtlicher Hyperidrosis (Achselhöhlen, Handflächen), wenngleich hierbei doch gelegentlich gute Erfolge bei Ausbleiben einer Hautschädigung erzielt worden sind. Das Verfahren bleibt aber riskant.

Bei Krankheiten, die mehr in die Tiefe der Haut dringen, verwendet man *härtere Röntgenstrahlen*, indem man mit 3—4 mm Aluminium filtert und die Spannung entsprechend erhöht. In solchen Fällen ist es im allgemeinen üblich, die Gesamtdosis von 400—450 r in nur 2 Sitzungen zu verabfolgen, oder gar nicht zu fraktionieren. Die wichtigsten Indikationen für diese härtere Oberflächenbestrahlung bilden Abscesse (Acne abscedens, Idradenitis axillae, Tuberculosis colliquativa, Furunkel) und Dermatosen mit starker Wucherung oder starker Verdickung der Hornschicht (z. B. Tuberculosis verrucosa, Verruca plantaris).

Noch härtere Strahlen (mit 0,5 Kupferfilter) werden zur Behandlung von Tumoren, besonders Epitheliomen herangezogen. Dabei bedingt es die ernste Bedeutung des Leidens und seine meist geringe örtliche Ausdehnung, daß auch höhere Dosen, die zu Röntgenatrophie führen, zuweilen angewendet werden dürfen und angewendet werden müssen.

Noch zweckmäßiger kann bei Epitheliomen von geringem Umfang die Verwendung besonders hoher Dosen weicher Strahlen in kleinen Feldern (meist nur bis 3 cm Durchmesser) sein. Man nennt das *Kontaktbestrahlung*, Chaoul-Bestrahlung, Nahbestrahlung oder Röntgenkaustik, weil das Verfahren etwa 1—2 Wochen nach der Bestrahlung gewöhnlich zu einer Nekrose und Abstoßung der obersten Hautschichten führt. Man bestrahlt am besten fraktioniert (täglich bis 500 r), bis die entzündliche Reaktion beginnt, eventuell auch in einmaliger

Dosis von 3000—4000 r, die bei ungenügendem Erfolg nach Wochen oder Monaten wiederholt wird. Die Röntgenkaustik bildet für viele Fälle einen guten Ersatz der gleich zu besprechenden Radiumbestrahlungen. Allerdings sind zu ihrer guten Ausführung eigene Apparate nötig. —

Das *Radium* sendet außer den relativ weichen α- und β-Strahlen auch γ-Strahlen aus, die die härtesten Röntgenstrahlen an Härte zum Teil noch übertreffen. Um sie möglichst allein auszunutzen, wird mit Messingfiltern gearbeitet. Das Radium befindet sich in Kapseln und Röhrchen, die mit Heftpflaster auf der kranken Haut fixiert, oder in Nadeln, die in den Tumor hineingestoßen werden (Spickmethode). Ähnlich wird das *Mesothorium* verwendet, das aber nicht so reichliche harte γ-Strahlen besitzt wie das Radium.

Die Dosierung des Radium erfolgt in Milligramm-Elementstunden, denen der Gehalt des betreffenden Präparates an Radiumelement zugrunde gelegt ist. Die Radiumbehandlung kann nur in Instituten auf gute Erfolge rechnen, die über größere Mengen Radium verfügen.

Als *Indikation* für die Radiumstrahlen kommen, wie für die harten Röntgenstrahlen, hauptsächlich Epitheliome, wachsende Angiome und Keloide in Betracht. Bei hypertrophischen Narben und bei Induratio penis plastica sind sie den Röntgenstrahlen überlegen. Bei größeren Naevi vasculosi einschließlich Naevi flammei dürfen sie nicht versucht werden, weil sie dabei infolge der kleinen Felder, in denen sie angewendet werden, zu derselben unerhört häßlichen Fleckung führen wie der Kohlensäureschnee. Es gelingt niemals, die Felder genau aneinander anzuschließen; infolgedessen bleibt ein teleangiektatisches Netz stehen, in das die leuchtend weißen, oft auch noch deprimierten Bestrahlungsfelder eingestreut sind. Das Bild ist selbst noch häßlicher wie beim Kohlensäureschnee, nicht nur wegen der oft bestehenden narbigen Einsenkung, sondern auch darum, weil auf den weißen Feldern — wie bei den Röntgenatrophien — braune Pigmentflecke und dunkelrote ramöse Radiumteleangiektasien auftreten, die das Bild noch bunter und auffälliger machen. Dazu kommt, daß die Mimik des Gesichtes durch häßlichen Narbenzug entstellt werden kann. Die Behandlung von ausgedehnteren Muttermälern mit Radium sollte deshalb abgelehnt und jeder Patient davor gewarnt werden.

Im Gegensatz zu der Härte der Radiumstrahlen stellen die *Bucky-Strahlen* überweiche Röntgenstrahlen dar. Da sie durch ihre größere Wellenlänge gewissermaßen einen Übergang zu den Lichtstrahlen bilden, werden sie auch Grenzstrahlen genannt. Infolge ihrer Weichheit ist ihre Wirkung sehr oberflächlich; sie werden durch Auflagerungen aller Art, durch Schuppen, Krusten, Salbenreste, Heftpflaster großenteils absorbiert; das Bestrahlungsfeld muß deshalb, falls nötig, vor der Behandlung gesäubert werden. Auch bei ihnen verläuft die Reaktion wellenförmig wie bei den Röntgenstrahlen. Nach Dosen von 1000 r und mehr sieht man meist nach etwa 10 Tagen ein Erythem, das sich zu einer bullösen Dermatitis steigern kann. Diese hat nicht die ernste Bedeutung der Röntgendermatitis, doch sind auch hier Spätschäden zu erwarten, wenn man solche Reaktionen wiederholt. Bei zu häufiger oder zu starker Bestrahlung treten Bucky-Atrophien auf, die dasselbe bunte Aussehen (Hyperpigmentierung, Depigmentierung, Teleangiektasien) wie die Röntgenatrophien haben und folglich genau so auffallend und häßlich sind.

Die Indikationen für schwächere Bucky-Bestrahlungen (mehrmals 300—400 r in etwa 14tägigen Abständen) sind im allgemeinen die gleichen wie für weiche Röntgenstrahlen, also vor allem chronische Ekzeme; sie sind aber dabei meist viel weniger zuverlässig. Eine besondere Indikation bildet das Lidrandekzem, weil die Bucky-Strahlen durch Lider und Hornhaut nicht hindurchdringen und folglich für das Auge ungefährlich sind. Für die Psoriasis gelten grundsätzlich die gleichen Bedenken, die wir bei der Röntgenbehandlung äußerten. Natürlich ist das Risiko bei den Bucky-Strahlen geringer; dem steht aber gegenüber, daß Bucky-Strahlen — ähnlich wie Ultraviolettstrahlen — nicht selten zu einer Provokation der Psoriasis führen. Sehr günstig wirken sie zuweilen bei der DARIERschen Krankheit. Bei harmlosen Hautleiden, wie multiplen Warzen, können sie natürlich eher angewendet werden wie Röntgenstrahlen, weil bei vorsichtiger Dosierung die Gefahren geringer sind.

Im großen ganzen bilden die Bucky-Strahlen also einen Ersatz der Röntgenstrahlen, mit geringerem Risiko, aber meist auch mit weniger sicherer Wirkung. Ihre große Bedeutung liegt jedoch in der Tatsache, daß wir mit ihrer Hilfe in zahlreichen Fällen ein Leiden heilen oder wenigstens bessern können, das sich gegen alle anderen Heilmethoden, auch gegen Ultraviolett- und Röntgenstrahlen, so gut wie völlig refraktär erweist: den Naevus flammeus. Allerdings sind dazu höhere Dosen nötig. Es empfiehlt sich im allgemeinen, 1000 r in etwa 5wöchentlichen Intervallen zu geben, etwa 6mal hintereinander. Überschreitet man diese Dosis, dann riskiert man Teleangiektasien und sommersprossenähnliche Pigmentflecke, die gelegentlich selbst schon bei der angegebenen Dosis auftreten können. Waren einzelne Stellen des Naevus früher einmal mit Radium behandelt, so müssen davon herrührende helle Stellen mit Bariumbrei abgedeckt werden; sonst entstehen alabasterweiße Flecke, die das ganze kosmetische Resultat illusorisch machen. Leider reagiert nur ein Teil der Gefäßmäler genügend auf Bucky-Strahlen. Der Prozentsatz der refraktären Fälle ist unter den Naevi flammei am größten, unter den leicht elevierten Formen geringer.

Ähnliches gilt, hinsichtlich des kosmetischen Risikos, für die *Kontaktbestrahlung*. Auch hiernach können Hautatrophien auftreten, die sich am behaarten Kopf auch als kahle Flecke äußern, und Röntgenteleangiektasien, die keiner Behandlung mehr zugänglich sind. Bei ausgedehnteren Gefäßmälern ist es mit dieser Methode bei großer Sorgfalt jedoch möglich, die kleinen runden Bestrahlungsfelder besser aneinander anzupassen, wie beim Radium.

Eine im Effekt ähnliche, aber viel schwächere Strahlenwirkung wie die Bucky-Röhre hat das *Thorium-X*, ein radioaktives Präparat, das bei der Gasfabrikation gewonnen und in Salben, Spiritus oder Lack geliefert wird. Die Anwendung als Lack ist vorzuziehen. Das Präparat muß jedesmal frisch bezogen und direkt nach dem Empfang aufgetragen werden, da es seine Wirkung in wenigen Tagen verliert. Die Indikationen sind die gleichen wie die der Bucky-Strahlen. Besonders wurde es auch für Naevi vasculosi empfohlen, erwies sich dafür auch als wirksam, aber doch als zu schwach, um praktische Bedeutung zu erlangen. Durch die Einführung der Bucky-Strahlen ist es wohl entbehrlich geworden.

Kleinchirurgische Eingriffe bei Hautkrankheiten.

Die chirurgischen Eingriffe, die der Dermatologe vornimmt, bezwecken großenteils den Ersatz der einfachen Excision durch kompliziertere, meist mehrzeitige Methoden, die anstatt der strichförmigen Excisionsnarbe nur eine kaum sichtbare Hautunregelmäßigkeit zurücklassen. Sie bezwecken also „narbenfrei" zu operieren. Dieser kosmetische Erfolg ist aber zu einem erheblichen Teil vom Instrumentarium abhängig, besonders von der Benutzung *kleiner* Instrumente. Das gewöhnliche *Skalpell* spielt deshalb für den Dermatologen kaum eine Rolle; gelegentlich wird es zu Stichincisionen bei Abscessen benutzt. Die Probeexcision wird nach Möglichkeit vermieden und durch das *Stanzen* (S. 166) ersetzt, das bei Gebrauch kleiner Röhrchen (bis 3 mm Durchmesser) keine Narbe, höchstens ein unscheinbares Grübchen zurückläßt. Zum Scarifizieren, das von manchen Dermatologen zur Entfernung ramöser Teleangiektasien vorgenommen wird, dient Sandpapier oder eine feine *Lanzette*. Die ganz oberflächlichen feinen Hautschnitte werden parallel dicht nebeneinander gesetzt, und sodann in einer veränderten Richtung in der gleichen Weise quer über die ersten hin. Die Erfolge des Verfahrens sind recht unbefriedigend. Eine doppelschneidige Lanzette benutze ich zum Herauspräparieren von Verrucae vulgares. Erhabene Lentigines werden zweckmäßig mit einem schmalen gebogenen *Messerchen* im Niveau der Haut abgekappt. Danach bleibt aber gewöhnlich noch ein pigmentiertes Plateau oder wenigstens ein Pigmentfleck zurück, die eine Nachbehandlung mit dem Mikrobrenner (s. unten) nötig machen. Zur Behandlung von Talgcysten (auch bei Acne) dient die *Messernadel*, ein nadelförmiges Messerchen, das sich schmerzlos und ohne Blutung durch den Porus einführen läßt und mit dem man dann unter der Haut den Haarbalg schlitzen kann. Durch einmalige oder mehrmalige Vornahme dieser Operation erreicht man meistens eine narbige Obliteration des Balges, ohne die geringste Beschädigung der Oberhaut. Ein *kräftiges kurzes Messer mit festem Handgriff* hat man nötig, wenn man bei Nagelmykosen den erkrankten Nagel abhobeln will, um den desinfizierenden Salben und Tinkturen eine bessere Tiefenwirkung zu ermöglichen. Freilich ist dieses Verfahren meist nicht ausreichend, und man muß dann zur Nagelextraktion übergehen.

Die *Nagelextraktion* ist eine Kleinoperation, die jeder Dermatologe können muß, da sie bei Nagelmykosen unentbehrlich ist. Freilich darf man nicht glauben, daß mit der Entfernung des Nagels das Leiden beseitigt sei. Wie die Röntgenepilation bildet die Nagelextraktion nur die Vorbereitung für die eigentliche Behandlung mit desinfizierenden Medikamenten. Diese medikamentöse Behandlung muß hier sogar mit noch mehr Sorgfalt und Geduld geschehen, weil im Gegensatz zu den günstigen Erfolgen der Epilation nach Nagelextraktionen leider ziemlich regelmäßig Rezidive auftreten.

Die Nagelextraktion geschieht natürlich unter Leitungsanästhesie. Zur sachgemäßen Durchführung sind geeignete Scheren, Rasparatorium, Kornzange und scharfer Löffel nötig. Der Nagel wird erst vom freien Rande her mit dem Rasparatorium von seinem Bette gelöst, sodann mit der darunter geführten Schere in der Mitte longitudinal durchschnitten. Mit der Kornzange wird erst die eine, dann die andere Hälfte erfaßt und aus dem Nagelbett herausgehebert. Schließlich werden mit einer feinen gebogenen Schere stehengebliebene Häutchen am Nagelfalz abgeschnitten und mit dem scharfen Löffel das Nagelbett so weit wie möglich abgekratzt. Die Nachbehandlung muß nicht nur mit desinfizierenden Salben und Tinkturen, sondern unablässig auch mit Messerchen und feinen Scheren arbeiten, um den Nagel noch lange Zeit ganz kurz zu halten, und muß besonders auch die Ecken, wenn sie noch Pilze enthalten, wöchentlich herausgraben. Wenn Arzt und Patient die nötige Geduld hierzu aufbringen, gelingt es oft, die Nagelmykose zu heilen, wenn auch meist erst nach Jahren.

Des *scharfen Löffels* bedient man sich hauptsächlich zur Entfernung von Warzen, Mollusca contagiosa und spitzen Kondylomen. Dies geschieht nach Vereisung mit Chloräthyl, wodurch die genannten Tumoren härter werden wie die umgebende Haut und daher wie trockene Erbsen als Ganzes herausspringen. Hierdurch erreicht man, daß weder zu wenig noch zu viel Gewebe entfernt wird, was einesteils Rezidive, andernteils Narben zur Folge haben würde. Die Vereisung dient hier folglich nicht nur zur Anästhesie; sie ist auch nötig, wenn man vorher mit Novocain betäubt hat.

Eine bei verschiedenen Hautanomalien unentbehrliche Methode ist der Unnasche *Mikrobrenner*. Dies ist eine Platinnadel, um die eine Drahtspirale herumläuft, die aber die Spitze der Nadel frei läßt. Das Instrument wird an einen Pantostaten angeschlossen und durch den elektrischen Strom zum Glühen gebracht. Doch kommt dabei nur die Spirale zum Glühen, nicht die Nadel, die in die Haut eindringt. Der Mikrobrenner arbeitet also mit nierdigeren Wärmegraden als der Thermokauter, den er in der dermatologischen Praxis ersetzt. Trotzdem läßt er bei Anwendung auf zarter Haut, z. B. auf der Gesichtshaut, kleine Grübchen zurück, die allerdings im Laufe der nächsten Monate noch verstreichen können. Man muß deshalb sehr vorsichtig mit ihm arbeiten, in Fällen, wo das möglich ist, am liebsten auch ohne vorherige Anästhesie, weil man in der Schmerzreaktion des Patienten eine sehr feine Sicherung gegen zu tiefes Einstechen hat.

Der Mikrobrenner ist vor allem geeignet zur Entfernung von Lentigines, kleinen Gesichtsnaevi und kleinen Fibromen, so wie sie z. B. bei der tuberösen Gehirnsklerose als sog. Morbus Pringle im Gesicht auftreten. Auch bei papulösen (sog. Angiomata senilia) und papulo-ramösen (sog. Naevi aranei) Teleangiektasien kann er mit Vorteil verwendet werden. Die Mikropunktur etwas ausgedehnterer maculo-ramöser Teleangiektasien gibt unvollkommene Resultate und läßt auch bei vorsichtigem Arbeiten meist eine mit anämischen Fleckchen oder gar Narbengrübchen übersäte Hautfläche zurück. Die Methode darf deshalb bei Naevi flammei niemals verwendet werden. Bei der lupösen Tuberkulose, die ja sowieso nicht ohne Narbenbildung heilt, spielen dagegen die Narbengrübchen, die der Brenner verursacht, keine Rolle. Der Mikrobrenner ist deshalb zur Ausbrennung einzeln stehender vitaminrefraktärer Lupusknötchen zu empfehlen, falls man nicht aus kosmetischen Gründen der zeitraubenden Finsen-Bestrahlung den Vorzug geben will. Auch zur Behandlung des Schleimhautlupus ist er sehr geeignet. Daß man mit ihm nicht alle Tuberkelbacillen vernichtet, spielt praktisch keine so große Rolle, weil ja die entstehende Vernarbung in der Tiefe der Haut noch einen weiteren Heilungsfaktor bildet.

Zur Entfernung der eben genannten kleinen Tumoren, Teleangiektasien und Lupusknötchen kann man anstatt des Mikrobrenners auch die *Elektrolyse* oder die *Diathermie* benutzen. Sie lassen aber bei wirksamer Anwendung die gleichen Narbengrübchen zurück; außerdem kostet die Elektrolyse sehr viel mehr Zeit. Beide Verfahren werden auch zur Behandlung von Warzen empfohlen, scheinen mir aber dazu teils zu umständlich, teils zu schmerzhaft. Außerdem dienen Elektrolyse und Diathermie zur *Dauerepilation* bei Hypertrichose. Dabei muß die Nadel nacheinander in jeden einzelnen Porus dem Haar entlang in die Tiefe geführt und dann der Strom eine Weile hindurchgeleitet werden. Oft glückt es nicht, die Haarwurzel zu treffen. Dann stellt sich nach einiger Zeit ein neues Haar ein und die Behandlung muß wiederholt werden. Natürlich kommen für ein so mühsames Verfahren nur solche Fälle von Hypertrichose in Frage, bei denen, wenn ich es so ausdrücken darf, die Haare gezählt sind. Zu zahlreiche und zu feine Haare lassen sich nicht auf diese Weise entfernen, sondern nur rasieren bzw. mit Wasserstoffsuperoxyd aufhellen und verdünnen und dann mit Bimsstein abreiben.

Die Epilationen müssen sehr vorsichtig ausgeführt werden und gut geübt sein. Denn auch sie können Narbengrübchen und ausgedehntere Narben zurücklassen, die sehr entstellend wirken, zumal auch bei der Mimik. Dagegen ist es wohl nicht richtig, daß dadurch der Haarwuchs in den Nachbarfollikeln angeregt wird, wie manche fürchten. Dieser Eindruck kommt vermutlich nur dadurch zustande, daß der Natur der Sache nach meist Fälle zur Epilation kommen, die noch progredient sind. Man muß darauf von vornherein achten und die dadurch bedingte Trübung der Prognose mit in Rechnung stellen und auch dem Patienten mitteilen.

Die Diathermie in der Form der Kaltkaustik dient aber nicht nur zur Entfernung von kleinen Tumoren und Haaren, sondern auch zu größeren Operationen. Dadurch daß man die Nadel durch eine verstellbare *Drahtschlinge* ersetzt, kann man die Haut schichtenweise ohne parenchymatöse Blutung abtragen; läßt sich die elektrische Schlinge doch durch die Haut hindurchziehen wie durch ein Stück Butter. Die Blutungen aus den größeren Hautgefäßen werden durch stärkere Koagulation in einem metallenen Druckring zum Stehen gebracht. Durch das blutungsfreie Arbeiten kann man bei dieser Methode stets erkennen, in welcher Hautschicht und in welcher Art von Gewebe man sich befindet; außerdem wird durch das sofortige Stillen der Blutung Keimverschleppungen vorgebeugt. Ein Nachschmerz tritt nicht auf; die entstandene Wunde schließt sich in kurzer Zeit unter Pastenverband mit Hinterlassung einer glatten, leicht vertieften, weichen, zuweilen jedoch auch hypertrophischen Narbe. Die Methode eignet sich vorzüglich zur Abtragung isolierter kleiner Lupusherde an bedeckten Körperstellen (Abb. 140, S. 69) und an den Ohren, oberflächlichen Epitheliomen, Rhinophym, torpiden Ulcera, eventuell auch Tätowierungen. Allerdings erfordert die gute Durchführung eine eigene Apparatur; Anschluß an den Pantostaten ist ungenügend.

Anschließend sei hier noch des Umstandes gedacht, daß einige kleine Tumoren am vorteilhaftesten durch *Ätzungen* beseitigt werden. Das gilt freilich nicht für die gewöhnlichen Warzen, — trotzdem es eine bei Laien beliebte Methode ist —, weil solche Ätzungen Keloide zurücklassen können, die wegen ihrer ungünstigen Prognose viel schlimmer sind als das ursprüngliche Leiden. In dieser Hinsicht sind ganz besonders Argentum nitricum und rauchende Salpetersäure bedenklich. Carbolsäure andererseits hat eine zu oberflächliche Wirkung. Dagegen gelingt es mit Trichloressigsäure meist leicht, seborrhoische Warzen und kleine Xanthome zu entfernen, ohne daß die Gefahr einer Narbenbildung besteht. Spitze Kondylome lassen sich, wenn sie klein sind, mit ätzenden Pudern (Resorcin, Summitates Sabinae, Podophyllin) oder ätzenden Tinkturen (Podophyllin) zu Eintrocknung und Abfall bringen. In weiterem Sinne läßt sich auch die Kohlensäureschneebehandlung, die oben besprochen wurde (S. 225), den Ätzmethoden zuzählen (Kälteätzung). Tätowierungen lassen sich auch dadurch entfernen, daß man sie mit dem Mikrobrenner offenlegt und in die entstandenen Brandwunden Kal. permang.-Puder einreibt. Der dadurch entstehende schwarze Ätzschorf nimmt bei richtiger Technik die Tuschestückchen beim Abfallen mit heraus. Die zurückbleibenden Narben sind allerdings oft ziemlich auffallend.

Zum Schluß sei noch ein Eingriff erwähnt, der eigentlich nur in einem Nadelstich besteht, der aber für die Praxis des Dermatologen eine so große Bedeutung hat, daß er eine besondere Besprechung verdient: die *Cisternenpunktion.*

Die Cisternenpunktion, die den Zweck hat, den Liquor cerebrospinalis durch den Nackenstich (anstatt durch Lumbalpunktion) zu gewinnen, ist bei der Syphilisbehandlung unentbehrlich. Eine sachgemäße Syphilisbehandlung ist ausgeschlossen ohne Untersuchung des Liquors. Denn bei der frischen Syphilis ist der Liquorbefund nötig zur sicheren Feststellung der Heilung, bei der älteren bildet die regelmäßig wiederholte Liquorkontrolle die Leitschnur der gesamten Behandlung. Durch Lumbalpunktion kann hier aber der Liquor nicht gewonnen werden, weil sie — welche Technik man auch befolgt — so häufig zu tagelangem quälendem Meningismus führt, daß diese Methode die Patienten verscheucht. Die Cisternenpunktion dagegen ist subjektiv für den Patienten kein größerer Eingriff wie eine Venenpunktion, ja selbst noch unbedeutender, weil der Stich durch die

Haut im Nacken meist weniger fühlbar ist als wie in der Ellbeuge. Der Ersatz der Lumbalpunktion durch die Cisternenpunktion hat deshalb für die Syphilisbehandlung eine ähnliche Bedeutung wie der Ersatz des Quecksilbers durch das Wismut. Denn der wesentlichste Erfolg der Wismutpräparate liegt nicht darin, daß sie die Syphilis etwas besser heilen und weniger toxisch sind, sondern daß seit ihrer Einführung der Patient nicht mehr vor Ende der Kur wegläuft, was man häufig erleben mußte, solange man ihm die Schmerzen der Quecksilberinjektionen zumutete. Gut durchgeführte Syphiliskuren sind deshalb erst nach Einführung des Wismuts allgemeiner möglich geworden. Genau so ist die allgemeine Durchführung einer sachgemäßen Behandlung bei der älteren Syphilis erst möglich, seit wir die Patienten nicht mehr durch die Angst vor den Schmerzen vertreiben, welche die Lumbalpunktion in einem erheblichen Teil der Fälle unvermeidlich nach sich zieht.

Zur guten Durchführung der Cisternenpunktion braucht man eine besondere Nadel, sowie eine geeignete Stütze für den Kopf des Patienten, da die Operation am besten in rechter Seitenlage vorgenommen wird. Bei vorsichtiger Ausführung durch einen Geübten ist der Eingriff dann ebenso harmlos wie die Lumbalpunktion. Der richtige Ort für den Einstich ist einfach der tiefste Punkt der Grube, die man oberhalb der Vertebra promines fühlt. Stößt man dabei auf Knochen, dann kann man sich entweder auf dem Occiput oder auf dem Atlas befinden. Ist das letztere der Fall und geht man nun weiter nach unten, dann kann man unterhalb des Atlas auf einen falschen Weg geraten. Beim Fühlen eines knöchernen Widerstandes muß man deshalb immer erst mit der Nadel nach *oben* tasten. Die wichtigste Vorsichtsmaßregel aber ist die, daß man, wenn die Punktion nicht gleich gelingen will, die Operation rasch entschlossen abbricht und sie einige Tage später von neuem versucht; dann gelingt sie meist ohne weiteres. Eine solche Wiederholung ist bei der Cisternenpunktion gut möglich, weil der Patient weiß, daß es sich nur um einen einfachen Nadelstich handelt, und deshalb auch sicher zurückkommt, sofern er überhaupt auf seine Gesundheit Wert legt. Natürlich braucht nicht jeder Dermatologe die Cisternenpunktion zu erlernen. Wer sie aber nicht kann, sollte keine Syphilis behandeln ohne Kontakt mit einem Kollegen (Dermatologen, Neurologen oder Chirurgen), dem er seine Patienten zum Zwecke der Punktion regelmäßig zuschickt. Das ist um so naheliegender, als der Dermatologe die älteren Syphilisfälle ja sowieso nur in Gemeinschaft mit anderen Spezialisten (Neurologen, Internisten, Otologen, Ophthalmologen) sachgemäß behandeln kann.

Auch die *Injektionsbehandlung der Varicen* gehört in das Gebiet der Dermatologen (die sie ja auch erfunden und eingeführt haben), wenngleich sie auch von vielen Chirurgen, Gynäkologen und praktischen Ärzten ausgeführt wird. Auch sie erfordert besondere Kenntnis und Übung. Die Variceninjektion hat den Zweck, durch Einspritzung reizender Lösungen das Gefäßendothel zu einer örtlichen Entzündung zu bringen und dadurch einen Thrombus zu erzeugen, der sich langsam organisiert und dabei das Gefäß zur Obliteration bringt. Die anfängliche Angst, daß sich Stücke des Thrombus loslösen und zu lebensbedrohenden Embolien führen könnten, hat sich als falsch erwiesen. Der Patient kann nach der Injektion denn auch seinem Beruf wieder nachgehen und selbst körperliche Arbeit verrichten, falls ihn nicht eine stärkere schmerzhafte Entzündung der frischen Thrombose ausnahmsweise für einige Tage daran hindert. Die Gefahren der Injektion liegen nicht in der Möglichkeit einer Embolie, sondern in ungenügender Technik. Da es sich stets um reizende Flüssigkeiten handelt, können paravenöse Einspritzungen schon weniger Tropfen zu Nekrosen mit torpiden, selbst in Monaten nicht heilenden Geschwüren führen. Dies kann sich sogar ereignen, wenn die Injektion gut geglückt ist, hinterher aber durch das Einstichloch einige Tropfen der Flüssigkeit in das Gewebe heraussickern. Die Behandlung sollte deshalb nur von solchen Ärzten erlernt werden, die vorher schon große Übung in intravenösen Injektionen erlangt haben; unmittelbar nach der Injektion muß komprimiert werden. Es ist dringend anzuraten, an Stelle der klassischen Mittel (Sublimat, Salz) die neueren harmloseren zu gebrauchen (Zucker, besonders aber fettsaure Salze, z. B. Varicocid). Daß Monate und Jahre nach der Behandlung nicht selten Rezidive bzw. neue Varicen auftreten, beeinträchtigt den Wert der Methode nicht wesentlich, da dasselbe auch nach chirurgischer Varicenentfernung eintritt, und da sich die Rezidive durch wenige Einspritzungen wieder entfernen lassen.

Wegen der Gefahr, die die Methode bei unglücklicher Injektion mit sich bringen kann, muß man sich davor hüten, sie ohne strengere Indikation anzuwenden. Eine zweifelfreie Indikation besteht nur, wenn der Patient von seinen Varicen wirkliche Beschwerden hat (Schmerzen und Müdigkeit im Bein, Eczema varicosum, Ulcus cruris). Natürlich läßt sich in vielen Fällen (Jugendliche, Sportlehrerinnen, Schauspielerinnen) die kosmetische Indikation nicht übersehen; man sollte aber damit zurückhaltend sein, weil die entstellenden Narben, die nach verunglückten Einspritzungen auftreten, noch häßlicher sind wie die Venenerweiterungen, und weil auch bei gelungener Thrombosierung oft Pigmentstreifen zurückbleiben.

Natürlich hat sich auch der Dermatologe in allen Fällen chirurgischer Eingriffe, in denen das für den Patienten angenehm ist, der *Anästhesie* zu bedienen. Das muß besonders betont werden, weil es bei der Kleinheit vieler dermatologischer Eingriffe leicht übersehen wird. Außerdem werden bei kleinchirurgischer Kosmetik unter Anästhesie auch die Resultate besser, weil sich dabei ruhiger und präziser arbeiten läßt. Auch die Behandlung mit dem Mikrobrenner, mit Elektrolyse und Diathermie macht deshalb eine Lokalanästhesie mit Novocain (außer bei der Epilation) in den meisten Fällen wünschenswert. Daß es Fälle gibt, in denen man besser darauf verzichtet (Teleangiektasien), wurde schon oben erwähnt. Auf der Schleimhaut genügt einfaches Einpinseln. Natürlich soll man nicht Novocain einspritzen, wenn die Operation selber nur ein Nadelstich ist. Bei der Behandlung mit dem scharfen Löffel genügt meist die Anästhesierung durch Chloräthylvereisung. Nur ganz ausnahmsweise ist in der dermatologischen Praxis eine *Narkose* (Ätherrausch, Evipaninjektion) nötig. Ich habe das nur bei ausgedehnten Warzen und spitzen Kondylomen erlebt, weil die Novocaininjektion zu umständlich sein kann.

Zum Schluß muß ich hier noch kurz auf die Anfertigung von *Prothesen* eingehen. Die Syphilis, besonders aber die lupöse Tuberkulose, können eine so abscheuliche Verstümmelung der Nase zustande bringen, daß der Patient auch noch nach Heilung seiner Krankheit durch sein abschreckendes Äußere für die meisten Berufe unmöglich ist. Dann aber kann man ihm helfen durch elastische Kunstnasen aus einem Gemenge von Glycerin, Gelatine und Puder.

Diese Kunstnasen sind von der normalen Haut beinahe nicht zu unterscheiden, vor allem auch darum, weil sie sich bei der Mimik mit dem Gesicht mitbewegen. Eine dermatologische Klinik muß sich deshalb auch mit der Verfertigung solcher Prothesen beschäftigen. Manchmal werden sie auch für *traumatische* Gesichtsdefekte und für fehlende Ohren verlangt. Die elastischen Kunstnasen haben den Nachteil, daß sie vom Patienten täglich neu gegossen und neu aufgeklebt werden müssen. Die meisten Patienten unterziehen sich aber dieser Mühe gerne, da sie sehen, daß sie dadurch in die menschliche Gesellschaft wieder aufgenommen sind.

6. Innere Behandlung bei Hautkrankheiten

(per os, per injectionem, Diät, Klimakuren, Psychotherapie).

Natürlich gibt es auch in der Dermatologie interne, per os und per injectionem zugeführte Heilmittel, sowohl symptomatische wie spezifisch wirksame.

Die *symptomatischen Mittel* spielen bei Hautkrankheiten nur als *Antipruri-tuosa* eine größere Rolle. Ist doch bei den Hautkrankheiten der Juckreiz bei weitem das wichtigste subjektive Symptom. Als jucklindernd wurden früher vor allem Calciuminjektionen, Brompräparate und die verschiedensten Schlafmittel gegeben. Schlafmittel sind auch darum unentbehrlich, weil das Jucken am häufigsten abends und nachts auftritt, und weil die Schlaflosigkeit, die es bedingt, den Patienten sehr herunterbringen kann. So kann man, wenn Schmerzen vorhanden sind, auch zum Morphium greifen, darf aber dabei nicht übersehen, daß Morphium kein Antiprurituosum ist. Viel zuverlässiger als die genannten älteren Mittel wirken jedoch auf den Juckreiz die neuerdings in den Handel gebrachten Antihistaminpräparate. Mit ihnen haben wir zum erstenmal wirkliche interne Antiprurituosa bekommen, deren günstiger Einfluß auf das Jucken in vielen Fällen ganz deutlich ist. Natürlich darf man die gleichzeitige Anwendung äußerlicher Antiprurituosa (Menthol, Carbol, Resorcin, Teerpräparate, kühle Umschläge) nicht unterlassen, wenn die inneren nicht genügen.

Starkes Kratzen ist im allgemeinen für die Heilung von Hautkrankheiten nicht günstig. Ekzeme können dadurch verschlimmert, parasitäre Dermatosen weiter verbreitet werden; die aufgetragene Salbe wird wieder abgerieben und es entstehen Wunden, die sich infizieren können, besonders bei Kindern. Man bindet deshalb kleinen Kindern nachts oft die Hände an den Bettkanten fest oder zieht ihnen Papprollen über die Arme, damit sie nicht zum Gesicht langen können. Bei Erwachsenen sind entsprechende Vorkehrungen (abschließende Verbände u. dgl.) teils nicht möglich, teils nutzlos, aber im allgemeinen auch sicher nicht nötig. Denn der verschlechternde Einfluß des Kratzens ist sicher nicht groß genug, um einer guten äußeren Behandlung erfolgreich entgegenzuwirken, falls man nur dafür sorgt, daß die abgeriebene Salbe stets bald wieder aufgeschmiert wird. Es hat deshalb gewöhnlich auch keinen Zweck, den Kranken das Kratzen zu verbieten, zumal sie sich sowieso schon oft darüber beunruhigen, daß sie dem Juckreiz nicht widerstehen können oder daß sie sich unbewußt im Schlafe aufkratzen. Es ist eben Sache des Arztes, dafür zu sorgen, daß das *Jucken* aufhört; dann ist es auch mit dem *Kratzen* vorbei. Glücklicherweise ist das auch, von seltenen Fällen abgesehen, mit Hilfe äußerer Behandlung und eventuellen Röntgenbestrahlungen meist in kurzer Zeit zu erreichen.

Spezifisch wirksame interne Heilmittel kennen wir besonders für infektiöse Hautkrankheiten: Chaulmograöl und Sulfone bei Lepra, Salvarsan und Wismut bei Syphilis, Sulfonamide und Penicillin bei Infektionen mit Kokken und anderen Erregern, Quecksilber und Arsen bei Warzen. Aber auch Hautleiden, die nicht — oder noch nicht — als parasitär erkannt sind, reagieren auf diese und entsprechende Medikamente spezifisch: Lupus erythematodes auf Wismut, Gold und Sulfonamide, Lichen ruber auf Wismut, Arsen und Bellergal, Psoriasis und Lupoid Boeck auf Arsen, Pemphigus auf Germanin, Arsen- und Golddermatitiden auf BAL, Urticaria auf Antihistaminpräparate. Natürlich muß man bei dem Entschluß, mit diesen Mitteln zu behandeln, auch ihre Toxicität mit einkalkulieren. Wo zwei Mittel in Frage kommen, das häufiger wirksame aber Vergiftungsgefahr heraufbeschwört, wird man gegebenenfalls mit dem weniger wirksamen anfangen. So empfiehlt es sich, der Goldbehandlung des Lupus erythematodes stets eine kräftige Kur mit dem weniger wirksamen Wismut vorauszuschicken.

weil Gold zuweilen die schwersten Dermatitiden und Melanosen hervorruft, während Wismut im Grunde harmlos ist. Auf diese Weise erspart man denjenigen Kranken, für die Wismut bereits ausreicht, die Gefahren der Goldtherapie, während die anderen nur einen Zeitverlust erleiden, der bei dem höchst langwierigen Verlauf dieser Krankheit nicht wesentlich ist. Verkehrt ist es auch, stark differente Mittel bei relativ harmlosen Krankheiten anzuwenden, die auch auf *gefahrlose* Weise behandelt werden können. In dieser Hinsicht ist besonders auf das Salvarsan hinzuweisen. Das Salvarsan ist ein Mittel, das unbeschadet des unausdenklichen Segens, den es Millionen Syphiliskranken gebracht hat, immer einmal wieder schwerste Toxidermien, gelegentlich selbst Todesfälle verursacht, ohne daß die gebräuchlichen und fast stets gut vertragenen Dosen überschritten wurden. Die Behandlung von Psoriasis, Anginen, Warzen usw. mit Salvarsaninjektionen erscheint mir deshalb im allgemeinen sicher unerlaubt. Auch darf man nicht glauben, daß Krankheiten, die meist oder oft auf Arsen reagieren (Lichen ruber, Psoriasis), nun auch für die Salvarsanbehandlung eine Chance bieten müßten. Allerdings ist das Salvarsan ein Arsenpräparat; die Heilwirkung von Präparaten wie Salvarsan und Acid. arsenicum sind aber hochspezifisch, so daß Leiden, die auf Salvarsan heilen (Syphilis), meist nicht durch Arsen, und solche, die auf Arsen reagieren (Lichen ruber, Psoriasis, Verrucae), meist nicht durch Salvarsan beeinflußt werden. Tritt die interne Behandlung mit der äußeren in Konkurrenz, dann darf man nicht meinen, die interne sei vorzuziehen, wenngleich der Patient natürlich für die bequeme interne im allgemeinen mehr übrig hat. Die Psoriasis z. B. läßt sich sowohl intern (besonders durch Arsen) wie durch Salben beeinflussen. Trotzdem ist es unrichtig, an Stelle der Salbenbehandlung eine Arsenkur zu geben. Das Arsen wirkt nur auf eine Minderzahl der Fälle, höchstens ein Drittel, günstig; auch diese bekommen aber bereits innerhalb weniger Monate so gut wie ausnahmslos Rückfälle. Eine richtig durchgeführte äußere Behandlung dagegen heilt nahezu jeden Psoriasisfall (außer den erythrodermatischen); danach auftretende Rezidive lassen sich meist wieder zum Verschwinden bringen oder in Schach halten, weil man bei der Behandlung die spezifischen Heilreaktionen des Patienten gründlich kennen gelernt hat. Eine Arsenkur ohne gleichzeitige äußere Behandlung bedeutet deshalb für fast alle Psoriasispatienten bloßen Zeitverlust. Will man die ausnahmsweise bei ihr vielleicht vorhandene Chance auf Dauerheilung ausnutzen, dann muß man sie gleichzeitig mit der äußeren Behandlung anwenden.

Wurden früher die *Vitamine* nur bei den verhältnismäßig seltenen Avitaminosen (z. B. Pellagra, Skorbut) zur Ausgleichung des Vitaminmangels verwendet, so hat man in neuerer Zeit auch gelernt, sie — in phantastisch erhöhter Dosis — *als spezifische Heilmittel* zu gebrauchen. Vieles befindet sich hier freilich noch im Stadium des Experiments, das oft mit mehr Optimismus als Erfolg durchgeführt wird. Die unaufhörlichen Versuche in dieser Richtung sind aber begreiflich, seit wir erlebt haben, daß man mit Hilfe des Vitamin D_2 durch tägliches Einnehmen von ein paar Tabletten die lupöse Tuberkulose heilen kann, deren Behandlung bisher an jeder Hautklinik eine eigene Abteilung mit kostspieliger Apparatur und eigenem Personal nötig machte und den Patienten die jahrzehntelangen Qualen von schmerzhaften Ätzsalbenverbänden und endlosen Bestrahlungen zumutete. Wunderlicherweise ist die Wirkung desselben Vitamins auf andere Hauttuberkulosen, auch auf die Tuberkulide, ganz ungenügend. Dagegen scheint es auf einige Hautkrankheiten, die gar nichts mit der Tuberkulose zu tun haben, ebenfalls günstig einzuwirken (Sklerodaktylie, Perniosis).

Zu den spezifischen Heilmitteln gehören auch die *Impfstoffe* (Vaccinen). In der Dermatologie spielen vor allem Tuberkulin (Tuberkulide), Trichophytin (tiefe

Trichophytie) und Kokkenvaccine (Acne, Furunkulose), in der Venerologie Gonokokkenvaccin (Gonorrhoe) und Dmelcos (Ulcus molle) eine Rolle, freilich nur eine sehr untergeordnete. Bei hartnäckigen Hautinfektionen, besonders bei Staphylo- und Streptodermien, werden auch Autovaccinen verfertigt, denen manche Beobachter eine besondere Heilkraft zutrauen. Bei rezidivierendem Herpes kann man anscheinend die Rückfälle durch wiederholte Pockenvaccination verhindern, was durch die nahe Verwandtschaft des Herpesvirus mit dem Pockenvirus erklärt wird.

Ist schon die Wirkung der Impfstoffe meist wenig deutlich, ja zweifelhaft, so ist das in viel höherem Maße bei den *unspezifischen Heilmitteln* der Fall, die in der Dermatologie gebräuchlich sind. Trotz aller Freigebigkeit, mit der sie empfohlen und angewendet werden, sieht man bei ihnen nur in einigen besonderen Fällen einen sicheren Heilerfolg.

In erster Linie könnte man an gewisse *Gefäßmittel* denken (Calcium-, Strontiuraninjektionen). Bei wirklich akuten Ekzemen mit starkem Jucken und bei einzelnen Fällen von Pruritus scheinen sie manchmal einen beruhigenden Einfluß auszuüben, gewisse Fälle von Urticaria lassen sich offenkundig mit ihnen coupieren; ihre Anwendung bei chronischen Hautkrankheiten, zumal bei chronischen Ekzemen, scheint mir aber empirisch durch nichts begründet.

Das klassische Mittel zur unspezifischen Beeinflussung aller möglichen Hautkrankheiten ist das *Arsen*. Seine unzweifelhafte Wirkung auf Lichen ruber und auf manche Fälle von Lupoid Boeck, Psoriasis und Verrucae wurde schon erwähnt. Auch reagieren anscheinend Fälle von Tuberkuliden, Pemphigus und Granuloma fungoides günstig darauf. Sein Erfolg bei gewissen Blutkrankheiten, auch solchen, die Hauterscheinungen hervorrufen (z. B. Leukämie, hypochrome Anämie), ist bekannt. Daß aber darüber hinaus das Arsen geeignet sei, Hautkrankheiten der verschiedensten Art (Ekzeme, Acne, Alopecien usw.) günstig zu beeinflussen, scheint mir unbewiesen und unwahrscheinlich. Zum Teil scheint mir der Glaube daran einfach auf Beobachtungsfehlern zu beruhen; so möchte ich annehmen, daß das Ansehen, welches das Arsen bei der Behandlung chronischer Ekzeme genießt, und zwar ganz besonders chronisch-papulöser und lichenifizierter, gelegentlichen Verwechslungen mit Lichen ruber zu danken ist. Die Gewohnheit, Arsen zu versuchen, wenn man bei einem resistenten Hautfall nicht mehr weiter weiß, sollte man aber um so eher aufgeben, als wir in der Dermatologie deutliche Wirkungen von diesem Mittel nur erwarten können, wenn wir *starke* Kuren anwenden, wobei öfters selbst die Maximaldosis überschritten wird, z. B. auch die Maximaldosis pro dosi bei der Injektionsbehandlung. *Starke* Arsenkuren kosten aber viel Zeit und viel Geduld und führen bei weitaus den meisten Patienten zu vorübergehenden Vergiftungserscheinungen; dies ist wenigstens bei Anwendung per os der Fall, wohingegen die Anwendung per injectionem den großen Nachteil hat, daß der Patient täglich zum Arzt kommen muß. Die Vergiftungserscheinungen sind freilich bei Kuren, die nicht über 6 Monate ausgedehnt werden, ungefährlich, aber doch oft sehr unangenehm. Am häufigsten treten Müdigkeit, Depression, Magenschmerzen und Durchfälle auf. Gewichtsverlust ist bei solchen Kuren die Regel, im Gegensatz zu den schwachen Kuren auf Grund mancher interner Indikationen (allgemeine Schwächlichkeit, Appetitlosigkeit), die zu Gewichtszunahme führen. Außer der Magen-Darm-Schleimhaut können auch andere Schleimhäute mit Entzündungen reagieren (Conjunctivitis, Bronchitis, Urethritis). Nicht selten treten Arsenerytheme auf, die an den Palmae und Plantae mit Schmerzen einhergehen und die besonders am Rumpf, an den großen Gelenkbeugen und an Druckstellen nur langsam wieder verschwindende Melanodermien und Leukomelanodermien zurücklassen. Aus allen diesen Gründen bedarf der Patient während der Arsenkur ununterbrochener wöchentlicher Kontrolle durch den behandelnden Arzt.

Bei peroraler Anwendung des Arsens tritt rasch Gewöhnung ein, offenbar dadurch, daß von der Magen-Darm-Schleimhaut immer weniger Arsen resorbiert wird. Infolge dieser Gewöhnung wird das Mittel aber nicht nur allmählich besser vertragen, es verliert auch im gleichen Maße seine Wirksamkeit; die Anwendung von Pillen, die besser vertragen, weil schlechter resorbiert werden, bietet deshalb gegenüber den Tropfen keinen Vorteil. Darum bleibt nichts anderes übrig, als die Dosis regelmäßig systematisch zu erhöhen. Aus diesem Grunde beginnt man mit wenigen Tropfen und läßt täglich oder alle paar Tage einen Tropfen mehr nehmen. Treten Beschwerden auf, dann bleibt man eine Zeit lang bei der augenblicklichen Tropfenzahl stehen, muß aber, wenn die Beschwerden verschwunden sind, von neuem in die Höhe gehen. Sind die Beschwerden stark, dann läßt man zeitweise auf die halbe Tropfenzahl zurückgehen und beginnt dann mit dem Anstieg von neuem. Ist die Kur beendet, dann gebietet ein altes Rituell, die Anzahl der Tropfen wieder langsam zu vermindern. Das ist nutzloser Zeitverlust; Entziehungserscheinungen treten nicht auf. Es ist deshalb richtiger, die Kur einfach abzubrechen.

Daß Arsen in schwachen oder gar homöopathischen Dosen auf Hautkrankheiten einwirkt, ist nicht anzunehmen. Derartige Kuren sind deshalb nicht gerechtfertigt. Das will nicht besagen, daß homöopathische Dosen bestimmter Heilmittel nicht auch gerechtfertigt sein könnten. Sehr kleine Dosen gewisser Medikamente werden nicht nur in der internen Medizin mit Erfolg angewandt (Jod), sondern auch in der Dermatologie (z. B. Gold bei Lupus erythematodes); manche erklären das durch eine katalysatorische Wirkung der Mittel. Kein verständiger Anhänger der Schulmedizin wird sich gegen die Verwendung homöopathischer Dosen sperren, wenn ihre Wirkung auf Grund der Erfahrung als wahrscheinlich anzunehmen ist. Am wenigsten hat aber der Dermatologe dazu einen Grund. Werden doch gerade bei der äußeren Behandlung homöopathische Dosen vielfach gebraucht, nämlich wenn es sich darum handelt, Überempfindlichkeiten der Haut zu überwinden. Man beginnt dann mit Dosen von 1:1000 und noch weniger (z. B. beim Chrysarobin), wodurch es nicht selten gelingt, die Haut an das Mittel zu gewöhnen, so daß man schließlich energisch damit behandeln kann. Handelt es sich um die Gewöhnung an Allergene, die Ekzeme verursacht haben (vor allem Berufsekzeme), dann kommt hier auch der Grundsatz der Homöopathie zu seinem Recht, nach dem die Krankheit mit demselben Mittel behandelt werden soll, das sie verursacht hat. Der prinzipielle Unterschied zwischen Homöopathie und Schulmedizin liegt darum gar nicht in dem Umstand, daß die eine mit kleinen Dosen behandelt und dem Prinzip des similia similibus huldigt, die andere nicht, sondern daß die Homöopathen *geringere Anforderungen an den empirischen Nachweis der therapeutischen Wirkung* stellen. Die Schulmedizin ist dadurch groß und zu einem Heil der Menschheit geworden, daß sie die Fehlerquellen der empirischen Beobachtung studiert und es gelernt hat, sie auszuschalten (post ergo propter, Fehler der kleinen Zahl, unbewußte Auslese der Fälle, undurchsichtige Versuchsanordnung, Unzuverlässigkeit der Zeugenaussagen). Jedes Mittel, das diese Prüfung besteht, auch das geringste, ist ihr recht. Es kann deshalb gar keine Rede davon sein, daß sie sich der Homöopathie verschließe; wohl aber lehnt sie den Homöopathismus ab, d. h. die Geistesrichtung, welche bei der Erfolgsbeurteilung von Heilmaßnahmen schon mit theoretischen Erwägungen und vereinzelten bzw. nicht wissenschaftlich kontrollierten Eindrücken Genüge nimmt. Im Gegensatz hierzu verläßt sie sich auf das untrügliche Zeugnis einer mit unerbittlicher Kritik kontrollierten Erfahrung und läßt jedes Behandlungsprinzip bewußt wieder fallen, wenn es die empirische Prüfung nicht besteht.

Noch mehr aber als mit dem Arsen geraten wir in das Gebiet theoretischer Spekulationen und unsicherer Beobachtungen, wenn wir uns den Mitteln zuwenden, welche die Hautkrankheiten durch ,,*Umstimmung*", ,,*Entgiftung*" und ,,*Hebung der Abwehrkräfte*" heilen wollen. Freilich existieren auch hier einzelne Medikamente, deren Anwendung bei ganz bestimmten Krankheiten durch die Erfahrung genügend begründet ist. Ohne Zweifel kann die Urticaria durch ,,*Umstimmung*" mit einer einzigen oder einigen wenigen Injektionen von Calcium, Eigenblut oder Adrenalin oft zum Verschwinden gebracht werden. Auch die ,,Entgiftung" mit Antihistaminpräparaten hat bei ihr sichere Erfolge aufzuweisen. Ganz anders liegt aber die Sache, wenn wir uns fragen, was mit diesen Mitteln bei anderen Krankheiten erreicht wird, besonders bei jenen gleichfalls ,,allergischen" Leiden, die in der dermatologischen Praxis die Hauptrolle spielen: den akuten und chronischen Ekzemen. Hier verhält es sich anscheinend ähnlich wie mit der Wärmetherapie, die zwar bei gewissen, mehr in die Tiefe gehenden Hauterkrankungen gut wirkt (Furunkel, tiefe Trichophytie), uns aber gerade bei den chronischen Oberhautentzündungen, wo wir sie besonders gut brauchen könnten (Ekzeme, Psoriasis, Lichen ruber), im Stiche läßt, ja dabei selbst Verschlimmerungen hervorruft. Auch die Hebung der Abwehrkräfte durch Wärme oder durch Erythemerzeugung (Alopecia areata) ist also nur in bestimmten Fällen von Wert und hat keine *allgemeinen* Indikationen.

Man kann deshalb wohl sagen, daß solche Mittel oft viel zu gutgläubig angewendet werden. Es hat Dermatologen gegeben, die bei allen Fällen, mit denen es nicht recht vorwärts ging, Injektionskuren mit Terpentin oder mit Eigenblut vornahmen. Andere besitzen andere Lieblingsmittel, z. B. Milchinjektionen, mit denen man jedoch wegen gelegentlicher, wenn auch seltener Anaphylaxieerscheinungen vorsichtig sein sollte. Schwefelölinjektionen und Fieberbehandlung sind weniger beliebt wegen der damit verbundenen Schmerzen und sonstigen Unannehmlichkeiten. Welches Mittel dieser Art am meisten gegeben wird, wechselt mit der Mode, die bald kürzer, bald länger dauert und oft auch augenfällig von der Reklame rühriger pharmazeutischer Fabriken abhängig ist. Der Arzt sollte sich deshalb immer wieder vor Augen führen, daß er einem Mittel um so weniger trauen darf, je größer sein angebliches Indikationsgebiet und je allgemeiner die Vorstellung ist, die man mit seiner Wirksamkeit verbindet.

Mit viel zu großer Indikationsbreite werden häufig auch *Hormonpräparate* verwendet. Eigentlich ist es sehr merkwürdig, wie wenig die hohen Erwartungen, die man auch hinsichtlich der Hautkrankheiten an sie geknüpft hat, in Erfüllung gegangen sind. Vorläufig kennen wir keine einzige Dermatose, für die es sicher wäre, daß Hormone dabei etwas Wesentliches ausrichten. Natürlich darf man sich nicht die Vorstellung machen, daß eine Krankheit schon deshalb auf Hormone ansprechen müßte, weil sie an einem Organ vor sich geht, das inkretorischer Steuerung unterliegt, z. B. an den Haaren. Bei weitem die meisten Fälle von Hypertrichose und Alopecie sind autochthon bedingt und haben mit der inneren Sekretion nichts zu tun; in der überwiegenden Mehrzahl der Fälle wäre hier also Hormonbehandlung einfach ein Mißverständnis. Das ärgerliche aber ist, daß auch bei solchen Haar- und Pigmentaffektionen, deren inkretorische Genese in die Augen springt, bisher keine einwandfreien Erfolge erzielt wurden; manchmal glaubte man sogar Verschlimmerungen zu sehen. Ganz unbegründet aber ist es, andere Dermatosen mit Hormonen zu behandeln, bei denen (wie etwa bei der Vitiligo) nicht nur jede zuverlässige Nachricht über erzielte Erfolge fehlt, sondern auch der pathogenetische Zusammenhang des Leidens mit der inneren Sekretion vollkommen hypothetisch ist.

Auch die Hormontherapie hat den Fehler, daß man ihr weniger empirisch beobachtete, als vielmehr theoretisch erhoffte Erfolge zugrunde legt. In der gleichen Weise aber gelangt man zu Wunschindikationen, wenn man von der Idee ausgeht, Hautkrankheiten durch „*Entgiftung*" des Körpers zu heilen. Freilich ist es ein naheliegender Wunsch, besonders bei den Toxidermien, den schädlichen Stoff im Körper zu binden oder zu rascher Ausscheidung zu bringen. Deshalb hat man z. B. bei Gold-, Salvarsan- und anderen medikamentösen Dermatitiden jahrzehntelang Natriumthiosulfat gegeben und hat das auch theoretisch sehr schön begründen können; hinsichtlich seiner tatsächlichen Einwirkung hat es aber die Probe einer kritischen Beobachtung nicht bestanden. Erst mit dem BAL (British Anti-Lewisit) haben wir ein Mittel bekommen, dessen entgiftende Eigenschaften zweifelsfrei sind. Es hat aber eine sehr spezifische Indikation für bestimmte Metallvergiftungen (Arsen, Gold) und es kann keine Rede davon sein, daß man damit nun einfach alle möglichen „Gifte" aus dem Körper herausschaffen könnte. Auch von den Abführmitteln, die nach Meinung der Laien immer angebracht sind, und von angeblichen Darmdesinfizienzien (Sulfur, Ichthyol) sieht der kritische Untersucher bei Hautkrankheiten nichts, abgesehen natürlich wieder von bekannten speziellen Fällen, z. B. Urticaria.

Geradezu mittelalterlich wird aber die Therapie, wenn man sich auf den Standpunkt vieler Patienten stellt, die gerade bei Hautkrankheiten ein Mittel zur „*Blutreinigung*" haben möchten. Besonders bei Ekzemen, Psoriasis, Acne und chronischen Pyodermien kann man solche Wünsche ziemlich regelmäßig hören. Hier leben in der Volkspsyche offensichtlich die alten Vorstellungen von dem „scharfen Blut", den acrimonia sanguinis, fort, die praktisch-therapeutisch zu nichts geführt, sondern im Gegenteil dem Fortschritt der spezifischen und empirischen Therapie jahrhundertelang im Wege gestanden haben. Der solide Arzt muß sich deshalb gewissenhaft fragen, ob er dem Wahne des Patienten nachgeben will, um dessen Vertrauen nicht zu verlieren, oder ob er ihn nicht besser über den wahren Sachverhalt aufklären soll, um ihn desto sicherer bei derjenigen Therapie festzuhalten, die erfahrungsgemäß eine Chance hat, und ihn auf diese Weise dahin zu bringen, daß er die Unannehmlichkeiten der äußeren Behandlung geduldiger auf sich nimmt. Im allgemeinen wird es sicher das Richtigere sein, den Weg der Belehrung und Aufklärung zu gehen, auch weil er der ehrlichere ist. Bei ungebildeten und dummen Patienten bleibt es freilich sehr die Frage, ob der Weg der Ehrlichkeit zum beabsichtigten Ziele führt und ob er deshalb der am meisten geeignete Weg ist, um dem Patienten zu helfen.

Der Wunsch nach „Blutreinigung" fällt teilweise zusammen mit dem Wunsche nach Behandlung des Stoffwechsels und der *Konstitution*, oder wie es neuerdings heißt: des „ganzen Menschen", zum Zweck einer allgemeinen „*Erhöhung der Abwehrkraft*". Es ist ein Wunsch, der besonders von Ekzem- und Psoriasispatienten immer wieder geäußert wird. Natürlich gibt es auch in diesem Falle bestimmte Indikationen, die der gute Arzt nicht übersehen wird. Als Beispiel erwähne ich den Pruritus, besonders den universellen Alterspruritus, dem ja in der Mehrzahl der Fälle Erkrankungen anderer Organe zugrunde liegen (dyspnoische Symptome, Prostatahypertrophie), so daß deren Behandlung auch für das Hautleiden entscheidend sein kann. Daß beim Vorhandensein offensichtlicher Stoffwechselkrankheiten, wie Diabetes, die Behandlung des internen Leidens günstig auf den Verlauf gleichzeitig vorhandener Hautaffektionen (Xanthome, Furunkulose, Oidiomykose) einwirken kann, ist ebenfalls bekannt. Solche speziellen Tatsachen sollten aber kein Anlaß für uns sein, nun auch alle übrigen Hautkranken mit fortgesetzten Untersuchungen von Blut und Stoffwechsel und mit allerlei allgemeinen Vorschriften zu plagen. Denn würde man selbst bei einem Psoriasiskranken einmal einen Diabetes entdecken, so wäre das eben eine zufällige Kombination, und es bestände nicht der geringste Grund zu dem Glauben, daß nach Behandlung des Diabetes die Psoriasis verschwinden müßte; wie man ja auch nicht annehmen wird, daß ein syphilitischer Psoriatiker seine Psoriasis verliert, sobald seine Syphilis geheilt ist. Selbst aber wenn der Zusammenhang eines Hautleidens mit einem inneren Leiden bestimmt nicht auf Zufall beruht (wie bei Asthma und pruriginösem Ekzem), darf man von der Heilung des inneren Leidens noch nicht a priori einen Vorteil für das Ekzem erwarten; glauben doch viele sogar, daß das Ekzem beim Besserwerden des Asthmas sich gerade verschlechtern müßte, was freilich ebenso falsch ist. Genau so unberechtigt sind alle allgemeineren Vorstellungen wie etwa diese, daß ein blasses anämisches Kind bei Besserung seines Allgemeinzustandes sein Ekzem verlieren müßte. Wer einen Hautkranken behandelt, bei dem er gleichzeitig andere interne oder sonstige Leiden wahrnimmt, ohne diese mitzubehandeln oder den Kranken einer gründlichen Untersuchung zuzuführen, ist kein guter Arzt. Wer aber davon ohne weiteres eine Besserung *des Hautleidens* erwartet, ist es ebensowenig. Das, worauf es bei der Konstitutionspathologie ankommt, ist, daß der Arzt eben gut weiß, *in welchen speziellen Fällen* eine Abhängigkeit vom allgemeinen Körperzustand oder Zusammenhänge mit Leiden anderer Organe zu erwarten sind, und daß er in allen diesen Fällen rechtzeitig den Hausarzt oder einen geeigneten Spezialisten zuzieht; daß er aber alle übrigen Patienten mit überflüssigen Untersuchungen und überflüssigen Medizinen verschont. Das allein ist wahre „Konstitutionstherapie". Die Behandlung des „ganzen Menschen", die in der neueren Zeit mit so viel Wichtigtuerei gefordert wird, ist also hinsichtlich eines Teils der Fälle eine Selbstverständlichkeit, die der gute Arzt niemals aus dem Auge verloren hat, für die anderen aber eine unnötige Belastung, die auf der übertriebenen Verallgemeinerung von Einzelfällen beruht. In unserer *Praxis* aber haben wir es fast immer mit *autochthonen* Hautkrankheiten zu tun, bei denen eine Beeinflussung durch Besserung des Allgemeinzustandes oder durch Heilung anderer erkrankter Organe erfahrungsgemäß nicht zu erwarten ist.

Aus diesem Grunde ist man auch von den *Klima-* und *Badekuren*, die früher bei den Hautkrankheiten und selbst bei der Syphilis eine so große Rolle spielten, vollständig abgekommen. Allerdings gibt es bestimmte Hautkrankheiten, die in einem Badeorte, ja selbst bei bloßer Aufnahme in die Klinik, ohne Behandlung schnell verschwinden (Prurigo, gewisse pruriginöse Ekzeme, Strophulus); deshalb nimmt man bei ihnen an, daß sie durch Hausallergene verursacht werden. Es geht aber nicht an, solche Patienten in kostspielige Badeorte zu senden, weil ja der Ausschlag nach Rückkehr in die gewohnte Umgebung fast immer sich rasch wieder einstellt. In anderen Fällen hartnäckiger Hautkrankheiten sind aber Klimaveränderungen und Erholungskuren natürgemäß noch weniger am Platze. Der chronisch Hautkranke gehört nicht in einen Badeort, sondern in eine dermatologische Klinik, um dort einer systematischen spezialistischen Behandlung zugeführt zu werden.

Übrigens ist auch die regelmäßige *Körperbewegung*, die in Badeorten ein wichtiger Heilfaktor ist, für die meisten chronischen Hautkrankheiten gerade unerwünscht, weil Wärme und Reibung die Entzündung vermehren. Auch hier ist eben das, was für den Gesunden und viele intern Kranke das Beste ist, für den Hautkranken meistens gerade verkehrt. Entsprechendes gilt für warme, besonders wollene Kleidung, die Kranke und Rekonvaleszenten im allgemeinen nötig haben, die aber Hautkranke gerade oft nicht vertragen.

Für die *ungerechtfertigte Wertschätzung*, welche die allgemeinen Maßnahmen als Hilfsmittel dermatologischer Therapie besonders beim Publikum finden, gibt es einige spezielle Gründe, die der Arzt kennen muß. Erstens gibt es Hautkrankheiten, die *suggestiv* beeinflußbar sind. Das ist sicherlich bei den Warzen und beim Granuloma annulare, möglicherweise aber auch bei anderen Leiden (Urticaria, Psoriasis) der Fall. Dadurch kann der Eindruck entstehen, als ob irgendeine allgemeine Maßnahme spezifisch wirksam wäre. Zweitens kennen wir, wie soeben erwähnt, Hautkrankheiten, die offenbar auf *Hausallergenen* beruhen, und bei denen deshalb Klimakuren natürlich von Einfluß sein müssen, was man dann leicht der Verbesserung des Allgemeinzustandes zuschreibt. Drittens zeigen nicht wenige chronische Hautleiden (Ekzeme, Psoriasis, Strophulus, Furunkulose, Pemphigus, Granuloma fungoides) auffallende *Schwankungen in ihrer Intensität*, Besserung in bestimmten Jahreszeiten, plötzliches Verschwinden oder ebenso plötzliche stürmische Ausbreitung, für die wir keine Gründe kennen, und die dann leicht als Folge einer gerade zuvor angewandten Heilmaßnahme aufgefaßt werden. Und schließlich hat man bei gewissen Dermatosen den Eindruck, daß sie auf irgend einen „*Stoß*", gleichgültig welcher Art, unversehens abheilen, gelegentlich allerdings ebenso unversehens schlimmer werden. Das ist besonders bei der Psoriasis der Fall; auch bei der Mycosis fungoides habe ich es einige Male sehr eindrucksvoll mitgemacht. Der Mechanismus dieser Reaktionen ist rätselhaft; ihre Gesetze und Regeln sind uns noch unbekannt. Ein Teil davon könnte aufs Konto der Suggestion kommen. Auf jeden Fall aber ist es merkwürdig, wie häufig sich eine Psoriasis unmittelbar im Anschluß an irgendwelche ungewöhnlichen Ereignisse bessert (Kuren mit den verschiedensten Medikamenten, Ortsveränderung, psychische Insulte, interkurrente Krankheiten), die im Wiederholungsfalle bzw. bei anderen Kranken jede Wirkung vermissen lassen. Dies ist selbst so ausgesprochen, daß man aus der Literatur feststellen kann, wie fast jede neue Behandlungsmethode anfangs einigen Psoriatikern hilft, im Verfolge aber sehr rasch ihre Heilkraft verliert. Man muß sich jedoch davor hüten, aus diesem Grunde alles, was sich auf ein Rezept schreiben läßt, seinen Psoriasispatienten auf gut Glück hin zuzumuten, vor allem wenn es sich dabei um kostspielige oder gar um differente Behandlungsmethoden handelt. Denn man darf nicht vergessen, daß wir für diese Krankheit bewährte Mittel haben.

In das unklare Kapitel der Konstitutionstherapie kann auch die *Diätbehandlung* eingereiht werden. Auch hier gibt es einige spezielle Indikationen, die freilich meist auch noch unsicher sind, bzw. nicht viel ausrichten. Noch am besten gesichert ist der Einfluß einer fettfreien bzw. fettarmen Diät auf manche Fälle von Xanthom, vielleicht auch auf manche Fälle von Psoriasis. In der Praxis hat man aber nichts daran, weil die gute Durchführung einer solchen Diät auf unendliche Schwierigkeiten stößt und eigentlich eine monatelange Krankenhausaufnahme nötig macht. Außerdem sind mit dem Aufhören der Kur unmittelbar die Rezidive zu erwarten. Große Begeisterung erweckten eine Zeitlang die Erfolge der salzfreien Diät, die leichter durchzuführen ist, bei der Tuberculosis luposa; doch haben viele von denen, die die Methode nachprüften, keine Erfolge gesehen.

Natürlich können bei Krankheiten, die durch *Mangelernährung* und *Fehlernährung* entstehen, auch *Haut*symptome auftreten (Xanthose durch einseitige Spinat- und Karottenernährung, Pellagra und Skorbut durch Vitaminmangel). Das will aber nicht besagen, daß darum bei allen möglichen Dermatosen, die ätiologisch ganz anders bedingt sind, Nahrungsvorschriften oder Vitamine am Platze wären. Selbst das Vitamin D_2 wirkt, obwohl es ja bei Tuberculosis luposa so zauberhaft hilft, deshalb noch nicht auf die anderen Tubekulosreformen, geschweige denn auf andere Krankheiten ein. Es geht hier eben genau so wie mit den *chemischen Spezifica*, z. B. dem Salvarsan, das deshalb, weil es die Frühsyphilis heilt, noch lange kein Tuberkulosemittel ist, ja bekanntlich nicht einmal, auf die

Spätformen der gleichen Syphilis (Paralyse, Tabes, Opticusatrophie Aortenaneurysma) genügend einwirkt, sie sogar stattdessen womöglich verschlimmert.

Der praktisch wichtigste Punkt des Diätproblems ist aber für den Hautarzt die Frage, wie sich die *Ekzeme* gegenüber einer solchen Behandlung verhalten. Die Diskussion hierüber hat in der Dermatologie eine lange Geschichte. Sie wurde besonders lebhaft im Anschluß an eine geistreiche Diskussionsbemerkung, die der Kinderarzt CZERNY einmal dem für die äußere Behandlung eintretenden Dermatologen NEISSER entgegenhielt: Unser Kollege NEISSER vergißt, daß in der Haut, die er behandelt, auch noch ein Kind steckt! Dieses Witzwort hat zweifellos etwas suggestiv Überzeugendes. Die Tatsachen reden aber eine viel weniger deutliche Sprache. Gewiß herrscht in der Pädiatrie noch vielfach die Meinung, daß die *Säuglings- und Kleinkinderekzeme* Ernährungsfehlern zu danken seien; die Art dieser Fehler kann aber nicht genau angegeben werden. Vor allem wird Überernährung angeschuldigt sowie der Genuß von Muttermilch, also diejenigen Ernährungsbesonderheiten, die man in diesem Alter am häufigsten antrifft, die also sowieso jeden aufkommenden Verdacht in erster Linie auf sich lenken müssen. Noch unsicherer wird aber die Sachlage, wenn man wissen will, welche Diätformen nun vorgeschrieben werden müssen, um diese Ekzeme zu heilen. Deutlich ist nur, daß gesetzmäßige Vorschriften nicht existieren, und daß der eine Kinderarzt mehr die eine, der andere mehr die andere Kostform bevorzugt, so daß schließlich viele zu dem Grundsatz gekommen sind, die Hauptsache sei, die bisherige Kost, unter der das Ekzem entstanden ist, zu verändern, also eine „Kontrastdiät" zu geben. Für den Dermatologen ist es schwer, über die Erfolge, die die Pädiater mit solchen Diätkuren haben, zu urteilen. Auf jeden Fall beweist die große Verschiedenheit der Methoden, daß sie wenig augenfällig sind. Viele Säuglingsekzeme verschwinden auf äußere Behandlung rasch; sehr hartnäckige Fälle sind aber auch keine Seltenheiten. Es empfiehlt sich deshalb, die Diätbehandlung nur bei solchen Kindern zu versuchen, die auf die äußere Behandlung nicht genügend ansprechen, bei diesen dann aber auch gewiß nicht zu lange damit zu zögern, um nichts zu unterlassen, was manche maßgebenden Beobachter für erfolgversprechend halten.

Die skeptische Haltung des Dermatologen gegenüber der Diätbehandlung der Kleinkinderekzeme erklärt sich zum Teil aus der historischen Entwicklung, die die Diättherapie bei den *Ekzemen der Erwachsenen* durchgemacht hat. Hat es doch eine Zeit gegeben, in der sogar die Scabies, die ja morphologisch ein papulo-vesiculöses Ekzem ist, für eine Konstitutionskrankheit angesehen und dementsprechend behandelt wurde! Seitdem aber hat sich die Überzeugung von der Nutzlosigkeit von Diätvorschriften für erwachsene Ekzematiker immer mehr Bahn gebrochen. Treffend sagt DARIER: „Es hat eine Zeit gegeben, in der die Ärzte an ein régime alimentaire des maladies de la peau glaubten; manche glauben auch noch daran. Aber die Zahl der Gläubigen wird immer kleiner." Auf jeden Fall ist eine rationelle Diät für die kranke Haut unbekannt, abgesehen von ganz speziellen Fällen, wie wir sie oben erwähnten. Vor allem aber ist noch niemals mit Sicherheit festgestellt, daß durch allgemeine Diätvorschriften Ekzeme Erwachsener günstig beeinflußt werden. Natürlich muß man hierbei von der selbstverständlichen Tatsache absehen, daß intertriginöse Ekzeme bei Fettleibigen, bei denen die Reibung stärker ist, häufiger auftreten und schwerer zu beseitigen sind; im allgemeinen gelingt aber auch das noch leichter durch Salbenbehandlung als durch die meist hoffnungslose Behandlung der Fettsucht.

Auf Grund des Gesagten muß man sich davor hüten, mit Diätvorschriften bei Hautkrankheiten zu freigebig zu sein und den in dieser Richtung von den Patienten geäußerten Wünschen zu leicht nachzugeben. Denn auf diese Weise gewöhnt sich der Arzt an unsolides Arbeiten. Aufklärung über die erfahrungsgemäße Nutzlosigkeit solcher Kuren ist darum besser. Ungenügend begründete Diätkuren sind aber auch deshalb abzulehnen, weil sie durchaus keine indifferente Behandlungsmethode sind. Besonders bei Kindern soll man damit vorsichtig sein, weil sie den allgemeinen Ernährungszustand beeinträchtigen können. Den größten Dienst erweist man seinen Patienten, wenn man ihren ganzen Eifer auf die äußere Behandlung hinwendet, die bei geduldiger Durchführung das meiste verspricht, und wenn man den guten Willen hierzu nicht durch Behandlungsverfahren schwächt, die trotz ihrer Zwecklosigkeit der Laie sowieso schon für wichtiger hält. Alles was von der regelmäßigen und gewissenhaften äußeren Behandlung ablenkt, ist eben im Interesse des Kranken auszuschalten. Deshalb braucht man einem Patienten, der durchaus vegetarisch leben will, das noch nicht zu verbieten; man muß ihm nur eben sagen, daß man daran nicht interessiert sei, weil das Ekzem dadurch nicht schlechter werde, und weil man es auch ohne solche Experimente zur Abheilung bringen würde.

Eines besonderen Wortes bedürfen noch diejenigen Hautkrankheiten, die nicht durch Fehlernährung zustande kommen, sondern bei normaler Ernährung durch besondere *Nahrungsmittelüberempfindlichkeiten* des Patienten (z. B. Urticaria durch Erdbeerenidiosynkrasie). Daß hier Diätvorschriften — freilich ganz spezieller Natur — nötig sind, versteht sich von selbst; man muß nur wissen, welche. Das aber ist im einzelnen Fall oft sehr schwer auszumachen, zumal auch die Methode der Einspritzung von Nahrungsmittelextrakten unter die Haut zur Auslösung einer „Sofortreaktion“ unzuverlässig ist. Richtet sich die alimentäre Idiosynkrasie gegen selten gebrauchte Nahrungsmittel wie Austern und Erdbeeren, dann ist freilich kein Arzt zu ihrer Feststellung nötig, weil es der Patient selber schon gemerkt hat. Sind aber die Allergene häufig gebrauchte Nahrungsmittel (z. B. Eier, Milch, Käse, Fisch), dann ist ihre Feststellung schwierig. Auf alle Fälle hat es dann aber keinen Zweck, aufs Geratewohl hin irgend etwas zu verbieten. Besonders sinnlos ist es, wenn Urticariapatienten keine Erdbeeren und keine Krebse mehr essen, weil sie gehört haben, daß *andere* Patienten nach diesen Speisen krank werden. Bedenklich wird es, wenn der Patient bei Auftreten neuer Efflorescenzen immer wieder diejenigen Nahrungsmittel auf seinem Speisezettel ausschaltet, die er gerade zuvor genossen hat, weil er sie für die schuldigen hält. Das erlebt man besonders bei Strophulus- und Acnepatienten, deren Diät dadurch immer mehr eingeengt wird, so daß sie sich schließlich nicht mehr genügend ernähren können.

In allen solchen Fällen muß man als Dermatologe von der Tatsache ausgehen, daß auch bei denjenigen Krankheiten, die erfahrungsgemäß auf einer Nahrungsmittelidiosynkrasie beruhen können (wie die Urticaria), in der überwiegenden Mehrzahl der Fälle davon nichts zu finden, und das Suchen danach auch nicht nötig ist, weil der Ausschlag gewöhnlich auf Anwendung erprobter Heilmittel (Calciuminjektionen, Eigenblut, Antihistamin usw.) sowieso rasch wieder abheilt. Hier brächte eine Untersuchung nach dem schuldigen Allergen, bloßen Zeitverlust und unnötige Kosten mit sich. Erweist sich aber ein Fall als hartnäckig, dann hat es keinen Zweck, sich lange bei der Anamnese aufzuhalten, die niemals einwandfrei ist, oder Dutzende von Hauttesten zu machen, die sich noch im Stadium der Forschung befinden und daher keine sichere Antwort erwarten lassen, sondern man muß zu einer gründlichen Diätuntersuchung übergehen. Handelt es sich um einzelne besondere Nahrungsmittel, die verdächtig sind, wie Eier oder Käse bei Acne und Strophulus, dann kann man eine ambulante Behandlung versuchen. Der Plan dazu muß aber mit dem Patienten genau besprochen und seine Durchführung regelmäßig kontrolliert werden. Man läßt z. B. 14 Tage lang regelmäßig Eier essen und 14 Tage lang nicht, und wiederholt diesen Turnus so oft wie nötig. Es gibt aber nur sehr wenige Patienten, die solche Untersuchungen gewissenhaft durchführen. In ernsteren Fällen (z. B. von Urticaria) ist es deshalb das beste, den Patienten unverzüglich ins Krankenhaus aufzunehmen und eine gründliche Untersuchung auf alimentäre Idiosynkrasie vorzunehmen. Man beginnt mit einer ganz indifferenten *Eliminationsdiät*, Ausschaltungsdiät (z. B. nur Tee mit Zwieback oder nur Kartoffelbrei), und fügt dann planmäßig ein Nahrungsmittel nach dem anderen dazu; gegebenenfalls versucht man auch Provokationsstöße mit denjenigen Speisen, die unter dem Verdacht stehen, das schuldige Allergen zu enthalten. Auf diese Weise kann es gelingen, die alimentäre Ursache des Leidens aufzufinden oder andererseits wenigstens zu dem Schluß zu kommen, daß — trotzdem die Krankheit den Eindruck einer Autointoxikation macht und das in anderen Fällen auch sicher ist — in diesem Falle doch keine nachweisbare Nahrungsmittelidiosynkrasie vorliegt, so daß der Patient wenigstens von den Quälereien nutzloser Diätvorschriften erlöst wird. Das ist uns denn auch grundsätzlich beim Strophulus gelungen, weil sich dabei in immer wiederholten Versuchen herausgestellt hat, daß Provokationsdiät aus denjenigen Nahrungsmitteln, die in allen Lehrbüchern als Ursache angeschuldigt werden, in der Klinik niemals neue Efflorescenzen hervorruft. Hieraus folgt, daß der Strophulus nicht auf alimentärer Idiosynkrasie beruht; Diätvorschriften sind also bei ihm sicher nicht am Platz.

7. Therapie und Erfahrung.

Die vielfache Verleitung zu therapeutischer Unsolidität, die unter Mithilfe unverständiger Patienten durch die sog. Allgemeinmethoden, die Konstitutionstherapie und die Diätvorschriften auch an den Dermatologen herantritt, macht es notwendig, im Rahmen einer „allgemeinen Behandlung der Hautkrankheiten" auf den *rein empirischen Charakter unserer Therapie* etwas näher einzugehen.

Die Wirkung des Salvarsans auf die Syphilis ist so deutlich, daß, wenn man es oben in den Arm hereingespritzt hat, man unten am Primäraffekt mit der Uhr in der Hand nachzählen kann, wann die Spirochäten verschwinden. Die Sache läuft also wie ein Automat. Dabei ist aber das Salvarsan als solches weit davon entfernt, ein Spirochätengift zu sein; man kann es sogar Nährböden beifügen, auf denen Spirochäten gezüchtet werden. Kein Mensch weiß also, warum das Salvarsan so zauberhaft auf die Syphilis wirkt, wenn wir es in die Blutbahn einspritzen; vielleicht wird im Körper ein ganz anderer chemischer Stoff daraus, der das wirksame Agens ist; aber es gibt auch ganz andere Erklärungsarten. So wenig wir aber davon auch wissen: Diese Unkenntnis hat nicht das geringste zu tun mit dem *praktischen Wert* des Salvarsans als Heilmittel, der empirisch feststeht.

Lehrreich ist auch die Geschichte der Entdeckung des Germanins als Heilmittel für den Pemphigus. Der Anlaß dazu war nämlich lediglich die vage Vorstellung, daß der Pemphigus, dessen Ätiologie unbekannt ist, möglicherweise eine Infektionskrankheit sein könnte, und daß das Germanin ein Mittel ist, das bei einem ganz anderen Leiden, welches sicher eine Infektionskrankheit ist (nämlich bei der Schlafkrankheit), wirkt. Diese höchst unzulängliche Argumentierung führte aber dann doch zu einer wichtigen Entdeckung. Zuweilen ist es selbst so, daß jemand sich etwas ausdenkt, was gerade *unvernünftig* erscheint, und damit eine neue Heilmethode entdeckt. So war es auf Grund dessen, was wir wußten, zu erwarten, daß eine künstliche Thrombosierung der Beinvenen Emboliegefahr bringen würde, und die Überraschung war groß, als dieses gefährlich erscheinende Experiment sich schließlich als ganz harmlos herausstellte. Auf diese Weise aber wurde die moderne Varicenbehandlung inauguriert. Ebensogut kann freilich das umgekehrte eintreten: daß ein erlaubt erscheinender neuer Eingriff sich als höchst gefährlich, ja als verhängnisvoll erweist, wie z. B. die ursprüngliche Strumektomie, als man dabei noch die Schilddrüse als Ganzes einschließlich der Epithelkörperchen herausnahm und dadurch Tetanie hervorrief.

Diese flüchtigen Beispiele sollen zeigen, daß es für den *Wert* einer Heilmethode vollkommen gleichgültig ist, ob man weiß, wie die Heilwirkung zustande kommt. Theorien hierüber können von großem wissenschaftlichem Interesse und ein großes Stimulans für die Forschung sein, sind aber für die Praxis höchstens hinderlich. Der Therapeut soll nicht danach fragen, welcher Heilmechanismus sich gut vorstellen läßt, sondern er soll seine ganze Aufmerksamkeit darauf richten, festzustellen, welches Mittel bei der vorliegenden Krankheit nach den bisherigen Erfahrungen *die größte Heilkraft* gezeigt hat. Dies ist das Mittel, mit dem er — unter gebührender Berücksichtigung seiner Toxicität und seiner sonstigen Nachteile — auf alle Fälle die Behandlung beginnen muß.

Die Feststellung, welches Mittel bei einer bestimmten Krankheit die größte Heilungschance hat, ist oft nicht einfach. Naturgemäß können wir uns dabei in der Mehrzahl der Fälle nicht auf eigene Erfahrung stützen, zumal nicht bei den selteneren Leiden, sondern wir müssen uns die Erfahrungen anderer zunutze machen, wie sie in Büchern und Zeitschriftenartikeln niedergelegt sind. Dies ist im Prinzip gut möglich. Wir haben ja auch noch niemals gesehen, daß sich die Erde um die Sonne dreht, sondern immer nur das umgekehrte, und trotzdem beruht unsere Überzeugung von der Planetennatur der Erde nicht auf Glauben, sondern auf Erfahrungswissen. Nur eben auf einem Erfahrungswissen aus zweiter Hand! Weil aber bei weitem das meiste Erfahrungswissen, auch das therapeutische, ein Wissen aus zweiter Hand ist, müssen wir die Hand kritisch betrachten, die es uns reicht.

Die richtige *kritische Beurteilung* dessen, was uns Bücher und Zeitschriften über die Wirkung von Heilmitteln mitteilen, ist etwas, was jeder gut lernen muß, der ein guter Arzt werden will. Verhältnismäßig am ehesten kann man solchen Angaben trauen, die sich auf jahrzehntelang benutzte Heilmittel beziehen und in alle Lehrbücher übergegangen sind. Immerhin bergen sie die Gefahr, daß sie durch Gewohnheit zu einem Ritus geworden sind, der sich von Geschlecht zu Geschlecht fortschleppt, ohne daß sein Wert jemals genau kontrolliert wurde. Das zeigt sich besonders auch in der Dermatologie, wo kompliziert zusammengesetzte Rezepte, die vor einem Menschenalter einmal jemand aus unbekannten Gründen angegeben hat, ununterbrochen von einem Lehrbuch in das andere übergehen. Viele von diesen Rezepten sind niemals genauer auf ihre Heilhäufigkeit hin untersucht, sondern werden einfach auf Grund günstiger Eindrücke verwendet, gelegentlich ganz zu unrecht, wie sich z. B. an der Dreuwschen Psoriasissalbe gezeigt hat, die trotz ihrer großen Beliebtheit während eines Zeitraums von 30 Jahren viel schlechter wirkt als eine gewöhnliche Chrysarobinpaste. Noch schwieriger aber ist die Beurteilung, wenn es sich um *neue* Heilmethoden handelt, wie sie uns in den medizinischen Zeitschriften empfohlen werden; denn nur selten ist deren Wirkung so augenfällig wie etwa beim Salvarsan oder beim Sulfonamid. Dann aber kann einem das Urteil vor allem dadurch erleichtert werden, daß man die Zuverlässigkeit *des Autors* kennt, der das Mittel empfiehlt. Ein Witzbold hat einmal gesagt, der Hauptvorteil des Besuches von Kongressen sei der, daß man die Kollegen kennen lernte, deren Artikel man nicht zu lesen bräuchte. In diesem Zynismus liegt eine wichtige Wahrheit: Die persönliche Bekanntschaft mit den Autoren erleichtert die kritische Beurteilung der von ihnen mitgeteilten Erfahrungen in hohem Maße, erspart dem Arzt, der sich durch Lesen weiterbilden muß, viel Zeit und nützt seinen Patienten.

Bei dem internationalen Charakter unserer medizinischen Literatur ist es nun freilich nicht vermeidbar, daß viele Autoren, auf deren Angaben wir uns bei unserer Therapie stützen müssen, uns völlig unbekannt sind. Dann müssen wir ihre Zuverlässigkeit aus der Art und Weise erschließen, in der sie ihre Beobachtungen beschreiben. Dabei hat man vor allem nach denjenigen Fehlerquellen zu fahnden, die wir auch bei unseren *eigenen* Erfahrungen immer wieder berücksichtigen müssen: den Fehler der kleinen Zahl, die unbewußte Auslese positiver Fälle und die undurchsichtige Versuchsanordnung.

Der große Feind aller wahren Erkenntnis ist der *Zufall*. Der Zufall ist das Zusammentreffen zweier Ereignisse ohne kausale Verknüpfung. Es ist logisch, daß sich ein solches Zusammentreffen in einem bestimmten Prozentsatz der Fälle regelmäßig ereignen *muß*. Dann aber liegt es besonders nahe, daß man das spätere Ereignis als die Folge des vorhergehenden auffaßt. Dies ist der Irrtum des post ergo propter: weil eine Krankheit *nach* Anwendung eines Medikamentes besser wurde, glaubt man, daß sie *wegen* seiner Anwendung besser geworden sei. Die zeitliche Folge suggeriert eine kausale. Die Gefahr solcher Fehldeutung ist am größten, wenn unseren Beobachtungen nur ein einziger Fall oder nur wenige zugrunde liegen. Wenn wir es lernen wollen, die Heilwirkung der von uns benutzten Mittel gut zu beurteilen, dann müssen wir darum dafür sorgen, daß wir oftmals immer wieder dasselbe Mittel am Werke sehen. Das heißt aber, daß wir uns bestreben müssen, bei unserer Therapie mit möglichst wenigen bewährten Mitteln auszukommen, statt immer wieder neue Mittel, nur weil sie jemand empfohlen hat, an unseren Opfern auszuprobieren. Wir sollen, wie ein guter Maler, eine bestimmte „Palette" haben, mit deren Farben wir gut vertraut sind. Mittel, die uns weniger bekannt sind, sollen wir für diejenigen Fälle aufbewahren, die auf die uns vertrauten nicht ansprechen. Halten wir uns nicht an diese Regel, dann können wir niemals zu einer genügend großen Anzahl Erfahrungen kommen. Das hat aber der Dermatologe besonders zu beachten, weil die Zahl der zur äußeren Behandlung empfohlenen Präparate schier unübersehbar ist.

Welche verhängnisvolle Rolle der *Zufall* spielen kann, muß man sich an einigen Beispielen gut klarmachen. Aus der Literatur ist die Tatsache bekannt, daß in der ersten Zeit der Variceninjektion, in der man noch eine dadurch entstehende Embolie fürchten mußte, ein Patient, der aus irgend einem äußeren Grunde nicht injiziert worden war, auf dem Nachhausewege eine Embolie bekam und daran starb. Ich selbst erlebte es bei meinen ersten Cisternenpunktionen, daß ein Kranker, den ich aus einem zufälligen Grunde nicht punktiert hatte, noch am selben Tage einen Insult durch eine bisher unbemerkte Wirbelsäulentuberkulose bekam. Solche Zufälle können eine neue Behandlungsmethode vollkommen diskreditieren, weil man sich nur schwer an den Gedanken gewöhnen kann, daß zwischen solchen besonderen Ereignissen und der voraufgegangenen Operation wirklich gar kein Zusammenhang besteht.

Umgekehrt aber kann ein Zufall auch bewirken, daß eine wirkungslose Behandlungsmethode zu einem ganz unangemessenem Ansehen gelangt. Einer meiner Patienten, der in der Klinik lange wegen eines vermutlich hausallergischen Ekzems behandelt worden war, bekam, so wie zu erwarten stand, wenige Tage nach der Entlassung ein Rezidiv. Er wurde unverzüglich von neuem aufgenommen. Nach Lage des Falles mußte ich bei seiner zweiten Entlassung wiederum ein Rezidiv fürchten. Tatsächlich stellte er sich nach 3 Tagen mit einer ausgedehnten papulösen Aussaat am Rücken ein. In meiner Ratlosigkeit gab ich dem phantastischen Vorschlag eines Assistenten Gehör, durch Injektion von besonders präpariertem Eigenblut eine Umstimmung der Haut zu versuchen Die Einspritzung konnte aber an dem betreffenden Tage nicht ausgeführt werden weil die geeigneten Röhrchen fehlten. Der Patient wurde also 2 Tage späten für die Injektion zurückbestellt. Als er erschien, war das Ekzem verschwunden und der Patient blieb in viele Monate langer Nachbeobachtung geheilt.

Hätten an dem betreffenden Tage die nötigen Röhrchen zur Verfügung gestanden, dann wären die Folgen davon unübersehbar gewesen. Auf jeden Fall hätten wir uns von dem augenfälligen „Erfolg“ übertölpeln lassen, und jeden eventuelle Zweifel wäre an dem Optimismus des Assistenten, von dem die Idee ausging, abgeprallt. Wir würden in der folgenden Zeit alle hartnäckigen Ekzeme mit dieser so aussichtsvoll erscheinenden Methode behandelt haben, und es würde Jahre gekostet haben, bis wir uns von der Wirkungslosigkeit dieser Behandlung endlich hätten überzeugen lassen. Auch dann aber würden wir in Erinnerung an unsere erste „Erfahrung“ vielleicht noch gesagt haben: „*Ein*mal haben wir einen Patienten gesehen, bei dem hat die Methode *doch* geholfen!“

Den Zufall können wir also dadurch mehr und mehr ausschalten, daß wir unser Beobachtungsmaterial vergrößern. Mit der steigenden Zahl der Fälle nimmt die Macht des Zufalls gesetzmäßig ab. Doch hängt die Rolle, die der Zufall spielt, nicht nur von der Zahl der Beobachtungen, sondern auch von der Zahl der dabei vorkommenden positiven Fälle ab. Darauf beruht die Zufallberechnung, die den Unsicherheitsfaktor, den eine Beobachtungsreihe auf Grund des Zufalls enthält, festzustellen sucht. Sie kann nach der folgenden Formel vorgenommen werden:

$$m = \sqrt{\frac{p\ (100 - p)}{n}}.$$

Dies nennt man den *wahrscheinlichen Fehler der kleinen Zahl.* Hierbei ist n die Gesamtzahl der untersuchten Individuen, p die Zahl derjenigen Individuen, die ein bestimmtes Merkmal aufweisen, im Falle der Therapie: die Besserung oder Heilung zeigten.

Die erhaltene Ziffer besagt, daß ein Ergebnis, das innerhalb der durch sie bestimmten Grenzen liegt, nur noch ganz ausnahmsweise eine Folge zufälliger Koinzidenzen sein kann. Verwendet man den *dreifachen* Fehler der kleinen Zahl, dann würde das z. B. bedeuten, daß ein Ergebnis, das noch innerhalb dieser Werte liegt, nur in einem unter 370 Fällen auf Zufall beruht. Auch der dreifache Fehler der kleinen Zahl gibt also keine absolute Sicherheit; so etwas existiert nicht. Die Bedeutung der Formel liegt vielmehr ausschließlich darin, daß sie uns den Sicherheitsgrad unserer Erfahrung exakt beurteilen läßt.

Das alles hat freilich noch eine Voraussetzung, die äußerst wichtig ist und bei therapeutischen Beobachtungen leider oft nicht erfüllt wird: daß das verwendete Material nicht durch eine *unbewußte Auslese positiver Fälle* zustande gekommen ist. Eine solche einseitige Auslese fälscht vor allem diejenigen Beobachtungen, die sich auf bloße Eindrücke basieren, weil jedem, der Temperament hat, die positiven Fälle viel besser im Gedächtnis bleiben wie die negativen. Das läßt uns den Wert der Statistik verstehen, die alle Fälle mit gleicher Treue verzeichnet. Auch damit aber ist die Gefahr noch nicht abgewendet. Denn auch bei der Gewinnung der Fälle, die statistisch verwertet werden, kann eine unbewußte Auslese im Spiele sein: bei poliklinischem Material z. B. werden die schweren Fälle großenteils fehlen, bei klinischem dagegen die leichten. Eine verhängnisvolle Rolle spielt oft eine unbewußte soziale Auslese, wodurch z. B. die Beobachtungen aus der Privatpraxis mit denen aus der Poliklinik stark voneinander abweichen können. Die Möglichkeiten einseitiger Auslese des

Materials sind überaus zahllos und oft nur schwer zu erkennen. Sie müssen deshalb immer mit Umsicht erwogen und bei dem Ziehen von Schlußfolgerungen aus statistischen Beobachtungen auf das sorgfältigste berücksichtigt werden.

Schließlich aber wird die Sicherheit unserer Beobachtungen noch dadurch erschwert, daß häufig die *Versuchsbedingungen* undurchsichtig und wechselnd sind. Darin liegt ja der große Vorzug des Experimentes gegenüber allen klinischen Feststellungen, daß wir bei ihm unsere Beobachtungen nicht nur durch Wiederholung nach Belieben vermehren, sondern auch immer wieder unter den gleichen Bedingungen vornehmen können. Da bei therapeutischen Beobachtungen die Bedingungen sowieso schwer übersehbar sind, müssen wir also wenigstens darauf achten, sie nicht durch *komplizierte Versuchsanordnung* noch künstlich zu erschweren. Das will aber besagen, daß wir bei allen Heilmethoden, deren Wirkung wir nicht schon genügend kennen, es möglichst vermeiden müssen, sie gleichzeitig mit anderen anzuwenden. Gleichzeitige Beibehandlung mit anderen wirksamen Methoden macht jede Beobachtung illusorisch. Die Polypragmasie, das Behandeln mit vielen Mitteln gleichzeitig, kann in Fällen akuter Gefahr ärztliche Pflicht sein. Als Regel aber ist dem Patienten nicht damit gedient, und der Arzt beraubt sich dadurch der Möglichkeit, aus seinen Verordnungen wirklich etwas zu lernen. Auch dies gilt wieder besonders für den Dermatologen, weil es nirgends so sehr wie bei der äußeren Behandlung der Hautkrankheiten üblich ist, mehrere, ja viele Mittel miteinander zu kombinieren. Liegt doch schon in der gleichzeitigen Verwendung von Applikations- und Zusatzmittel ein polypragmatisches Prinzip, das sich nicht vermeiden läßt, und das wir deshalb versuchen müssen, durch sukzessive Anwendung beider vermittelst der „indifferenten Anbehandlung“ und eventueller „indifferenter Zwischenbehandlung“ für unsere Beobachtung unschädlich zu machen.

Eine weitere Fehlerquelle, die für den Kliniker eine Rolle spielt, ist schließlich noch die *Unzuverlässigkeit der Zeugenaussagen.* Wie wir betont hatten, spielt in unserem Fach die Anamnese gerade für die Therapie eine wichtige Rolle. Man sollte aber dabei niemals vergessen, die Aussagen des Patienten mit Vorsicht aufzunehmen und auf ihren wahren Wert zurückzuführen. Schon die Angabe, daß Salben nicht vertragen werden, beruht häufig auf nichts anderem als auf dem Wunsche, nicht damit behandelt zu werden. So wichtig also auch die Aussagen des Patienten als Leitschnur für die Beobachtung sind, so groß bleibt doch auch die Pflicht, sie nicht einfach als Tatsachen hinzunehmen, sondern sie, wenn sie wichtig sind, gewissenhaft nachzuprüfen.

Nur der aber, welcher alle diese Schwierigkeiten bei der Erwerbung unserer Erfahrungen begriffen hat und sich darin geübt hat, mit ihnen zu rechnen, kann auch ein guter Therapeut sein.

Anfang und Ende der dermatologischen Therapie, wie jeder Therapie überhaupt, bildet im übrigen die *psychische Beeinflussung und Leitung* des Patienten.

Diese muß in vielen Fällen damit beginnen, daß sie dem Patienten die unbegründeten *Angstzustände* und Sorgen wegnimmt, deretwegen gerade Hautkranke so häufig zum Arzt kommen, weil sie die Veränderungen ihres Leidens immer vor Augen haben und sich darum so viel damit beschäftigen. So kommen Patienten mit Muttermälern oft nicht des Males selbst wegen, sondern weil sie fürchten, daß es von Monat zu Monat größer wird. Sind es *nicht* wachsende Naevi (z. B. Tierfellmäler), oder Naevi, deren Verhalten auch der Arzt nicht sicher voraussehen kann, dann ist es nötig, eine gute Photographie zu machen, um dem Patienten in den folgenden Monaten die Stabilität der Erscheinungen überzeugend vor Augen führen zu können. Natürlich gibt es auch Hautkrankheiten die die Patienten für harmlos halten, wo aber rasches Eingreifen erwünscht oder nötig ist (z. B. präcanceröse Keratosen, beginnende lupöse Tuberkulose). In solchen Fällen — zuweilen sind es zufällige Nebenbefunde — muß man dem Kranken gerade den Ernst der Situation klar machen und darauf dringen, daß er sich behandeln läßt.

Eine große Rolle spielt bei den Hautkranken auch ihre und ihrer Angehörigen *Furcht vor Ansteckung*. Der Laie hat nämlich im allgemeinen vor nichtansteckenden Hautleiden, z. B. Ekzemen, sehr viel mehr Angst wie vor den verhängnisvollsten internen Infektionskrankheiten, z. B. Lungentuberkulose und Grippe, weil er eben mehr von den Krankheitserscheinungen *sieht*, und weil besonders auch Sekret und Schuppen ihm einen großen Eindruck machen. Man muß deshalb oft viel Zeit darauf verwenden, um dem Patienten klarzumachen, daß es der Dermatologe mit sehr viel weniger wirklich ansteckenden Hautkrankheiten zu tun hat wie seine Fachkollegen. Selbst die Trichophytien und die Impetigo „contagiosa" haben ja praktisch eine merkwürdig geringe Kontagiosität. Sind doch familiäre Fälle von Trichophytie, Nageltrichophytie und Epidermophytie auffallend selten, trotz der „Bademykosen" und der Epidemien von Bartflechte. Nur die Pilzaffektionen der behaarten Kinderköpfe sind höchst ansteckungsgefährlich; sie bilden aber das einzige Beispiel einer wirklich großen Kontagiosität innerhalb der Familie unter den Dermatosen. Ihnen stehen allerdings Pilzkrankheiten der Haut gegenüber, die unablässig Massen pilzhaltiger Schuppen verstreuen, und bei denen trotzdem nicht einmal die Ehegatten der Kranken häufiger an dem Leiden erkranken wie andere Menschen. Das ist bei der Pityriasis versicolor der Fall, die also gewissermaßen eine „Infektionskrankheit ohne Infektiosität" ist. Man erklärt sich das durch die Annahme einer relativ seltenen individuellen Disposition gegenüber einem ubiquitären Erreger.

Was im übrigen von Hautkrankheiten noch ansteckend ist, verlangt zur Übertragung gewöhnlich einen besonders innigen Kontakt. So kommt die Trichophytie des Bartes meist durch unhygienisches Rasieren zustande, was ja geradezu einer experimentellen Inoculation gleichkommt; die Impetigo „contagiosa" überträgt sich meist nur von Mutter auf Säugling (oder umgekehrt) und nur von *kleinen* Kindern aufeinander, weil größere Menschen viel vorsichtiger miteinander umgehen; die Scabies wird meist durch Betten (auch Hotelbetten) übertragen, befällt meist nur diejenigen Familienmitglieder, die im selben Zimmer schlafen und wird relativ häufig beim Geschlechtsverkehr erworben, so daß man sie sogar scherzhaft als eine vierte „Geschlechtskrankheit" bezeichnet hat. Und die gefürchteten Geschlechtskrankheiten selbst haben ja ihren Namen daher, weil sie unter gewöhnlichen Umständen *so wenig* ansteckend sind, daß sie meist nur bei dem innigsten körperlichen Kontakt, der unter Erwachsenen vorkommt, von einem Menschen auf den anderen übertragen werden. Nichtgenitale Infektionen mit Geschlechtskrankheiten sind unter unseren hygienischen Verhältnissen seltene Ausnahmen; die Ansteckung „auf dem Klosett" entspringt gewöhnlich dem Wunsche des Patienten, der damit sein schlechtes Gewissen beruhigen will. Diese günstige allgemeine Situation der Hautkrankheiten in Hinsicht auf ihre Ansteckungsgefahr muß sich der Arzt gut klarmachen, damit er den Besorgnissen und Phobien seiner Patienten mit dem nötigen Nachdruck entgegentreten kann.

Natürlich gibt es auch unter den Hautkrankheiten viele *chronische* Leiden. Darunter verstehen aber viele Patienten Krankheiten, die „unheilbar" sind. Man muß ihnen deshalb gegebenenfalls auseinandersetzen, was der Arzt unter chronisch versteht (s. S. 102).

Auch begegnet man oft der Furcht, daß alle Behandlung nutzlos sei, weil man dem Kranken auf seine Frage *nach der Ursache* des Leidens keine Antwort geben kann. Dann muß man intelligenteren Patienten klar zu machen versuchen, daß die Therapie in erster Linie eine *empirische* Wissenschaft ist, die als solche einfach zu untersuchen hat, welche Behandlungsmaßnahme und welches Medikament hilft und welches *nicht* hilft; daß es darum Krankheiten gibt, von deren Ursache wir nicht die geringste Ahnung haben und die wir doch gut beeinflussen können (z. B. Lupus erythematodes durch Wismut und Gold), während wir von anderen Krankheiten sogar den Erreger ganz genau kennen, aber kein Medikament wissen, das ihn im Körper sicher abzutöten vermag (z. B. Lepra vor der Sulfonära, Filariosis).

Die psychologische Leitung des Patienten besteht aber nicht nur darin, ihn über Gefahren, unnötige Besorgnisse und unbegründeten Pessimismus aufzuklären, sondern sie hat auch eine entscheidende Bedeutung *für die Therapie selbst*. Das soll nicht heißen, daß man Hautkrankheiten durch Psychotherapie heilen könnte (wieder von ganz speziellen Fällen, wie den Warzen, abgesehen), wohl aber, daß es für den Erfolg unserer Behandlung sehr wesentlich ist, wie sich der Patient dazu einstellt. Dies spielt in der Dermatologie sogar eine besonders große Rolle, weil der Erfolg der äußeren Behandlung, wenigstens wenn sie ambulant geschieht, vollständig von der Hingebung und Geduld des Patienten abhängt und davon, daß er ihn nicht durch eigenmächtige Experimente (Waschen, Zwischenbehandlung mit anderen Medikamenten) in Frage stellt und dadurch das ärztliche Urteil über die Wirkung der einzelnen Salben auf Irrwege leitet. Die dermatologische Behandlung muß also damit beginnen, dem Patienten das nötige Vertrauen zu ihr einzuflößen und ihm vor allem verständlich zu machen, daß das fortgesetzte Verschreiben immer wieder anderer Salben kein Herumexperimentieren, sondern das bewährte Prinzip jeder methodischen äußeren Behandlung ist. Bei vielen Hautleiden (z. B. Acne, Psoriasis, chronische Ekzeme, Tuberculosis luposa, Epitheliom), ist es auch entscheidend für den definitiven Behandlungserfolg, daß man den Kranken nicht nach Verschwinden der Symptome wegbleiben läßt, sondern daß man ihn rechtzeitig über die Notwendigkeit einer lange dauernden Nachbehandlung bzw. Nachkontrolle aufklärt. Natürlich darf man für solche Kontrollen keine zu kurzen Intervalle festsetzen, weil das dem Patienten unnötige Kosten verursacht. Patienten, die kein wirkliches Gewicht auf die Heilung ihres Leidens legen (wie das bei Hautkrankheiten häufiger vorkommt), soll man wegschicken; von ihnen ist nicht derjenige Eifer bei der Durchführung der äußeren Behandlung zu erwarten, der zu ihrem Erfolg nötig ist. Aus diesen Gründen sind auch die Erfolge bei solchen Patienten, die gratis behandelt werden (Verwandte, Freunde, Kassenpatienten), durchschnittlich sehr viel schlechter als bei den andern. Ratschläge, die man für umsonst haben kann, werden begreiflicherweise weniger gut befolgt, besonders wenn sie mit Arbeit und Mühe verbunden sind. Das kann man sogar an sich selbst beobachten. Ich hatte einmal ein intertriginöses Ekzem, das viele Monate lang nicht heilen wollte, weil ich mich immer wieder dabei ertappte, daß ich die Salbe, welche ich mir verordnet hatte, nicht regelmäßig einschmierte. Bei Patienten, die sich das Rezept etwas kosten lassen, kommt das kaum jemals vor, zumal dann nicht, wenn man sie immer wieder darüber ausfragt und von neuem ermahnt. So muß also der Dermatologe unablässig darauf bedacht sein, sich der vollen Mitwirkung des Patienten zu versichern. Auf diese Weise wird es dann aber auch gelingen, selbst hartnäckige chronische Hautleiden zum Verschwinden zu bringen und bei solchen mit großer Rezidivneigung die Rückfälle zu verhüten bzw. vom ersten Beginn an zu unterdrücken, so daß der Zustand, der schließlich erreicht wird, dem einer Heilung praktisch gleichkommt.

Namen- und Sachverzeichnis.

(Die *kursiv* gesetzten Zahlen beziehen sich auf die Abbildungen.)